博雅弘毅　文明以止　成人成才　四通六识

珞 珈 博 雅 文 库

（武大通识教材系列）

性 与 健 康

主编　朱俊勇

U0250377

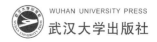

WUHAN UNIVERSITY PRESS

武汉大学出版社

图书在版编目(CIP)数据

性与健康/朱俊勇主编 . —武汉：武汉大学出版社,2019.5
珞珈博雅文库.武大通识教材系列
 ISBN 978-7-307-20184-2

 Ⅰ.性…　Ⅱ.朱…　Ⅲ.①性教育—高等学校—教材　②健康教育
—高等学校—教材　Ⅳ.①R167　②G647.9

中国版本图书馆 CIP 数据核字(2018)第 097137 号

责任编辑:谢文涛　　　责任校对:李孟潇　　　版式设计:韩闻锦

出版发行:**武汉大学出版社**　(430072　武昌　珞珈山)

(电子邮箱:cbs22@ whu.edu.cn 网址:www.wdp.com.cn)

印刷:武汉中科兴业印务有限公司

开本:720×1000　1/16　印张:30.25　字数:463 千字　插页:2

版次:2019 年 5 月第 1 版　　2019 年 5 月第 1 次印刷

ISBN 978-7-307-20184-2　　定价:59.00 元

《性与健康》编委会

主　编

朱俊勇（武汉大学本科生院）

副主编

陈志远（武汉大学人民医院）

罗晓敏（武汉大学人民医院）

编委会成员 (以姓氏笔画为序)

王得志（武汉大学基础医学院）

叶　青（武汉大学人民医院）

朱俊勇（武汉大学本科生院）

李金芯（武汉大学医学部）

张建伟（郑州大学第一附属医院）

张淑芳（武汉市精神卫生中心）

陈志远（武汉大学人民医院）

罗晓敏（武汉大学人民医院）

唐　正（南华大学附属第一医院）

翁深宏（武汉大学人民医院）

戴瑞涵（武汉大学城市设计学院）

学术秘书

李金芯（武汉大学医学部）

前　言

"食、色，性也。"但由于受传统封建观念的影响，人们性知识的获得和相关问题的解决大多靠"摸着石头过河"。即便知识程度较高的大学生也是如此，他们在面对性的问题与困惑时，也只能是"盲人骑瞎马，夜半临深池"。因为无知或者错知，或受不良网络信息的误导，影响他们的健康甚至一生幸福的事时常发生。台湾著名性教育家晏涵文教授说："青少年无奈地去摸索、尝试错误，从色情商品中学习扭曲的两性关系，是文明社会的耻辱。"因此，对青少年尤其是大学生进行科学的性知识普及、性健康教育迫在眉睫、势在必行。

《性与健康》这部教材就是为了顺应我国性科学发展的需要，适应当前大学生性健康教育的要求，在武汉大学出版社的组织下，参考近年来国内外性教育经验、总结武汉大学性与健康通识教育课程9年教学经验基础上编写的。本教材是一部对大学生进行系统性健康教育的通识教育教材，比较客观地将"性"与"健康"密切联系起来，主要从性医学角度探讨性与健康的问题，以性生物学、性心理学、性社会学等相关知识为理论基础，结合我国国情，对性健康教育发展史、性生理、性心理、人类性行为、性功能和性心理障碍、同性爱、生殖与避孕、常见疾病与性健康、性传播疾病及性文化、性道德、性犯罪等相关内容进行系统介绍。旨在努力帮助大学生掌握性的基本知识，消除性愚昧和性无知，培养健康的性道德，促进性生理和性心理的正常发育；指导大学生树立健康的性观念和性形象，自觉规范个人性行为，减少危险性行为，弘扬健康性文化，建立和谐的人际关系，预防性传播疾病，并为恋爱、择偶、婚姻家庭生活做好准备，为大学生创建美好人生奠定基础。

本教材以大学生性健康教育的需求为导向，贯彻严肃性、科学性、系统性、实用性和理论性相结合的原则，力求内容全面系统，方法具体实用，文字通俗易懂，图表清晰明了，实例有益借鉴。本书既可作为高等学校本专科生性健康教育的教材，也可作为性健康教育学研究者的参考用书，还可以作为科普读物，供大学生、青少年和社会一般读者等群体阅读与使用。

本教材的编写得到了武汉大学、郑州大学、南华大学、武汉市精神卫生中心等相关部门及领导的大力支持和帮助，对本教材的编写思路和内容提出了宝贵建议。武汉大学出版社相关编辑人员也提出了许多很好的建议，给予了大力支持。武汉大学戴豪、叶祥睿、王萌辰、林楷、孙康、李昱霖、赵东方、龚政、殷万熹等同学在编写过程中做了大量资料收集、文字整理工作，付出了智慧和辛劳，在此一并谨致衷心的感谢！虽然我们做出了诸多努力，但由于我们学识水平有限，对性科学和性健康教育学的理解还缺乏足够的深度与广度，难免挂一漏万，对于教材中的不足之处，我们恳切希望同道与读者在使用过程中批评指正，以便今后修订完善。

朱俊勇

2018 年 7 月于珞珈山

目　录
Contents

第一章　性与健康概论

　　性一直是人们津津乐道的主题，更是千年历史中敏感的话题。人们对性或是崇拜，或是压抑，或是观望，或是幻想，从而上演了形形色色的人生。人类的性有着丰富的内涵，它既是人类生命的源泉，也是人生不可或缺的部分。"食、色，性也"，我国自古以来就有性及其健康教育的概念，但限于时代和传统文化的束缚和影响，性健康及其教育真正开始受到重视还是在中华人民共和国成立以后。周恩来总理曾先后在 1954 年、1963 年、1973 年乃至在 1976 年病危期间多次强调"一定要把青春期的性卫生知识教给男女青少年，让他们能用科学的知识维护自己的健康，促进正常发育"。1979 年底，教育部、卫生部第一次以政府发文形式提出"要加强青春期卫生教育"。1986 年，兰州开设"性科学咨询门诊"。1988 年，中国人民大学举办我国首次《性科学》培训班。1990 年，《人之初》杂志正式问世，这是我国首家性科学杂志。1994 年，中国性学会在北京成立。2006 年中国性学会首次出台《中国公民性文明公约》（讨论意见稿），该公约提出：拥有不同性取向的人，享有平等权利；反对歧视性病、艾滋病患者，倡导一对一的性关系；减少性伴侣，避免同陌生人发生性关系；倡导多元、平等的性观念，为人的性和身体赋予正面价值。如果该公约正式出台，将成为人类文明史上第一个性文明公约。

　　在西方，20世纪性科学才开始发展，所以性健康教育历史较短。欧洲首先始于心理学方面的工作。德国医学家 I. 布洛赫（I. Bloch）于 1906 年首先提出"性学"这一概念，后来又主编了《性医学手册》。德国精神病学家 R. 克拉夫特-埃宾（Richard Freiherr von Krafft-Ebing）于 1886 年出版了现代性学的奠基性著作《性精神病态》。英国的 H. 霭理士（Henry Havelock Ellis）于 1897—1928 年期间出版了 7 卷《性心理学研究录》。奥地利精神病学家 S. 弗洛伊德（Sigmund Freud）于 1905 年出版了《性学三论》。美国生物学家 A. C. 金赛（Alfred Charles Kinsey）及其同事开展大规模性调查，并于 1948 年和 1953 年先后发表《人类男性的性行为》和《人类女性的性行为》，在极大程度上改变了人类长期形成的封建保守的性观念，纠正了多年来有关性问题的种种偏见，产生了巨大的社会影响。被誉为是现代性科学发展的第一座里程碑。美国妇产科医生 W. H. 马斯特斯（W. H. Masters）和他的妻子、心理学家 V. E. 约翰逊（V. E. Johnson）对性反应最早进行系统地研究，1954 年在华盛顿大学医学院成立性研究实验室，采用现代化的实验技术，如阴道内部照像等，对数百名受试者进行研究。不仅研究人们性反应过程中各个时期的身体变化，也研究人们在性活动时的心理变化，这些研究成果标志着性科学的科学地位真正得到确立。1966 年出版第一部专著《人类的性应答》，提出了目前已被广泛接受的性反应四期分法，同时纠正了一些有关人类性活动的错误看法，此书被喻为人类性科学研究从黑暗走向光明的一颗启明星。1970 年，他们又出版第二部专著《人类性障碍》，提出针对各种性功能障碍的疗程短、疗效高的性治疗技术，开创了性治疗的新阶段。这些论著，成为现代性科学发展的第二座里程碑，它动摇了以弗洛伊德为首的心理分析疗法在性治疗领域长达半个多世纪的统治地位。1998 年，西地那非（伟哥，万艾可）这种能即时服用、对男子勃起功能障碍高度有效、不良反应有限的口服药物的问世，无疑立即确立了现代性科学发展的第三座里程碑，起码在男性勃起功能障碍这一领域中以性感集中训练为代表的性治疗已失去其大部分价值。紧随其后的将是更新的药物不断问世，为患者提供更有效的治疗方法。充分了解国内外性科学及其健康教育的历史和发展，对于促进我国现代性健康教育的健康发展具有重要意义。

第一节　性、性别与性健康

性是什么？性别是什么？性与性别有什么关系？把这些问题弄清楚，这是获得性权利，达到性健康的前提。

一、"性"的概念

以往，人们多是在生理层面（sex）理解性，女性主义研究的引进和发展，对性的分析多了一层社会性别（gender）视角；当我们把性作为一个专门领域进行研究时会发现性（sexuality）的内涵非常丰富，与生理性别（sex）及社会性别（gender）均有深刻的内在联系。那么，sexuality 的内涵是什么？

中国台湾有学者认为，中国人所说的"性"就是性交、性欲或两性生物学特征；而英文的 sexuality，不单指性行为，还包括性倾向、性意识、情欲等，是"性的个人特质"。

英国国际发现研究所对 sexuality 是这样界定的：性（sexuality）是人类一生中的一个基础方面，包含生物性别、社会性别身份及角色、性取向、性爱、欢娱、亲密关系和生育等因素。性可通过思想、幻想、性欲、信仰、态度、价值、行为、实践、角色和两性关系等方式得到体验和表达；性受到生理、心理、社会、经济、政治、文化、伦理、历史、宗教和精神等诸多因素互相作用的影响。

国内有专家认为，性（sexuality）是人格的组成部分，其充分发展依赖于人类基本需要——诸如接触欲、亲密感、情感表达、欢愉快乐、温柔体贴与情恋意爱的满足，通过个人与社会结构的互动而构建。

综上所述，虽然 sexuality 与 sex 两者都被翻译成为汉语的"性"，但内涵不同。sex 是指人类女性和男性的生物特征，sexuality 则不仅涉及性生理及性行为，还包括性所涉及的社会、情感、心理及精神等各方面，既与人的生物性别（sex）相关，亦与人的社会性别（gender）相连。

汉字中的"性"具有多重含义，《中文大辞典》释义为"人之天赋也"，即人的本能、本质、本性，由此引申出天性、性情、性格、性质等含义。作为男女之间的情欲以及与生殖现象有关的性活动的"性"，我国古代则多称为"色"。英文"sex"源于拉丁文"secus"，为"切断、分割"之义。古罗马人认为天地之初存在一个雌雄同体的神，后来割裂开来才有了性别之分，苍天为父，大地为母。

从生物学角度而言，性是一种自然现象和生理现象，是人的一种"本能"，即指所有动物遗传的、具有保证个体和种族生存繁衍的复杂的非条件反射活动。因为大多数生物的性行为与生殖繁衍有着密切的关系，所以有人把性行为解释为繁衍的需要，甚至把生育作为性行为的唯一目的，由此衍生出对"性"认识上的偏差，如"性是为了传宗接代"、"性是无师自通的"、"性是黄色下流的"等等，这都是不正确的认识。

从心理学角度而言，性是不同年龄阶段的心理反应。人类具有思维、记忆、推理等极为复杂的大脑活动，对客观事物可出现不同的心理反应，并形成不同的性格和精神状态。人生的每一个阶段都与性紧密联系着，并且性的意义和表现形式各不相同：对于儿童，性是游戏；对于青少年，性是强烈的憧憬；而对于成年人，性既可以生育繁衍，也是表达爱情和成为快乐的源泉。因此，人类的性主要有三方面的功能：第一个功能是生殖，为了繁衍后代；第二个功能是表达情感，男女之间的感情达到一定程度之后就要恋爱、结婚，性有维系婚姻的功能；第三个功能是快乐的功能，健康的性，蕴含着巨大的快乐，能使人身心愉悦。随着社会的发展和进步，性的生殖目的已经越来越不重要，在人一生的性活动中，更多的是第二、第三功能。

从社会学角度而言，性是以生理为基础的社会文化现象。男女两性的差异，不仅表现在解剖、生理、心理等方面，也表现在社会文化等方面。"性"作为本能似乎只是个人的事情，但"性"又不仅仅是个人的事情，还涉及他人，两性的结合不但是生理上的需要，也将结成一定的社会关系。在这一社会关系中，又将受到极为复杂的社会因素如伦理、宗教、文化、艺术、政治、法律、历史传统、民族习惯、社会地位等的影响。恋爱、婚姻、家庭、生育等社会现象都与性有着直接的联系；性健康、生殖健康、性传播疾病，既与个人和家庭密切相关，又关系到社会的健康和谐发展。因此，人类的"性"具有社会性，它不仅是生命实体的存在状态，也承载了丰富的精神文化内涵。

因此，性在不同的背景下涉及不同的观点。一般来说，"性"的概念有狭义和广义之分。狭义的性（sex）是指男女两性在生物学上的差别，如性染色体不同，性腺不同，内、外生殖器官不同，重要的生殖功能不同等等。性是生理现象，是个体生存和人类延续的必要条件。广义的性（sexuality）包括狭义的性、性别、性别认同、性取向、性欲、情感依恋、情欲和生殖；是诸多因素，包括自我力量、社会知识、个性和社会准则等与生理功能密切结合的一个高度复杂化的体系；是生理、心理、社会-经济、文化、伦理、宗教信仰和精神因素相互作用的结果，以思想、幻想、欲望、信仰、态度、价值、行为、习惯、角色和关系予以体验或表达，但并非所有这些方面均必须要体验或表达。总之，广义的性是指人类所感、所想、所做的所有经历或其表达。

二、性别

性别通常指"男女两性的区别"。男女之间的区别有很多，男人之间、女人之间也有很多区别，为把这些区别区分开来，需要掌握社会性别的概念。

（一）生理性别与社会性别

生理性别（sex），指生物学上男性和女性之间的区别。

社会性别（gender），指男性和女性在社会建构和社会期望上的差异，包括因文化形成的男性和女性之间的群体特征和行为方式。

1. 生理性别与社会性别的区别

社会性别是在可见的两性生理差异基础上形成的，是表示权力关系的基本方式之一。换言之，性别不仅是生理的，也是社会的；人不仅是生物个体——男性和女性，而且是有性别的社会人——男人和女人。在汉语语境中，生理性别和社会性别都被称为性别，需要区分此"性别"与彼"性别"的不同含义。例如，追求"性别平等"，指的是消除男女之间的社会性别差异，不是消除男女的生理性别差异。

"gender"一词最早是用来表明词性的语法术语，后专指社会性别，用以表达人类社会现实存在的男女之间及男人和女人内部差异的概念。它表明：人是受其所处社会环境的影响而学会做男/女人的。这个学习过程的结果就是对性别角色的接受以及对性别身份的认同。表 1-1 概括了生理性别与社会性别的主要区别。

表 1-1　　　　　　　　　　生理性别与社会性别的主要区别

性别	决定及传递因素	特征及差别表现	状况及发展趋势
生理性别（sex）	由遗传基因（存在于四十六对染色体中的性染色体上）决定的男女在生理上的差异	内在生理结构、内分泌、第二性征、生育功能等，是男女在生理上的不同特征	普遍存在、一般是不可改变的
社会性别（gender）	由社会期望（文化、观念和评价）和社会制度（法律/道德规范、政治/经济制度、资源分配等）建构的男/女人的差异	社会和家庭中的角色、责任、行为模式、气质特征、权力-权利关系、资源占有、自我认同等方面的男/女人群体特征和行为模式	在不同文化和社会制度、不同历史时期等条件下不同；通过努力可以改变

2. 把握社会性别概念的意义

很多人习惯性地认为男人或女人"就应该是……"样的，或认为男女社会地位、行为模式、心理特征等差异是自然而然、本能的。社会性别概念可以帮助澄清以下问题。

（1）挑战生物决定论。生物决定论从基因构成解释人类行为，认为男女的社会差异（不同角色、地位、气质、行为方式、权力/权利关系等）是由生理决定的，不可改变，否则就是违背自然规律。社会性别将与生俱来的生理特征和性别的社会建构及社会期望区别开来，是对生物决定论的有力挑战，为人们认识性别的社会关系、追求性别平等提供了新观念、新方法。

（2）批判本质主义。本质主义认为个体是由生理、智力和情感等特质决定的，常被用来证明男女的社会角色、地位等级及劳动分工是理所当然的，社会性别概念为反对本质主义，挑战认为男女在社会中的地位是由生物特性决定的，因而性别不平等是天经地义的观点提供了分析工具。法国著名存在主义学者西蒙·波伏瓦的名言"人不是生而为女人，而是变成女人的"，即是对本质主义的批判。此外，生物决定论和本质主义无法解释男性内部和女性内部的诸多差异。

（3）把握人身份的多重性。身份即"是什么"。马克思说："人是一切社会关系的总和。"阶级/阶层、性别、种族/民族、地域、年龄、职业、残健、性取向等，都是人的身份和社会关系的构成要素。社会性别是认识人的多重身份的一种视角。在性与生殖健康领域，性别是最重要的相关因素，它同时受到性取向、阶级/阶层等因素的影响。讨论性健康问题，既要看到性别因素对个人健康的影响，也要看到性别关系对其他社会关系的影响。

（4）明确性别平等的含义。社会性别平等并不意味着男女必须变得完全一样（如生理性别不能改变），而是强调人们的权利、责任和机会不应由他们的生理性别来决定。社会性别概念指出，男女在社会和家庭责任及分工上的不平等，会带来权力、责任、机会、资源及结果上的不平等。

3. 生理性别与社会性别的关系

区分生理性别和社会性别是为了获得性别平等，在这方面面临着如下的挑战：

（1）如何看待社会性别与生理性别的关系。

社会性别建构虽以生理性别为基础，但如果这种社会关系、权力关系不平等，就要改变，无论它最初源自什么。换言之，生理性别差异不是社会性别不平等的根据和不能改变的理由。

（2）生理性别完全是天生的、不可改变的吗。

出于对生物决定论和本质主义的警惕，在谈社会性别与生理性别的区分时，把生理性别看作"天生的，一般不会改变"并没有错。在此，性别差异仅仅被看作人的生物属性，并没讨论人的生物属性在不同社会条件和权力关系中是如何实现其功能的。实际上，人的性欲及满足条件，以及性行为模式和性偏好等，不是单纯源自性生理、性本能，性健康也不仅仅是生物、生理问题，性健康教育也不能只是人体解剖及生物、生理知识的普及。变化着的社会实践不仅改变着社会性别关系，也会改变着人的性存在状况，改变着男人和女人的性与身体。

（3）社会性别仅关涉男人女人的区别吗。

如前所述，人是多重身份和各种社会关系的总和，男人和女人亦以多种形态存在。社会性别不仅是分析男女差异的工具，也是男人和女人多样性存在的分析工具。

（二）性存在的构成

有研究者认为，性存在是在特定的社会时空中，以人的活动为载体所表现出来的"性"现象，由三个子系统构成，即性的生物存在、性的心理存在、性的社会存在。如果这种说法有道理，那么，三者的关联何在？

1. 性存在与生理性别

性的生物存在是"以特定的身心反应为基础，以高潮为中心和标志的一种生命现象及其表现过程"，以生理性别（性反应机制）为基础，生理状况会影响"性的个人特质"。

2. 性存在与社会性别

性的社会存在是"由社会所标定的具有性性质的活动与过程"，即社会性别对性的规范。社会性别关注性别关系中的角色、权力和利益的分配，这些因素深刻影响着人的性欲、性心理以及性的行为等"性的个人特质"。

3. 性存在与性别认同

性的心理存在是主体对于"性"的感知、感受、解释等，与社会性别密切相关。所谓"性别认同",是指一个人认为自己是什么性别的内在意识。性别认同通常通过个人的性别表达(衣服、发型、行为举止等)传达给他人,可能与生理性别不一致。例如,一个生理性别是男性的人,如果他认同自己是男人,他在行为举止和衣着来打扮上会按一般社会对男人的规范来表达自己;如果他认为自己是女人,他可能会按社会认同对女人的行为举止、气质和衣着来表达自己。"跨性别人士"是那些性别认同或性别表达不同于对他们的生理性别期望的人。在有记录的人类历史中,跨性别人士一直是每个文化和社会存在的一部分。跨性别人士的存在,挑战了传统性别观念,可以帮助我们理解什么是性别的多元形态,从而关注性少数人群的性健康及权益保护问题。

(三) 社会性别对性存在的影响

社会性别影响着"性的个人特质"。了解社会性别的形成及其对日常生活和性存在的影响,是获得性健康的重要途径。

1. 社会性别的社会化

社会化指个体从"自然人"变为社会人的过程。社会性别社会化,指个体形成社会性别特征的过程,包括了解和认同社会性别规范,培养和形成符合规范的性别气质、行为模式及承担性别角色,包括对性角色、性行为规范的学习和认同。

社会性别社会化包括个人生命历程的横向(途径)和纵向(过程)两个层面。

(1)社会性别社会化的途径。家庭、学校和社会是个人社会性别社会化的途径,它们互相影响,共同起作用。对个体而言,社会性别建构甚至在出生前就开始了,胎儿是否出生、家长给孩子起什么名字、穿什么衣服、买什么玩具、有什么期待和要求,反映了社会性别对男女的不同要求和规范。孩子对这些期待和要求会产生什么反应,其感觉和行为也会有所不同,生理性别差异逐渐在潜移默化中转化为社会性别特征。学校(包括幼儿园、中小学及高等教育)通过课本中插图的性别分布、教师对男女同学的不同态度和期待、升学和就业指导中的倾向等，不断强化性别规范对男/女生的影响。社会则从舆论、大众传媒、影视作品、法律和公共政策、政治和经济等各方面，影响着每一个男/女人的性别认同，规范和强化社会对男女的不同期待、要求和评价。

（2）社会性别社会化的过程。个体一生的各阶段都受到社会性别规范的制约。出生前的胎教，出生后的婴幼儿时期、青少年时期、中老年时期等各生命阶段，家庭、学校和社会都会表现出对男女的不同期待、要求和评价，使得处于不同生命阶段的男人和女人自觉或不自觉地遵从社会性别规范，并通过个人得以代代相传。

2. 社会性别规范

（1）性别角色，是指在某一既定社会、社区或人群中，被人们所认为的女人或男人应承担的活动、任务和职责。"男主外，女主内"是很多文化对性别角色的基本规定。有错误的观点认为，在性与生殖领域，女人的角色是传宗接代的生育机器，女人的性是用来服务于男性的，应该是被动的、从一而终的；男人是性的主体，拥有更多和更大的权利。而实际上，男女除了在生育中的功能不同外，其他角色都是社会规定、制度安排，并受到年龄、阶层、种族、民族和宗教信仰的影响，也受到经济和政治等环境因素的影响，而非一成不变。

（2）性别气质，气质指人的稳定的个性特征，包括情感、情欲、意志等，是人的个性心理特征的组成部分之一。性别气质指社会承认的理想的男/女人外貌（长相和衣着）、性格和行为模式的综合，与性别角色相连。女性被要求感性、温柔、关爱等，与家庭角色、生育功能相连；男性被要求理性、刚毅、果敢等，与其承担的社会角色有关。女性应该是被动的、柔弱的、顺从的；男人应该是主动的、坚强的、起主导作用的。社会把这强加的标准作为衡量男女形象和行为的准则，并暗示任何不符合这一标准的女人和男人都属"不正常"，是"变态"。

3. 性别规范对个体发展的影响

社会性别角色分工定型、"理想的"性别气质特点，造成性别差距和个体角色冲突，对男女发展都有影响。

（1）性别差距，男女在生理上的差异本不应导致在社会发展上的不同。但是，通过性别分工和角色定位、性别气质等要求，女性被局限在家庭和私人生活中，成为男性的附属品；即使参加了社会工作，往往是家庭服务性工作的延伸，通常从事的是社会地位和经济报酬比较低的工作，其发展受到限制。男性被要求成功、有能力、高薪酬等所带来的压力，也深刻影响身心的健康发展。

（2）性别评价，是对不同性别角色及其特征的价值评价。一般来说，男人所承担的社会角色、所具备的性别特征，被赋予较高价值，而女性所承担的家庭角色、性别特征，被赋予较低价值。即使女性作出与男人同样甚至更多的成就和贡献，得到的评价也往往是负面的，或被认为是"具有男性特征"、"女强人"、"没有女人味"；或质疑其能力和成功的原因；或提出更高的标准衡量其成就。同样的行为，在男性可能受到鼓励，在女人可能受到限制，在性问题上也是如此，即所谓"双重标准"。这是很多女性和男性被迫恪守传统性别规范的重要原因之一，也因此限制了不同性特质的人的发展空间。

（3）角色冲突，社会性别规范随社会的发展而变化。教育科技进步、经济发展、政治民主进程、突发性危机等因素，都会引起社会性别角色和劳动分工的变化，这种变化有时甚至比想象的快。但人们的社会性别观念的改变相对滞后，因此带来角色冲突和性别关系紧张。例如，女性一方面要打破传统性别规范而获得发展空间，另一方面又想保持与男性的"和谐"。类似的角色冲突造成的心理困惑，也存在于同性恋和跨性别人士中。

（4）男性气质建构与暴力倾向，传统文化要求男人应具备粗犷、刚毅、控制力等所谓"男性气质"、"男子气概"，包括对暴力的认可，即通过身体力量或威胁施暴表现男性的权威被认为是正常的。

诋毁女性及女性特征：贬低和限制女性的智慧、能力和自主性，导致家庭暴力、情人暴力、约会强奸、性骚扰、以自残威胁等行为。

除去男人内在的"女性气质"：当一个男人表现出"娘娘腔"或具有"女性气质"时，便会被认为是对男性角色的背叛，其智力/能力、心态/心理便会受到质疑，受到其他男性的肢体或精神暴力。

男性之间的竞争与情感疏离：为了表现男性气质、男子汉气概，男人要掩饰内心的恐惧，不诉苦、不流泪、不表达感情。

性能力、性的攻击性也被认为是男人气质的表现。

（5）女性气质建构与社会地位

①容忍性别暴力："女性气质"要求女人顺从、忍让、牺牲奉献，是造成受暴妇女不敢反抗的原因之一。

②性感：在对女性气质的要求中，性吸引力是判断女人价值的重要指标。女人要依赖男人，所以要懂得吸引男人，要"性感"，同时还要恪守妇道。

③依赖男性：女性应该是柔弱的、被动的，女强人不被看好，限制了女性作为完整的人的全面发展，影响了女性的经济、社会、政治地位的提高，也影响了女性在性方面的追求和满足。

三、性健康

性是人类生活中不可避免的重要部分，贯穿于人类生活的始终，联系着人的生理和行为，涉及心理、伦理、文化、法律等多个方面。性健康是与性、健康相呼应的一种与性相关联的身体、情感、精神和社会的安康；它不仅仅意味着摆脱疾病、功能障碍或虚弱。性健康是身体、心理以及社会文化完好的行为过程。性健康需要以一种积极的和认可的态度去对待性和性关系，获得愉悦和安全性经历，没有胁迫、歧视和暴力。所有的人都应该意识到并且主张性权利的必要性，只有这样才能达到并且维持性健康。1946 年联合国世界卫生组织（WHO）对健康的定义为："健康是一种在身体上、心理上和社会功能上的完满，而不仅仅是没有疾病和虚弱的状态。"世界卫生组织关于健康的论述，就是强调了社会功能健康的重要性。性健康对于整个健康的构建都起着关键的作用。只有性健康，才能保持个人乃至整个社会的健康及完好状态。

性健康意味着人们对性生活采取积极的态度，从躯体、情感、精神、社会等方面都得到满足，能增进与改善性生活质量和人际关系。包括依照社会道德和个人道德准则享受性行为和控制生殖行为的能力；消除能抑制性反应、削弱性能力、损害性关系的消极心理因素；没有器质性障碍、各种生殖系统疾病及妨碍性行为与生殖能力的躯体缺陷；具有抵御性传播疾病和艾滋病的能力；具有防止意外妊娠的能力。实际上性健康包括生殖健康、性心理健康、性生理健康三个内容。

青春期生殖健康即是以处于青春期的特定人群为对象，促进其生殖系统的功能完善及其生殖过程中各种事宜上的生理、心理和社会的完美状态。青春期生殖健康观念包括了 WHO 关于健康的三个层面，倡导在生殖健康方面的全面健康；同时，它又考虑到青春期特有的身心发育规律以及现代青少年性发育和性行为的变化趋势，充分顾及青少年特殊的性与生殖健康需求。

大学生性健康包括性生理健康、性心理健康以及具有正确的性观念、高尚的性道德和健康的性行为。性生理成熟与性心理尚未完全成熟之间的矛盾、性的生理需求与性的社会规范之间的冲突，是大学生性健康中的主要问题之一，如何正确处理好这些矛盾和冲突，直接影响着大学生的心理健康和发展。

第二节　性健康教育

一、性健康教育的概念

为实现性健康就必须重视性卫生保健，而性健康教育则是性卫生保健的基础，性健康教育已成为社会不可缺少的课题。性健康教育可为人们树立正确的性观念，更好地对待人生、面对社会，对构筑和谐、稳定的社会环境及减少性传播疾病的发生有着重要的意义。

性健康教育（sexuality health education）是指通过对人们进行系统的关于性生理教育、性心理教育和性价值、道德教育等等，以达到使受教育者具有科学的性知识、正确的性观念以及高尚的性道德和健康的性行为的目的，帮助受教育者科学地认识自己、了解异性，确立正确的性角色责任意识和行为规范，具有健康的性心理及性价值观，成为身心健康、人格健全的男人和女人。

性是一门科学，对于青少年的成长，性健康方面的科学知识教育与其他科学知识教育同样重要。①性教育有利于身心健康；②性健康教育是精神文明建设的重要组成部分，性教育是以人格教育和爱的教育为基础，除性生理、性心理方面的知识外，还包括性道德观、性法制观的教育。科学的性教育能培养人们具有正确的性观念和健康的性行为，这也是现代文明社会所必需的；③有利于预防性传播疾病；④有利于家庭幸福和社会稳定；⑤有利于预防青少年的性犯罪行为。综上所述，可见性健康教育的重要性。

全面的性健康教育应该基于性、健康和性健康的基础上，关注人的各个层面：包括身体、情感、心理和精神等方面。性健康教育应该充分发挥和利用当前信息交流和传媒的有利条件及作用，让有价值的信息资料在性健康教育方面发挥积极作用。主要包括以下几方面：①应用所有可利用的措施来防治性传播疾病和防止意外妊娠，并评估这些措施的风险、效益；②建立和谐的人际关系，尤其是性关系；③正确对待性的自我表达和性表达的差异。

二、性健康教育的目的和意义

1. 性健康教育的重要性

我国很早以前就开始注意性健康教育，早在 1963 年周恩来总理就指出：一定要把青春期的性知识教给青少年，让他们能用科学的知识保护自己的健康，促进正常的发育。

（1）性健康教育问题应是针对所有人的，没有年龄和性别之分，只是侧重点不同而已。国外在婴幼儿时期就开始进行性健康教育，使其在人格、素质培养、体质发育等方面得到正确的引导。性健康教育就是人格的教育、素质的教育。

（2）对大学生给予及时、恰当、科学、有效的性健康教育，有助于他们的身心健康。随着社会生活的发展，我国青少年青春期普遍提前，由于第二性征的出现，使多数缺乏性知识的学生感到茫然、困惑、焦躁、恐慌，甚至陷入无端的痛苦之中，又羞于向他人咨询请教，因此出现严重的心理压力和精神负担。此时若不能得到及时的疏导，会使他们因为生殖器官发育过程中发生的各种生理、心理现象产生轻微的抑郁症、自闭症、焦虑症和强迫症等身心疾患。让青年学生适时、适宜、适度地懂得性与生殖健康方面的系统知识，揭开性的神秘面纱，就可以完全避免由此产生影响其身心健康的一切不良后果。

（3）性健康教育可以帮助每个人具备正确选择和分辨有害"性资讯"的能力，抵制"黄毒"的侵害，使其身心受到危害的可能性减少到最小。

现代互联网的普及，传媒中各种性诱惑泛滥，其中不乏粗糙、肤浅、低级庸俗的性诱惑。良好的性健康教育可帮助受教育者控制情绪变化和心理危机，对异常性爱和淫秽腐朽的性行为具有鉴别能力；帮助他们消除心中的疑惑，防止他们走上性的歧途。

（4）性健康教育有助于帮助每个人建立幸福美满的家庭生活，让夫妻学习建立永久的知己朋友关系，进而使两性社会更安宁和谐。所以性健康教育是发扬人性、令家庭和美、支持美满家庭生活的教育。现代的家庭生活教育已离不开谈"性"，而且负责任的性健康教育也必须与婚姻相联系，所以，性健康教育不能离开家庭生活单独来谈。

（5）性健康教育是帮助每个人对自己的性行为负责的教育。加强性健康教育，可以使学生正确看待自己的性欲，正确对待自己的性冲动，把自己的性行为严格限制在婚姻和道德允许的范围之内，学会保护自己，学会对自己的行为负责。

（6）性健康教育可以帮助每个人防范负面"性行为"的危害。令每个人都学习到更多的尊重自己和他人身体的知识，以增强预防性强暴和性骚扰的能力，使发生不幸的概率降为零或最小。性健康教育还可以帮助每个人学习更多的防治性传播疾病的知识，使其主动采取相应预防措施，免受性传播疾病的侵害。同时性健康教育也可帮助每个人学习人类生殖、避孕、性生理、性心理、性功能等方面的知识，以期令每个人对人类性反应获得更多的认识，及早预防和治疗出现的问题。

2. 性健康教育的目的

性健康教育的目的，是为了达到"性健康"。通过有计划、有目的、系统地进行性生理、性心理、性道德和性卫生知识等性健康综合教育，可使受教育者在这几方面朝着健康的方向发展，成为道德高尚、人格健全、身心健康的社会主义建设者和接班人。因此性健康教育是社会主义精神文明建设和构建和谐社会的重要组成部分，它适用于各类人群，但青春期的性健康教育被普遍认为是一个优先考虑的重点。

我国性健康教育的目的不单纯是为了掌握促进各方面健康的性生理学、性心理学、性医学、性社会学、性伦理学、性法学等综合知识，更重要的是帮助人们把学习到的知识转变为坚定的信念和自觉的行动，建立促进身心健康的、符合社会道德规范的人生观、价值观和生活方式，以增进婚姻家庭幸福，创建新时代、新文明，维护社会和谐安定团结，为促进社会主义精神文明建设作出贡献。

（1）当前性健康教育的现状及存在的问题

①知之甚少，误解多。虽然性的问题是自人类出现以后就已存在的，但对于这个与人类历史一样悠久的问题，人类却一直处于蒙昧状态，在无知造成的迷惑、揣测、神秘、恐惧、迷信和焦躁中度过漫长的岁月。当患有性方面的疾患和遇到性方面的苦恼时羞于启齿，苦于无师可问，无书可读，无人可诉。青年学生这方面的问题显得尤为突出，他们有关性知识的来源极少，一般来自父母和老师，多数人对青春期有关性发育的生理卫生知识一无所知。

②长期的性禁锢，已对青年学生的成长、社会安定、家庭的和睦造成了众多的危害。

③性犯罪的原因很复杂，缺乏科学的性知识和性健康教育是主要原因之一。

（2）性健康教育的目的

全面而系统地进行性健康教育是一件迫在眉睫的大事，做好这件事，对促进身心健康、婚姻幸福美满、社会稳定都将产生积极作用。我国性健康教育的目的包括：

①使每个人在性方面有教养，具有良好的性知识，并按之去实践。

②对于性没有因恐惧和无知而造成不良后果。

③性行为符合社会道德规范和法律规范。

④在性方面能做到"自我实现"，并能保持夫妻间和谐的性关系。

⑤能负责地作出有关性方面的决定。

⑥能较好地获得有关性方面的信息交流。

在人的一生中，从婴儿期起一直到生命的终结，都应该进行性健康教育。可谓是活到老接受性健康教育到老。最终的目的就是破除性神秘感、性迷信感，破除有害的性禁忌，消除性愚昧、性恐惧，普及性科学知识，建设社会主义的性道德和性文明。这不仅是一个科学问题，也是以后破除封建思想和移风易俗的大事。使"人人享有性健康，享有性快乐、性和谐"，这是性健康教育的最终目的。

三、性健康教育的内容和原则

性健康教育在不同国家、不同时期有所不同，有所侧重。这与社会制度、社会需求、道德观念等不同有关，也有一个逐步认识、逐步科学化的过程。

目前我国在性健康教育方面仍存在许多亟待解决的问题。性健康教育的内容、教育对象、教育方法、教育手段等均是十分复杂而又必须解决的问题。

（一）性健康教育的内容

性健康教育的发展主要在最近几十年。不同时期性健康教育的内容也有所不同。从 20 世纪 70 年代到 80 年代，随着世界人口尤其是中国人口突飞猛进的增长，控制人口增长势在必行，计划生育措施也就浮出水面，此时人们谈及性主要是与生育和节育相关的知识。20 世纪 90 年代，随着艾滋病（AIDS）的出现并疯狂地向全世界各个角落传播，性行为的安全性，防治性传播疾病及 AIDS 的传播成为人们关注的焦点。进入 21 世纪，随着人们生活的改善，传统的、保守的道德价值观念被打破，人们对精神生活需求的提高，以及各种性相关问题的出现，性健康教育的内容也越来越丰富和完善。

世界卫生组织、世界各国包括中国在内的各个研究机构，都在对性健康教育内容的深度和广度进行积极的拓展，以顺应时代和人群的需要，但到目前还尚无统一的内容。各国、各地区应该根据自己人群性行为的特点制定适合本地区性健康教育的内容。但不管怎样，性健康教育的基本框架应该是类似的。一般来说，性健康教育的内容不仅仅限于狭义的两性生理知识，更应关注被教育者的性心理和性道德，此外，还应该包括性法律知识、避孕和优生优育、安全性行为和相关疾病防治的知识。

在当前社会形势下，探索建立具有中国特色的性健康教育体系刻不容缓。

1. 性生理教育

性生理教育是性健康教育最基本的内容，也是性健康教育的起点。性生理知识是关于两性与生育的生物学知识，包括男女两性生殖系统的结构和功能、两性发育过程中的变化（第二性征的出现、月经来潮、遗精现象、自慰等）、生理卫生保健知识。而生育知识主要包括生命诞生的过程（受精、胚胎发育、妊娠过程、出生等）。对于性生理知识，家长应该从孩子小时候就正确地引导他们区分男女之间生理方面的差异，在成长过程中传授给他们关于两性变化的知识。这样就可以使孩子们消除对性的神秘感，也会避免出现大学生"性盲"的尴尬局面，有助于他们在成长过程中树立对性变化正确的认识，懂得如何正确地进行性卫生保健和自我防护。

帮助学生系统了解人类生殖系统的功能，了解性发育过程，传授青春期性发育和身体在青春期变化的知识，以消除青少年对异性生殖器官的神秘感，从而减少和弱化由此引发的冲动。介绍女性怀孕、生育以及避孕等性生理方面的知识，可使其感情、意识、观念建立在科学的基础之上，令自己的性行为符合自然规律和社会道德规范的要求。

2. 性心理教育

性心理是指在性生理基础上与性征、性欲、性行为有关的心理状况和心理过程，也包括与异性有关的如男女交往、婚恋等心理问题。性心理包括男女生理发育心理、性别角色心理、青春期发育心理、恋爱心理、性生育心理、性变态心理等。

随着性生理的成熟和发展，人们性心理活动的内容也不断地发生变化，并通过各种方式的外显行为表现出来，主要包括性欲望的产生、对性知识的追求、对异性的爱慕、"探究型"与"自慰型"的性行为等。性心理教育研究就是对人类处于不同年龄阶段的性心理特点、性心理的表现、性心理的发展、性心理自我调节、性心理障碍的成因及防治等的研究。

通过健康的性心理教育，可使大学生正确地对待早恋，建立异性间的正常交往和友谊，避免"婚前性行为"的发生；通过健康的性心理教育，可使已婚人群能够明白如何用理智控制自己的情绪欲望，抑制"婚外情"、"婚外性行为"的发生，以采取适当的方式释放性心理能量，学会克制、疏导性冲动、摆脱性困惑，从而保持良好的、健康的性心理卫生。如果这些情况一旦发生，同样需要健康的性心理教育来正确引导，使其端正态度，调整心态，不自暴自弃，及时纠正，防止类似事件再次发生。

总之，性心理教育主要是使学生通过学习这方面的知识，了解青春期由于生理的变化所带来的心理的躁动与不安，引导学生以坦然、健康的心理来规范自己的生活，调节自己在心理上的适应性。学会化解性冲动，避免发生不当性行为。

3. 性道德教育

性道德是性健康教育的核心，是两性交往、恋爱和婚姻过程中的道德规范和行为准则，良好的性道德可使受教育者把握两性交往的尺度，树立正确的恋爱观、价值观，提高个人的社会责任感，从而增强性心理控制能力和性心理抵抗能力。性道德教育包括以下内容：

（1）性责任教育。性责任教育主要包括性的社会规范教育和性的权利义务教育。让受教育者树立正确的性价值观，明确什么样的性意识、性行为是符合社会道德标准的。明辨是与非、善与恶、美与丑，树立善恶观、荣辱观、价值观，懂得自尊、自爱、自重。能正确地处理来自自身性冲动及环境的性刺激。任何健康的性行为都具有社会性，不仅影响个人，也影响家庭和社会。

保持性健康，是自己应尽的义务，也是对社会的责任。

（2）贞操观教育。贞操观体现了人类的羞耻感、自尊心，重名誉、讲道德、性忠诚是我们共同的责任。强调自尊、自爱、自强是人格的重要组成部分，慎重对待性问题，避免婚前性行为和婚外性行为，不能因为一时冲动，将贞操视为儿戏，导致终身遗憾。应采取负责的态度，为自己和对方着想，克制不正常性行为的发生。

（3）异性交往方法教育。所谓异性交往是指两性之间为了满足一定需要进行的，通过一定的方式相互传递反映两性差异信息的接触，使得双方的性心理和性行为发生相互影响的过程。从小父母就应该教育孩子如何大方得体而又不失分寸地同异性进行交往，教育他们掌握交往过程的技巧，注意交往的尺度。使其建立和谐的异性关系，互帮互助，增加友情，为恋爱、择偶、婚姻做好准备。良好的异性交往习惯的建立对于防止不健康的、畸形的性态度具有重要意义。

（4）人格教育。人格教育是性道德教育的基础，是帮助每个人健康地在性生理、性心理和性行为各方面走向成熟，发展自己性别角色及人际关系、学习态度，尊敬和对他人负责，培养正确的人生观、价值观，形成独特审美情趣的教育。以人格教育为基础的性健康教育既强调良好的品德，也强调婚前禁欲和婚姻忠诚这样的伦理问题，是一种"纯洁规范"。实施性健康教育必须从人格教育着手，这样"性"才能让人健康，让人快乐、高尚、幸福。性道德能够从根本上长久地维护人类生殖健康，因此性道德教育应贯穿于整个性健康教育过程中。

4. 性法律知识教育

性法律知识教育是加强性相关法律知识和认识的教育，是预防性犯罪的关键。性法律知识教育包括两个方面：首先是性法律知识的普及，如婚姻法、计划生育条例、禁止卖淫等针对性犯罪的惩罚条例；其次是性法律意识强化，使异性双方在处理两性关系中自觉守法，不至于"见性忘法"。通过性法律知识的了解，可以使受教育者知道什么样的两性关系是正当的，是符合社会发展要求的，哪些行为是法律法规所禁止的，从而在处理两性性行为中约束冲动、控制情绪、平衡心态，使自己的行为控制在法律范围内，令自己的行为方式符合社会的要求。另外，了解性法律知识还可以运用正当的措施来保护自己，在性权利受到侵犯时，可拿起法律的武器来维护自己的权益。

5. 安全性行为教育

安全性行为教育内容应包括如何保持性器官清洁的卫生行为；知道如何进行性自我保护，预防性伤害；懂得科学避孕，防止风险发生；寻求安全流产，降低风险损害；科学和正确对待自慰等。

正确认识不良性行为的后果，洁身自爱，避免婚前性行为；使受教育者了解性传播疾病（STD）、AIDS 的基本知识、传播途径、流行趋势、对社会的危害、高危行为和高危人群、防治措施和方法、减少感染的风险，并了解我国预防控制 AIDS 的相关政策，防止性传播疾病及 AIDS 的传播。对于不同年龄人群，安全性行为教育的内容要有所侧重。例如对已婚育龄者，健康教育的内容应包含女性排卵期的计算方法及安全套和紧急避孕药的使用方法等内容。

6. 避孕和优生优育

避孕与优生优育知识的教育也是性健康教育的主要内容之一。包括适时怀孕分娩，避孕措施如安全套的使用、避孕药物的服用等，人工流产及其危害，优生优育等知识。在受教育者中提倡健康、文明、道德的性观念，树立婚前性行为、婚外性行为是不健康、不文明、不道德的行为意识。提倡遵循性行为"适时、适度、适当"的原则。

（二）性健康教育的原则

开展性健康教育应遵循的原则包括：

1. 教育对象的广泛性原则

要求每个人都能有机会接受性健康教育。针对不同群体、不同性别和年龄的儿童、青少年、成年人、年长者、残疾人以及高危人群和有特殊性健康教育需求的群体，都要进行适当的性健康教育。使他们能够获得所需要的性健康教育知识，培养性健康的意识，提高受教育者的素质，帮助建立一个有益于性健康的大环境，以保证全民获得正面的性健康教育，力求避免负面的效果。性健康教育是一个系统工程，广泛的性健康教育要求是综合的、协调的，有一定宽度的性健康教育。这就要求各受教育个体，各学校、家庭、社区、社会团体、组织机构及政府部门和大众媒体密切配合，共同参与，共同努力进行性健康教育，应将其视为共同的社会责任，方能起到好效果。

2. 有针对性的教育原则

针对不同年龄特点和发育特点，适时、适量、适度地进行性健康教育。

3. 全面性原则

全面性原则是指性健康教育要以性生理和性心理教育为基础，以性道德教育为核心，家庭、社会、学校共同重视，实施全方位的教育。性健康教育的内容要形成一个体系，在学校要纳入课程中或开设系列讲座，让学生了解生命的起源、人体的奥秘，人生、家庭和性的关系，婚姻与性的关系等等。

在教育渠道上，发挥学校主导作用的同时，要充分尊重家庭中父母的影响，自觉抵御社会不良传播媒介的负面影响。

4. 循序渐进原则

正确性道德观念的培养不是一两次教育就能完成的，它是个长期的教育过程。由于青少年的生理、心理发展参差不齐，所以在进行性健康教育时应有一个符合学生实际要求的、循序渐进的体系，帮助学生形成正确的性卫生保健习惯，学会调节心理平衡的方法，逐步培养用理智控制情感冲动的能力。

5. 互相渗透原则

性健康教育受各种因素的影响，因此性健康教育应该与道德、法制、纪律、校风、校纪等教育结合起来，渗透到教学、社团活动、文娱活动、体育锻炼等各个方面，使学生在性生理、性心理等方面能够健康和谐地发展。

6. 适时适度性原则

对于不同年龄阶段的人群，应该针对教育对象的生理年龄、生理特点和认识水平，在适当的时段内，把适度的内容用适当的教育方法传授给学生。对青少年进行性健康教育时要注意适度原则，不能"无限信任"地把所有性知识不加甄别地如数向青少年输出，对于心理尚幼稚、情感尚敏感、性格尚不稳定、身心尚不协调的青少年学生来说也是极不负责的表现。因此这个"度"的把握是很重要的，在各种资讯极度丰富的今天，怎样引导学生有选择地吸收良好有效的信息，如何掌握性健康教育的尺度，使其既能达到目的，又不致"诱发"不良后果，这就需要教育者在实践活动中不断观察、思考和积累。

7. 有效的教育途径和方法

良好的获取知识的有效途径和进行性健康教育成功的方法和技巧，将有益于性健康教育获得显著成效及有利于性健康教育大环境的发展。

(三) 对大学生进行性健康教育应遵循的原则

1. 必须坚持以人格为基础的正确导向

大学性健康教育必须坚持"以人格为基础的素质教育"。也就是说，大学生不仅需要性知识的普及教育，并且更需要性道德教育、性法制教育。只有这样才是适合我国国情的、具有中国特色的大学生性健康教育。

2. 必须坚持系统性和科学性

大学生性健康教育应以科学的态度有计划、有针对性地进行系统、规范的教育，不能片面，更不能断章取义，否则起不到教育效果，甚至还会造成负面影响。系统的性健康知识教育，可使大学生的性知识系统化、科学化。这是性健康教育的基础，它有利于消除性愚昧、性无知，促进大学生的性生理正常发育，性心理健康发展；有利于大学生的社会化，增强适应社会的能力。此外，根据国情，还必须进行计划生育和性传播疾病等知识的教育，提高大学生的自我保护意识，自觉预防控制性病，控制人口增长，提高人口素质。在以上两方面的基础上，应该着重加强性道德和性法制教育，突出性道德在性健康教育中的主导地位。大学性健康教育还必须使大学生了解获得科学性知识的正确途径，指导大学生从正规渠道以批判的眼光看待性知识，取其精华，去其糟粕，只有这样才能确保所获得的知识是健康的、科学的。

3. 必须坚持走学校、家庭、社会相结合的道路

大学生性健康教育应该是学校、家庭和社会同步协调进行，互相补充，互相促进，相得益彰。

4. 必须力求全面

人类的性行为及其生理，作为人类行为的组成部分，必然要受道德的指导和制约。因为性生理知识仅是性健康教育的一方面，性健康教育还应包括性心理、性伦理、性社会学和性法学等有关的科学知识和文化观念。性健康教育既是知识的教育，更是人格的教育、身心健康的教育，是现代文明人必须接受的教育。必须使大学生学会用理性调控自己的性本能。另外，要对大学生进行人生目的和价值观的教育，使他们懂得人生的目的不在于个人利益的实现，而在于为大多数人谋利益。基于这种观点看待爱情和性，就会认为爱情和性是人生的一个重要组成部分，但不是人生的唯一目的和全部意义，通过接受性健康教育使学生能正确处理爱情和学业的关系，郑重而严肃地对待恋爱和性行为，抵制不正确性观念的影响，创造人生幸福。

总之，性健康教育需要家庭教育、学校教育、社会教育相结合，共同大力提倡健康文明的生活方式和家庭美德，倡导社会公德，不断提高生活质量，造福人类。

四、性健康教育的实施

（一）开展性健康教育的方法

1. 性健康教育的主体和主角

大学生是性健康教育的主体，教师是性健康教育的主角，性健康教育归根到底是成长教育、人格教育，因此摆正性健康教育的意义是第一位的。教师应主动学习教育的方法与技巧，以使这项教育获得更大的成效。

2. 教育内容是科学与道德的结合

学校针对大学生的身心特点开展青春期教育，性健康教育应该成为青春期教育的主要内容。性健康不仅包括思想品德和生理卫生，还应包括性心理、性文化、性伦理、两性交往以及大学生如何为未来做准备等内容。很重要的一点是要让大学生学会把人的本能需求放在社会允许的范围里考虑，学会用合理的手段来解决合理的需求。例如，如何做一个吸引异性的人，两性如何正确交往、应遵守什么样的准则，如何从尊敬和平等的角度出发对待爱情和性关系等等，解决这些问题应是当前性健康教育的主要功能所在。性健康教育是科学与道德的结合，它不仅教给学生科学知识，更主要的是教给他们尊重生命、珍爱生命、敬畏生命。

3. 提倡参与式教育和同伴教育

性健康教育课教学难度大，对教师的要求很高，既要保证学生接受科学的性知识教育，消除神秘感，又要使他们的好奇心不超过道德的限度。性问题具有一定的隐私性，不像其他学科可以了解学生的认知程度。所以，在学校的组织和教师必要的指导下，性健康教育更应提倡参与式教育和同伴教育。教师应以朋友的身份，从学生的角度与学生进行沟通，令学生从中得到教育。教师帮助学生组织研究性健康课题，利用学生的兴趣爱好提高他们的科研能力、交往能力和解决问题的能力。增加他们对异性的了解，提高交流能力和角色意识。同伴教育的本质特征在于教育者与被教育者是相互融洽、有信任感的同龄伙伴关系，而非师生关系，因而便于通过人际交流与反馈，相互分享生活中有用的经验和信息。

4. 积极利用现代网络技术

积极利用现代网络技术开展青少年性健康教育，可以让青少年适时、适度、轻松地获取性健康知识，解决疑难问题，可消除师生之间的某些交流障碍。

5. 全社会营造关爱大学生性健康的良好氛围

大学生需要正确的信息和适合年龄的服务来帮助他们顺利、安全地度过青春期的性困惑。当前，大学生的性健康依然是一个被忽略的社会问题。不良文化对青少年的危害不容小觑。黄色网站、色情淫秽音像制品、黄色书籍，加上淫秽色情表演、网吧违规经营等，危害青少年身心健康的不良诱因实在太多，是引发青少年犯罪的一个重要因素。必须要加大对网络传媒的监督审查，杜绝不健康的性信息进入文化市场，为青少年性健康教育创造一个良好的社会大环境。为了青少年的健康成长，全社会要积极地营造关爱氛围，网络传媒尤其要带头做好这方面的工作，坚决消除对青少年健康成长不利的诱因。充分发挥新闻媒介的作用，通过开设专栏、座谈等形式，加大宣传，为开展性健康教育创造良好的社会环境和舆论氛围。不仅如此，社会上还应设立专门的咨询机构，一旦青少年遇到性健康和身心健康的问题，就可以马上寻求援助。通过面对面交流、心理咨询、网络查询、热线电话等形式，为广大青少年特别是大学生提供青春期教育、生理卫生知识、生殖健康咨询、性传播疾病及 AIDS 的预防知识、安全避孕知识和紧急避孕指导。各相关部门和群体团体尤其是教育、卫生部门和共青团、科协、计划生育协会等部门和组织机构都要结合各自的职责，积极参与，共同做好这项工作。要形成一个有利于开展青少年性健康工作的社会氛围，把性健康教育纳入社区工作之中，逐步建立学校、家庭、社区三位一体的互动教育模式，营造对青少年，包括家长进行性健康教育的社会文化环境，同时扩大教育覆盖面，强化对外来人口中青少年的教育，形成系统的性健康教育网络。性健康教育的实施，需要全社会共同参与。

（二）在学校开展性健康教育应该注意的几个问题

1. 教师要改变观念、端正思想

在课堂教学中教师要态度坦然，言行举止大方、得体。努力创造轻松和谐的课堂教学气氛，认真准备，采用灵活多样的教学方式，把自己当作指导者，充分利用挂图、模型、录像、电脑课件、网络资料等各种媒体进行教学，努力让全体学生参与到教育教学活动的全过程中来。把讲授法、谈话法、讨论法、辩论法、探究法等合理分配利用，调动学生的学习兴趣，使学生从性健康教育课程学习中获得有效的、科学的性教育。

2. 要注意性教育的阶段性

由于不同年龄的学生在生理和心理发育的各个阶段都会遇到不同的问题，我们必须实施有针对性的性健康教育。不同的年级其性健康教育内容应有所侧重。性健康教育要循序渐进，切不可操之过急。

3. 要关注学生的差异性

教师的性健康教育在面向多数学生的同时，还要关注学生的差异，如性别的差异、年龄的差异和个体的差异等。可以通过个别辅导或心理咨询等活动，以一个过来人的身份与学生推心置腹地交流，充分了解学生的内心世界，尊重学生的感情，维护学生的自尊心，并为他们严守秘密。这样才能提高学生对教师的信任度，进而使性教育更加完善。

4. 应注意保护学生的隐私

在大学生性健康教育中，教师要尊重他人身体的秘密，不勉强学生回答问题或做他们不愿做的事，必须注意保护学生的隐私。在师生之间、学生间倡导平等、尊重、守密的原则。

5. 学校要重视并加强性健康教育的监管力度

当前由于大部分高校只重视科学知识、专业知识的教育，而完全忽视了大学生的性健康，使得我们的性健康教育迟迟不能落到实处。只有高校的指导思想更新了，才能够顺应时代的发展，才能够对大学生的身心健康负起责任，只有这样，大学生性健康教育才能顺利进行。

6. 改变家长的观念

由于我国现在很多家长对在高校进行性健康教育持否定态度，反对高校开设这样敏感的性健康教育课程，甚至到学校阻挠干涉课程的正常进行，因此高校应当注意与学生家长达成一致意见，做好学生家长工作，讲清利害，力争做到高校与家长意见上的统一。

7. 重视性健康教育的方向性、科学性、综合性和实践性

进行大学生性健康教育，是为了用科学的性知识和理论去认识、检验、影响和改造大学生在性方面的主观世界，让大学生达到转变错误性观念，提高性文明水平的目的。坚持性健康教育的正确方向，是新时期人才全面发展的要求；性健康教育的内容及性健康教育的过程，都具有严密的科学性。要以科学态度，继承人类历史上性健康教育的优秀成果和先进经验，把它们融入有中国特色的社会主义性健康教育之中；性健康教育还是一门综合性很强的交叉科学。只有学习和采用各种相关学科的研究成果，才能形成性健康教育的科学理论体系和把握性健康教育的方法。性健康教育存在于每个人生命过程的始终，也存在于一切社会生活之中，是一种普遍的社会现象，社会实践是性健康教育的源泉。所以，大学生性健康教育具有很强的实践性。

总之，加强对大学生性健康教育是一个系统而长期的工程，需要学校、家庭和社会密切配合，共同努力，才能使大学生在成长的过程中通过正规渠道获得应该获得的性知识，才能免受各种有害信息的侵扰，才能保证大学生向着正确健康的方向成长，将来成为对社会有用的人。

五、性别平等视角下的大学生性健康教育

大学生性健康教育不能脱离性别平等的基本立场和观点，性别平等是大学生性健康教育的基本内容。

（一）大学生性健康教育中存在的问题

1. 性健康教育的出发点、视角和内容

大学生性健康教育不仅是为了防范性病、艾滋病传播及性犯罪，更是为了大学生的健康成长，关键是出发点、视角和内容。由于缺乏社会性别视角，当前大学生的性健康教育缺少对性的社会建构和性别平等关系的关注。在内容上，流于单纯生理解剖、生理结构、生育原理等知识的传播；在观念上，强调男女天生有别，强化了传统性别角色、性别特征。例如，安全性行为，不仅是知识问题，还涉及权利关系。缺乏性别平等、人权意识的性教育很难达到促进安全性行为的效果。

2. 性教育与生活实践

在青春期提前、婚姻推迟的情况下，在信息社会和网络技术如此发达的今天，如何解决与大学生性问题相关的实际问题、如何在性知识传播中关注由于权利/权力关系不平等的诸问题，是大学生性健康教育不可回避的问题。脱离生活实际和大学生现状的性健康教育已不能满足大学生的需要。

3. 教育者和教育手段

对什么是科学的性知识、谁掌握着性知识、谁实践着性道德等问题，在国际人权标准和性别平等视角下，才可能有正确的认知。实践证明，用说教式、灌输式方法及羞于谈性的态度进行大学生性健康教育已经行不通。教育者不应扮演提供真理、绝对正确的权威角色，大学生也不应被视为一张白纸，要为大学生提供所需资讯和平等的对话空间，在共同讨论中达成共识。

（二）大学生性健康教育的目标、原则和处理方法

1. 大学生性健康教育的目标

包括：①学会以负责任的、公平公正的态度处理相关问题；②在性活动和性关系中遵循基本的道德底线；③建构平等的、非歧视的、自主负责的性观念、性关系和性文化。

2. 大学生性健康教育的原则

与目标相联系，在对大学生开展性健康教育时，应本着关爱、平等、尊重、和谐、可持续发展等原则，反对居高临下的态度。

3. 大学生性健康教育的方法

如前所述，说教、灌输式方法已不能满足大学生性健康教育的需求。使用参与式方法可能会取得较好效果。所谓参与式方法，是通过参与者对影响自己生活的问题进行反思、提问和探索，在交流和分享中促成新的理解。参与式方法的核心理念是尊重每位参与者的经验和知识，平等交流和探讨。参与式学习方法的根据：①从个体认知的过程看，人的头脑不是一张白纸，在成长过程中建构起来的观念、立场和经验影响着新知识、新观念的接受与理解；②从对知识、真理的界定看，不存在不包括价值判断的客观知识，人们在认知过程中必然受到自己的立场和观念的影响，特别是当问题涉及利益与权利时；③从学习效果看，听到的（灌输、说教）能记住很少，说和做过的（交流、模拟、操作等）记住的多且牢靠；④从学习者的特点看，大学生需要有表达的空间，希望在平等、尊重的讨论中获得新知。参与式学习常用方法包括案例讨论、角色扮演、站立场、辩论等寓教于乐的形式，应根据内容和对象设计方案。

（三）大学生性健康教育框架

人权和性别视角下的大学生性健康教育框架要点包括：

1. 人权与社会性别教育

了解和掌握人权标准下的性健康要点；树立非歧视性观念；尊重个人选择和自由。

了解和掌握社会性别基本概念，学会用社会性别视角分析性健康领域的相关问题；促进平等性别关系的建立。

了解和掌握性/性健康与可持续发展的关系，了解教育、信息、参与、政治与法律制度、社会分层、经济、疾病等，是影响性健康的重要因素。把性健康教育放在更大的社会背景下，以便加强对大学生性健康教育重要性的认识。

2. 性健康教育与人的全面发展

有学者提出，"教育就是性教育，性教育就是教育"。前者指：有关性的价值、规范、认同、文化意义、知识、实践等，不仅透过性教育的正式课程传递，更是透过学校的其他专业课程的知识、学校的管教规训等，强化、传递、维持、挑战着学生原有的性别意识。后者的含义是：性教育课程的提出和实施，与社会议题紧密关联；性教育课程与校园文化、校园管理及各学科的教育联系在一起。因此，整个教育系统都必须注意性别问题，旗帜鲜明地消除性别偏见；确保教育政策及其实施有助于女生和男生的学习；在学习内容、教育方法和校园环境等方面，都不得有性别歧视；鼓励和提倡平等与尊重，包括教师的行为与态度、课程设置与教科书以及学生之间的相互关系；必须努力保证人身安全，使学生免受性侵害。

3. 性健康教育的基本原则

性教育涉及观念和知识。无论性观念或性知识的教育，都应该遵循以下基本原则：

（1）主体性原则。平等关系建立在对双方主体性的承认。在性关系上，双方都需要：①具有独立人格，应互相尊重，在自愿的条件下建立或中断关系；②负有维护权益公正的责任；③有知情选择的权利；④应尊重个人的感受与身份认同，尊重个人的价值、信念、利益和目标。

（2）平等原则。平等的性关系，对实现和保持性健康、生育健康至关重要，需要：①充分尊重人体的完整健全；②双方相互尊重，进行负责任的性行为并对性行为后果担负责任；③加强和增进彼此尊重、和谐的关系。

（3）公正原则。包括：①权益和风险的分担；②最大风险承担者具有决定权（例如，女性承担生育风险，因此，生育决定权属于女性）。

（4）隐私原则。包括：①个人隐私受国家法律保护；②当触犯刑律、伤害他人利益时，则不属个人隐私范畴；③隐私原则包括尊重他人的权利。

（5）无伤害原则。性关系、性行为，不能对他人造成身体伤害、名誉和精神伤害、生命与健康伤害等等。

4. 性/性健康的基本知识教育

在人权和性别视角下，需要审视已有性知识的缺陷，建构新知识。包括：尊重男女的真实感受和经验，承认性需要和性行为的多样性，挑战生物决定论、本质主义、男权文化等。

此外，大学生因自身的身体形象、性欲、性倾向等问题带来的焦虑，因交友、恋爱、结婚、同居等带来的性健康问题，是性健康教育不能回避的。性健康教育不是要求或强制大学生应该怎么做，而是帮助其分析怎么做才能有利于自己、有利于他人、有利于社会。例如，认识和分析传统性别规范的不合理性，有助于缓解身体与性的压力。再如，同居关系的建立是性自主权的实现，同时也产生了责任、义务和后果；同居不仅是性自由的表达，也是社会关系（法律关系、权利与义务等）的建立。又如，药物流产的便利促进怀孕的增多，完全不顾女性健康的"无痛流产"广告，反映了市场和商业需求中的性别盲点。还有，情人暴力、约会强奸、情杀、自杀、网络交友等导致的性暴力等现象，在大学生中并非罕见。这些现象都包含着性别之间的权利/权力关系，性健康教育应该帮助大学生提高分析诸如此类问题的能力和应对策略。

第三节　西方性科学发展史

世间有了生物就有了"性"。人类社会有关性活动的记载和描述也可以追溯到数千年前。早在古希腊、古罗马时期，当时的一些哲学家、医学家，如希波克拉底（460—373BC）、柏拉图（427—347BC）和亚里士多德（384—322BC）等就曾对有关人类性功能、生殖功能、人类繁衍等进行描述、讨论和研究。希波克拉底提出的"行为-体液"概念可以说是现代的"性行为-激素"概念的前身；柏拉图的理想国提出"女人和男人有着同样的权利，存在着完全的性平等"；亚里士多德提出的"天人合一"则体现了自然医学模式的核心，由此发源了现代的"生物-心理-社会医学模式"；文艺复兴时期后解剖学的研究开始进入性器官领域，伟大的艺术家达·芬奇（1452—1518）留下了不朽的名作，虽然其中不乏谬误之处，但它毕竟是人类第一次对性器官和性交进行相对准确的解剖学描述。

一般认为，在哥伦布发现新大陆后，梅毒由美洲传到欧洲，于是亚麻制的阴茎套于1564年问世。据说这是英王查尔斯二世的御医康德姆（Condom）首先发明的，以后人们便把阴茎套称为Condom。那时的阴茎套并不是为了避孕，而是为了防止梅毒传染。因为列文·胡克发明显微镜并用显微镜看到人和动物的精子是一个世纪以后的事了（1677）。在1843—1844年间硫化橡胶问世，阴茎套才转变为其现代的使用目的——避孕，这也是性科学早期发展中的一个小插曲。

今天的性科学研究可以追溯到启蒙运动时期的思想家们，如卢梭（1712—1778）等人的博大的思考。他们在通信中谈到性关系及其恰当的社会地位问题，但这只能算是对人类本性及行为的诸多探索中的一小部分而已。如卢梭说人的本性是好的，是因为我们的制度使人变坏了，马尔萨斯在《人口理论分析》中提出一个令人震惊的理论，提醒人们注意控制人口的增长，世界将负担不了过多的人口。他提倡人到30岁再结婚，这样可以少生孩子，他提倡的实际是"道德节欲"。当时的社会鼓励男子在功成名就、有钱有势时再考虑婚事，一个男子过了 30 岁才能得到性满足，这"象征"着这个男子具有令人称道的气概。达尔文的《物种起源》(1889) 发表后，其进化理论不仅使人们对肉体形式的变化加深了理解，而且也使人们对性行为形式的变化和进化加深了理解。但维多利亚时代的性观念普遍压抑和禁锢。如人们当时认为只有男性才会在青春期到来后显示出自发的性冲动。妇女的性欲是潜伏的，不明显的，需要通过外来的爱抚才会得到激发。如果妇女不受到性的引诱，她们就可以在没有性欲的情况下度过一生。儿童则被认为是纯真善良的，没有性欲的，只有受到不良影响才会失去他们天生的优秀品质。此外，在 18—19 世纪，人们对手淫的谴责达到登峰造极的地步，人们常认为性能量的不恰当释放会造成神经功能的紊乱。社会滋长了种种对性的神秘感、内疚感、罪恶感、肮脏感；性愚昧、性禁锢的影响既广泛又深远，流毒至今不能肃清。

总之，在 19 世纪之前，各种文明和民族都没有形成严格独立的性科学，人们对性问题的探讨多停留在价值观的哲学和伦理学层面，而性科学的发展则仅仅局限于生殖医学范畴。民间的性诊断、性治疗和药物也是三分医术加七分巫术的混合体，缺乏独立的分析与验证。现代性科学作为一门独立的科学，其历史不过百余年时间。

一、性科学的创立与心理学阶段

19 世纪，随着科学的进步，尤其是生物学、解剖学、生理学的重大发展，使性科学的创立和发展成为可能。性科学的三大支柱是性医学、性心理学和性社会学，囊括了性研究、性教育和性治疗的广博知识领域，跨度很大。但现代性科学的创始期却是以性心理学的建立和发展为基础的。

1886 年德国出生的奥地利精神病学家克拉夫特·埃宾（Krafft Ebing）出版第一部性学著作《性心理病》，书中收集了许多病例，概括了早期医学尤其是精神病学对性的研究，第一次把性的疾患独立出来，并从心理学的角度进行了讨论。该书的出版被性史学界公认为近代性科学创立的标志。

作为一门独立学科，性科学的建立与当时三位德国籍犹太医生的努力是分不开的，他们是被誉为"性科学的爱因斯坦"的赫希菲尔德、摩尔以及被誉为"性学之父"的现代性学奠基人之一的布洛赫。

赫希菲尔德（Magnus Hirschfeld，1868—1935）是德国医学家，早期性学界最有影响的人物。他最大的兴趣在同性恋的研究，早在 1896 年他就用笔名写了《怎样解释男人或女人爱同性的人》一书，1914 年著《同性恋》，他认为同性恋是一种自然差异。1919 年，他在柏林成立了世界上第一个性学研究所，下设性生物学、性医学、性社会学和性人类文化学 4 个研究室。该研究所有 3 项特别引人注目的服务项目：①婚前咨询中心（在德国系首家这样的中心）；②每周一次的公共学术交流和讨论；③医学-法律服务，提供专家证明，特别是犯罪案例。该所 90% 的服务项目是免费的，其收入主要依靠性治疗门诊和出版书刊。在成立 1 年之内，他们的免费咨询服务便积累了近 2 万份病例。1908 年，他主编出版了世界上第一种性学杂志，独立发行了 1 年共 12 期，以后与其他杂志合并出版发行。1921 年他组织了人类历史上第一次国际性的性学会议"在性学基础上的性改革国际大会"，大会上介绍了 38 篇论文，包括性内分泌学、性和法律、生育控制和性教育 4 个方面。1928 年他和别人合作组织了"性改革世界同盟"，在哥本哈根召开的首届会议上他当选为主席（第二、三届主席为霭理斯和福勒尔）。1928 年他出版了涉及整个性学领域的 5 卷本《性学》。

摩尔（A. Moll，1862—1939）是德国柏林的神经精神病医生，他的三部早期重要的性科学著作是：1891 年出版的《相反的性感受（同性性行为）》；1897 年著书《性欲调查》，讨论了性欲的本质，本书对弗洛伊德有重要影响；1909 年发表了第一本有关儿童性生活的书——《儿童的性生活》，首次阐述了幼儿性欲的概念，在此书中他不赞成弗洛伊德的精神分析理论，提出和描述了人类性反应的 4 个阶段：性欲发动期、兴奋平稳期、兴奋顶点期和急剧衰退期。1912 年编写第一本《性学手册》。1913 年他领头成立了"实验心理学学会"和"国际性学研究会"，并在 1926 年 10 月 10 日在柏林议会大会议厅组织召开了第一次"纯科学的"国际性学研究大会。

布洛赫（I. Bloch，1872—1922）是德国著名的皮肤性病学家。他首先把社会科学引入性学研究领域，用历史学、民族学和人类学的知识和方法研究性的演变和现状，为了反映性学的多学科方法研究的特点，他于 1906 年杜撰德文词汇"性的科学（sexual wissenschaft）"，后英译为 sexology，即"性学"。1907 年著《我们时代的性生活》，1912 年他开始主编《性学手册大全》，实际上出版了 3 卷：《妓女》（2 卷，布洛赫，1912，1915）；《同性恋》（赫希菲尔德，1914）。他和赫希菲尔德、摩尔等人共同提出性变态不是罪恶，而是心理疾病，甚至只是一种变异。他们一起为性教育、性改革而斗争。由于他们的努力，性科学在世纪转折之际建立起来，他被称为"性学之父"，成为现代性科学的奠基人。

除了上述性学家在变态性心理学方面作出杰出贡献外，另一学术思潮是研究正常人的非变态性心理，代表人物有布洛赫、霭理斯和弗洛伊德。

西格蒙德·弗洛伊德（Sigmund Freud，1856—1939）是与马克思、爱因斯坦齐名的三位著名的犹太学者之一。他大胆解剖自己，不断研究自己的记忆、梦幻、反应等，提出了著名的幼儿性欲理论、性本能学说和人格结构论等。他在实践中创立了前所未有的精神分析疗法，这一学说风行西方世界并统治性学领域达半个世纪之久，至今仍显示出其茁壮的生命力。精神分析学说讨论最多的是性本能，受到指责最多的也是有关性本能的内容。弗洛伊德精神分析疗法的理论核心是泛性论，他认为以性本能为核心的本能冲动一直受到"超自我"原则的压制。他们总想冲破种种压制去实现满足，其主要方法就是通过各种玄妙的潜意识过程（如人的做梦、精神失常、性错乱等），变相地向外宣泄。他从生物本能出发，用泛性论来解释一切人类精神活动与社会现象的主张缺乏充分的科学和实践的依据，扩大了心理学研究领域，接触了梦、性心理学问题，使心理学的对象扩大了，使心理研究的层次加深了，与医疗实践更加密切相连。他的性心理学理论冲击了传统、陈旧的性观念，促成人们对性采取更为开明的态度，对"反常性行为"采取更为宽容的态度，不再把性问题视为神秘、见不得人的事，有力地推动和促进了性科学的飞速发展。他也反复指出，文明要以人的性生活的某些限制为代价才能进步。弗洛伊德的论著颇丰，如《精神分析导论》《梦的释义》《两性社会关系》等著作均具代表性。特别是《爱情心理学》一书汇集了有关性学的论述，弗洛伊德在 1905 年发表的《性学三论》是他自认为自己所有著作中最有生命力的、集中反映性心理学问题的论著，他在书中大胆地提出：恋父恋母情结、诱惑论、阉割焦虑、两性同体、升华作用、压抑感等，他认为性功能障碍是由无意识内心冲突造成的，这往往是童年经历的折射。经他总结、说明和运用，无意识和幼儿性欲这两个术语成了现代西方极有影响的重要概念。

霭理斯（H. ELLIS，1859—1939）是 19 世纪末，20 世纪初英国著名心理学家、思想家和文学家，曾被誉为当时"最文明的英国人"。他最有功于世的还是他对性心理学的研究和为性教育奠定了科学的基础。他在性压制最甚、清教徒之风盛行的维多利亚女王时代（1837—1901）勇敢地、始终不渝地同传统的清规戒律作斗争，终于突破了传统愚昧设下的重重障碍，在西方奠定了人类性学的基础。他的第一部著作《性反常相反的性感受》在英国遇到了检查制度方面的问题，后来翻译成德文后才在德国出版（1896），在德国产生重要影响。霭理斯从 1896—1928 年根据个案分析等写出《性心理研究录》共 7 册，对人类性行为作了客观和系统的介绍，成为性心理学的创始者之一。但其中的第二卷于 1899 年遭英国当局的查禁，认为宣扬了淫荡、腐化、下流、邪恶，直至 1935 年才得到解禁。他的工作在英语国家流传广泛，对人们的性观念产生了重大影响。霭理斯认为正是当时所谓的文明阻碍了正常的性表达和性活动。例如，连钢琴腿都要用布包起来，以免人们会想入非非地联想到女人的大腿。他认为没有一个能适应全人类的性标准，而当时社会上流行的有关性行为的许多观点是错误的，因此必须了解英国以外的其他社会的情况。他揭示出一些令当时人们感到震惊的观点：如妇女的性欲在月经期最强烈；几乎所有人（包括女性）都有手淫经历；女性性反应的缺乏是童年受压抑的结果等等。虽然《性心理研究录》对医师、心理学家、学术界是一部不可多得的好书，但对于一般人来说恐怕过于冗长。因而他在 1933 年所著的《性心理学：学生指南》则更为普及，一方面把新的研究成果补充进去；另一方面把"研究录"中的内容加以精简概括，使该书成为以后研究性心理学理论的重要论典。我国学者潘光旦早在 1946 年就把霭理斯的《性心理学》介绍给中国读者，但是这本具有非常丰富注释的译本因内容敏感被打入冷宫几十年，直到 1987 年才重见天日。

在性科学的创立和发展初期，人们凭借生物学的研究基础，揭示了人的变态性心理和正常人的非变态性心理，发现了许多性心理变态的症状，为性心理学奠定了理论基础。这一时期的研究成果对西方文化和社会产生了深刻的影响，在一定程度上促成了人们对性较为开放的态度，并能容纳一些人的同性恋行为。但由于当时受传统观念的影响较深，生殖仍被看成性行为的唯一目的，忽略了人的本性以及和社会经济之间的联系，并把节制性欲作为一种美德，在一定程度上影响了性科学的发展。

二、性科学的发展与行为学阶段

第二次世界大战开始以前，性科学研究的中心在德国和奥地利。二战爆发之后，性科学研究遭到毁灭性打击。1930年，赫希菲尔德和弗洛伊德等一批犹太性科学家因受纳粹迫害被迫四处流亡。1933年5月6日，在希特勒上台刚过3个月，纳粹暴徒便捣毁并查封了赫希菲尔德的性学研究所，4天后纳粹分子在柏林歌剧院广场公开焚烧了赫氏研究所收藏的全部论文、图片和2万多册珍贵书籍，借口是他宣扬了"反德精神"。这一时期，西方性科学研究中心转移到英国和美国。

1914年，美国著名心理学家华生（John B. Watson，1878—1958），打破性反应的实验室研究禁区，首次对人类性反应过程进行了实验室研究。他和女秘书合作，获得了许多宝贵的实验室研究资料。华生创立了心理学中的实验主义学派和行为主义学派，是行为主义的创始人。他认为心理学研究的对象不是意识而是行为，心理学研究方法必须抛弃"内省法"，而应该用自然科学常用的实验法和观察法。华生在使心理学客观化方面发挥了巨大作用。1915年37岁的华生当选美国心理学会主席。但由于其研究大大超出了当时人们所能接受的范围，他的研究和事业心未能为妻子和世人所理解和接受，妻子不择手段地破坏了他的实验室和资料并与他离婚。社会上的人们斥责他是伪君子、淫棍，法院判他为"行为很坏的专家"，研究资料被洗劫一空，研究结果未能发表而不为世人所知。他本人的境遇十分悲惨，妻离子散，最后穷困潦倒地与女秘书共度残生，直到1957年79岁时，美国心理学会给他颁发金质奖章，正式为他恢复了名誉，但次年他便与世长辞。华生的研究成了科学史中"被迫流产"的又一典型事例。以后汉密尔顿和戴维斯继续这方面的工作，分别发表专著，使性科学中的统计学发展起来。

20世纪20年代涌现出不少性知识手册，其中的佼佼者是荷兰妇产科医生范·德·维尔德于1928年出版的《理想的婚姻》，它是一部异常坦率、理想主义和尊重女人、探讨爱情的著作，罗马天主教教会立即把该著作列为天主教禁书目录。尽管如此，该书还是成为当时的时髦读物，连续发行，在西方几乎家喻户晓。该书鼓励男女在性关系内破除性禁忌，张扬性感觉，强调性生活的和谐是双方感情交流中的重要因素，并赞美和宣扬了性交前的爱抚、性高潮、变换性交体位、吻生殖器等性行为方式。

美国性学家迪金森博士（Robert Latou Dickinson，1861—1950）既是医生，又是画家，曾描绘了许多女性和男性生殖器官的正常与异常的图像资料。1933年他出版了《人类性解剖学》一书，1949年该书在修订的基础上改名为《人类性解剖学图谱》，以后成为这方面世界著名的权威性专著，时至今日，它仍不失为一本非常有价值的参考书。他在摹绘人体绘图之余还采取面对面交谈的方式收集了1200份性生活的个案资料。由于他在病人心目中树立了很高的威望，病人也能坦诚地向他敞开心扉无所不谈。虽然他的书引起社会轰动，但医学界却对此反应冷淡并怀有敌意。

金西（Alfred C Kinsey，1894—1956）是美国印第安纳州大学生物学教授，原系昆虫生态学家。他创造了一套特殊的面对面调查和记录的方法，取代了过去的门诊积累和实验室观察方法，最详尽、最广泛、最系统、最客观地研究了17000多例美国不同肤色、不同年龄、不同教育程度、不同职业、不同地区男女性生活的各个方面，调查问题多达330个，521项，他的调查采用严格保密的方式，人们至今都不知道他所用的密码的含义，其中仅金西本人就调查了7000例。1948年和1953年他和同行发表了两大册专著《人类男性性行为》和《人类女性性行为》，人们把金西的工作称之为现代性学研究的第一座里程碑。他的研究报告阐明了有关人类性行为的精确定义，并总结归纳了美国社会存在的多种多样的性活动模式。虽然这不是一项随机抽样调查，但由于资料来源于正常人，许多数字还是能代表正常人群的性活动情况，因此是很有意义的。例如，经过对有关同性恋、异性恋的调查后，他把所有人群分为0~6的7个连续的等级，人们将分布在这一连续体的各个不同的位置上："0"为绝对异性恋；"1"为异性恋为主，仅有时有同性恋行为；"2"仍为异性恋为主，但经常有同性恋行为；"3"为双性恋，对异性和同性的追求机会相等；"4"为同性恋为主，但经常有异性恋行为；"5"为同性恋为主，仅有时有异性恋行为；"6"为绝对同性恋。他的调查报告表明美国白人中有37%的男性和13%女性在青春期以后，有过能达到性高潮的同性性行为。此外，他的调查表明92%的男性和62%的女性有过手淫。作为一种文化，西方人认为人的能动性趋向于幸福和成功。因此他反复指出一个正常手淫的律师在他的同事中将是出类拔萃的。女性中经常手淫的人也往往是那些处于最引人注目的社会地位上，是最有能力、精力最充沛的女性。他认为有理由相信较早开始手淫和性交的男孩常常是人群中那些"机智、精力充沛、活泼、易冲动、充满活力、性格外向和敢作敢为的人"。相比之下，较晚开始手淫的人则趋向于"迟钝、举止适度、缺乏力量、含蓄、胆怯、沉默寡言、性格内向、不善交际"。大多数男性和半数的女性承认有过婚前性行为，半数已婚男性和1/4已婚女性至少有过一次婚外性行为；半数以上的人有过口-生殖器性交。他的报告极大地影响了人们的性观念，他崇尚性行为，认为性行为本身是一件好事，没有任何特殊的性行为是错误的、不正常的。从生物学观点出发，他认为："人们为发泄情感而采取的任何方式都是自然的。"他认为性行为本身是应该受到尊重的，当然他也否认他有任何想要助长人们性行为的企图。他指出，性行为的方式因社会地位、教育程度的不同而有显著差别。比如受过高等教育的人中有90%以上的人有过口-生殖器性交，而在文化程度很低的人群中却只有20%。金西工作报告的发表极大地推动了性知识的普及，使性教育成为一项群众运动，开阔了人们久已闭塞的眼界，几乎改变了整个美国保守清教的道德氛围。他的调查至今仍是世界上规模最大的最详细的性调查。然而，金西报告发表不久便受到麦卡锡主义的迫害，这个26岁就成为印第安纳大学生物学教授的哈佛大学高才生，终日郁郁寡欢，过早离世。但这些并不能阻止性科学的发展，以他名字命名的"美国金西性学研究所"目前拥有世界声望的图书馆和档案馆，仍保存着金西和他的同事们最早的全部调查和研究资料，为来自不同学科的学者提供所需的丰富资料，从而加深对人类性行为的理解。

三、性科学的成熟与治疗学阶段

第二次世界大战之后，性科学发展进入一个崭新的阶段，性科学理论逐步得到充实并日益成熟。1950年，因纳粹迫害从柏林出逃到纽约的德国妇产科专家恩斯特·格拉芬伯发表论女性射液的开创性论文，他指出：一些妇女在性高潮期有分泌物自尿道口排出。并声称发现了与尿道旁腺有关的女性性敏感区——G点。

马斯特斯和约翰逊夫妇是美国乃至世界著名的性学家，他们继承了华生所开创的性实验室研究的事业，在人类性反应实验中大获成功。马斯特斯在1938年刚刚大学毕业时就对性行为研究产生了兴趣，但他的导师劝告他："等一下，等你成熟了，等你在性科学以外的领域里取得相当声誉后再加考虑。"1954年，时年38岁的马斯特斯已是一名杰出的妇产科教授，获准在华盛顿大学医学院主持妇产科研究，他谨慎地迈出第一步，设立了生殖生物学研究室。然后从走访和调查妓女开始，然而他发现从生理上说，妓女都是不太正常的，性器官扩张明显且总处于慢性充血状态，因此让她们作为受试对象是不恰当的。有关他征募志愿受试者的消息传开之后，许多男女纷纷报名要求参加，虽然报酬微不足道，但他还是挑选到足够数量的身体健康、有相当表达能力的、能在性实验过程中详细报告所产生的体验和感觉的志愿者。随后他又找到学过音乐和社会学、做过广告和管理研究、还有商业写作经验的约翰逊当助手，之后两人结成夫妻在这项极富冒险性的新事业中携手奋斗，他们采用应变计测量阴茎周长等的变化；采用内置照相机的透明塑料阴茎模拟物来观察阴道壁的各种变化；他们测量了312位男子和382位女子在性交、手淫、模拟性交等三种性活动方式中的心率、呼吸、血压、肌肉收缩等基本生理变化；不再像过去那样只记录受试者的主观叙述，所以他们得到的资料更具科学性和客观性。他们于1966年出版《人类性反应》一书，以轰动世界的性实验室研究成果成为人类性研究从黑暗走向黎明的一颗启明星。这本书详细总结了他们在十几年里研究过的1万多个性反应周期的资料，提出了人类性反应的四阶段划分法，从而使全世界对性反应的描述有了共同语言。他们所做的工作纠正了广为流传的"手淫有害论"的错误；纠正了弗洛伊德关于妇女反应高潮分为"阴蒂高潮"和"阴道高潮"两种类型并极力贬低阴蒂高潮的错误认识；延长了人们认可的性生活年龄，即衰老并不意味着性欲的必然减退和性高潮能力的必然丧失；首次提出男子在高潮射精后具有性不应期和女子具有多次高潮的能力；观察到哺乳可以引起妇女的性反应，实行母乳喂养的妇女的性欲和体力的恢复比不哺乳的母亲更快；提出性功能障碍的治疗需要夫妻双方的共同参与，促使大多数医学院设立了有关性行为的课程。他们从 1959 年起又开始对人类性功能障碍进行研究和治疗，经过多年的努力，创立和总结出性感集中训练等一整套的性行为疗法并总结于《人类性功能障碍》(1970) 一书中，使众多患者摆脱了性的烦恼。这两本书矗立起现代性学研究的第二座里程碑，以后他们又发表了有关同性恋治疗中的伦理问题、性医学教科书等一系列著作，为性研究作出了重大贡献。

性治疗的另一位重要奠基人是美国纽约医院的女精神病学家海伦·辛格·卡普兰 (Helen Singer Kaplan)。她发现男女两性在发育过程中敏感区的形成上有明显不同，男性集中在生殖器区域，过了中年发生泛化，扩展到全身；女性则相反，青春期时敏感区泛化，中年后才集中于生殖器区域。她把性反应划分为 3 个独立的时期：①性欲期，并探讨了性欲形成时期的性障碍；②充血期，指生殖器官等部位的血管充血；③收缩期，指性高潮期肌肉的收缩反射。她于 1974 年出版的《新性治疗学》一书把心理分析治疗和行为治疗有机地结合起来，继承和发展了马斯特斯和约翰逊的工作，并给予理性的总结，开创了性治疗的新局面，如性欲障碍偏重于性心理治疗，而无性高潮偏重于性行为治疗。性治疗的主要目标限于缓解患者的性症状，而不更多地涉及内心冲突和人际问题，只有当心理动力学问题成为治疗性功能障碍的阻抗时才给予适当处理。1987 年她的《性厌恶、性恐惧和恐怖症》出版，专门探讨了性恐怖状态这一常见而又很难处理的问题，其临床表现就是性厌恶和恐惧性性回避，使人们对性功能障碍的认识提高到一个新的水平。到 20 世纪 90年代之后，她又陆续把海绵体血管活性药物注射和西地那非的使用融入她的性治疗实践中。

齐勒格尔德和艾力森于 1980 年提出了性行为的五期划分法，他们认为马氏夫妇忽视了性反应中的认识（想什么）和主观（情绪如何）的方面。马斯特斯和约翰逊几乎把注意力完全集中在性生理反应上，而忽视了情感上的想法和感受。除非人们在生理反应和主观感受上有明显差异时，否则并不会存在这一问题，这就造成男子勃起而未唤起、而唤起却不勃起（或女性润滑）的生理、心理的分离现象。他们感到有两个特别重要的主观因素被忽视了，即性欲和唤起，前者指一个人想要性交的频率，后者指在性接触中所能兴奋的次数。他们提出五期分类法，五期互相关联，而又各具独立性：①兴趣或性欲；②唤起；③生理准备（阴道润滑、肿胀和勃起）；④高潮；⑤满意（一个人对所发生的经历的评价或感受）。他们认为性的主观方面更为重要。这种分类对于理解和处理性功能障碍比马斯特斯和约翰逊的理论更具有实际意义，因为不少病例用马氏模型无法解释。

　　海特（又译为海蒂）是一位获得历史学硕士学位的社会学工作者。她在20世纪70年代指导了一项关于女性性反应的调查，这项调查不是采用选择题方式，而是填充题，回答者可以尽自己所能详细回答每一个问题。海特的研究发展了性调查研究，它的重要价值在于获得了一批约3000名妇女的第一人称自述的性感受。这些材料成为教科书中重要部分的直接引语。通过阅读海特报告，女性可以认识自我，男性则可以更多地了解女性的性反应。其后她又做了男性性反应的调查，她的两本调查报告在西方获得了轰动。20世纪80年代后期她又完成了妇女与爱情的调查报告。

　　美国性心理学与性别研究的鼻祖约翰·威廉·莫尼（John W. Money）在美国约翰·霍普金斯大学从事性医学的开拓性研究近50年，他也是一位性学新术语的"杜撰者"，他总在提出新的术语和概念。他认为性学（sexology）是研究性分化与性二态（即两性差异）的科学和研究伴侣之间情爱与性爱相结合的科学。他还提出性哲学（sexosophy）的概念，其内容主要是人们根据自己个人对性的体验和根据他们各自或共同对性的体验而产生的禁忌、观念和信念；个人的和众人共享的性价值及文化所传播的性价值体系。他与他人合作于1966年创办了世界上第一家"性别认同门诊"，他首先提出性别角色的概念，是性别学的创始人；他为医学院学生设计了第一个性科学课程表；他与外科医生合作成功地完成了世界上第一例性别转换手术（1965）；他第一个提出雄激素不仅是男性性欲的决定因素也是女性性欲的动力；他第一个使用激素治疗性犯罪的行为自控能力；并第一个探索行为细胞遗传学。他与莫沙夫（H. Musaph）主编了大型学术专著《性学手册》（共 7 卷，前 5 卷 1978 年出版，第 6、7 卷分别于 1988 年和 1990 年出版）等一系列专著。他不断"杜撰"新的性学词汇，如"性别自认"、"情爱图式"、"性别图式"等反映性心理成熟的术语。他的工作赢得了广泛的尊重。他顽强地与各种性禁忌和流行的错误观念作斗争。他尤其激进地痛恨所有的假装正经的道德维护者，他说每当我看到某些人伪善到了过分的地步，就禁不住要说，如果撕掉他的面皮，看到的必定是罪恶。2002 年 6 月他因在性学界的杰出贡献而荣获德国赫希菲尔德性学大奖。

1996 年 12 月，前列腺素 E_1，商品名妙士（muse）上市，此药物局部应用，没有明显的全身作用，是一种较好的治疗性功能障碍的治疗措施。1998 年，美国政府批准西地那非（万艾可，伟哥）用于治疗男性性功能障碍，上市之后引起空前轰动效应，极大地推动了男性勃起功能障碍的治疗，使性科学发展迈上新台阶。因此有人将西地那非、伐他那非、他达那非等磷酸二酯酶 5 型抑制剂的问世视为现代性科学发展的第三个里程碑。

第四节　中国性科学发展概要

中国性科学源远流长，有着世界各国无与伦比的悠久历史。据史料记载，中国性科学发展史犹如一双峰的马鞍形——始源于远古商周，筑基于春秋先秦，鼎盛于秦汉隋唐，阻滞于宋元两朝，徘徊于明清近代，发扬于新建中国。中国古代有关性的著作繁多，内容涉及性技巧、性养生、子嗣优生、性病防治等诸多方面，是古人长期生活实践的经验积累和理论概括。

一、始源于远古商周

宇宙间当生物出现就有了"性"（不管它是单性生殖还是两性生殖）。原始人对大自然的认识是极其懵懂的，对很多自然现象无法认清，原始人的性是坦率而自然的。150万年前的人类发现了性交与怀孕之间的关系。生命的孕育和诞生在他们看来是如此的神奇，于是产生了原始的性崇拜。远古人类对宇宙万象的认识基于"二元论"，认为万物都是阴阳相对，形成了中国古代的阴阳思想。古人认为男女的交合不仅是单纯的欲望发泄，更是阴阳两种宇宙力量在人类身体上的具体体现。天地相交而生万物，男女交合而生子女，这样才有了世间一切。因此，远古即有"一阴一阳之谓道"的概括。从而把表现阴阳作用的人体的一部分——男女生殖器官，视为神圣而逐渐衍变成性器崇拜的习俗。1988年，在我国的内蒙古境内，曾陆续发现了一批性器崇拜的岩画。这些大多出自3000多年前青铜时代的岩画，内容可分为男根女阴、男女交媾、感生脚印、求育舞蹈等四类，反映出阴山远古居民生殖器崇拜的特有心理状态。

中国古人类的性活动与中国古人类同时存在，而性科学研究则要晚于性活动上百万年。中国古人类开始关注性交并对性交加以规范，是生活在距今69万年前的"北京人"；对于性交加以研究的，则是生活在距今2万年以前的"山顶洞人"；而对性交感受体会的经验大总结，则始于黄帝时期。

"北京人"虽然对性交做了第一次规范，那主要是生理原因在起作用，严格讲，还不能算是性科学研究。真正的性科学研究始于山顶洞人时期。性交是祭祀活动的组成部分，据考古发现，祭祀始于山顶洞人。中国古人类在诸多祭祀中，都有比较丰富的性活动，男女交合乃是不可缺少的内容。这从古籍记载中，可以找到足够的资料。如《诗·大雅·生民》中说厥初生民，时维姜嫄。是说周天子的始祖后稷是姜嫄与帝即神户的私生子，是祭祀媒神时姜嫄与巫性交的结果。山顶洞人已经有了人死后的饰终仪式和随葬品，认为人是有灵魂的，灵魂可以离开肉体而单独存在，并且有了万物有灵的观念。在万物有灵观念支配下，中国古人类对于不能理解的自然现象，进行了种种拟人化的联想，并赋予大自然以人的思想、情感和愿望。"饮食男女，人之大欲存焉"（《礼记·礼运》）"食色，性也"（《孟子·告子下》）。人离不开食物和性交，神灵自然也就离不开食物和性交。所以在祭祀神灵时，就必须贡献牺牲——食物，还必须有神灵感兴趣的性交活动。满足了神灵的食欲和性欲之后，神灵才会给人们消灾降福。祭祀时的性交，往往是大规模的性交，并且不避忌他人，目的是为众人祈求神灵保佑、降福，即（《诗·颂·閟宫》）中所说的"无灾无害"，或者是对神灵表达感激之情，因而当众性交不是耻辱，而是身体美、造型美、心灵美的展示，是"灵与肉的奉献"，是贡献给神灵的综合娱乐活动，是光荣，是美德，因而受到社会舆论的赞美和颂扬。频繁的祭祀，大规模的性交活动，必然使人们注意到有些人特别是女人，因感受不同，所呈现的姿态就会有差异，而且发出声音也有差异。有差异就会有探求，就会出现女人之间相互问询的现象。这种相互问询，必然由表征而涉及感受，再究其感受的不同所造成的原因。这就已经从实践中研究性科学了。当初，人们互相交流的性交经验或者称为性科学研究成果，是零散的、不系统的。这些成果，因为没有记载所用的文字，没有刻石所用的工具，所以只能是口头流传。母系氏族社会时期的性科学研究成果，肯定有，只是没有留下踪迹。

进入父系氏族社会黄帝轩辕氏时期，由于物质资料生产进一步发展，一些人专门或主要从事脑力劳动，以便继承和发展炎帝神农氏时期开始的总结创新。在总结创新的潮流中，由于人们尤其是统治者需要，具备了性科学研究的条件，性科学研究的总结创新就应运而生了。当时还没男尊女卑和无性文化的束缚，性科学研究者有男人也有女人。据古籍记载，黄帝时期，研究性科学并有著述的男人主要有容成、天老、还在"天师"、大成、曹熬等。天老，黄帝七辅之一，著《天老杂子阴道》二十五卷；容成，亦黄帝臣，始造历，著《容成阴道》二十六卷。天老、容成等男人所著阴道，侧重记载男人在性交中的经验和体会，发端于天老、容成等人，在流传过程中经过后人加工补益而记载成书。玄女、素女，是黄帝时期著名的女性性科学家，二人均多才多艺。玄女知兵，黄帝与蚩尤战于涿鹿，玄女授之以兵法，相传为今之六壬遁甲，素女善音声、知阴阳天道。玄素均善房中之术。黄帝分别与玄素就性科学领域中的问题，互相问难，始成《玄女经》《素女经》。《玄女经》《素女经》侧重记载女人在性交中的经验和体会，发端于玄女、素女，在流传过程中经过后人加工补益而记载成书。

在性文化方面，周《易序卦》中云："有男女，然后有夫妇"，并以美、柔、弱作为女子的自然属性。《易·家人》云："女正乎内，男正乎外。男女正，天地之义也。"（女的正常职责是搞好家内事务，男子则主外务，男女的这种内外分工是天地间自然的道理）这说明远古即有根据性别差异而作不同社会分工的规定。现在，虽然男主外，女主内的分工已有较显著的变化，但男女最佳适应的社会工种仍还是不无区别的。在男女间的情爱方面，远古常将"男女"喻为两性性生活的代词。如《礼·礼运》中云："饮食、男女、人之大欲存焉"即反映了这一概念。在婚姻方面，早在《周礼·地官·媒氏》中即记有"男子三十而娶，女子二十而嫁"等论述。有人认为，原始的《周易》，可能是性器崇拜时代的产物，乾坤两卦，除象征天地、父母外，也还是男女两性性器官的符号；对男女性事的意义和目的也是较明确的。如《易·系辞下》认为天地阴阳的交会，给万物以生机，男女夫妇的交合，是人类生殖繁衍的基础。相传三千多年前周文王所作的《周易》，其要旨在探索万物之性和天人关系，以作人类行为的规范，实为我国包括性学在内众多学科学术思想的基理。其阳爻（—）代表阳、刚、男、雄、奇数等；阴爻（--）代表阴、柔、女、雌、偶数等。六十四卦中的八卦，如乾、坤、震、巽、坎、离、艮、兑分别寓象人之父母、长男、长女、中男、中女、少男、少女，已含两性之对立统一及其相应的变化，孕育着性学的胚芽。后世的继承和阐述著作，如《周易参同契》《悟真诗》等书中的字里行间更充斥着对性学理论和实践经验的概括，如阴阳、男女、火候、炉鼎、大药、坎离颠倒、青龙、白虎、金丹、铅汞等语术，即是炼丹家炼外丹的用词，更是房中家、气功家、道家养生炼内丹的代语。有资料佐证，这已不是穿凿附会之言了。

此外，在商周时成书的《诗经》《周礼》等古籍中，亦有不少"性"方面的探索和表达。如《诗·周南·关雎》云："关关雎鸠，在河之洲，窈窕淑女，君子好逑"，表达了由感触动物的啼鸣所引发的男子对青春淑美少女恋慕、追求的春思。由于当时《周礼·地官·司徒》有提倡未婚男女自由说爱和集会狂欢之会，故《诗经》中不少篇章对此类欢会加以吟咏，其遗风余韵在某些少数民族中迄今犹可窥见一斑。故《孟子·告子上》有"食、色，性也"的认识。并已体会到性养生的要义，如在《论语·季氏》中，孔子说"君子有戒，少之时血气未定，戒之在色"，劝告青年人不可放纵色欲。《吕氏春秋》（吕览）中亦记有"情欲"专论，阐述了情欲当节制，过之则伤人的道理，主张对"精"（指元精、精液）要"知早涩（注：懂得及早予以固护的道理）"，使"精不竭"而精可固，亦属性养生之先导。

以上说明，在中国性学源远流长，商周远古即已肇其端。

二、奠基于春秋先秦

中国性学奠基之作，如《黄帝内经》、汉墓《养生方》、房中八家等，都是在远古性学的影响下形成的理论和实践经验的总结。

《黄帝内经》成书于春秋战国时代，是中医著名的经典著作，其内容涉及祖国医学的基础，临床证治理论和实践经验诸方面，其中《素问》和《灵枢》两部分都记录了不少关于人类性发育、生殖、性养生和性疾病等的理论和诊治概要。认为天地浑然一体，顿分阴阳两极，又化生出五行：金、木、水、火、土。由于阴阳男女有别，故反映在生理上，就有性征和生殖发育上的差异。如《素问·至真要大论》指出："阴阳者，血气之男女也……万物之能始"（男以气为本，属阳；女以血为本，属阴。阴阳男女交合始能如天地交会繁衍万物一样，乃有子女后代的孕育）。如《素问·上古天真论》谈道：男子8岁时开始形体和性的发育；16岁时可有遗精，如男女交合则可能受精生育；32岁骨坚体壮，肌肉结实；56岁后筋骨活动渐欠灵活，有的有阳痿，精液亦减少。该篇对女子的性发育，认为7岁已开始，14岁时可出现初经，以后并按月来潮，婚后能受孕生育；28岁正是青春焕发之年；49岁后因冲任脉气血渐衰，可绝经，形体衰老而难再孕育。这已明确指出，男子性发育迟于女性1岁，性成熟年龄男约迟于女2岁；在性生理功能及生殖能力衰减上，男子较女子可迟6~7年。这些性生理的观察，大体上是比较正确和深刻的。在性器官认识方面，《素问·厥论》认为，男女外生殖器，总聚全身的筋络，为心、肝、脾、肾诸经络的会合点，因其春夏时阳气多、阴气少，秋冬时阳气少、阴气多，故夫妇性生活一般在春夏二季可适当多些，秋冬则宜减免以顺应自然的变化。这些认识虽不一定与现代医学观点全符合，但其所据"人法自然"的天人相应理论却是不无道理的。对性器及生殖功能的认识方面，

《灵枢·论疾诊尺篇》认为已婚女子停经，如其寸口脉搏动非常有力，则是怀孕之兆，是为两千多年前将妊娠与孕脉结合，并认为胎孕与手少阴尺部脉象相关。对夫妇的交合成孕，如《灵枢·诀气篇》认为，男女两性婚配交合可成孕，但精气精液则是成胎的基础。故《素问·金匮真言论》云："夫精者，身之本也。"此外，对男子的性器及功能也有一些认识，如《素问·六节脏象论》认为先天的肾精，可滋生后天的精气精液，皆闭藏在肾内。又如《灵枢·刺节真邪论》云："茎垂者，身中之机，阴精之候，津液之道也。"此说明男子的外生殖器——阴茎及所悬垂的阴囊是储精、制精和射泄精液及尿液的通道，为人体的机要之处。《内经》对男女性疾患也有不少认识：如对筋痿（阳痿）的认识，《素问·痿论》已认识到情性的欲虑太多，且为外界性刺激所惹发的淫念不少，又常得不到满足，或房事过于频繁，可使主司性功能的宗筋（即阴茎等外生殖器）松弛纵退，久之则成阳痿或兼见遗精病症。在《内经》的不少篇章中，还记载有诸如"阴缩"、"阴器不用"、"阴痿"、"阴器扭痛"、"阴挺长"、"阴挺不收"、"卵痛"、"阴痒"、"梦接内"、"淋"、"癃闭"、"白淫"、"阴中乃疮"、"不育"等病症名，此为后世男科、女科的发展提供了基础。在性养生方面，《内经》中早就有不少经验的积累和总结。如《素问·上古天真论》即明显地告诫世人，若醉酒滥行房事，可使精气衰竭、真元耗损、形体气血虚弱，加之不能控制自己的淫欲，纵情以求过度的性快，故常损寿命，不到五十岁即年老体衰如行尸走肉。该篇还认为，在寡欲淳朴的美德影响下，可达到"嗜欲不能劳其目，淫邪不能惑其心……所以能年皆度百岁而动作不衰者，以其德全不危也"的境界。这是合于养生之道的。故《素问·阴阳应象大论》进一步提醒人们，在性养生方面，如能做到增八益（即八种有益于健康的性事）、去七损（七种不利于身心健康的性事），则阴阳气血调和而长寿。如不能做到这些，则常可早年衰弱。愚昧纵欲的人因对此认识不足而常早衰；聪明寡欲的人因遵此养生而常长寿，且身体健康，青春久驻。所以，善养生的人不做不能做的事，常满足于清静寡欲和心旷神怡的乐趣，故多能防病延年。在《灵枢·五音五味篇》中还指出逞性欲而思虑忧郁可伤心，醉酒纵欲、汗出伤风可损脾，性事太过、出汗入浴则可耗伤肾气。故善养生者宜远色欲，乐恬淡。以上充分说明早在两千多年前成书的《内经》中，从性、性生理、性诊治、性养生诸方面已有了较系统的认识，为开拓和发展中医性学奠定了相应的基础。

1973 年 12 月，在湖南长沙马王堆三号西汉早期的墓葬中出土了大批帛书及少量竹书，被称为"马王堆帛书"，其中与养身相关的著述颇多，有《养生方》《十问》《杂疗方》《胎产方》《中问》《合阴阳》《杂禁方》《天下至道谈》等。《十问》中强调滋阴壮阳、食补助阴、房事有则、巩固精关、气功导引、补益精气、通调气血、益寿延年；主张性事时宜安神定志、徐缓虚静。《合阴阳》中总结了性事与导引气功结合及房事动作姿态的某些仿生学和性生理宏观反映。《天下至道谈》中备述了男女性心理、性生理和性养生的具体原则及措施。《养生方》及《杂病方》中涉及性医学如阳痿诊治、对男女性器官的补益养护及若干有关胎教、优生的经验等。

房中八家著作虽早已失传，但从《汉书·艺文志》及后代有关医录（如宋代日本人丹波康赖的《医心方》、唐代孙思邈的《千金要方》等书）中可知其内容的要点。《容成阴道》二十六卷：相传由我国最早房中家容成子所著。据文献记载，东汉三国房中术盛行时，多奉行容成之术，可见其影响之广。其主要精神为宜顺应自然界阴阳变化，春夏养阳，秋冬养阴；性事结合气功导引，呼吸吐纳；房事有节，固护精关，补虚泻实。《务成子阴道》三十六卷：务成子即务成治，古代有名的房中家、道家。此书为性养生专著，强调顺应天地阴阳四时变化进行房事。《尧舜阴道》三十三卷：系假托尧舜名的早期房中著作，主要讨论性早衰的机理和如何防治以益寿延年的问题。认为关键在于性事有节、食物滋养、固护精关。《汤盘庚阴道》二卷：也是假托其名的古代房中著作。其要点可能是，倡导房事结合气功导引和食疗以补益阴精，并蓄积精气以防性功能早衰。《黄帝三王养阳方》：这也是假托帝王名的早期性养生著作。借黄帝与夏禹、商汤、周文王间有关房事养生的讨论而立说。其要旨在于结合食疗以滋阴壮阳，闭精不泻。去病培元，延年益寿。此外，尚有《天老杂子阴道》二十五卷、《天一阴道》二十四卷、《三家内房有子方》十七卷等，其内容虽已难确切考证，但应与上述各家性养生、性防治等学术思想大同小异。从以上各家专著的主要论点和内容，可知在先秦、春秋战国时期属于"诸子百家"中的若干医家、房中家、道家、神仙家、阴阳家等及其相关的著作已为中医性学奠定了较扎实的基础。

三、鼎盛于秦汉隋唐

根据《史记》《武威医简》《伤寒杂病论》《玉房秘诀》《抱朴子》等书记述，秦汉时期的性学在继承先秦有关房中术学术思想的基础上又有了明显的充实和阐扬。例如，《史记·扁鹊仓公列传》中记载有西汉初期名医淳于意曾谈及其师承阳庆之业时，所获的传书中即有《接阴阳禁书》之类，表明秦汉时已不乏性养生和性禁忌的专著。《武威医简》：从现代甘肃武威发掘的此书中明显记录有性功能障碍及性器疾患各七种，如"一曰阴寒；二曰阴痿；三曰阴衰；四曰囊下湿而痒、黄汁出、常痛；五曰小便有余；六曰茎中痛如淋状；七曰精自出，空居独怒"。在前阴病方面，如所述阴寒、阴痿、苦衰、精失、精少、阴囊湿痒等。这些相当于现代所诊的阳痿、阳强、滑精、淋病、阴囊湿疹、精液异常、性功能衰退等病的描述，多是观察入微和颇有见地的。汉代张仲景所著《伤寒杂病论》分《伤寒论》和《金匮要略》两部分。除主论伤寒与杂病的辨证论治体系外，对性疾患也有不少真知灼见。如《金匮要略》对遗精、滑精、不育症、梦交等病的诊断和治疗，提出了较明确的理、法、方、药。并提出了"房事勿令竭乏"的性养生原则。还较系统地阐述了狐惑病的前阴溃疡、目赤、咽炎等特征，首立白塞氏病的诊断要点。东汉班固整理成书的《白虎通》虽主要讨论经学，但对与性有关的某些事物也颇多记述。如云："父所以不自教子何？为渫渎也。又授之道当极说阴阳夫妇变化之事，不可不父子相教也。"其中谈到的"极说阴阳夫妇变化之事"，就是要竭力宣讲男女夫妇间的性知识。这一方面说明，至少在东汉时士大夫贵族阶层已盛行性知识的宣传（即性教育）；另一方面，也旁证当时的房中术已较为普遍。据初步考证，《玄女经》《素女经》《玉房秘诀》《抱朴子》（晋代葛洪著）等房中专著，多是秦汉时期的代表作。这几本书虽失传，但在后代有关辑录中（如日本丹波康赖的《医心方·卷二八·房内篇》）较多地摘录了《玄女经》《素女经》《玉房秘诀》《玉房指要》《洞玄子》《抱朴子》《大清经》《养生要集》《产经》等古代性学专著的主要内容。概括起来，这几本书大致包括如下几个方面的认识和经验：

（1）竭力提倡男女性事的和谐，使能达到"神和意感"的境界。认为若夫妇性生活长期不和谐，则"非直损于男子，亦乃害于女人"。

（2）性生活宜有节制，不可频繁放纵。时间或条件不适宜而强行性交，有害双方身心健康，故主张做好"七损八益"。不然，则非唯不利于优生，亦更难却病延年。

（3）故意压抑性欲情事，也常有碍健康。如夫妇刻意禁抑不行房事，则多易引起气血闭塞和壅滞的病痛，身心受到压抑和闭滞，致生病多而减寿。

（4）许多性疾患，尤以某些性功能障碍，如男子百闭（不射精或逆行射精）、阳痿、早泄；女子月经失调、阴冷、性欲低下等，可通过某些简易的气功导引，或改变性交姿势或体位予以治疗，多可获效验。

（5）对一些性疾患着重于防治结合，寓防于治，寓治于防，使与气功、药物结合运用，多可获壮阳补养、却病延年之效。所载若干性养生和性医学的诊治措施，迄今仍具有指导临床和养生的积极作用。

总之，秦汉，尤以两汉时代，我国包括房中术在内的性学在社会上曾大力推行，上下求索，故此一时期应是中国性科学显著发展鼎盛的黄金岁月。

因隋代历时不长，故中医性学发展多突出在大唐年代。据《隋书·经籍志》所录，有古代房中著作十一部，计有三十四卷，辑录了《彭祖养生经》《素女秘道经》《素女经》《玄女经》《玉房秘诀》《彭祖养性》《郯孚说阴阳经》《徐太山房内秘要》《新撰玉房秘诀》《序房内秘书》等。此外，涉及"性"的著作还有《养生注》《养生术》《养生经》《养生传》《帝王养生要方》《养生要术》等，惜多失传。不过，此时期对性学有贡献的中医药著作，如《诸病源候论》《外台秘要》《千金要方》等书，都在秦汉性学思想的基础上有了不少引人注目的新发展。如《诸病源候论》对病种有了新的认识：如性功能障碍、男性不育、精液异常、前阴病症和某些男子杂病等。并对若干病症的具体性质和分类有了新的探索。提高了对某些性疾患病因、病机的认识：如该书"伤寒梦泄精候"中指出"热邪乘于肾，则肾气虚，肾气虚则梦交通。肾藏精，今肾虚不能制于精，故因梦而泄。"像这类的新认识，书中较多见。《千金要方》《千金翼方》《外台秘要》等书对病种的认识有所增加，如茎中病、尿精、精血出、阴痛、阴冷、少精、失精、阴痿、阴缩、阴下湿痒生疮、阴肿、核疡、阴卵大、卵偏、阴卒肿、阴囊肿痒、囊肿、核肿、疝等。对病种分类较细：如《千金翼方》将阴囊病分为阴下生疮、阴囊肿痔、水、阴肿核痈等；将卵分为卵、肠、水、气等。类似的病种分类，迄今多仍沿用。治疗方法增多并富于创造性：如《千金要方》记有治癃闭，用葱管导尿简便易行，为世界首创。该书还载有治遗精方 14 种，治少精、失精、阴下湿痒生疮、阴痿证凡 19 种。《外台秘要》中所记治诸淋方 35 种，虚劳梦泄方 10 种，虚劳失精方 5 种。这些都体现了唐时对性疾患认识的加深和有关治疗方药的显著成就。

四、阻滞于宋元时代

中国性科学的发生和发展，经由远古的始源、先秦的奠基至汉唐的鼎盛，其史迹有如马鞍的第一个波峰渐致突起，继之由于宋元的阻滞，接着是明清近代的徘徊和新中国诞生后的振兴蓬勃，这个由波折、降支、低谷至再呈高峰的波折历程其似一条马鞍形轨道。宋代就处于第一个鞍峰后的降支阶段。两宋时期由于程颐、朱熹理学的盛行，提倡"存天理，灭人欲"，故古代性学发展至此顿遭压抑和排斥，因而跌宕回落。自《五代史》《宋史》以下，史志中几乎很难看到宋代的房中著作。根据当时历史背景，可能主要与当时医家囿于理学限制，对性学不敢再如以往那样公开探究和总结；一些修史者和藏书家，也因理学思想束缚而不敢辑录收列或珍藏房中著作有关。虽然如此，有的或转向于内科、男科、妇产科病的诊治以避免"越雷池半步"之嫌。尤值得指出的是，宋时（公元 10 世纪早期）日本留学者丹波康赖于《医心方》中辑录宋前有关房中术内容，并胪列为至理、养阳、养阴、和志、临御、五常、五征、五欲、十动、四至、九气、九法、三法、九状、六势、八益、七损、还精、施泄、治伤、求子、好女、恶女、禁忌、断鬼交、用药石、玉茎小、玉门大、少女痛、长妇伤等三十个专题加以引用和论述，实为我国古代，尤其是宋前性学各方面学术思想的集成，为不可多得的中国古代性学经典蓝本。

金元承宋之后，一方面既受理学思想束缚，在民间对性学仍不敢越，故可云毫无新意；另一方面却由于帝王酷好淫佚，犹如元顺帝荒于声色，臣士竞相邀宠和效法。据《元史纪事本末》记载："西天僧，以运气术媚帝，帝习为之，号演揲儿法。演揲儿，华言大喜乐也。"实际上，所谓演揲，即追求淫荡的房中术，此一流派与我国正统房中术以保健养生、防病优生为主旨者背道而驰，从而促使人们对传统房中术的误解和歧视，因之极大地阻滞了正统房中术的健康发展，其滥觞余毒迄今未绝。

宋元时期的性学学术虽因前述原因受到压抑或误导，但有识之士在探索养生原则和某些病症诊治方药的同时，也多少给性养生和性疾患诊治带来一定的有利的影响。在临证性医学方面，刘完素主张"六气皆从火化"，朱丹溪倡"阳常有余，阴常不足"都直接或间接对男女性疾病的诊治有参考和促进作用。在性养生方面，可能针对当时上层贵族的淫欲无度，名医朱丹溪在其《格致余论·色欲箴》中强调色欲清静，并在"房中补益"篇中对单纯房事的补益作用持明显的猜疑论点。在李鹏飞所辑录历代有关养生文献的《三元延寿参赞》中明确地提出房事养生的主张，并醒目地作出了"欲不可早、欲不可纵、欲不可强、欲不可避"等告诫和论述；此外，还对"嗣育有方"和"妊娠禁忌"进行了总结和充实。无疑地，这些都抵制了元代纵欲的时尚，在总结前人成就的基础上，于某些方面对性学的进步不无推动作用。

五、徘徊于明清近代

在明初至清亡的五百多年间，由于宋代程朱理学的抬头和此时王阳明所倡心学"破心中之贼"禁锢性欲思想的影响，加之当时帝王统治者宣扬的是仁义道德，奉行的却是男淫女娼，承元代演揲之风纵欲无度。在这两个极端矛盾倾轧的环境下，复加西学东渐，故使中国性学的发展处于徘徊阶段。其特点错综复杂地表现于在中下层社会大肆宣扬去情欲、远声色、三从四德、失节事大等理学、心学余毒，桎梏性学的应有发展；而在上层统治集团则荒淫恋色、纵欲无穷，导致不健康房中术的泛滥。在这两大特色的影响下，包括晚明时统治层的纵欲荒淫、社会风气的骄奢淫逸，进步思潮的摇旗呐喊三相扭结融合，致当时性文学（如言情、色情小说、春宫画册等）像《金瓶梅》《肉蒲团》《红楼梦》《西厢记》等有的作为名著流传，有的视为禁书幽闭。总的说来，包括房中术在内的古代性学，此时更为社会所误解而被视为淫秽邪说遭到歧视和排斥。

但明清时，由于学术思想活跃，中医学在前人开拓的基础上得到了包括内科、外科、妇产科在内的较为全面的发展，这在一定程度上对性学也带来直接或间接的推动和发展。明代名医张景岳所著《景岳全书》之《妇人规》中，在"十机"篇内较系统地指出，夫妇合机的迟速、畏机的强弱、会机的远近、生机的盈虚、气机的劳逸、情机的怀抱、病机的二火、阖辟动机的成败、时机的童稚、失机的暗产等因素常影响房事的和谐、孕育的成败。《基祉》篇还重点论述了择偶与优生学的关系，但其标准只限于女方，却无对男方的要求。在对性生活的禁忌上，专题讲述了夫妇交合的时忌、场所、影响优生的饮食和妊娠须寡欲等方面的问题，虽不无某些类比臆测之词，但也不乏真知灼见之处。尤可一提的是对性治疗的贡献，他结合个人的实践经验，对男女不孕育的防治，作了较深入的发挥，指出女子调经种子，主在补阴（包括补命门气血和心脾之阴源）；治男子不育主在治精，凡能影响精液的充盛或射泄的疾病（如精滑、精清、精冷、阳痿、梦遗、淋病、亡阴、阳强、阴病、阳衰、阴虚阳极等）都可导致不育。并提出许多治疗方药，对梦交、交接出血痛等病的治疗亦有独特见解。万全著《养生四要》一书，从优生学和养生防病学方面论证了早婚之害，未成年男女婚配，过早耗伤阴液阴津，不仅影响发育成长，且易产生早衰夭折等问题；对房中采补和还精补脑之说表示怀疑；痛陈纵欲之害，确认房事有节是延龄广嗣的要则。由明代陈司成所撰的世界上第一部梅毒专著《梅疮秘录》明确指出，梅毒系通过两性不洁性交为主要传染途径。认为梅毒不仅可直接遗传传染，且能隔代相传。在治疗上，首先运用了汞、砷制剂，如生砒、轻粉、朱砂、水银、生生乳（砒制剂）等，开创了对梅毒治疗史中最早使用砷、汞制剂的先河。此外，明代医家陈实功著《外科正宗》，在"杨梅疮论"一篇中，对梅毒的病损、证候、诊断、治法、主方等都有较深刻的认识和见解。龚廷贤在《寿世保元》中特别指出了老人纵欲的危害性。赵献可的《寡欲论》告诫老年人要"急远房帏，绝嗜欲"，以免房劳伤肾，损折寿命。袁黄在《摄生三要》中，把聚精列为摄生三要之首，主张"养生者务实其精"，并提出"实精之要，莫如经年独宿"，"聚精之道，一曰寡欲，二曰节劳"，较具体而全面地论述了固精的方法和措施。此外，一些性与养生，性与优生和性治疗经验反映在综合医著或一般养生书中的，还有《医方类聚》《广嗣经要》《古今医统大全》《遵生八笺》《勿药元诠》和《养病庸言》等。

清初名医傅青主著《青囊秘诀》，对梅毒的有关诊治更为详尽，录有他自拟的方药不少于 12 种：有补虚泄毒的，有内消火毒的，补中有泄的，专治鼻毒的等方，且多有一定效验。他所撰的《傅青主男科》计 25 门，226 篇，论述男科杂病，辨证重视脏腑，颇具一家之言。清末进士长沙叶德辉辑录《双梅景暗丛书》，书中刊有《医心方》所出的《玉房秘诀》《玉房指要》《素女经》《素女方》《洞玄子》及唐代白行简的"天地阴阳交欢大乐赋"等失文，对古代房中术有其相应的整理和发掘之功。程仲龄的《医学心悟》，在"小便不通"篇中对淋证与癃闭、梦遗与滑精的鉴别；李中梓《医案必读》对赤白浊的区分；《外科证治全生集》对子痛与囊痛的辨别诊断；《临证指南医案》对精浊的病因证治论述；叶天士所倡温养八脉，调理奇经的治法、对精室和前阴病证治疗的指导意义等都具有相应的临床价值和一定特色。

六、发扬于人民中国

清末至民国，因宋元明清的理学、心学遗毒阴魂未散，致使我国传统特色的性学进展仍处于低潮，尚未发现有关专科方面的新作。仅唐容川的《血证论·男女异同》中，从气血水精的相互转化关系论述了两性的差异；在淋浊、遗精等病目中提出了男精的生成及与气、血、水间的关系。

中华人民共和国成立后，由于党的卫生政策的制定和贯彻，各科学术得到了显著的发展，有关"性"的专科门诊、专科医院和专业会议相继创建和召开；有关"性"的著述，也不断出版发行。据不完全统计，自吴阶平主编的《性医学》出版前后，从 1956—1995 年，全国公开发行的性学专著已远超过百本大关，其中涉及中医性学的有《中医性医学》《中医男科学》《中医性诊治学》《古代中医性学揭秘》《中国传统性治疗学》《房室养生学》《男科证治指南》等，从病、因、证、治、临床与实验，理论与医案相结合等方面，对中医性学有了不少新的探索和发展。例如，1989年作为第一批《中医现代研究丛书》出版的《中医性医学》初步总结了我国古代性学的有关成就，并为房中术正名以利继续开拓前进。书中内容较广泛地涉及具有我国特色的性解剖学、性生理学、性教育学、性心理学、性病理学、性临床学、性养生学、性发育学和性优生学、性社会学等方面的知识，提示其已具备形成一门独立新学科的扎实基础理论和丰富的实践经验；所述富于中国特色的性卫生保健理论和措施，很多仍可供现代性学（包括性医学和性保健学）借鉴和相互促进。

在20世纪80年代后期，性科学各领域的学术著作相继出版。可以堪称中国第一的有：《性社会学》（刘达临，1987年）、《性心理学探索》（邓明昱、王效道，1987年）、《神秘的圣火——性的社会史》（潘绥铭，1988年）、《性科学》（徐纪敏，1988年）、《性科学咨询》（史成礼，1989年）等。自20世纪90年代以后，性医学、性心理学、性社会学、性教育学等领域的学术著作和科普读物进入了一个出版高潮。1992年，《中国性科学》杂志创刊，此后，《性教育》《男科学》《人之初》等各种杂志相继创刊。1994年中国性学会经卫生部批准在北京正式成立，之后全国许多省市也先后成立了地区级性学会等学术性群众团体，国内、国际的性学或其分支的学术会议及有关的专刊和专著如雨后春笋，致力于发展性科学、普及性教育、提倡性文明、促进性健康，对我国性科学领域的学术探讨与交流及社会主义精神文明建设起到了积极的推动作用。

随着时代的发展和社会的进步，由于科学技术及医学、心理学、社会学等学科的不断深入研究及开拓，我们深信这一既古老又新颖的性科学必将蒸蒸日上，前程似锦。

第二章　性生理学基础

　　男、女两性在解剖、生理和行为上存在着明显的差异，这种差异主要受遗传和性激素两种因素的影响。在人类，男性的染色体核型是46，XY；女性的染色体核型是46，XX。Y染色体决定了睾丸的发育。在胚胎期，睾丸分泌的雄性激素对男性胎儿的分化起着关键性作用。进入青春期，在睾丸和卵巢产生的性激素的作用下，性器官发育成熟并出现第二性征，伴随着这些生理变化，在心理和行为上也会出现明显的改变，而这一系列变化又是在下丘脑-垂体-性腺以及肾上腺皮质间的相互作用下实现的。

第一节　男女正常性器官

一、男性正常性器官

（一）男性性器官组成和功能

1. 组成

男性性器官由男性内生殖器和外生殖器两部分组成。男性内生殖器由睾丸、输精管道（附睾、输精管、射精管）和附属腺（精囊、前列腺、尿道球腺）组成；男性外生殖器由阴茎、阴囊和男性尿道组成。

2. 功能

睾丸的功能是产生生殖细胞精子和分泌男性激素；附睾、输精管、射精管和男性尿道是输送精子的通路；附属腺体的功能是分泌一些液体即精液用来保护和营养精子，并起润滑作用；外生殖器官的阴茎是性交的器官，尿道具有排尿和排精的双重功能。

（二）内生殖器

1. 睾丸（testis）

睾丸是男性的主要性器官（图 2-1），位于阴囊内，左右各一。一般左侧睾丸低于右侧。双侧睾丸呈卵圆形，重 20~30 g。剖开阴囊观察，睾丸表面呈蓝白色，分上下两端、内外两面和前后两缘。血管神经从后缘进入睾丸，称睾丸系膜，前缘完全游离。新生儿睾丸比例较大，青春期后睾丸达成年人正常体积，老年人有缩小现象。睾丸内部主要由生精小管和睾丸间质两部分构成。

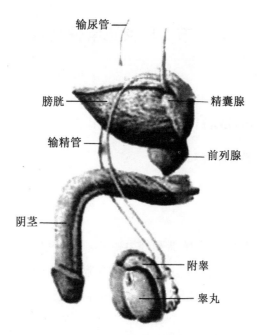

输尿管

膀胱　　　　　　　　精囊腺

输精管　　　　　　　前列腺

阴茎

附睾

睾丸

图 2-1　男性生殖器官

（1）生精小管（seminiferous tubule）：是产生精子的管道。生精小管每条长 30~70 cm，直径 150~2508 μm，管壁厚 60~80 μm。上皮细胞有两种，即生精细胞和支持细胞。青春期以后，生精细胞不断发育，分化成精子。因此，在生精小管可见处于不同发育阶段的生精细胞。这些细胞发育顺序自小管基部至管腔面依次排列，即精原细胞、初级精母细胞、次级精母细胞、精子细胞和精子。从精原细胞发育成精子需 64~75 d。

附：精子（spermatozoon）形似蝌蚪；全长约 60 μm，可分头、尾两部分，表面包有细胞膜。精子头部长 4~5 μm，正面观为卵圆形，主要由浓缩的细胞核构成，内含 22 条常染色体和一条性染色体（或 Y 或 X）。覆盖在核前方有一帽状结构称顶体，内含多种溶酶体，在精子进入卵子时起重要作用。精子尾细长，是精子运动的重要装置。电镜下观察，精子尾由中心粒发出的轴丝组成，即周围 9 组双微管和中央一组双微管组成，一直延伸到尾的末端。精子成熟后即脱离曲细精管管壁，游离于管腔并进入附睾，在附睾内暂时储存并继续发育。

（2）睾丸间质：睾丸间质位于生精小管之间，由疏松结缔组织构成，除含有血管、神经淋巴管和小神经外，还有睾丸间质细胞（leydig cell）。睾丸间质细胞成群分布，体积较大，呈圆形或椭圆形，其主要作用是分泌男性激素（androgen）即睾酮。睾酮作用非常重要，能促进精子发生，促进男性生殖器官的分化发育和男性第二性征的形成以及对性功能起到重要的调控作用。

2. 附睾（epididymis）

紧贴睾丸的上端和后缘而略偏外侧，附睾为两端粗细不等的长扁圆小体，以手指触摸有不平坦的感觉。尽管在发生学上是独立的，但在成体上其部位和功能与睾丸有着紧密的关系。附睾由两种小管组成，其中输出小管（ductus efferents）10~15 条；输出小管与睾丸网的末端相连，将精子输入附睾管。附睾管（ductus epididymis）仅一条，长 5~6 m，精子在这一高度盘曲的管道中继续发育，持续 14d 左右。附睾管上皮细胞能产生甘油磷酸胆碱和糖蛋白，这是精子发育不可缺少的因子。

3. 输精管（ductus deferens）

输精管是附睾管的延续。输精管肌肉较发达，全长约 50cm，管径约 3mm，左侧通常较长。输精管的外径粗大，管腔细小，由黏膜、肌层和外膜构成。肌层很厚，由平滑肌纤维构成，射精时，肌层强力收缩，将精子迅速排出。输精管起自附睾，经腹股沟入腹腔，末端与精囊腺的排泄管合并形成射精管，射精管与尿道相通。

4. 射精管（ductus ejaculatorius）

射精管是由输精管末端和精囊腺排泄管合成的细管。射精管由前列腺膀胱面开始，向前穿进前列腺两侧壁处，以裂状小孔开口于尿道精囊阜。管壁由黏膜、肌层和外膜结缔组织构成并含有静脉血管丛。

5. 精囊腺（seminal vesicle）

精囊腺是输精管末端膨出的盘曲部。呈上宽下窄扁平囊状，位于膀胱底与直肠之间；上端游离，下端左右并列插入前列腺内，精囊腺的细胞分泌一种黏稠、浅黄色、富含果糖的液体，对精子的营养和运动有一定的作用。应该注意的是，精囊腺不是储存精子的器官，精子的聚集处位于附睾。

6. 前列腺（prostate）

前列腺呈栗子形，性质坚实，微灰红色。平均长 3 cm，横径约 4 cm，前后径约 2 cm，重量约 20 g。前列腺上缘与膀胱颈紧连，其中央部被尿道穿过，腺组织伸入尿道的管壁中，形成了前列腺尿道部（图 2-2）。前列腺由腺细胞组成了 30~50 个腺泡，汇集成 15~30 条导管，将分泌物排放入尿道。前列腺的分泌物呈乳白色、稀薄，富含酸性磷酸酶。年幼时前列腺很小，青春期在雄激素的作用下迅速生长，至 24 岁达最高峰，老年人逐渐退化。但部分老年人前列腺的结缔组织发生增生，称前列腺肥大。由于前列腺外被覆盖的包膜厚且非常坚硬，药物很难渗透进去，因此前列腺疾病比较难治疗。

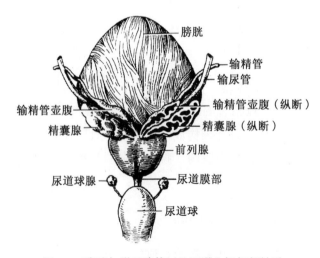

图 2-2　膀胱与附属腺体以及尿道之间相邻关系

7. 尿道球腺（bulbourethral gland）

尿道球腺是一对豌豆大小的腺体，位于尿道膜部后侧，尿道球上方，尿道球腺的排泄细管开口于尿道。腺体分泌的黏液在射精前排出，以润滑尿道。

8. 精液（semen）

精液是附属腺体以及生殖管道的分泌物和精子一起组成的液体，保护和营养精子，润滑排精管道。每次射精可射出 3～5 mL 精液，每 mL 精液含1 亿～2 亿个精子。

附：精索（spermatic cord）是一条软索状物，内由腹股沟腹环开始，经腹股沟管斜向内下方出腹股沟皮下环到睾丸后缘。可轻易触摸到，活动性相当大。精索外表面包绕结缔组织鞘，内含输精管、精索内动脉和蔓状静脉丛、淋巴管及睾丸交感神经丛。

（三）外生殖器

1. 阴茎（penis）

阴茎是男性性交的器官，也是排尿和射精的通道，形状随静止和勃起而变化。阴茎位于阴囊根部，向前突出，呈圆柱状，全体分为阴茎根、阴茎体和阴茎头。成年男性的阴茎平均长度为 7～10 cm，勃起时为 14～18 cm。阴茎外形如蘑菇样。前端膨大，称为阴茎头或龟头，头的尖端有尿道开口；中部呈圆柱形，悬垂于耻骨联合的前下方，称为阴茎体；后端固定的部分称阴茎根，位于会阴部尿生殖三角内，包括左右阴茎海绵体和尿道球，固定于耻骨弓边缘及尿道生殖膈的下方，使阴茎勃起时有非常牢固的支点。阴茎内部主要结构是三个柱形海绵体，即两条阴茎海绵体和一条尿道海绵体组成。海绵体内有大量血窦与动脉相通。当性欲冲动时，动脉扩张，血窦内的血液极度增加、膨胀，三个海绵体随之增大、变硬变粗，其大小是平时的 2 倍多，于是阴茎坚挺、勃起，发生射精。射精动作是在神经的调控下，使前列腺的肌肉群、生殖管道的肌肉群、骨盆肌的肌肉群和会阴部肌肉群按一定顺序收缩完成的。射精后，阴茎内血管收缩，血窦含血液减少，海绵体随之变软变小，阴茎由此而软缩，恢复静止状态。

阴茎的皮肤薄而柔软，在阴茎头与阴茎体连接处的皮肤向内反折成双层，富有伸展性，包绕阴茎头，称为阴茎包皮（prepuce of penis）。阴茎包皮与阴茎头的腹侧中线连有一条皮肤皱襞，称为包皮系带（图 2-3）。阴茎颈、包皮系带及阴茎体部腹面的皮肤均对性刺激特别敏感。幼儿的包皮较长，包着整个阴茎头，包皮口也小。随着年龄的增长，包皮逐渐退缩，包皮口也逐渐扩大。若包皮盖住尿道口，但能上翻露出尿道口和阴茎头时，称为包皮过长。当包皮口过小，包皮完全包着阴茎头且不能上翻露出阴茎头时，称为包茎（phimosis）。在阴茎颈部有皮脂腺，经常分泌一些分泌物在局部形成一种白色味臭的包皮垢。包皮过长、包茎患者在此处常易积聚包皮垢，由此可能引发局部炎症，也可成为诱发阴茎癌的因素或通过性交引起女性宫颈癌，因此包茎或经常发生感染的包皮过长的男性应行包皮环切术。

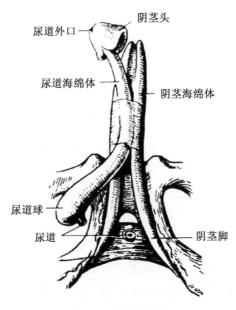

图 2-3　阴茎的结构

2. 阴囊（scrotum）

阴囊是包裹睾丸、附睾和精索下部的囊袋。阴囊的构造与皮肤相同，表面粗糙、皱褶、颜色深暗，柔软而富有伸缩性，可以缓冲剧烈运动造成的震动。阴囊表面有稀疏阴毛，皮肤内皮脂腺很多，汗腺较少。阴囊内无脂肪层，在真皮有平滑肌束结成密网和在皮下结缔组织更丰富的平滑肌网，此两层平滑肌网构成阴囊肉膜（tunica dartos），使阴囊有很大的伸展性。阴囊皮下组织在正中线向阴囊内深入，形成了不完全的分隔，称为阴囊隔，将阴囊分成左右两半，两侧的睾丸和附睾以及精索分别包裹在阴囊内。阴囊温度较体温低2~3℃，这为睾丸中精子发育成熟提供了最佳温度。

3. 男性尿道（urethra masculina）

男性尿道是排尿和排精的管道。男性尿道全长 16~22 cm，粗细不一致，可分三部分，即前列腺部、膜部和海绵体部。其中尿道海绵体部最长，贯穿在整个尿道海绵体与阴茎头中央。此部开始先向上方升起，再转向前下方，最后终止于阴茎头。尿道的内表面由黏膜构成，含血管和神经。在尿道前列腺部的黏膜下有丰富的肌纤维，其发生收缩对排精过程中有促进作用。

二、女性正常性器官

（一）女性性器官组成和功能

1. 组成

女性性器官由女性内生殖器、外生殖器和乳房组成。女性内生殖器由卵巢、输卵管、子宫、阴道组成。女性外生殖器由阴阜、大阴唇、小阴唇、阴蒂、阴道前庭、前庭大腺、处女膜等组成。

2. 功能

卵巢是产生卵细胞和分泌女性激素的器官；输卵管是运输受精卵进入子宫的导管；子宫是孕育胎儿的胚房；阴道是性交、排经以及分娩器官。外生殖器除了表示女性特征外，还负有保护等功能。女性进入青春期后，生殖器官迅速发育、卵巢排卵、月经来潮和第二性征出现，开始具有生育能力。一般在45~55岁进入更年期，卵巢功能逐渐减退，月经停止，生殖器官发生萎缩，进入绝经期。乳房是女性性器官，是女性重要的第二性征，在性活动中占有重要地位，对男女来说都是重要的性敏感区，在性反应中亦有明显变化。但它在解剖学上不属于生殖器官范畴，在功能上属于女性的哺乳器官。

（二）内生殖器（图2-4）

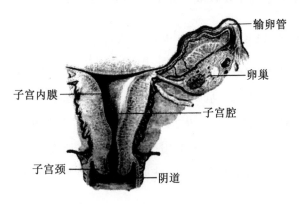

图 2-4　女性内生殖器

1. 卵巢（ovary）

卵巢是女性的主要性器官。呈长扁椭圆形，平均大小为 4 cm×3 cm×1 cm，为实质性器官，位于骨盆双侧的卵巢窝内，成年女性的卵巢重 5~6 g。卵巢可分内外两面，上下两端，前后两缘。青春期以后，由于多次排卵形成了凹陷，再经多次修复，卵巢表面形成了许多瘢痕。正常卵巢表面由白膜覆盖，前层是一层柱状或扁平上皮细胞，深面有致密结缔组织包膜。卵巢实质为卵巢皮质和卵巢髓质构成。皮质内含发育不同阶段的球状卵泡。卵泡是卵细胞发育和成熟的微环境。青春期以前卵巢内几乎都是幼稚的原始卵泡；青春期以后，原始卵泡在女性激素的作用下开始发育，每 14 d 左右，原始卵泡经过初级和次级卵泡发育为成熟卵泡而发生排卵。正常情况下，自青春期开始，女性每月排出一个卵细胞，排卵时间一般发生在月经周期的第 14 d 左右。排卵时，卵泡内的卵泡液剧增，卵泡体积增大，并突出在卵巢表面形成卵泡小斑（follicular stigma），在卵巢胶原蛋白酶以及透明质酸酶等物质分解消化作用下卵泡小斑溶解，此时卵泡表面平滑肌收缩使卵泡破裂，瞬间，卵细胞随同卵泡液排出卵巢进入腹腔，排出的卵子被输卵管捕获。排卵后，卵泡壁在卵巢内自身逐渐发育成一个体积较大、富含血管的内分泌细胞团，新鲜时呈黄色，称为黄体（corpus luteum）。黄体在卵巢分泌雌激素和孕激素，雌激素对女性生殖器官和第二性征形成（皮下脂肪发育丰满、骨盆较宽大、乳房发育并隆起、声音尖而柔、毛囊细小而显皮肤细腻等体征）和维持起着重要的作用。孕激素能使子宫内膜增厚，螺旋动脉的弯曲度加大而加长，血液循环量增加，为胚胎早期的发育提供适宜的微环境。如果排出的卵子未能受精，黄体在排卵后的第 14d 开始退化，逐渐被结缔组织代替，形成白体。

2. 子宫（uterus）

子宫是产生月经和孕育胎儿的器官。成年人子宫呈前后略扁、中部稍细的倒置的梨形，全长 7~8 cm，最宽径 4~5 cm，厚约 2 cm，未生育的子宫重 40~50 g，生育过的子宫重约大一倍。子宫壁肌肉相当丰富，肌细胞的长度在平时仅 60 μm，但在妊娠时可达 600~900 μm，子宫是全身伸展性最大的器官。如果把子宫从前面剖开，可以看到子宫腔，是由子宫内膜围成的腔。可划分为子宫体腔和下端的子宫颈管，其下端连接阴道。子宫体腔为前后略扁的裂腔，未生育的子宫前后壁接触，腔的形状为三角形，其底边和左右两边构成的角即输卵管子宫口，其三角形的尖即子宫颈管内口。子宫颈壁上有许多黏液腺体，这些腺体分泌黏液，一部分排入阴道，一部分在宫颈管形成黏液栓，构成屏障，防止感染。在排卵期黏液很稀薄，而在非排卵期却变得非常黏稠，这可作为判断是否排卵的一个临床指标。子宫腔表面为淡红色的松软组织，称为子宫内膜。内膜含大量的血管及腺体。从青春期开始，子宫内膜在雌激素和孕激素的调节下出现周期性改变，即每 28 d 左右发生一次内膜剥脱、出血、修复和增生，称为月经周期。根据子宫内膜变化的特点，一般将该周期分为月经期、增生期和分泌期三个时期：

（1）月经期（menstrual phase）：月经期在周期的第 1~4 d。排卵未受精，黄体退化，卵巢激素水平下降，子宫内膜的血管出现痉挛性收缩，使子宫内膜浅层缺血、缺氧，组织细胞变性，子宫腺萎缩，内膜趋于坏死。当大量的无氧代谢产物刺激血管时，血管重新扩张，大量的血流涌入血管。血管承受不了血流造成的压力而破裂，坏死的组织块及血流进入子宫腔，从阴道排出形成月经。出血时间一般持续 2~3 d，出血量 50~60 mL。

（2）增生期（proliferative phase）：增生期在周期的第 5~14 d。此时卵巢内卵泡正在发育并开始分泌雌激素，血液中雌激素浓度回升。子宫内膜逐渐修复、增厚，在雌激素的作用下可达 3mm。子宫螺旋动脉弯曲增长，子宫腺重新生成。在增生期的末期，腺细胞的胞质内开始出现分泌颗粒。

（3）分泌期（secretory phase）：分泌期在周期的第 15~25 d。卵巢已排卵，黄体随之生成。黄体分泌雌激素和孕激素，使子宫腺分泌糖原和脂滴为主的营养物质进入子宫腔。子宫螺旋动脉弯曲度加大，长度可达内膜表面，毛细血管充血明显，子宫内膜出现生理性水肿，厚度可达 7 mm 左右。此时，子宫内膜已为胚胎的发育做好充分准备。如果黄体再次退化，子宫内膜将再次出现剥脱而发生月经。

3. 输卵管（oviduct）

输卵管是一对连接在子宫底双侧、弯形、长喇叭状的肌性管道，输送受精卵进入子宫。输卵管全长 7~15 cm，由 4 部分组成：①输卵管漏斗部：其外端膨大，游离缘伸出许多指状突起，形成伞状结构，称为输卵管伞，盖于卵巢表面，具有捕获卵子的功能；②输卵管壶腹部：这部分比较长，约占输卵管全长的 2/3，略成 S 形状，由上而下逐渐变得细小；③输卵管峡部：这部分甚短，连接子宫；④输卵管子宫部：其穿过子宫壁向内，以细小的输卵管子宫口，通向子宫体腔。

4. 阴道（vagina）

阴道是月经流出、新生儿分娩和性交的一个肌性管道。上以子宫颈阴道段连接子宫，下以阴道口连接阴道前庭。阴道腔分为前壁（paries anterior）和后壁（paries posterior）。前壁较短约 6 cm，后壁较长约 7.5 cm。平时前后壁互相贴靠在一起，呈闭合状态，阴道壁由黏膜、肌层和外膜构成。黏膜上有许多横行皱褶，富有大量弹力纤维。肌层由内环外纵的平滑肌构成，肌层较厚，在阴道前后壁下 1/3 处形成阴道皱褶，皱褶中央形成了与阴道长轴一致的前后皱褶柱，所以阴道有很大的伸展性，在性交时可依照阴茎的大小恰好地贴附着阴茎，以便很好地感受阴茎的刺激。阴道肌层在性交达到高潮时还可产生节律性的收缩，引起性交时的快感。妊娠时阴道肌纤维长度可增加4~5倍，故在分娩时可高度扩张，允许胎儿通过。阴道下端较狭窄，阴道上端较宽阔，呈穹隆状环抱子宫颈，称为阴道穹隆，可分为前后左右四个部分，后穹隆最深，男上位性交时精液可储存在此处，形成精液池，由于正常位置的宫颈外口常位于后穹隆处，因此这种解剖关系有利于精子进入宫腔。阴道黏膜层内不含腺体，性兴奋时阴道周围的小血管高度充血，可从血管内渗出较多的液体，使阴道润滑，避免性交时的摩擦而损伤阴道壁。在性兴奋过程中，阴道下1/3可发生显著充血，引起阴道口缩窄，从而对阴茎起到"紧握"作用。阴道上2/3的神经支配来自自主神经系统，对痛觉和触觉不敏感；阴道下1/3则受阴部神经支配，而阴道口神经分布丰富，故对刺激极为敏感。女性G点位于阴道下1/3的区域，为阴道内最重要的动情区。

（三）外生殖器官（图2-5）

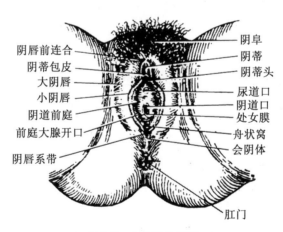

图2-5　女性外生殖器

1. 阴阜（monsveneris）

女性阴阜呈三角形，上以耻骨沟为界，两侧以盆骨沟为界。阴阜内脂肪很丰富，外观显示丰满，成人生有阴毛，并含有丰富的皮脂腺和汗腺。

2. 大阴唇与小阴唇 (labia majora and labia minora)

大小阴唇是阴道外口的外围组织。大阴唇是一种富有弹性的脂肪皮肤皱襞，含有神经、血管、汗腺、大皮脂腺以及平滑肌纤维。正常女性的大阴唇相互接触，掩盖了阴道外口。大阴唇上部外侧皮肤干燥，生有阴毛，内侧比较湿润与小阴唇相连续，小阴唇柔软、深红、无阴毛，含丰富的皮脂腺和汗腺，但无脂肪组织。小阴唇多半被大阴唇遮盖，两侧与大阴唇接界。

3. 阴蒂 (clitoris)

位置和外观都与阴茎相像。阴蒂比较小，仅 0.5 cm，是一个能勃起的器官。内部构造缺少尿道海绵体，主要由阴蒂海绵体构成。阴蒂可分为阴蒂脚、阴蒂体和阴蒂头，外有包皮包绕，称为阴蒂包皮 (praeputium clitoris)，是由小阴唇在阴蒂上侧形成的一帽状结构。阴蒂在性兴奋时能充血增大，称阴蒂勃起。阴蒂是引起性兴奋重要的性感器官。

4. 阴道前庭 (vestibulum vaginae)

阴道前庭是阴道外口小阴唇以内的空间。大致为一个上尖下圆的间隙，前侧较尖，以阴蒂头为界，后侧较圆，以阴唇系带（左右小阴唇在后端连成一皱边）为界。

5. 前庭球 (bulbus vestibule)

位于阴道前庭的外侧。前庭球是由一对前尖后圆的海绵体构成。它的外侧和下侧被球海绵体肌覆盖，前庭球前端与阴蒂下侧左右结合。前庭球成于密集薄壁静脉网，是与男性尿道海绵体相当的器官。

6. 前庭腺 (glandula vestibularis)

分为前庭大腺和前庭小腺。前者位于阴道前庭后外侧及前庭球后端深处，大小如豌豆，分泌黏液。其排泄管长 1.5~2 cm，开口于小阴唇内面；后者位于阴道前庭后侧舟状窝部，是较小的黏液腺体。两者分泌物使阴部滑润。

7. 处女膜（hymen）

未婚女性的阴道外口与阴道前庭交界处的周缘覆有一层较薄的黏膜瓣，称为处女膜。这是胎儿生长时期尿生殖膜的残迹。如果暴露外阴就可以观察到。处女膜上含有结缔组织、血管及神经末梢。处女膜的中央有孔，孔的形状有半月状、圆孔状、椭圆状、筛状等，膜厚度约 2 mm（图 2-6）。极少数的女性处女膜上没有孔隙，称处女膜闭锁。过去，有人将处女膜是否完整作为女子是否为处女的标志。但由于处女膜很薄，可因剧烈运动，如骑马、骑车等或外阴受到碰撞、损伤而造成破裂。所以部分女性初次性交时也未必出血。分娩后的妇女，由于胎儿通过，处女膜会出现很深的裂伤，环状结构消失，仅残存结节样处女膜残痕，称为处女膜痕。

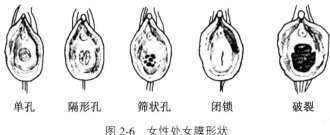

单孔　　隔形孔　　筛状孔　　闭锁　　破裂

图 2-6　女性处女膜形状

（四）乳房

女性乳房（breast）也是性器官之一，由皮肤、乳腺、脂肪和结缔组织构筑而成。少女及青年女性的乳房紧张而有弹性，形状呈半球形或圆锥状，多数人乳房略向外方伸突。中央有乳头，乳头上有高低不平的裂状陷窝，窝内有输乳管的开口。乳头周围环有颜色较深的轮状区，名乳晕。人种不同颜色各异，白种人为淡红色，中国人为深红色。在乳晕上散在若干针头状的小丘，名乳晕腺。乳腺被结缔组织和脂肪分隔成 15~20 个乳腺叶。一个乳腺叶有一个排泄管，称为输乳管。输乳管开口于乳头。乳房在催乳素的作用下，腺体分泌乳汁。乳汁包括：脂质、乳蛋白和乳糖，初乳含有抗体。

第二节　男女生殖器官的发生与分化

人的遗传性别在受精卵形成的瞬间已经确定（受精卵核形 46XY 或 46XX）。但是，直到胚胎发生第 7 周，才能辨别生殖腺性别，而外生殖器的性别在第 12 周才能区分。胚胎早期两性生殖器官发生相似，即生殖腺、生殖管道和外生殖器都经历了两个阶段：性未分化阶段和性分化阶段。

一、生殖腺的发生与性别分化

（一）未分化性腺的发生

生殖腺是由生殖腺嵴与迁入的原始生殖细胞形成的。生殖腺嵴是胚体尾端的中胚层纵行隆起，由体腔上皮和其下方的间充质增生聚集而成。胚胎发生第 4 周时，内胚层发生了原始生殖细胞（primordial germ cell）。第五周时，生殖腺嵴表面的体腔上皮细胞增殖，并向下延伸至间充质组织中，形成了放射状的细胞索，称为初级性索，第 6 周时，卵黄囊壁上的内胚层细胞分化出原始生殖细胞，开始出现变形运动，并迁入生殖腺内，此时不能辨认性别，称未分化性腺。

（二）睾丸发生

在 Y 染色体上存在睾丸决定基因（testis determination factor），这一段基因位于 Y 染色体短臂靠近着丝点的部位。睾丸决定基因的表达产物是一种糖蛋白，即组织相容抗原 Y（histocompatibility Y antigen and testis differentiation），位于男性体内细胞和原始细胞上，简称 H-Y 抗原。第 7 周，当原始生殖细胞膜 H-Y 抗原与原始生殖腺细胞膜上的 H-Y 抗原相遇时，互相识别和作用，在 H-Y 抗原的影响下，初级性索增殖与表面上皮分离，在生殖嵴深部发育为睾丸索，并由此分化为生精小管，原始生殖细胞分化成精原细胞，生殖腺的细胞分化为支持细胞，生精小管之间的间充质分化成为睾丸间质和间质细胞，这样形成了睾丸。

(三) 卵巢的发生

卵巢发生晚于睾丸。体内染色体为 46XX，没有睾丸决定基因，原始生殖腺细胞上亦没有 H-Y 抗原。大约在胚胎发生第 10 周，初级性索退化，而未分化性腺表面上皮再次向间充质深入延伸，形成了次级性索，它们与表面上皮分离，形成了卵巢皮质。大约在胚胎发生第 16 周时，次级性索断裂成许多孤立的细胞团，称为原始卵泡。原始卵泡中央的原始生殖细胞就分化为大而圆的卵原细胞，其周围次级性索的细胞分化为小而扁的卵泡细胞。胚胎的卵原细胞可以分裂增殖，分化为初级卵母细胞。足月分娩的胎儿卵巢内有 100 万~200 万个初级卵母细胞。这些初级卵母细胞一般停止在第一次成熟分裂前期，新生儿出生后卵巢基本保持静止状态，青春期开始后，每月发生排卵才能完成第 1 次成熟分裂，迅速开始第 2 次成熟分裂，并停留在分裂中期。

二、生殖管道的发生与性别分化

(一) 未分化期

胚胎发生第 6 周，男女两性先后出现相同的左、右两对生殖管道，称为中肾管 (mesonephric duct) 和中肾旁管 (paramesonephric duct)。中肾管演化为男性生殖管道；中肾旁管演化为女性生殖器道。

(二) 男性生殖管道的分化

由于体内染色体为 46XY 核型，原始生殖腺已经分化为睾丸，睾丸的间质细胞开始分泌男性激素，促进中肾管的发育分化，中肾管的不同部位分别形成了男性的附睾管、输精管和射精管。而生精小管内的支持细胞产生抗中肾旁管因子，抑制了中肾旁管的发育使之退化。

（三） 女性生殖管道的分化

由于体内染色体为 46XX 核型，原始生殖腺已经分化为卵巢，体内没有睾丸支持细胞产生抗中肾旁管因子，中肾旁管得以充分发育；体内没有睾丸间质细胞分泌男性激素的作用，中肾管逐渐退化。中肾旁管上段和中段发育演化为输卵管；左右中肾旁管的下段在中线部位合并，发育演化为子宫和宫颈以及阴道穹窿部；尿生殖窦（早期内胚层后肠演化的结构）背侧的窦结节形成阴道板（vaginal plate）。阴道板中央的细胞正常发生消失而形成阴道，内口与子宫相通，外口形成一薄膜，称为处女膜。

三、外生殖器官的发生与性别分化

（一） 未分化期

胚胎在发生第 9 周前，男女外生殖器官不能辨认。第 5 周时，胚体下端的尿生殖窦膜形成一个隆起，称为生殖结节（genial tubercle）。随后在尿生殖窦膜的两侧又各自发生了两条隆起，内侧较小的称为尿生殖褶（urogenital fold），外侧较大的称为阴唇阴囊隆起（labio-scrotal swelling）。尿生殖褶之间凹陷，为尿道沟，沟底为尿生殖窦膜。

（二） 男性外生殖器官分化

在睾丸产生的男性激素的作用下，生殖结节发育，分化为阴茎。生殖结节两侧的生殖褶从后向前在中线愈合，形成尿道海绵体；阴唇阴囊隆起相互靠拢并在中线愈合，形成阴囊。男性激素在性分化过程中起的作用是重要的。男性激素要与其相应的受体结合，才能发挥其效应，这种受体称为男性激素受体。决定男性激素受体的基因，位于 X 染色体的 Tfm 位点上。若雄激素受体不能形成，尽管体内有足够的雄激素，男性生殖管道和男性外生殖器也不会发生。

（三）女性外生殖器官分化

由于胚胎没有形成睾丸，没有男性激素的作用，生殖结节略发育增大，节两侧的生殖褶不发生愈合，形成小阴唇两侧的阴唇阴囊隆起，在阴蒂前方愈合，形成阴阜，后方愈合形成阴唇后联合。没有愈合的阴唇阴囊隆起部分形成大阴唇。尿道沟扩展，并与尿生殖窦下段共同形成阴道前庭。

由此看来，人类胚胎性分化的决定因素，是 Y 染色体上的睾丸决定基因，它表达合成 H-Y 抗原、男性激素和男性激素受体。

第三节　男女生殖器官的先天畸形

一、男性生殖器官先天畸形

（一）隐睾

睾丸未进入阴囊而停留在腹腔或腹股沟等处，称为隐睾（cryptorchidism）。正常胚胎发生第 7~8 个月时睾丸已从腹腔进入阴囊，临床表现有单侧和双侧隐睾之分。由于腹腔或腹股沟环境温度高于阴囊，影响了生精细胞发育成精子，可致男性不育。但睾丸间质细胞不受影响，故雄激素分泌正常。

（二）阴茎畸形

1. 阴茎缺如（absence of penis）

由于胚胎时生殖结节没有发育所致。临床表现是尿道通常开口于会阴、肛门或直肠内，往往造成排尿方向改变。在位于相当于阴茎根的部位，皮下可触及细小的索条状物。

2. 双阴茎（double penis）

由于胚胎时发生两个生殖结节各自发育成阴茎。有 4 种临床体征：①阴茎平分为两部分，有各自的尿道分别与膀胱相连接；②阴茎根部分成两部分；③阴茎龟头分成两部分；④除正常阴茎外，相邻处尚有两个不发育的阴茎残存。双阴茎的排列可有左右并列，也有前后排列。

3. 小阴茎（micropenis）

由于体内男性激素缺乏或 Klinefelter 综合征（XXY 综合征）所致。临床表现是阴茎外观正常，但阴茎长度比同龄正常阴茎平均长度小 2.5 个标准差以上。如果下丘脑-垂体-睾丸性轴功能正常，仅阴茎小，到青春期能增长。

Klinefelter 综合征（Klinefelter syndrome）：又称为 XXY 综合征，即克氏综合征、先天性睾丸发育不全或原发小睾丸症。患者性染色体为 XXY，即比正常男性多了一条 X 染色体。人的卵子或精子在发生过程中，要经过减数分裂。若在减数分裂中精母与卵母细胞的性染色体未分离，受精后形成的合子就会有额外的 X 染色体，形成 XXY，此额外的 X 染色体，可来自卵子或精子。此外受精卵在卵裂过程中 X 不分离，也可出现额外的 X 染色体。

4. 阴茎下裂（hypospadias）

由于雄激素不足或遗传因素，造成尿道闭合不全所导致的。这种畸形占新生儿的 1‰~3‰。尿道口由阴茎龟头顶端移至阴茎腹面，并向腹侧弯曲，勃起时往往出现疼痛。阴茎下裂可根据出现的部位不同分为龟头型、阴茎体型、阴茎阴囊型，前两种可占 8‰。

二、女性生殖器官先天畸形

（一）卵巢发育异常

卵巢发育异常可分为两种类型：一种类型是由染色体的数目不正常所引

起，核型为 45，X，即缺少一个性染色体，称之为特纳（Turner）综合征，即先天性卵巢发育不全综合征。患者卵巢内的卵泡很少，出生 6 个月后卵巢内卵泡完全消失，卵巢呈灰白色，细长条索状。由于卵巢无功能，这种人无青春期，生殖管道和外生殖器停止发育，呈婴儿型。另一种类型与基因缺陷有关，卵巢不发育。这种患者体内的原始生殖细胞未形成或形成了未能迁移至生殖嵴，造成不能发育成卵巢。患者有正常的输卵管，但子宫不发育，阴道发育很差，外阴为女性型，临床表现为无月经来潮，没有生育能力。

（二）子宫畸形

1. 先天性无子宫（congenital absence of uterus）

由于中肾旁管的下段在合并之前就停止了发育，故子宫没有形成。病人常伴随阴道发育不全，但卵巢和输卵管发育正常，女性体态亦正常。主要临床表现是青春期后无月经来潮，没有生育能力。

2. 幼稚型子宫（infantile uterus）

由于在青春期早期以前任何时间子宫停止了发育，故子宫很小，可出现各种不同程度的子宫发育不全。这类子宫的宫颈相对较长（正常子宫颈占子宫长轴的 1/3）。如果子宫颈与子宫长轴的比例超过 2/3，就称为幼稚子宫。患者常伴随有痛经和月经过少等临床症状，也可无月经来潮或不孕。

3. 纵隔子宫（septus uterus）

由于中肾旁管合并时两管之间的纵隔膜未退化，造成一个子宫两个腔，可以是完全纵隔，也可以是部分纵隔，但子宫外形正常。如果完全纵隔使一侧子宫腔与阴道不通，可致宫腔积血而发生痛经或不孕。

4. 双子宫合并双阴道（double uterus and double vagina）

正常情况下，左右中肾旁管的下段在中线部位合并，发育演化为子宫和宫颈以及阴道穹隆部。如果中肾旁管下段未发生愈合，可观察到两个子宫并各有一条输卵管，且两个子宫与各自的阴道相连，即双子宫双阴道。这种畸形往往出现月经过多，若一侧阴道闭锁，则形成一侧阴道积血，出现腹痛。

（三）阴道畸形

1. 先天性无阴道（congenital absence of vagina）

由于胚胎中肾旁管发育停止或发育不全所致。表现为外阴正常，阴道缺失。常见病人在阴道前庭部有浅凹陷。先天性无阴道常伴有先天性无子宫或仅有始基子宫。患者于青春期后出现原发性闭经，或婚后性交困难。

2. 阴道纵隔（septum vaginal）

由于左右中肾旁管的下段末端融合不全所致。在阴道形成时期，中央纵隔膜没有消失，完全性纵隔始于宫颈，止于阴道外口，将阴道均分为二，形成双阴道。阴道纵隔平时无症状，但在分娩时往往出现难产。

3. 阴道横隔（vaginal diaphragm）

由于阴道板在腔化形成阴道腔时未贯通，生成一横隔膜所致。隔膜一般发生在阴道的中上 1/3 的交界处，但亦可发生在阴道的任何部位。横隔膜上一般有孔，青春期后可有月经血流出，但常出现外流不畅。如果横隔无孔，临床上则表现为原发性闭经，出现周期性腹疼及经血淤积。

4. 处女膜闭锁（imperforate hymen）

由于尿生殖窦的窦结节形成的阴道板末端细胞发育停止而退化，造成处女膜闭锁。临床症状是第二性征发育与青春期年龄相符，而无月经来潮，但有周期性的下腹疼痛。由于处女膜无孔经血不能正常排出，可淤积在阴道内。诊断明确后可行手术切开，在功能上无任何障碍。

三、先天性两性畸形

先天性两性畸形（congenital hermaphroditism）是指一个人在胚胎时期获

得了致病基因或外界干扰因素影响所致的性器官不易分辨男女性别的一种状态。可分为真两性畸形和假两性畸形两种。真两性畸形，病人临床指征是同时具有卵巢和睾丸；假两性畸形可分为男假两性畸形和女假两性畸形。

（一）真两性畸形

真两性畸形（true hermaphroditism）称为雌雄同体。患者体内有男女两种性腺，既有睾丸又有卵巢，两种器官一般发育都不正常。临床上一般可见三种表现：①一侧为卵巢，一侧为睾丸，这类患者占40%；②双侧均为卵巢，但在卵巢内可见睾丸组织，睾丸内有精子生成，这类患者约占20%；③一侧为卵巢，另一侧出现卵巢与睾丸，这类患者为40%。大部分患者都有子宫，但精子都不能发育成熟。外生殖器一般呈现一种性别，或男或女。青春期都出现乳房发育，约有一半患者有月经来潮，但不一定是排卵性月经。外生殖器为女性者，一般阴蒂肥大，尽管卵巢和睾丸都具备活动能力，但都很难见到男女两性外生殖器齐全的真两性人。

（二）假两性畸形

1. 男性假两性畸形（male pseudohermaphroditism）

可见两种类型：①由于患者体内缺乏男性激素或缺乏男性激素受体，临床表现是相同的。由于缺乏受体，雄激素无任何生物效应。这类畸形有家族遗传性，发病率在新生儿约为1∶120000。临床表现，患者外生殖器呈现女性外阴。阴道成盲端，无子宫、输卵管。在青春期出现女性体态，乳房增大。患者一般以无月经来潮而就诊。患者的睾丸往往在腹股沟处，易患恶性肿瘤。一般在第二性征出现后即行睾丸切除术，以防睾丸恶性病变。这类畸形也称睾丸女性化综合征（testicular feminization syndrome）。②由于染色体畸变所致。出生时外生殖器不能分辨男女，但常作为男孩抚养，青春期时声音变粗，阴茎出现，但大小不一。同时肌肉发达，并出现女性乳房。

2. 女性假两性畸形（female pseudohermaphroditism）

形成原因有两种：①基因突变，胎儿肾上腺网状带合成男性激素过多，使外生殖器似男性，临床表现为阴蒂肥大，似小阴茎，双侧大阴唇融合形似阴囊，子宫、输卵管和阴道发育不全，青春期乳房不增大，体内有卵巢，但无月经来潮，无女性第二性征；出现多毛、痤疮、声嘶等男性化表现。②与孕妇于妊娠早期服用具有男性激素作用的药物有关，比如在胚胎发育的第5~6周，是女性胎儿的生殖管道和外生殖器的分化关键时期，服用过量外源男性激素可以使女性胎儿向男性方面发育，造成女性假两性畸形。

第四节　男女生殖内分泌生理调节

一、男性内分泌生理调节

男性内分泌生理调节主要指睾丸的生殖活动受到下丘脑-垂体的内分泌的调节和控制，而睾丸的内分泌激素又对丘脑-垂体进行反馈调节。

（一）睾丸的内分泌功能

1. 男性激素的合成和生理作用

男性激素是由睾丸间质细胞分泌的一种类固醇激素，主要有睾酮、双氢睾酮、脱氢异雄酮和雄烯二酮。其中以双氢睾酮作用最强，其次是睾酮。正常男子在20~50岁时，血浆睾酮浓度为22.7±4.3 nmol/L，50岁以后血中睾酮含量逐渐降低。

男性激素的生理作用是：①维持睾丸生精小管生成精子；②促进男性生殖器官的生长发育和促进第二性征的出现并维持正常状态；③维持正常性欲功能；④促进蛋白质的合成，特别是肌肉和生殖器官蛋白质合成。

2. 抑制素的合成和生理作用

由睾丸支持细胞合成分泌的一种蛋白质激素，抑制素对垂体分泌的卵泡刺激素有很强的抑制作用。

(二) 下丘脑-垂体对睾丸活动的调节

下丘脑分泌促性腺激素释放激素 (GnRH)，促进垂体分泌促进性腺激素即卵泡刺激素 (FSH) 和间质细胞刺激素 (ICSH) 影响睾丸的功能活动。

1. 下丘脑-垂体对睾丸激素分泌和生精活动的调节

(1) 对睾丸激素分泌的调节：在下丘脑分泌的 GnRH 影响下，垂体分泌的间质细胞刺激素 (ICSH) 能促进睾丸的间质细胞分泌男性激素。当 ICSH 随血液运输进入睾丸间质，首先与睾丸间质细胞膜上的专一受体结合，激活腺苷酸环化酶等一系列生化反应，促进男性激素合成酶系的磷酸化，加速男性激素的合成和分泌。

(2) 对睾丸生精作用的调节：垂体分泌 FSH 释放入血液，可以启动睾丸生精小管的生精作用。而垂体分泌的 ICSH 可以调节睾丸的生精小管的持续生精作用，这一活动是通过 ICSH 促进睾丸间质细胞分泌男性激素而间接实现的。实验证实，如果睾丸生精已经开始，只要给予适量的男性激素，生精过程就可以维持；但是如果生精过程没有开始，或因某种原因生精过程中断，仅有男性激素则难以使生精启动或恢复，该过程必须有 FSH 启动作用。FSH 和 ICSH 共同配合调节睾丸生精过程。

2. 睾丸激素对下丘脑-垂体的反馈调节

当睾丸分泌的男性激素在血液中达到一定的浓度时，就可以反馈作用下丘脑-垂体的分泌活动，抑制下丘脑分泌 GnRH 和垂体分泌 ICSH；另外，FSH 能使睾丸生精小管的支持细胞产生抑制素，而抑制素对垂体 FSH 的分泌有负反馈作用，即抑制作用。

二、女性内分泌生理调节

女性内分泌生理调节主要指卵巢的生殖活动受到下丘脑-垂体的内分泌调

节和控制，而卵巢的内分泌激素又对丘脑-垂体进行反馈调节。

（一）卵巢内分泌功能

1. 女性激素的合成和生理作用

卵巢分泌女性激素包括雌激素和孕激素，卵巢在排卵前主要由卵泡分泌雌激素；在排卵后主要是黄体分泌雌激素和孕激素。雌激素主要成分是雌二醇；孕激素主要成分是黄体酮。在女性月经周期（menstrual cycle）中，雌激素和孕激素分泌水平呈周期性波动，雌激素浓度随卵泡的发育而升高，在排卵前一周雌激素在血液中的含量迅速升高，但在排卵前却下降。在排卵后，卵巢形成了黄体，雌激素分泌开始逐渐增加，血液雌激素含量再次升高，所以月经周期中雌激素可形成两次高峰期。而孕激素的浓度在排卵前一直处于低水平，排卵后，黄体分泌孕激素增多，一般在排卵后 5~10d 出现孕激素高峰期，随后下降。至下个月经周期时，卵巢恢复分泌雌激素和孕激素的活动，再重复周期循环，周而复始至女性更年期，随卵巢逐渐退化，月经周期停止，雌激素和孕激素分泌减少。女性激素的生理作用是：

（1）雌激素的作用。

包括：①促进卵泡发育诱导卵巢排卵；②促进女性生殖器官包括子宫、输卵管、阴道发育；③促进子宫颈分泌大量清亮、稀薄的黏液；④促进包括乳房发育的女性第二性征的出现并维持正常状态。

（2）孕激素的作用。

①对子宫的作用：主要使子宫内膜进一步发育，有利于孕卵在子宫着床。着床后促使子宫内膜蜕膜化，为胎儿提供丰富的营养。另外，孕激素可使子宫平滑肌兴奋性降低，抑制子宫收缩，并可抑制母体对胎儿的排斥反应。所以孕激素具有安宫保胎的作用。

②促进乳腺腺泡的发育，为泌乳做准备。

③产热作用：女性排卵后基础体温升高 0.5℃左右，这是卵巢排卵后黄体分泌黄体酮作用于下丘脑体温调节中枢所致。

2. 其他激素的合成和生理作用

卵巢的门细胞能合成少量的睾酮，具有与男性睾丸分泌的睾酮相同的生物效应；卵泡颗粒细胞能分泌卵母细胞成熟抑制因子（oocyte maturation inhibitor, OMI）使卵母细胞成熟分裂中断于分裂前期。

（二）下丘脑-垂体对卵巢活动的调节

下丘脑分泌 GnRH，能促进垂体分泌 FSH 和黄体生成素（LH）影响卵巢的功能活动。

1. 下丘脑-垂体对卵巢内分泌和排卵的调节

（1）对卵巢激素周期分泌的调节。在下丘脑分泌的 GnRH 影响下，垂体分泌 FSH 和 LH，促进卵巢的卵泡发育成熟，卵泡细胞分泌雌激素；LH 促使卵巢黄体生成，分泌雌激素和孕激素。

（2）对卵巢排卵作用的调节。垂体分泌的 LH 释放入血液，在血中浓度逐渐升高。在形成"LH 峰"之前，卵母细胞已经基本发育成熟，但是没有"LH 峰"的发生，卵母细胞成熟分裂不能进行。因为有 OMI（干扰卵细胞发育的因素）使卵母细胞成熟分裂终止于分裂前期，所以只有在 LH 的作用下，卵母细胞才恢复成熟分裂。当卵泡发育成熟时，继而向卵巢表面凸出，形成卵泡小斑；同时 LH 又可以使前列腺素分泌，后者促使卵泡的平滑肌收缩，导致卵泡壁破裂，排卵即可发生。可见垂体分泌的 LH 形成峰值是控制排卵过程的关键因素。

2. 卵巢激素对下丘脑-垂体的反馈调节

（1）卵巢分泌的雌激素和孕激素在血液中达到一定的浓度并达到高峰，负反馈作用就会发生，这种反馈可使下丘脑-垂体的分泌活动受到抑制，下丘脑分泌 GnRH 降低，使垂体分泌 FSH 和 LH 减少，结果导致卵巢黄体发生退化，使血中雌激素和孕激素浓度明显下降，子宫内膜没有雌激素和孕激素的调节，出现子宫内膜螺旋动脉痉挛收缩，随后发生内膜脱落、出血。

（2）卵巢分泌的雌激素和孕激素在血液中减少，反馈使下丘脑分泌 Gn-RH 增多，促进了垂体分泌 FSH 和 LH。在两者的作用下，卵巢开始新的活动，周而复始，进入下一个周期。

第五节　性兴奋与性反应周期

人体受到精神上的或肉体上的性刺激，性器官及其有关部位会出现一系列生理变化，称为性兴奋（sexual excitement）。性兴奋的生理意义是使两性的性器官呈现出便于交接的状态，并为性的结合做好充分准备。

一、性兴奋的反应

性兴奋的反应（sexual response）是指人体在受到性刺激后，身体上出现可以感觉到与观察到，以及能测量到的变化。这些变化主要表现为机体血管的充血反应和肌紧张的反应。机体血管充血是指血液在受影响的器官或组织中滞留，使组织发生充血、肿胀、发热；而肌紧张是指肌肉的紧张性增高。性唤起时伴有全身和局部的反应，引起肌紧张性增高而呈强直性收缩，有的肌肉伴有节律的收缩。

（一）男性的性兴奋

男性性兴奋的反应主要表现在性欲、阴茎勃起和射精。

1. 性欲

性欲（sexual desire）指在一定条件下向往满足机体性需要的一种本能冲动，是性的刺激与准备状态。即性欲是在性刺激下，对性生活产生了欲望。是人类进入青春期之后常见的生理、心理现象。性欲作为一种本能，是生物在进化过程中形成而由遗传物质固定下来的，对正常性功能的维持和性行为的启动所必需的。性欲又涉及人类复杂的心理活动，与社会环境、文化传统、生活习惯有密切的联系，至今为止，尚未完全了解性欲驱动的本质。

性欲的唤起是一个复杂的心理过程。首先要有来自触觉、视觉、听觉、嗅觉及味觉等感官性刺激，例如馨香的体香，迷人的身材，甜蜜的接吻，热情的拥抱等，都可以激发对方的性欲。此外，性幻想与联想也会唤起性欲。这两方面的性刺激互为因果、相辅相成。男性阴茎的勃起，女性阴道的润滑，都是在大脑中形成的意识和非意识相互作用的结果。现代医学认为，在神经-内分泌功能健全的情况下，从男子性反应周期的兴奋期开始的性欲驱动，必须具备以下条件：

（1）成熟的性器官。随着性器官的成熟，人体内性激素水平增高，它们是驱动性欲的原动力。

（2）附属性腺分泌物的刺激。前列腺、精囊腺、尿道球腺等分泌的液体，积聚到一定的数量之后，使得这些器官产生一种饱胀欲排的感觉，这也会诱发性欲。

（3）性心理驱动。性成熟的男子，存在对女性的爱慕及对女性性生理一种探秘的心理活动，男女之间通过恋爱、接触，产生真挚的感情，在此基础上可以成为一种性心理活动，能够激发性欲。

（4）性生活经验。既往性生活体验，尤其是双方身体接触的性刺激经验，最易诱发今后的性欲。

总之，人的性欲虽然是一种生理现象，但同时又与心理因素、文化传统等密切相关，并受到社会环境和道德法则的制约。因此，对性欲应有正确的认识，既不能肆意放纵，也不能强行压抑、禁欲。

2. 阴茎勃起

男子对有效性刺激的第一个生理反应是阴茎勃起。这一反应在生理学上平行于阴道润滑作用。当受到刺激发生兴奋时，阴茎可迅速胀大、变硬而勃起。勃起是在神经-内分泌调节下以及血流动力学变化、心理效应等多种因素相互作用下引起的一种生理学现象。阴茎勃起后才能完成性交动作，因此，勃起正常是维持男性性功能的重要环节之一。不能勃起或者勃起不全以致不能完成正常性交活动的叫勃起功能障碍，这是男性性功能障碍中最常见的一种疾病。

（1）阴茎勃起组织的结构和血流特征。阴茎由 3 条能勃起的长柱状海绵体构成。两条阴茎海绵体平行排列于阴茎的背侧，两者紧密结合形成勃起组织的主体；一条尿道海绵体位于阴茎的腹侧，其前端形成阴茎头。每个海绵体外均包有一层纤维膜，即白膜。阴茎海绵体的白膜较厚韧，伸展能力有限，是阴茎勃起变硬的物质基础，穿行于白膜的静脉（导静脉）在勃起后将受到钳闭，从而限制了静脉的回流，有利于维持阴茎的勃起。海绵体内有许多由白膜伸入的小梁和腔隙，这些腔隙与动脉血管相通形成血窦。当这些腔隙充血时，阴茎即变粗变硬而勃起。但阴茎头没有白膜和腔隙，仅含致密的静脉丛，因此勃起时比较柔软，不像阴茎那样坚硬。

a. 阴茎的血液供应来源于阴茎背动脉和阴茎背深动脉。阴茎背动脉在阴茎背面，走行于筋膜和白膜之间；阴茎背深动脉从阴茎脚进入，经阴茎海绵体走向阴茎前端，并在中途形成许多穿过小梁的弯曲分支，称为螺旋动脉。这些动脉的内膜含有平滑肌纤维形成的纵嵴，阴茎松弛时，这些内膜嵴可阻止血流流入海绵体；当阴茎勃起时，螺旋动脉展开、内膜嵴变平，血流可直接流入海绵窦内（见图 2-7）。

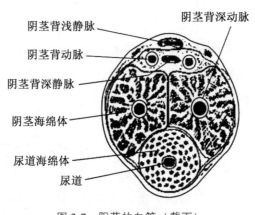

图 2-7　阴茎的血管（截面）

b. 阴茎的静脉回流途径：尿道海绵体、远侧 2/3 阴茎海绵体和阴茎龟头的血流主要通过背深静脉回流；阴茎海绵体的血流主要经阴茎海绵体静脉回流。由于阴茎海绵体的白膜比尿道海绵体的白膜坚厚很多，传出白膜的导静脉阻力较大，因而勃起时阴茎海绵体可比尿道海绵体形成更高的压力。此外，在背深静脉中有漏斗状瓣，可减缓阴茎海绵体的静脉回流，这对维持勃起也有很重要的作用。因此，当阴茎海绵体的白膜存在先天性缺陷时或发生损伤时，背深静脉瓣减少或效能降低时，均可使静脉滞流作用减弱而影响勃起。

（2）勃起机制。阴茎像一个天然液压机械装置，勃起与消退的生理反应表现为一个器官在一定容量下呈现的流入与流出的血流动力变化。勃起的发生在血流动力学方面主要与 3 个因素有关：①动脉血流增加，是引起勃起的主导性因素；②静脉回流受阻，对维持勃起有重要作用；③血管内的特殊结构决定勃起时的血流分布。当兴奋时阴茎勃起，阴茎内动脉的血流量比松弛时要增大许多倍，根据阴茎的大小，其容量可增大 80～200 mL。在充分勃起后，为了保持这种状态尤其是保持阴茎有一定的硬度，仍须一定的血流进入阴茎海绵体内。

a. 动脉血流量的增加是引起勃起的主要原因。动物实验发现，电刺激狗的盆神经，阴茎背动脉尤其是深动脉的血流量大幅度增加，勃起也随之发生；结扎深动脉，勃起则不能发生。在人体（自愿者及尸体）上进行的阴茎灌注试验也表明，当以 20～50 mL/min 的速度向海绵体内注入生理盐水时，无论静脉是否受阻，都可以产生典型的勃起。

b. 静脉回流受阻在勃起中起重要作用。勃起时，阴茎海绵体充血压迫白膜与筋膜之间的静脉，白膜张力升高闭合穿越它的导静脉，以及静脉瓣的作用等，都是使静脉回流阻力增加的原因。

c. 阴茎血管的特殊结构在勃起的产生和消退上也有重要作用。阴茎背深动脉和周围静脉间有许多吻合支，阴茎松弛时这些吻合支处于开放状态，只有少量血液进入海绵体。勃起时动静脉吻合支关闭，大量血液经螺旋动脉快速流入海绵窦，使阴茎海绵体内压力迅速增加，因而形成勃起。但当阴茎完全坚硬后，血流量则开始减少，以避免海绵体内压力过高。有实验表明，维持勃起状态时的血流量仅为引起勃起时的 25%～30%。

d. 勃起是一种反射活动，对阴茎的直接刺激、来自许多其他感受器的刺激以及精神活动都可以引起这一反射。勃起受自主神经的支配和调节。脊髓是勃起反射的初级中枢。阴茎勃起通常分为：①心因性勃起：是由各种感觉器官或思维想象刺激大脑皮层引起，通过脊髓 $T_{11} \sim L_2$ 中枢由交感神经传出，以及脊髓 $S_2 \sim S_4$ "勃起中枢"由副交感神经传出，支配勃起组织完成。这种勃起是在清醒状态下发生的。②反射性勃起：直接刺激生殖器官及邻近器官（如膀胱充盈）引起的充盈，通过阴部神经传入，再经过脊髓 $S_2 \sim S_{4 由}$ 副交感神经传出，支配勃起组织而完成。心因性勃起与反射性勃起可协同发生，也可独立发生。心因性刺激常可潜意识地抑制及阻碍反射性勃起。③夜间勃起：任何年龄的男子在睡眠时可规律性地重复发生阴茎勃起，这种现象叫阴茎夜间勃起（nocturnal penile tumescence，NPT）。青春期以后 NPT 的次数逐渐增多，时间增加，每晚平均 4～5 次；中年以后次数减少，但 65 岁以上健康老人，仍有夜间勃起。NPT 的产生机制尚不清楚，有无 NPT 是鉴别心因性或器质性勃起功能障碍的方法之一。

e. 中枢神经系统的高级部位对勃起有明显影响，如精神性刺激可引起勃起，而勃起过程中出现的某些精神活动又可使勃起立即终止。动物实验表明，刺激隔区、乳头体、丘脑前核、扣带回等均可引起勃起，去除新皮层，尤其是额叶时，整个性行为受到抑制。

（3）射精。射精（ejaculation）是男子性生理活动进入高峰的具体表现。射精活动主要是在神经系统的控制下实现的，其大致过程如下：当受到性刺激而产生性兴奋时，阴茎勃起，在性交活动中，随着性交的抽动，阴茎头部的神经末梢可感受到性器官的触觉性刺激，并不断通过躯体神经将该神经冲动传入相应的神经末梢。当这种局部性刺激积累到一定的强度，或累积达到激发起射精的刺激"阈值"时，脊髓"射精中枢"会发出射精信息。射精开始时，一方面，传出信息通过脊髓 $T_{12} \sim L_3$ 交感神经和膀胱神经丛的传出，抵达附睾、输精管、精囊、前列腺及膀胱颈部，使这些器官产生收缩导致精液溢出至尿道球部；另一方面，使膀胱颈部收缩，以防止在下一步射精时精液逆行进入膀胱。由于精液积聚后尿道，继而会引起脊髓反射，通过脊髓 $S_2 \sim S_4$ 副交感神经传出，经阴部神经使尿道周围及会阴部肌肉群发生节律性收缩。在此之前，阴茎勃起也为精液射出创造好条件，阴茎勃起使尿道由原来弯曲的管腔变直，并使尿道球部管腔扩大，而扩张部分形成一个良好的压力垫，当阴部神经将射精的信号传来，使尿道及会阴部肌肉群强烈收缩时，精液可十分顺利地喷射而出。由于这种收缩有一定的节律性，因此射精过程也按此节律发生。与此同时，伴随尿道及会阴部肌肉群发生节律性收缩而产生欣快的感觉。

射精是一种反射活动，冲动来源于阴茎头，由阴部神经传入。基本中枢位于脊髓下部胸腰段，因而在一些较高位脊髓横断的患者，仍能完成射精动作。由脊髓传出的冲动，经腹下神经和膀胱神经丛的交感神经纤维传至附属性器官处平滑肌上的 α 肾上腺素能受体，引起精液溢出至尿道球部。然后，中枢传出的冲动经阴部神经的传出纤维，达到尿道周围及会阴部肌肉群，引起它们的节律性收缩而发生射精。所以，射精主要是由腹下神经和阴部神经共同支配的反射活动。但近年来发现，内脏神经和盆神经也参与射精过程。

中枢神经系统的高级部位对射精反射有明显的控制和调节作用，在睡眠中出现遗精现象及在性生活中情绪紧张可提前射精就是证明。但调节的具体过程还不清楚，可以肯定的是，下丘脑起着重要作用。动物实验证明，在脑内，尤其是在下丘脑前区，多巴胺可促进射精，而 5-羟色胺可抑制射精。因而目前认为，射精活动受脑内儿茶酚胺系统和 5-羟色胺系统调节，前者为射精的激活系统，后者为抑制系统，正常的射精活动有赖于这两个系统的协调。

关于男性射精，必须认识以下问题：

（1）射精活动受精神因素的影响：不正常的心理活动，如畏惧性交时疼痛而限制阴茎的摩擦，担心射精过早不能满足女方或担心女方受孕等因素都会干扰大脑皮质的中枢性活动，会产生一种抑制性反射，阻断正常射精活动的神经反射产生，而发生射精障碍。

（2）性器官局部的刺激阈值：性刺激必须达到足够的强度才能激发射精动作，因此性交抽动时必须有一定频率及达到一定强度，让性刺激有一个积累过程。例如，居住环境过于拥挤嘈杂，使性交时注意力不集中或担心弄出声响，以致使阴茎摩擦的刺激强度不够，可影响射精活动。

（3）长期手淫者容易发生射精障碍：由于手淫时性器官局部刺激较性交时更为强烈，频繁的手淫，性器官就习惯于手淫强烈刺激下才会兴奋，无形中提高了性刺激的"阈值"，若性交时达不到此"阈值"水平，将导致射精障碍。

（4）新婚男子会发生早泄现象：新婚阶段，无论是大脑皮质的中枢性活动还是性器官，往往都处于高度性兴奋状态，这样会造成射精中枢也处于性兴奋之中，对性刺激的要求也降低了，即降低了性刺激的"阈值"。另外，新婚夫妇的紧张情绪，性交的配合尚不协调；同时初次以性生活形式接触，这种性刺激既来得突然，又十分强烈，容易激发射精。所以新婚男子发生早泄现象属于生理范围，一般来说，婚后几个月，这种早泄现象自然消失。

（5）其他因素：射精程度的好坏及力量的强弱与性兴奋性的强度、年龄和性生活频率等因素有关。

男性在性成熟后，在没有性交的情况下，有时也可自然发生射精现象，称为遗精。遗精有两种情况：一种是在睡眠中由与性有关梦境的刺激引起；另一种是在清醒状况下，由于精神性性刺激而引起。前者多发生在未婚青年，多因白天受到性刺激，使性中枢兴奋性升高而引起，这多属于正常现象，几个月或 1~2 周发生一次均属正常。后者是性中枢过度疲劳的表现，多由于性刺激和性兴奋过度而使性中枢阈值降低所致，只要尽量避免性刺激，减少性冲动和性幻想，让中枢得到较为充分的休息，便会逐渐得到恢复和改善。

（二）女性的性兴奋

女性性兴奋反应的主要表现是性欲、阴道反应、阴蒂反应、G 点效应和出现性高潮。

1. 性欲

女性性欲的驱动基本与男性相同，是由于男女双方躯体接触而产生的性欲；或前庭大腺等分泌的液体积聚到一定数量后，产生一种饱胀欲排的刺激，也会产生性欲。但女性性欲的发生有以下特点。

（1）需要广泛的性诱导过程：所谓性诱导，即性爱前的前奏曲，是指在正常性生活之前，先有一个准备阶段，包括接吻、拥抱、爱抚、肉体接触、性器官刺激和性语言等。使夫妇双方在精神上、心理上及生理上有所准备，以激发性欲。对女性来讲，这种性诱导除了躯体上的性敏感区的刺激外，精神与心理准备尤为重要，且需要一定的时间。

（2）需要广泛的性敏感区刺激：人类的性敏感区分为 3 个区域。A 区：性器官。有丰富的神经末梢分布，性敏感程度最为强烈，在受到抚摸或刺激时易产生性唤起和诱发性欲。B 区：乳房及乳房周围区域。性敏感程度比 A 区差一些，但乳房作为女性第二性征，是视觉美感受中最突出的部位，也是在触觉的性感受方面极为重要的器官，对乳房和乳头的爱抚和刺激，不仅能有效地激发性欲，也有利于夫妻之间的双向交流，形成美好的心理感受。C 区：唇、舌、脸、颊、颈等部位。性敏感程度比 B 区差一些。通常对男性 A 区进行刺激，便可激发性欲。女性则不然，有时需要 3 个区域都加以广泛的刺激，仓促或过急地直接刺激女性的 A 区，有时反而会引起不适感觉，会适得其反。在激发女性性欲的因素中，身体的触觉往往强于视觉的作用。特别是身体性敏感区的触摸，性刺激更为强烈。

（3）女性性欲与月经周期的联系：女性在月经来潮期间性欲低下，这与月经期间不适宜性生活的心理认识有关，同时月经期间容易情绪波动，可能会出现一系列不适症状，性欲低下也在情理之中，一般认为，月经周期有两个性欲高峰，一个在月经前，一个在月经后不久，这两个高峰期均持续 2~3 天，女性可表现出主动的、较强烈的、明显的性欲要求。一般认为在这两个时间里，女性体内雌激素、孕激素的水平都处于较低状态，雌激素与雄激素的比值发生变化，出现睾酮和雌二醇比值增高的现象。目前认为，女性体内的睾酮有激发性欲的作用，容易产生性欲。此外，还有一种观点认为，月经来潮期间性生活停止，可能会出现"性饥渴"现象。一旦月经干净，往往希望有性生活，所以月经过后不久性欲容易唤起。但事实上，大多数女性由于感情、体质、情绪、环境及工作压力等因素的影响，性欲的强弱与月经周期之间的关系变得模糊不清。

2. 阴道反应

在性反应周期中，阴道的变化是由兴奋期的湿润、扩张与阴道壁颜色变化开始。进入平台期，阴道外 1/3 明显充血，使阴道口缩窄而形成高潮平台，阴道内 2/3 宽度与深度进一步增加。达到性高潮时，阴道外 1/3 开始出现

0.8 s间隙的收缩，反复几次；直到消退期，阴道才从收缩状态松弛，并重新呈现出未受刺激时的合拢状态，阴道壁的颜色恢复正常。

阴道在性反应周期中主要的表现有以下几点：①阴道的湿润：在受到性刺激后10~30 s，阴道就开始渗出一种稀薄的黏性液体，是由于性兴奋时，阴道壁的血管充血，导致液体的滤出（图2-8）。阴道的湿润起到润滑作用，有利于性交进行。②阴道内壁充血：尤其是外1/3的充血，使阴道口缩窄，阴道的这一反应被称为"高潮平台"。阴道口缩窄可在性交时对阴茎起到一种"紧握"作用，以加强性交动作的效果，并提高性刺激的强度。③阴道内2/3扩张：它与宫颈和宫体抬高一起有延长阴道宽度与深度的作用，以利于接纳阴茎及使阴道成为精液的储存池。④阴道有节律性的收缩：这是性高潮的表现，通过神经反射，将此种有效性的性反射转换为一种主观反应，让人容易进入性高潮以及理想地达到性满足。

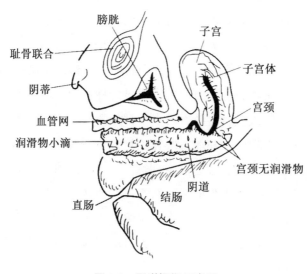

图 2-8　阴道湿润示意图

3. 阴蒂反应

阴蒂在胚胎组织的发生上和功能上与男性的阴茎类似，神经支配也基本相同。尤其是阴蒂头有丰富的感觉神经末梢分布，对性刺激非常敏感，是女性最敏感的性器官，在性反应周期中起重要的作用。在性反应周期中，从兴奋期、平台期、高潮期和消退期的过程看，阴蒂的形态有如下变化：随兴奋期阴蒂头肿胀，阴蒂干增粗与增长开始；到平台期阴蒂长度变短，缩于阴蒂包皮之下；直至消退期才重新下降到下悬位置，大小也恢复正常。过去认为，女子性反应周期是否进入高潮，决定于阴蒂接受直接性刺激的程度。事实上，在性反应周期的大部分时间里，阴蒂体积缩小，并埋于阴蒂包皮之下，阴茎无法与阴蒂直接接触。但在性交过程中，阴茎插入时对阴道外口具有一种强烈的扩张作用，对小阴唇以及阴蒂包皮两侧有机械牵拉与压迫作用，能将阴蒂牵拉与压向下方。由于性交时，阴茎的不断抽动，这种牵拉与压迫也不断地发生，对阴蒂不断地产生间接性刺激。现代性医学认为，这种阴蒂的间接刺激，能充分发挥阴蒂刺激与增强女子性紧张度，并起到性刺激感受转换器的作用。由于阴蒂受到此种刺激，可通过躯体性和心理性途径，让女子处于一种高度性兴奋状态，性紧张度增高。阴蒂不仅成为性兴奋灶的敏感感受器，也可通过一系列复杂的神经传递，将有效的性刺激转化为一种主观的反应，使女子进入性高潮。

4. G 点效应

长期以来，人们都认为女性最易动情的敏感区是阴蒂，刺激它会引起性高潮。然而，德国妇产科医生 Gräfenberg 于 1944 年首先描述了在阴道前壁沿尿道走行的区域有一个性敏感区。1950 年他再次强调他的发现，认为那里似乎存在一个类似阴茎海绵体的勃起组织，当受到刺激时可以充分肿胀，尿道开始扩张，在达到性高潮时它可以明显向阴道膨出。高潮之后又恢复原状。由于是他发现的，将这个特殊的区域命名为 G 点（G-spot）（图 2-9）。

关于 G 点尚有不少争论，因为在解剖学上没有实实在在的发现。但是也有不少研究者认为有 G 点存在，其大小为 2~4cm。有报道指出，如果对女性阴道内 G 点区域给予刺激时，局部有一种组织增厚般的坚实感，并会产生一种愉快的感觉。如果继续加以刺激，使女性达到性高潮时，部分女子尿道内射出少许液体。有研究表明，这种液体成分中含有明显高于尿液的前列腺酸

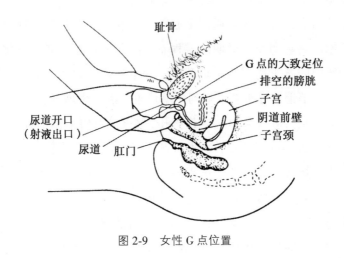

图 2-9　女性 G 点位置

性磷酸酶和果糖，而尿素和肌酐则明显低于尿液。以此推断，G 点的位置与男性前列腺的位置相似，并在那里发现了前列腺样组织构成，这些组织通过开放于尿道的细小管道把含有前列腺酸性磷酸酶的分泌物排至尿道内，所以有人把这一组织称为女性前列腺，那些腺样组织被称为尿道旁腺。但目前对 G 点的问题仍未完全阐明。

5. 性高潮

通过对阴蒂、阴道、乳头和乳房的刺激，甚至通过性幻想可使女性出现一种类似男性射精时的极度兴奋状态，即性高潮。此时，阴道、会阴及骨盆的肌肉节律性收缩，同时出现一些全身反应。具体地说，性高潮出现时，首先是全身肌肉紧张性升高，接着发生阴道、会阴及骨盆肌肉节律性收缩，同时全身的肌肉又突然放松，以致使全身呈现一种酥软状态。由于全身紧张状态的突然松弛，还会使人在这一瞬间失去平衡感觉，一种类似失重的漂浮感。男女都可以在性器官的节律性收缩和这种类似失重的感觉中获得性快感和得到性满足。

阴蒂的兴奋与性高潮有密切关系，单独对阴蒂进行机械刺激可以引发性高潮。但阴蒂对性高潮的发生并非不可缺少的因素，实施阴蒂切除的女性，有的无性高潮，但有的仍可自然地发生性高潮。

性高潮的神经调节机制尚不清楚，但是它所显示的大脑皮质中枢的实际感受，以及给身体带来的一系列生理反应，可因女性个人心理因素的不同而结果亦异。女性在情绪不佳或对环境感到不安全时，性反应往往可降至为零，即不出现性兴奋或达不到性高潮。据调查，女性一生从未体验过或很少出现性高潮的人并不在少数，其原因绝大多数并不是器质性障碍，而是心理性因素或缺乏性知识所致。

女性性高潮不易出现的另一个原因与性器官的神经分布有关。女性性器官对机械性刺激的敏感度以阴蒂最高，小阴唇次之，然后是阴道前庭和大阴唇，而阴道的感觉神经分布却不丰富（主要在外 1/3 部分），因此对机械性刺激的感受性也比较迟钝。所以单纯的阴道刺激并不易引起性高潮，只有对外阴部及阴蒂的充分刺激和精神上的欢愉相结合，才会促使性高潮的到来。

二、性反应周期

在 20 世纪 50 年代美国著名性学家 Masters 与 Johnson 在对男女性活动期间生理学改变进行研究的过程中，采用应变计测量阴茎周长的变化，以内装照相机的透明塑料阴茎模拟物来观察阴道壁的各种变化，测量了男女在性活动过程中的心率、呼吸、血压等多项生理指标。当时他们试图解答的问题是："人类男性和女性对有效性刺激的反应是什么？""为什么会出现这些反应？"在将近 10 年的调查研究中，他们在不同年龄、婚姻状况、生育情况、社会阶层、经济收入、文化水平的人群中选择 382 名女性（17~78 岁）和 312 名男性（21~89 岁）作为研究对象。整个研究人群的机体、性功能和情感反应均正常。他们至少观察了 7500 多例女性和 2500 多例男性最终达到性高潮的性反应过程。对受试者性活动的观察和记录包括：在不同的时期，采用手或机械的刺激方式；女性采取卧位、女上位或膝胸卧位的自然性交；女性仰卧位或膝胸卧位的人工模拟性交。在受试对象开始参加研究项目时，首先向他们展示所有的设备并详细解释其功能，并让他们在研究场地进行私下的性活动，继而在研究人员在场的情况下进行，直到受试者对这种环境完全适应。然后接受各种仪器对性反应时出现的生理现象进行详细记录。

根据对所获的资料进行整理、分析，Masters 与 Johnson 揭示了男女两性性反应的基本规律，即性反应周期（sexual response cycle）。性反应周期是指人类在性交过程中的生理及心理反应，从性欲开始唤起到性交结束的重新恢复，遵循着一个不同阶段的周期性规律。并把性反应的过程分为 4 个阶段：兴奋期、平台期、高潮期和消退期。虽然这种划分是人为的，而且在不同个体之间或即使同一个人在不同时间、不同情况下，各个阶段的反应均有较大差异，但它仍有助于理解和分析性生活过程中体内出现的生理学变化。虽然男、女两性的性反应都有相似之处，但也有各自的特点。

男性的性反应模式只有一种（图 2-10）。不断增强的性唤起后仅有一个单一的性高潮，在性高潮后绝大多数男性进入一个不应期，对进一步的性刺激无反应，甚至感到厌恶。在可能发生第二次性高潮反应前，他们一般必须恢复到性唤起的兴奋水平。这对于多数男性来说，只有在不应期结束后，才能重新勃起和射精。而不应期的长短受许多因素的影响，尤其受到年龄的影响。

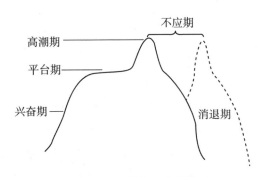

图 2-10　男性性反应周期

女性的性反应有 3 种模式，如图 2-11 所示。图中 A 表示性唤起缓慢，但在性高潮后没有不应期，如果继续给予有效刺激，可以获得不止一次的性高潮。图中 B 表示未能获得性高潮，性紧张水平仅仅波动于平台水平，由于未能达到高潮性能量的释放，其消退期缓慢，持续时间长。图中 C 表示性唤起很迅速，很快达到性高潮又很快消退。在一般情况下，与模式 A 相比，模式 B 和模式 C 所体验到的性紧张性更强，生理变化更显著。

应该强调的是，性反应周期只是为了便于描述性反应的生理变化过程而人为划分的 4 个阶段，实际上它们是连续的、不可分割的完整的动态变化过程。

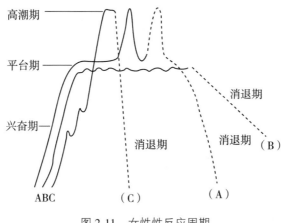

图 2-11　女性性反应周期

(一) 男性性反应周期

1. 兴奋期

兴奋期（excitement phase）指性欲发动，性器官与全身都进入兴奋阶段。对男子而言，无论来自机体或精神的性刺激都能引起性兴奋。唤起性兴奋所需要的时间受心理状态、环境、体力和刺激的有效性等因素的影响。男子一般能迅速达到性兴奋，从一开始就渴望性交。

（1）生殖器官反应（图 2-12）。

①阴茎：男子对有效性刺激的初始反应是阴茎勃起。阴茎勃起是由于阴茎海绵体和尿道海绵体血管因充血而胀大，围绕着海绵体的白膜变得紧张与扩大，这样产生的压力能阻断白膜下静脉血液回流，使阴茎保持勃起状态。

②阴囊和睾丸：在兴奋期阴囊皮肤由平时的皱缩状态开始变得平滑，阴囊被膜增厚使阴囊上提并变得扁平。此外，因提睾肌收缩，使精索缩短，睾丸提升并因充血而开始增大。尿道外口出现少量由尿道球腺或前列腺分泌的

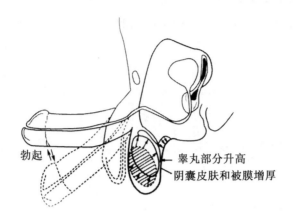

勃起

睾丸部分升高
阴囊皮肤和被膜增厚

图 2-12　男性骨盆：兴奋期

液体。

（2）生殖器官外反应。

包括：①乳房隆起，尤其是乳头变硬。②随意肌紧张性增高。③心率增加，每分钟可达 100~120 次，呼吸加快。

2. 平台期

平台期（plateau phase）指性兴奋不断积累，并逐渐导向性高潮的持续阶段。平台期实际上是性交抽动时期，持续约半分钟到几分钟。与兴奋期相比，平台期没有突出的生理变化，而是生理反应在兴奋期基础上持续和进一步加强。

（1）生殖器官反应（图 2-13）。

①阴茎：随着性交动作的深入，阴茎完全勃起，阴茎体更为坚硬。阴茎冠状沟处直径明显增加，龟头颜色因充血而呈深紫红色。

②阴囊和睾丸：阴囊皮肤继续收缩而增厚。睾丸进一步抬高、旋转、体积增大，直至达到最终的射精前紧贴在男子的会阴位置。此时，如果有效性刺激继续存在，高潮期会随之而来。完全的睾丸提高是射精即将来临的特殊指征。

尿道内径的扩大，可为性唤起前的 2~3 倍。平台期末，位于阴茎基底部

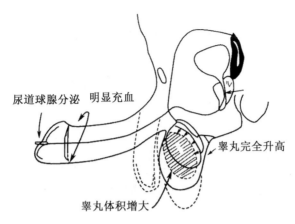

图 2-13　男性骨盆：平台期

的尿道球发生明显增大。如果有效性刺激继续存在，这提示性高潮的即将来临。

（2）生殖器官外反应。

a. 乳头竖起与乳房体积增大。b. 约 25% 的男子有性红晕（sex flush），由皮肤组织的浅表血管充血所致。性红晕从上腹部开始，逐渐扩散到前胸壁、颈部、面部和前额。c. 随意肌与不随意肌紧张度增加，面部、腹部、大腿、臀部肌肉痉挛性收缩。d. 在此期，心跳明显加快，每分钟可达 100~175 次，血压增高，呼吸进一步加快。

3. 高潮期

高潮期（orgasm phase）指性反应的顶峰，性紧张已到了一触即发的程度。生殖器高度充血，全身肌肉强烈收缩，而有些肌群不随意地痉挛性收缩，如此时有效性刺激继续存在，积累的性紧张将在几秒钟内彻底释放，并随之带来强烈的欣快感。

（1）生殖器官反应（图 2-14）。

①阴茎：男性性高潮的主要特征是射精，即阴茎尿道全程排出性收缩。开始收缩时，间隔时间为 0.8 s，前后收缩 3~4 次，以后收缩频率与幅度减

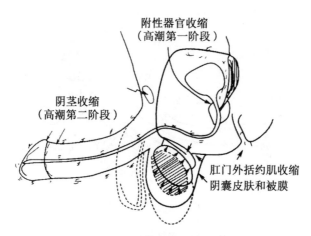

图 2-14　男性骨盆：高潮期

少，直到停止。随着此种收缩，完成射精过程。

②阴囊和睾丸：射精时，阴囊皮肤也伴随着出现高度收缩与增厚，睾丸继续处于上升位置。

（2）生殖器官外反应。

包括：a. 乳头竖起。b. 在有性红晕的男性中，性红晕充分发展，其程度在与性高潮程度相平行。随意肌与不随意肌发生不同程度的收缩，有时皮肤竖毛肌收缩，皮肤上会引起一瞬间"鸡皮疙瘩"。c. 直肠与肛门括约肌也出现间隔 0.8s 的与射精时间同步的不随意收缩，但一般不超过 3~5 次，常常在阴茎部尿道收缩完成前结束。d. 心率可增加到每分钟 110~180 次，血压升高，呼吸加快，每分钟超过 40 次。手心、足底有出汗现象。

一般而言，男子的性高潮时间较女子为短，精液射出以后即告结束，心率、呼吸和血压以及肌紧张也很快下降。

4. 消退期

消退期（resolution phase）指身体的肌紧张得到逐步放松，性能量得到充分释放，血管充血得到逐渐消退的过程。

（1）生殖器官反应（图 2-15）。

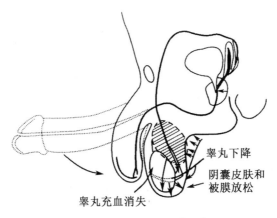

图 2-15 男性骨盆：消退期

①阴茎：在消退期，阴茎开始软缩。首先是充血迅速减少，数秒钟内阴茎从充分勃起状态退缩到只有 50% 的勃起状态，然后是迅速疲软消退，完全恢复到正常未受刺激时状态。

②阴囊和睾丸：阴囊的皮肤松弛，重新回复到未受刺激时的皱褶与下垂状态。睾丸大小恢复正常，并下降到充分松弛的阴囊深部的位置。

（2）生殖器官外反应：a. 乳头竖起消退；b. 性红晕以与出现时相反的顺序迅速消退，全身肌肉放松；c. 心率、血压和呼吸等变化逐渐趋于平静，多数男子的出汗限于手心和足底，但也可以出现在躯干，偶尔涉及面部和腹部。

男子性反应的特点：a. 性反应模式只有一种，仅出现一次性高潮。b. 性反应周期的消退期过程较快，尤其是阴茎勃起的消退，仅几分钟就即可结束。c. 性反应周期的消退过程中，存在一个"不应期"，表现为在射精后，尽管有些人的阴茎可以部分或完全勃起，但几乎所有男子对性刺激不能再次唤起性兴奋，也不会再次射精。如此时对阴茎过度刺激，还会出现生理性不适应。不应期会因人、因时而异，但和年龄关系最密切。在青年期不应期短至数分钟，而在老年期长至数小时以上。从功能意义上讲，不应期是男子为了积蓄性反应过程中的体力消耗要比女子大得多，同时还有大量精子排出的机体反应。正是因为存在"不应期"，才可以避免过度性交而造成身体损害和精子的缺乏。特别值得指出的是，有严重早泄的男子，常常表现有不应期的过度延长。

（二）女性性反应周期

1. 兴奋期

（1）生殖器官反应（图2-16）。

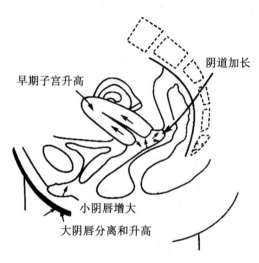

阴道加长

早期子宫升高

小阴唇增大

大阴唇分离和升高

图2-16　女性骨盆：兴奋期

①阴道。在兴奋期阴道有以下反应：a. 阴道湿润（vaginal lubrication）：女子对性刺激发生反应的第一个生理学征象是阴道内产生润滑性液体。一般在性刺激开始后 10~30 s 阴道内出现汗珠样分散的小液滴，随着性唤起程度的提高，分散的小液滴逐渐融合，在整个阴道管壁上形成一层平滑的液膜。阴道润滑作用是由于阴道壁的血管充血反应，使液体从阴道壁渗出而产生。这种润滑作用叫"出汗现象"，是女方做好了性交准备的明确指标。b. 阴道扩张（vaginal expansion）：未受性刺激的阴道前后壁基本上是紧贴在一起的。在受到性刺激而产生兴奋时，阴道 2/3 发生扩张，宫颈和宫体缓慢地上升。后者更增加了阴道内 2/3 的扩张并为阴茎的插入、抽动做好准备。c. 阴道壁颜色变化：阴道壁由淡紫色缓慢地变为深紫色，这是由血管充血所致。在兴

奋早期变色特征是斑块状的，但接近平台期时，由于骨盆充血加剧，整个阴道壁颜色加深。

②阴蒂。未受性刺激时，阴蒂头表面被膜皱缩，能自由移动；兴奋期初期，阴蒂头并不发生明显的膨胀；兴奋期晚期，血管充血才引起阴蒂头和阴蒂体的膨胀而导致阴蒂体的直径增大，使阴蒂更贴紧阴蒂包皮和周围组织，这样就增加了阴阜和小阴唇运动时阴蒂受刺激的可能性。除了阴蒂头和阴蒂体的增大外，有些女子还会出现阴蒂体的增长。

③大阴唇。在无性刺激时，两侧大阴唇在中线合拢，覆盖住小阴唇、阴道口与尿道外口，对其起保护作用。在未产妇性唤起的兴奋期，大阴唇变得扁平分开，贴靠于会阴，还伴有阴唇向上和向外离开阴道口。

④小阴唇。因血管充血而增大。当性紧张达到兴奋期后期，小阴唇的厚度至少增加 2 倍，偶尔达到 3 倍，并从已分开的大阴唇开口中伸出。小阴唇直径的增加至少使阴道管的长度增加 1cm。小阴唇的充血为阴茎的插入做好准备，可避免阴茎插入时对生殖器的损伤。

（2）生殖器官外反应。包括：①乳房，由于乳头结构中的肌纤维不随意收缩引起乳头竖起；血管充血使皮下静脉扩张，乳晕肿胀，色泽加深；皮下组织的血管充血，使乳房体积增大。②性红晕，约有 25% 的女子在兴奋期末皮肤上出现红色的性红晕。③肌肉，全身肌肉不随意地收缩，心率加快，每分钟可达 100~120 次，呼吸加快及血压轻度升高。

2. 平台期

（1）生殖器官反应（图 2-17）。

①阴道：外 1/3 局部显著的血管充血反应，整个阴道外 1/3，包括前庭大腺，因静脉充血而致阴道内径缩小，引起阴道口缩窄，从而对阴茎起到一种"紧握"作用。平台期的这一血管充血区域称为高潮平台。阴道内 2/3 的宽度和深度进一步增加，子宫完全上升。阴道黏膜的深紫色恢复到基础色调，阴道滑润作用的速度减弱。

②阴蒂：对性刺激表现出明显的变化，阴蒂长度变短，缩于阴蒂包皮之下。在临近高潮时阴蒂长度至少减少一半；回缩反应可逆转，在延长的平台

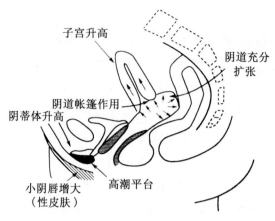

图 2-17　女性骨盆：平台期

期内，阴蒂可回缩和重新露出数次。应该强调的是，阴蒂回缩意味着性唤起的提高，而不能被误解为性紧张的释放性丧失。如果减慢或撤销性刺激，使性紧张度水平下降，退缩的阴蒂体和头将返回到正常的阴部悬垂位置。当重新开始有效性刺激时，阴蒂体的退缩将再度出现。

③大阴唇：充血更明显，并向上移位，此由小阴唇迅速充血和阴道外 1/3 充血造成。在此期，大阴唇变扁平并向前侧面抬高而离开阴道口，这可能是一种不随意地神经生理性调节，以便去除阴茎插入时的障碍。

④小阴唇：小阴唇颜色的变化是标志性的。未产妇的小阴唇从粉红色变为鲜红色；经产妇的小阴唇从鲜红色变为深紫色。小阴唇的这些色泽变化对于平台期来说是有特异性的，预示着性高潮的临近。所以把性反应中的小阴唇称为"性皮肤"（sex skin）。一般来说，女性小阴唇的颜色变化越明显、越确切，表明这位女性对当时性刺激的反应越强烈。因此，"性皮肤"反应（sex skin reaction）的出现是高潮期即将来临的特有征象。

（2）生殖器官外反应：包括：①乳房：乳头饱满，乳房进一步增大，乳晕也显著增大。②性红晕：在平台期晚期，性红晕反应达到高潮，在乳房前侧面经常出现一种粉红色的斑点，即"性红晕"。对有此反应的女子来说，这是性唤起程度很高的标志。随着性兴奋的增加，性红晕可以迅速扩展至下腹部、肩部，甚至肘前窝。③肌紧张：随着肌紧张不断地增加，面部肌肉出现半痉挛性收缩，颈部肌肉越来越硬，腹部和背部肌肉的自主和不自主的收缩，而使背部呈弓状。由于臀部肌紧张增加，大腿强直性伸直并挤在一起。出现腕足痉挛，即一种手和足部肌肉的痉挛性收缩，并无意识地处于抓握反应中。④心率加快，每分钟可达 100~175 次，血压升高，呼吸进一步加快，神经系统的兴奋也达到更高程度。

3. 高潮期

（1）生殖器官反应（图 2-18）。

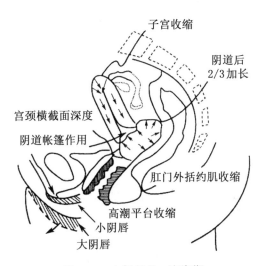

图 2-18 女性骨盆：高潮期

①阴道：性高潮反应的起始点是以生殖器的收缩为标志。阴道外 1/3 在性高潮时出现有节律性的收缩，收缩次数为 3~15 次。初始是强而有力的收缩，为 5~6 次，每次间隔 0.8 s；随着收缩次数的增加，收缩间隔延长而性紧张下降。这种阴道痉挛性收缩如此地强烈，以至于女性和男性在性交中都感到如同在紧握和压缩阴茎。而阴道内 2/3 在性高潮中仍保持扩张呈"帐篷状"。

②子宫：子宫体收缩从底部开始，越来越强地通过子宫中段，并终止于

子宫下段。

③阴蒂及大小阴唇：阴蒂及大小阴唇的变化与平台期相仿，没有其他进一步的表现。

（2）生殖器官外反应。包括：a. 乳头、乳房表现：与平台期相似，但乳房性红晕越发明显，身体许多部位都出现性红晕，尤其以面、颈、胸及上腹部为甚。b. 肌肉：全身肌肉发生不随意地收缩和轻度痉挛，整个身体强直呈弓状。四肢肌肉痉挛收缩，手指和足趾呈爪样痉挛收缩。皮肤竖毛肌收缩，出现皮肤"鸡皮疙瘩"，或喉部肌肉痉挛，出现呻吟声等。肛门外括约肌也出现节律性收缩。c. 心率加快到每分钟 110~180 次，血压升高，呼吸每分钟可达 40 次以上。部分女子全身或局部出现出汗现象，尤其以手心与足底出汗更为明显。

4. 消退期

（1）生殖器官反应（图 2-19）。

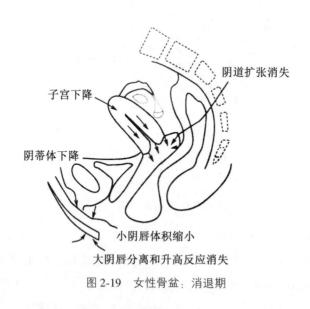

图 2-19　女性骨盆：消退期

①阴道：继性高潮之后，阴道的兴奋期和平台期反应以原来相反的顺序消退。阴道外 1/3 因血管充血形成的性高潮平台很快消失，阴道内径恢复到

未受刺激时的状态。阴道内 2/3 退缩，重新呈现出未受刺激时的合拢状态，10~15 min 完成。阴道壁的深紫色渐渐恢复到未受刺激时的浅紫红色。阴道的湿润作用在前一阶段就停止产生；如果没有，则现在停止。

②子宫：回到正常位置，子宫颈外口轻度张开，膨胀的子宫在性高潮后 10~15 min 内恢复至未受刺激时的状态。

③阴蒂：返回到正常的阴部悬垂位置。阴蒂体和阴蒂头的充血消退较缓慢，有时需要 5~10 min。对于阴蒂头因血管充血增大 2 倍来说，这一过程更为缓慢。

④大阴唇：恢复到平常的厚度和中线的位置。如果女性经历了一个性欲高潮体验，则阴唇迅速恢复原状。如果性紧张仅达到平台期水平，这种恢复则缓慢。

⑤小阴唇：性紧张引起的性皮肤的颜色改变，常在性高潮后 10~15 min 从深红色或鲜红色迅速变为浅粉红色。

（2）生殖器官外反应。包括：a. 乳头的竖起及乳晕的充血消退，乳房体积也恢复正常（图 2-20）。b. 性红晕以它相继出现相反的顺序从身体的不同部位消退，首先从背部、臀部、腹部和四肢迅速消退，然后从胸部、乳房、颈部消退，最后从上肢消退；全身肌肉张力由增加而恢复正常，肌肉强直现象消失。c. 心率、血压与呼吸等一系列变化很快恢复正常。部分女性有时在性高潮后局部或全身会出汗。

女子性高潮的特点：a. 在性高潮之后，没有不应期，如果继续给予有效的性刺激，可以获得不止一次的性高潮；b. 女子在性反应周期中，消退期过程比男子缓慢，尤其是性器官的充血消退时间较长，可达 10~20 min。

（三）对性反应周期的新见解

自 1974 年以来，又有一些性学家对人类性反应周期提出了新的见解。这些新见解有别于 Masters 和 Johnson 在 1966 年提出的"权威性反应周期"模式。这里介绍两种不同的模式。

1. Kaplan 的双相和三相模式

Kaplan 是美国的性学专家，也是性行为治疗学的重要奠基人之一。她根

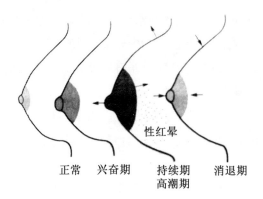

性红晕

正常　　兴奋期　　持续期　　消退期
　　　　　　　　高潮期

图 2-20　女性性反应周期乳房变化

据自己在性治疗工作中积累的经验，于 1974 年提出：性反应不是一个连续的过程，而是两个独立的组成部分，即首先是生殖器的血管充血，然后是高潮期反射性的肌肉收缩。其理由是：

（1）两期交感神经和副交感神经的兴奋性不同，男性阴茎的勃起与女性阴道的润滑是由副交感神经兴奋性增加所引起的，而男性的射精和女性性高潮阴道的节律性收缩是由交感神经兴奋性增加所引起的。

（2）两期所涉及的解剖结构不同，兴奋期涉及的是血管充血（男性的阴茎勃起和女性的阴道润滑），高潮期涉及的是肌肉收缩。

（3）两期对损伤、药物或年龄等因素的敏感性不同。如男性的勃起能力受年龄影响较小，而性高潮射精后的不应期则明显受年龄的影响。

（4）大部分男性能随意控制射精反射，而不能控制勃起反射。

（5）血管充血的损伤和高潮反应的损伤所造成的性功能障碍是不同的。勃起障碍是血管损伤的结果，而早泄与不射精是高潮反应受损伤的结果。同样，女性可以有强烈的性唤起和阴道润滑，但却达不到性高潮。

Kaplan 同时还提出，在发育过程中，男性和女性性反应区域的发生顺序是相反的，男性由青春期集中在生殖器区域到中年后发生泛化，直至老年扩展至全身；而女性随年龄的增加，性反应区域出现的顺序正好与男性相反，从青春期比较泛化的性反应区域到中年集中到了生殖器区域。这是由于女性随着性经验的积累和心理上对性的困惑突破以后，对性生活的要求显得更加强烈和迫切。

1979 年，Kaplan 又进一步修改了她的性反应模式，提出了性反应的三相模式，认为在兴奋期之前还有一个"性欲期"，Kaplan 认为欲望是肉体性反应的前奏，这样使原来的双相模式变成了三相模式，于是出现了欲望、兴奋与高潮三个性反应周期阶段。并对性欲期的障碍及其治疗方法进行探讨。

2. Zilberged 和 Ellison 的五期划分法

1880 年 Zilberged 和 Ellison 对 Masters 和 Johnson 的性反应模式提出了看法。认为 Masters 和 Johnson 的性反应模式只注重生理反应这一面，而忽略了人类对性反应两个特别重要的主观因素，即性的欲望和性唤起。在他们的定义中，性欲是指人们希望过性生活的频率程度，而性唤起则是指在性接触中能兴奋起来的次数，指激发或发动人们性反应阶段的次数。

根据这样的知识，Zilberged 和 Ellison 对性反应提出了五期划分法，并用这一概念去理解性反应过程，这五期中的每一期不仅互相关联而且各具独立性。这五期是：①性欲（desire phase）；②性唤起（arouse phase）；③生理准备（血管充血，vasocongestion），即阴茎勃起和阴道湿润；④性高潮（orgasm phase）；⑤满足（satisfaction），即一个人对所发生的经历的评价或感受。

Zilberged 和 Ellison 对性反应的五期划分法在治疗性功能障碍方面比 Masters 和 Johnson 的性反应模式更有用和更有实际意义。他们认为性反应最重要的是心理过程，性欲发生的主要部位是在大脑，认为性的主观方面更为重要。

第三章　性心理学基础

第一节　人类性心理的概念与基本成分

一、性心理概念

长期以来，人类对性的认识只限于生物学含义上，判断男女性别也仅限于外生殖器，对人类性行为的认识局限在如同动物一样的生理本能反应。而现代性科学的发展告诉我们：性及性行为不单纯具有生物学含义，更具有心理学和社会学含义，是一种生理-心理-社会现象。也就是说，性有生物、心理和社会三重属性。

心理（Psychology）是客观世界在人脑中的主观映像，人的心理活动能够反映客观世界的许多方面，当然也包括对人类自身的认识和对性现象的认识及反映。这就产生了人类的性心理，性心理活动是人类复杂心理活动的重要组成部分。

性心理（sex psychology）是性在人脑中的主观映像，指与性有联系的或以性为内容的各种心理过程以及人格特质相联系的关于性的心理活动。

由于一直以来人类受不同时代、不同文化、不同伦理道德规范等因素影响，性在人的大脑意识里具有隐秘性，人们认为谈论性是下流的事，有羞耻感和罪恶感。因此与其他人类心理活动的研究相比，对人类性心理的研究显得困难得多，一度成为科学领域的研究"禁区"。

最早涉及性心理研究的是精神分析学派的创始人弗洛伊德。在他的《性学三论》中，提到了 Libido，提出了幼儿性欲、青春期性改变、性变态等性心理动力理论，最早揭示了性心理在人类心理活动中的重要影响。弗洛伊德认为 Libido 是性欲的原始动力即性欲的内驱力，是支配人们一切心理活动的"心理动力"。

英国最著名的性科学的先驱 Havelock Ellis 认为：性是一个通体现象，我们说一个人浑身是性也不为过；一个人的性的素质是融贯他全部素质的一部分，分不开的。

Harold I Leif（1971）提出人类的性应当从五方面来认识：①生物学上的性；②心理上的性同一性；③性别同一性；④性行为；⑤性角色。其中除第一方面外，其他四个方面均为性心理的范畴。

从人类对于性的认识过程来看，以往只把性活动简单地看作是男女之间的一种肉体结合和繁衍后代的手段，而随着人类对性科学的研究，在生物、心理、社会、伦理、美学、哲学等多个领域开展对性活动的科学分析，加强了对人类性活动的全面认识，从性行为来看，以往认为是无须学习的本能的生殖行为，但现在人们认识到了性行为具有高度发展的社会性。在人类性行为由生物本能向社会化发展的进程中，性心理活动成为联结的纽带，起着重要的决定和促进作用。个体的性心理过程规律和性人格特征决定了其独特的性心理内容，如性观念和性态度，同时决定了其性行为方式。

二、性心理的基本成分

性心理内容包括性无意识和性意识。性无意识（sex unconsciousness）指不知不觉，未意识到的性心理内容。它包括个体觉醒状态时阈限下的性思维和性行为，如某些性意识行动经多次重复而转化为自动化的性习惯行为；睡眠、催眠状态时没有意识到的性心理活动，如性梦、梦遗、催眠时的性心理疏导等；病态或特殊精神状态时未意识到的性心理现象，如性妄想等。性意识（sex consciousness）指人意识到的一切性心理活动总和，即个体自觉的性认知，性体验和性意志行为的统一体，性意识对性行为起着导向作用。性心理的基本成分主要指在性意识层面的内容，包括以下成分：

性心理 ｛
　　性心理过程 ｛
　　　　性认知过程：性感知、性记忆（性表象、性经验）、性想象（性幻想）、性思维（性观念）
　　　　性情感过程：性爱、性美感、性道德感
　　　　性意志过程：性约束、性克制、性升华
　　性人格：性自我意识、性需要、性动机，性能力、性兴趣、性度、人生观和世界观等

（一）性心理过程

性心理过程是人类对性及相关事件的具有开端、进行和终端的完整的心理活动过程，分为认知、情感和意志三个基本过程。

1. 性认知（sexual cognition）

指人脑对性的现象、性的本质的反映过程，即个体对性的认识和察觉。包括对性的感知觉、记忆、思维、想象、注意等心理活动。人们往往先通过对性的感知察觉到性及性相关的事物，逐步产生性记忆，随着性感知和性记忆资料的丰富，形成了对性本质的深刻认识，产生了性思维及性想象等高级的性心理活动。

性认知是每一个体成熟的性认识和性行为的基础，是个体在生长发育过

程中随着性生理发育的成熟和社会经验的积累逐渐形成的，对个体性行为动机和性满意度有潜在的影响，同时也影响着个体性能力的形成，性行为经验的累积是丰富性生活的源泉。

2. 性情感（sexual emotion）

指人类对性对象、性行为是否符合自身需要所产生的态度体验，主要包括性爱、性美感、性道德感等。性情感的形成主要受人的生理需要、社会条件、文化背景、民族传统、价值观念、年龄等因素影响。人类对性的认识过程的结果通过丰富的性情感表达出来。它具有 3 个方面的特点：①两极性：既表现出两性之间的爱恋与思念，又表现出仇恨与嫉妒；②复杂性：既可以深藏不露，也可以表露过度或以相反方向的表现；③动力性：既可成为人们追求性满足，采取性行为的动力，又可以成为人们厌倦、憎恨性行为，消极、悲观、犯罪的驱动力。

3. 性意志（sexual will）

意志是人自觉地确定目的，并且根据这一目的来支配和调节自己的行为，经过克服困难，以实现预定目的的心理过程。性意志是专指在性及其相关事件中的意志表现，性意志对性行为的调节作用表现为两个方面：①推动作用：个体为了达到一定的性目的，将性需要转化为性动机，推动个体为达到预定目的，克服困难，采取所必需的行动；②制止作用：个体性意志可以抑制不符合预定目的的行为，在性生活中实行控制和性调适，约束或克制某些性行为，或者通过性升华转化某些过度的或不良的性行为。

（二）性人格

性人格（sexual personality）是指个体对性及与性有关的事件的社会适应中所表现在能力、需要、动机、兴趣、性格、自我意识、行为等方面的内部倾向性和心理特征的总和。

1. 性自我意识（sexual self-consciousness）

指个体对自身的性、性别、性别角色的认识和态度。其成熟的标志是：

个体能认识到自己生理层面的性、心理层面的性别及社会层面的性别角色；认识并体验到内心进行的心理活动，最终对自己的性别角色持接纳和认同的态度；认识并感受到自己在社会和集体中的地位和作用，并按自身的性自我意识随时调控自己的心理和行为。性自我意识是社会化的结果，是性人格的重要组成部分，是人类性行为区别于动物的主要特征之一。

2. 性需要（sexual need）

是个体对性需求在头脑中的反映。它的根本特征是具有实施性行为的动力性，是引发性行为的源泉。人的需要分为自然性需要和社会性需要。性需要归属于自然性需要，也称为生理性需要，如对空气、食物、水、睡眠等的需要，为人类和动物所共同具有的需要。但人类这些包括性需要在内的自然需要同时具有社会性。因为人性需要的对象和满足方式受社会条件和社会文化的制约，正常人的性需要通过爱情实现。个体对生活中必不可少的性生活、性对象的渴望和追求是性需要的表现，但正常人是能够根据客观条件和社会行为的道德规范有意识地调节自己的性需要。

3. 性动机（sexual motivation）

是一种直接推动个体进行性活动，从而满足性需要的内在驱动力。性动机是以性需要为前提、外部刺激作为诱因而产生的。因此内在的需要和外在的刺激是动机产生的两个必要条件。最易引起性动机的外界刺激是感觉刺激，如妻子身着漂亮性感的内衣，是引起丈夫性动机常见的感觉刺激。性动机也受到个体对刺激的主观反应和自控能力的影响。性动机可分为生理性动机和社会性动机。单纯满足生理性需要的动机为生理性动机，如夫妻间的性行为；出于非性需要的动机，为了获得经济的、政治的、社会关系等方面好处的动机为社会性动机，如卖淫等。

4. 性能力（sexual ability）

是指个体顺利地完成性活动所必备的心理特征，包括性感知能力、模仿能力、性观念、性记忆、性经验等心理品质及爱抚、性幻想、性交等性技能。

性能力的形成和发展来自生活实践，并在性活动中表现出来，它直接影响个体的生活质量。因此，每一位成年人应注重性能力的学习和培养。这样可以提高性生活质量，同时带来身心愉悦和健康。

5. 性兴趣（sexual interest）

兴趣是指个体力求接近、探索某事物和从事某种活动的态度和倾向。性兴趣是指针对性及与性有关的事件的倾向性。它对于个体的性心理和性行为的产生有重要影响，具有导向作用。例如，个体对性感兴趣，那么个体的心理活动和行为就会主动指向性；个体对性缺乏兴趣，其心理活动和行为就会回避性，或在性活动中处于被动地位。

6. 性度（degree of sex difference）

是一个性心理学的概念。是指个体男性化或女性化的程度，是反映某性别个体在性格、气质、行为方式等人格特征的性别倾向性。性度抛开了两性在解剖、生理上的差异，从个体的性格特征、气质类型以及行为特征上区分男性化、女性化或中性化。例如，男性女性化（feminization）就是指男性在行为举止、性格、气质、角色身份等方面具有女性特点；女性男性化（masculinization）则与之相反。男性化或女性化的结果，要么使个体在保持自身性别优秀特征的同时，兼具有异性的优秀特征，使其成为适应社会良好的双性化的人；要么就使其自身性别特征削弱或消失。个体的性度主要受社会因素、心理因素和生理因素影响。

在整体的人格系统中，个体的人生观、价值观、道德观在每个人性心理活动产生过程中起着意识导向的作用。每一个体独特的性意识都是其人生观、价值观和道德观的反映。同时，人类性心理和性行为受到社会文化、历史传统、风俗习惯等文化因素的影响，使得不同个体性心理活动的差异很大。

性人格特征在性心理结构中占有重要位置。个体的性人格特征具有独特性、社会性、整体性和稳定性，其形成受生物因素、家庭教育、社会环境、实践活动等因素影响，在个体社会化过程中逐步形成。个体性人格的独特性决定了他们对性的认知模式和行为方式。因此，性心理障碍者的发病大多与其变态的性人格有关。

第二节　人类性心理的本质

一、人脑是性心理的器官

人类的心理活动是脑的功能，脑是产生个体各种心理活动的物质基础。统领人类性行为的性心理活动的产生同样依赖于脑这一重要器官，因此有一种说法认为，人类最重要的性器官不在两股之间，而在大脑中枢。鲁利亚提出脑的三个基本功能系统假说，认为所有心理活动都是由脑的三个功能系统协调完成的。这三个功能系统分别是调节张力和维持觉醒水平的系统，信息的接收、加工和存储系统，运动的计划、调节和控制系统。三个系统功能之间相互协调，共同完成人类复杂的心理活动。

二、性心理是人脑对客观现实中性内容的反映

人类心理活动的内容不是凭空想象出来的，而都是来源于客观现实。性心理活动也同样如此，是人们在社会生活实践过程中，通过各种渠道和途径对与性相关的客观现实的反映。性心理活动以性生理为物质基础，以性的社会维度为丰富的原料，通过感知、记忆、思维等过程和人格的参与形成。性心理反映的内容是客观存在的，但对客观的性内容的反映都是由每一个具体的人进行的，每一个人都有与他人不同的个体性心理特征。因此，人的性心理反应具有主观性。同时，个体对客观现实中性内容的反映不是像镜子一样机械地被动地反映，而是一种积极地主动地反映过程，是根据个体的需要、兴趣、任务而有选择地进行的，人在反映过程中具有主动权。人的性心理不仅能够认识客观现实中的性内容，而且可以通过意志的作用对其加以改造，在反映的过程中，还能根据实践的检验不断调整自己的性行为，使性反映符

合客观规律，并随时纠正错误的反映。

第三节　青春期性心理

一、青春期性心理发展的阶段

青春期是性成熟的开始，一个人的生理变化是心理变化的基础，其性生理的发育必然带来性意识的发展。在人生的发展历程中，青春期是最令人感到震撼的心理突变阶段。这一时期，包括性意识在内的自我意识迅速发展，个体产生强烈的独立意识。就青春期而言，一般认为，从性意识的萌芽到爱情的产生与发展，大致可分为三个阶段：异性疏远期、异性接近期、两性恋爱期。

（一）异性疏远期

这个时期大约在小学五六年级到初中一二年级。由于青春萌动，生理上出现第二性征，少男少女们因此感到有些陌生，在异性面前产生一种害羞或畏惧心理。幼儿园和小学低年级时的男女生之间毫无拘束，进入小学高年级和初中之后，女生先进入生长高峰，她们的身体发育迅速超过男生，这时的男生对女生的变化感到有些惊奇、尴尬，既羡慕又有点无可奈何。所以男生对女生的疏远往往交织着自尊与自卑。大约两年后，男生也进入生长高峰，很快成长为又高又帅的小伙子，这时女生也开始吃惊了。当男女生各自单独在一起活动时，他（她）们就有说有笑，但是当男女生个别接触时，就表现出腼腆的一面，或故作冷淡，实则紧张，这就是异性疏远期的特殊表现。他们把异性的差异和彼此之间的关系看得很神秘，担心别人看到自己在性征上的变化，认为男女接触是很害羞的事，也害怕与异性接近遭到别人的耻笑。因此他们封闭自己，疏远异性，就连与自己平时最熟悉的异性交往也变得不自然起来。这种对异性的疏远主要是由于在心理上向往异性的朦胧感与羞涩感之间的矛盾造成的。这些现象与性爱无关，是一种好奇与无知并存的结果。

处于这一时期的青少年常常会被一些麻烦所困扰。比如某女生只不过跟某男生多说了两句话而已，结果被同学们传成校园情侣，谣言流传迅速，甚至传到老师或家长的耳朵里，引起不必要的误解。其实，此二人未必真如谣言所说的那样，但经过一系列的传说渲染之后，本来很普通的同学关系也变得微妙起来。经历这种事情的青少年很可能发展出两个极端，要么真的模仿成人谈起恋爱来，要么极度排斥类似事件，故意疏远彼此的关系，甚至将对方视如仇敌。这两种情况都不利于形成健康成熟的人际关系，还可能影响到今后与异性相处的模式。

（二）异性接近期

正式进入青春期之后，随着生理的发育成熟和个人阅历的增加，青少年们向往异性的朦胧感进一步增强而羞涩感减少，男女之间有了渴望了解异性，渴望接近异性的需要。这一时期，男女同学之间愿意在一起学习、一起郊游或参加各种活动，要男女搭配，才会情绪倍增，劲头十足。在初中高年级，男女同学只是开始彼此产生好感。到了高中阶段，他（她）们都想努力克服交往中的不安和羞涩，进一步试探并主动接近对方，但是由于情感比较隐蔽，很少能够达到深层的情感交流。同时，这个时期的异性交往常常比较广泛，往往不针对特定的某个异性，而是对异性存在的泛化的爱恋和憧憬。他（她）们之间的相互吸引属于异性间朦胧情感的自然流露，对于两性关系一知半解，还分不清好感与初恋的区别，常常遭遇心理上的困惑。这是个需要正确引导而非严厉控制的时期，给予男女自由交往的权力，同时教育他（她）们适度交往的原则和底线是家长、老师及社会应当持有的态度。

（三）恋爱期

随着少男少女性生理及性心理的成熟，他们已不再满足于对异性的泛化接近与好感，而是将对异性的爱慕和追求趋向专一化，喜欢与自己爱恋的对象单独相处，而远离集体活动。少男少女在心理特征上有其性别差异，男性表现为对异性真挚的情感，自我表现欲突出以及不知所措地紧张，女性则表现为爱慕、期盼和迷恋的心理。他们通过频繁地约会和交谈，了解对方内在的性格及价值观，不断将情感向纵深发展。这一时期是青春后期，是从青春期进入青年期的过渡阶段，是青春期性意识发展相对成熟的阶段。但青春期的初恋只是爱情的萌芽，并不是成熟的爱情，没有深刻和丰富的社会内容，只是一种盲目而脆弱的爱，伴随着幼稚的冲动。青春期的情感纯真而炽烈，却并没有包含足够的责任。初恋的夭折还会带来许多不良后果，如自我否定、荒废学业、自伤、自杀、吸毒、少年犯罪等。青春期的家庭学校教育应当注重帮助青少年顺利度过初恋期。只有成功经历了这个阶段，才可能逐渐产生和形成真正的爱情，并收获婚姻。

二、性冲动的萌发

伴随着性意识的发展，少男少女会很自然地萌发性冲动。性冲动是一种对性行为的渴望或者冲动，它不仅限于性器官而且也涉及整个身体和心灵。在本能、性激素及情感、记忆与想象等引起性欲望的心理因素作用下，少男少女可出现性幻想、性梦及手淫现象。

（一）性幻想

性幻想是指人在清醒状态下对不能实现的与性有关的事件的想象，是自编的带有性色彩的故事，也称作"白日梦"。性幻想的内容很丰富，包括对异性的性幻想、幻想与多个异性同时谈恋爱、幻想窥视他人做爱、被强暴的性幻想、令异性痴迷的幻想。处于青春期的少男少女，对异性的爱慕和渴望会是很强烈的，但又不能与所爱慕的异性发生性行为以满足自己的欲望。青少年往往会把曾经在电影、电视、杂志、文艺书籍中看到过的情爱镜头和片段，经过重新组合，虚构出自己与爱慕的异性在一起，有的把想象中的情景用文字写出来告诉他人，以达到自我安慰。这种幻想可以随心所欲地编，编得不满意再重新编毫无顾忌地演，演得不理想再重新演。这种性幻想在入睡前、睡醒后卧床的那一段时间以及闲暇时较多出现。部分人可导致性兴奋，女孩性器官充血，男孩射精，有的还伴随手淫出现。这种性幻想在人的青春期是大量存在的，这种性幻想的出现是正常的、自然的。

例如有一位初三的女生，在她的日记中，把她与一位男同学进行性爱的过程描写得非常浪漫。家长看到日记后非常恐慌，赶快到学校去了解情况，老师也非常紧张。结果是一场虚惊，日记是这位女生编出来的。这就是性幻想的表现。

对于一位情窦初开的少男少女来说，在现实生活中很难找到性幻想中的爱伴。理想中的人往往存在于幻想中，而与幻想最接近的就是社会推出的公众人物。尤其是明星演员、著名歌星，给少男少女带来了梦幻般的遐想。所以，少男少女中的追星族较为普遍。一般来说，追星并不会妨碍青少年的成长，反而会让孩子在榜样作用下选择积极的生活。直到有一天，他们觉得自己才是世界上独一无二的，要选择属于自己的生活方式，活出自我，追星行为也就宣告终结了。但过度沉迷于追星的青少年也为数不少，当他们对明星的追捧渗透到生活的每个细节，并因此而放弃现实生活及人际关系时，追星就产生了"自我催眠效应"，导致追星少年在自己编织的白日梦中长眠不醒。

（二）性梦

性梦是指在睡梦中与异性发生性行为，达到性满足的现象。据国外资料报道，性梦的发生率男性多于女性；男性多发于青春期，女性多发于青春后期。性梦也是青春期成熟的正常心理现象，是性生理与性心理反应的一个方面，也就是说，是有生理和心理基础的。从生理上来讲，无论男女，青春期及青春期后，人体内性激素水平骤然增加，尤其是男子，精子和精液在体内积蓄到一定量时便要排出体外，它们是驱动性生理反应的一股强大"动力"，谁也回避不了。在这股"动力"的驱使下，会出现一系列性心理活动，如对异性的向往和爱慕，容易想到性的问题等。随着性器官的发育成熟，男子会出现阴茎勃起与射精；女子则出现阴蒂、阴唇充血等情况。但是，青少年毕竟未婚，这种性心理反应与心理活动被抑制着。医学上对性梦的看法是性梦在本质上是一种潜性意识活动，是满足被抑制性欲望的一种精神活动。它一方面反映性本能和性需要，视为随青春期性成熟过程中出现的一种心理现象；

另一方面作为一种潜性意识活动,是性意识以潜性意识方式的再现。于是出现这种潜意识的性梦,也就不足为奇了。

(三) 自慰

自慰（手淫),是指以手或器具对生殖器官（通常也包括身体其他一些部位,如肛门、乳头等）进行有意识的自我抚弄或刺激而产生性兴奋或性高潮,从而获得性满足的活动。自慰是很正常的现象,不能称之为变态。只要自然的性活动受到限制,自慰就很容易出现。而一旦有了社会性的性行为,就可能抛弃这种方式。青春期的少男少女们,由于性功能的成熟、性意识的觉醒、性需求的产生,有时会情不自禁地玩弄性器官,偶尔出现的性满足使他们开始了自慰。青少年通过性自慰来满足性冲动在青春期是常见的,男、女均可发生,以男性更多见。有资料表明,80%~90%的男性及50%~60%的女性有过自慰的经历。目前认为每月平均1~5次的自慰行为属于正常。自慰的冲动往往是自发的,不一定需要肉体刺激。自慰的结果并不像一些传统中所讲的诸如可导致身体虚弱、元气损耗、性生活障碍甚至不育那么严重。目前,国内外都认为这是一种自然的、正常的、健康的行为。青少年如有自慰行为也不应有任何心理负担,更不要有恐惧心理。尽管性自慰对机体的生理功能没有损伤,但要防止过度的自慰,因为过度自慰会使大脑的性中枢经常处于兴奋状态,长此以往可导致性中枢疲乏,甚至衰竭。这势必会影响正常的性功能。性中枢的衰竭还会使大脑疲劳,出现全身乏力、记忆力减退、注意力不集中、失眠等症状。有顽固性自慰习惯者缺乏对性冲动的抑制能力,对性的关心胜过一切,甚至陷入性的幻想而不能自拔,很难集中精力去学习和工作。女性在自慰后没有"丢失感",精神负担不重,但由于阴道开口浅、大,且与子宫相通,故经常刺激生殖器可能导致感染或异物残留,因此清洁卫生的自慰习惯也很重要。为避免过度的性自慰,青少年可多参加一些社交活动,减少对异性的"敏感性",不要穿太紧的内衣裤,同时经常保持外生殖器的清洁。总之,青少年适度自慰的同时也应当提高自控能力,必要时可接受一些心理疏导。

三、早恋与网恋

（一）早恋

"早恋"已成为父母与孩子之间一个最为敏感的话题，然而什么是早恋呢？早恋是一个科学的概念吗？越来越多的心理学家和社会学家对"早恋"一词提出质疑，认为"早恋"的提法是不确切的，既然是"恋"，就没有一个时间上或期限上的限定。青春期中学生之所以不适宜恋爱，并非他们处在一个过早的年龄阶段，而是他们处于一个尴尬的时期——生理已经成熟，心理还很幼稚。本书由于表述的需要，暂且沿用"早恋"一词，但并不支持"早恋"这一提法。

人们普遍认为早恋是青春期或青春期以前的少年出现过早恋爱的现象，多与环境因素引起早熟性兴奋和性萌发有关；一部分也与孤独、空虚，心理上缺乏支持有关。由前面提到的青春期性心理发展阶段可知，青少年之间异性接近的方式最初都是从群体中开始的，他们互相帮助，有时候三五成群地走在一块儿或者给某一个同学过生日等等。总之，接触的方式是群体式的，但其中经常包含一些彼此之间情感投入较多的少男少女，他们表现出对对方特别地关注，很在乎对方对自己的注意程度，甚至一个眼神一个动作也能够传递信息。这时候的青少年心理状况非常复杂，既有内心对未来的美妙憧憬，又有害怕被家长、老师和同学发现的苦闷。所以，这时候的学生，常常表现为精力分散，成绩下降，造成不太好的结果。陷入早恋之中的少年男女因受到相互的吸引，互相爱慕、互相支持，情绪是欢愉的，情感是纯真的。由于情感处于主导地位，通常缺乏理性。多数人有肉体和性接触的意向，但不一定都付诸实践。相当多的早恋少年满足于温馨的即景般的情感交流和卿卿我我的言语交流。当然，也有一部分人基于性冲动和欲望而发生性行为。早恋是受了外部"催化剂"的性早熟的结果，很难指向一个固定的性对象，对某一异性对象的爱慕或倾倒是非理性的。例如，有的仅是因为对方声音好听而产生恋情；有的认为他的异性伙伴有部带遥控的玩具汽车等等。老师、父母一旦发现孩子陷入早恋的漩涡之中，或许感到震惊、愤怒。他们往往认为这些孩子太不争气，道德品质太差。其实此时少男少女的早恋与道德品质的优劣无关。

在一些情况下，早恋有其益处，这种观点普遍存在于学生中。一些学生认为早恋者常会在成绩上互相追赶，以取得对方愉悦与偏爱，使得成绩上升；也有因为对某人有爱慕之心，从其所好，在生活中处处约束自己，以被爱慕者的标准作为生活的准绳，使得一些原本不良的性格和习惯得到改正，早恋也可以使人锻炼自己的社交能力，增进人际关系。

当前，父母和老师应当认识到青少年性心理成熟提前的趋势，帮助孩子们认识到早恋的利弊。学校可通过组织丰富的文娱、体育活动、社会活动和保护、热爱大自然的活动为青少年提供情感升华的机会。只要针对个体因势利导地给予切实有效的帮助，几乎每一个青少年都能摆脱早恋的羁绊。

(二) 网恋

随着信息时代的到来，智能手机的普及，网络无所不在。人们对网络充满兴趣，甚至长时间沉浸在虚拟世界中。人们进入网络时代的同时，创造了"网恋"一词。网恋是指人们在互联网上通过交流后相识相知，进而将异性朋友间情感升华的现象。年轻的大学生"网上一族"是网络恋爱的主要人员，他们以网络为主要沟通工具，充分利用网络通信的各种方法，如微信、QQ、E-mail、ICQ、网上聊天室、BBS 等来表达感情。

研究表明，网恋者一般有以下 5 种心态：①超越型：理想主义者幻想在网络上能够有超越一切的纯爱情，带有此心态的人往往很容易在网络中坠入爱河，不能自拔；②超脱型：现实生活中爱情与婚姻不可避免的联系限制了人们对情感、美好生活的向往，而在网上可以爱得死去活来，却不必言娶论嫁；③游戏型：有些人只是想在网络上体验一下交友的感觉，既无意于真诚地爱一个人也无意于对自己的言行负责，此种人往往比较潇洒，不必担心被爱情这把双刃剑刺伤；④实用型：由于网络便捷的特点，很多有意于寻找终身伴侣的人把网络作为实现目的的一种手段，他们往往会主动挑明自己的条件和要求，因为他们不想浪费时间；⑤恶作剧型：有些人以在互联网上勾引异性为乐事，当他们成功地勾引到一个异性使对方爱上自己时，就悄悄地退出，对方越是痴情，他们越是有快感。

网恋给人的心灵最大的冲击是它对爱情过程的浓缩，但应当注意，虚拟空间的感情发展到一定阶段的时候，必须引入现实生活，才能获得实质性的进展。生活是最现实的，就像恋人之间只通信不见面容易形成精神恋爱一样，沉溺于网恋是脱离现实的。心理健康的人总是生活在现实世界，他们重视此时此刻的生存，不沉迷于想象的世界里。我们在看好网络交流的方便、广泛、快速的优势时，同时应注意到情感发展的规律性，及时地将网络爱情与实际生活结合起来，赋予其持续发展的动力。如果没有良好的心理素质和心理准备，是极容易因网恋受到心理伤害的。

第四节　大学生性心理

大学生年龄一般为 17~24 岁，就其年龄处于青春期后期与青年期过渡阶段。身体发育已进入稳定阶段，体格、机能素质和适应能力已达到较高水平，心理发展迅速但未完全成熟。同时，由于他们所处的社会环境、社会地位以及文化水平等，构成其独特的性心理。

一、大学生恋爱心理

（一）大学生恋爱现状

大学是一个较为开放、民主的小社会，为青年大学生提供了异性交往的良好条件。同时，他们身心发展基本成熟，因此大学生中恋爱现象较为普遍。据《全国大学生性健康状况调查报告》统计，超过半数的大学生有过恋爱经历。（男生约为 51.7%，女生约为 51.5%），在不同年级恋爱比例有所差异，一般是随着年级的升高，恋爱比例急剧上升；大学生中"正在谈恋爱"的男女生分别占 27.4% 和 30.9%，存在明显的年级差异，高年级明显高于低年级；

而"从未考虑过恋爱"的则相反。以上结果说明,大学生恋爱相当普遍。同时也反映了大学生的心理变化过程,随着性生理的成熟和社会阅历的变化,性心理也发生很大的变化,恋爱心理和行为日益强烈。但由于各种原因,大学生的恋爱关系是相当不稳定的,失败率占有恋爱史的一半左右,值得注意。

(二) 大学不同阶段恋爱的一般心理变化

经过中学阶段的努力拼搏,终于考上了大学,大学生不免产生自傲心理,对别人往往不屑一顾;同时,由于刚进入一个新的环境,学习生活等都需要一个熟悉、适应过程;还有,大学新生往往注重与原来中学同学的交往。因此,一年级学生恋爱的比例较低。到了二年级,经过一年的学习生活,基本上适应了大学生活,也大开了眼界,发现原来"山外有山,强中更有强中手",傲气自然渐消。同时,对新集体有了一定了解,也逐渐融入了新的团体生活,他们开始从心理上"挑"对象。有的同学已开始尝试恋爱滋味。到了三年级,看到部分同学已确定恋爱关系,由于"从众心理"、"虚荣心理"等的影响,心理上开始产生紧迫感,行动上就不敢再多"等"或多"挑",积极寻找机会与异性接触,因此恋爱比例显著增加。到了最后一年级,阵线已基本分明,可供"挑选"的余地不多,许多同学害怕走上社会后更难找到合适的对象,抓紧最后的时间努力寻找自己的"梦中情人"、"白雪公主"或"白马王子"。另外,有一部分同学经过一段时间恋爱,因性格、兴趣爱好不和或者考虑就业等原因而分手。因此,四年级学生恋爱比例一般维持在一个较稳定的水平。

(三) 大学生恋爱的动机

大学生恋爱的原因是多方面的,有主观原因,也受客观因素的影响,真正出于爱情而恋爱的仅占38.0%左右,有相当比例的恋爱是出于非爱情因素。大学生的非爱情因素主要有以下几个方面:

1. 好奇心理

由于生理发育成熟,性冲动与性亲近要求日益强烈,往往被对方吸引、出于了解异性或想尝试恋爱滋味而恋爱，这是大学生恋爱的主要原因，但是这种性爱的好奇心理是不会持久的。或许只有某方面的相互欣赏和认可就走到了一块，或许也仅仅是因为某一点小事看不惯就分手了。殊不知，要达成多方面的默契是需要时间的，要建立一份永久的幸福爱情是需要相互理解、共同努力的。

2. 依赖心理

考上大学后，中学时代的升学压力已不复存在，突然失去精神支柱，生活、心里感到空虚；加之大学生大多是独生子女，习惯了他人的呵护与关爱，突然失去家长的关心，顿感孤独。许多大学生为了得到心理补偿或寻求心理平衡而恋爱。"情感寄托型"的恋爱动机，由于缺乏独立意识和自立能力，极易受挫。

3. 游戏心理

有些大学生受到性解放等观念的影响，加上课余时间多、生活空虚，希望通过恋爱满足与异性交往的欲望。他们怀着游戏心理，追求的是"不求天长地久，只求曾经拥有"，寻求刺激、填补精神上的空虚，甚至发生了婚前性行为。

4. 虚荣心理

有的大学生看到周围一些同学恋爱时的那种幸福和浪漫，便产生了攀比和虚荣心理，觉得自己的各方面条件都不亚于别人，却是孤身一人，怕被别人瞧不起而盲目恋爱。

5. 从众心理

有的大学生自己没有主见，人云亦云。看到同学恋爱或受到早恋、文学作品等的影响而不假思索地盲目效仿。

6. 占有心理

这与高校聚集着才华、风度、美貌于一身的特殊人群直接相关。有些男大学生固执地认为：毕业后还没有男朋友的女孩都是别人挑剩下的。越早挑选，余地就越大。看到自己梦中的"白雪公主"，就迫不及待地想"先下手为强"，占为己有。有些女性看见自己所钟情的"白马王子"时，认为"过了这个村，就没有这个店"，抓紧行动，于是主动献出贞操，试图以最宝贵的圣地换取最忠诚的爱。也有的女性受到"大龄青年"的影响，认为年龄大了就不好找对象，趁现在年轻主动出击。

7. 功利心理

有的大学生恋爱的动机是希望从所爱的人那儿获得某种利益，如在社会地位、经济等方面的补偿，或是在出国、升学、就业中占据有利地位。

总之，在主观上，多数大学生是由于被对方吸引或感情上有所寄托而恋爱，显示出他们的纯真感情。但想尝试恋爱滋味、了解异性而恋爱的也占相当的比例，甚至有少数大学生由于生活空虚、寻求刺激而恋爱；在客观上，同学中恋爱风气、文学作品、课余时间多、性解放观念等的影响是促成大学生恋爱的外部因素。

（四）大学生恋爱的现状特点

由于时代观念的改变和自身生理心理的发育变化，目前大学生恋爱呈现以下一些特点：

1. 低龄化

目前，低年级、低年龄的大学生恋爱呈明显上升趋势。有些同学进入大学后发现，原来严肃紧张的中学生活一去不复返，呈现在面前的是多彩的世界，男女交往不再有家长的"草木皆兵"、老师的谆谆教诲、同学的异样目光，于是，追求自己理想中的爱情。这在一些来自较为封闭、传统的或原来男女交往较少的地区的学生中表现得更为突出。当然也有一些是中学时代"青梅竹马"到大学发展起来的。

2. 公开化

在 20 世纪的八九十年代，大学生恋爱还有所顾忌，一般较为隐蔽。但现在的大学生恋爱不再像以前那样"搞地下工作"。他们一旦确定恋爱关系后，就迫不及待地想在一起，在教室里、马路、在食堂里随处可见他们成双成对的身影。他们不在乎别人的议论或看法，有的甚至以此来炫耀自己。

3. 浪漫化

现在大学生恋爱更多的是注重情感上的愉悦，追求现实的快乐感，而对恋爱是否成功并不那么看重，甚至认为恋爱与婚姻无关。他们信奉的是"不求天长地久，只求曾经拥有"。

4. 快速化

在快节奏的现代生活方式中，大学生的恋爱似乎也变得迅速起来。许多人，特别是男性不习惯那种欲言又止、欲进又退的恋爱花招。他们想爱就爱，想恨就恨，嘴上不明说，行为却很直接。遇到顺眼的姑娘，他们会很快表示自己的爱意。想追谁当面不好说就在电话中说。那种痴痴追求一个女人数年不成，而又不另寻新欢的事似乎已是童话。若被对方拒绝也不会痛苦，而是潇洒地将丘比特之箭射向另一位可爱的姑娘。一旦恋爱确定后，他们的亲昵方式也是快速发展。有的人说，"爱就要爱得轰轰烈烈、惊心动魄"，爱就意味着"奉献"。于是，勾肩搭背已是司空见惯，接吻、拥抱也是家常便饭，爱抚在所难免，婚前性行为也是迟早的事。

（五）大学生恋爱的心理特点

1. 排他性

排他性是抵御任一异性接近自己热恋对象的一种心态。恩格斯指出：性爱按其本性来说是排他的。恋爱是两个异性之间建立于生理、心理和社会伦理综合需要基础之上的、比较稳定和持久的、深切而亲密的情感。真正的爱情是专一的、排他的。青年男女一旦相爱，就排斥任何第三者对其恋人的任何亲近行为。恋爱双方往往把恋人当成是自己的另一半，不允许别人去碰他（她）。如果看到自己的恋人与其他异性亲密接触交往，心里就觉得不舒服，甚至导致感情破裂。

2. 冲动性

冲动性是对热恋对象强烈亲近的一种心理倾向，是大学生恋爱中一个最主要的心理特征。正如恩格斯所指出的：如果不能结合或彼此分离，对双方来说即使不是一个最大的不幸，也是一个不幸；仅仅为了彼此结合，双方甘冒很大的危险，甚至拿生命来孤注一掷。它可能使恋人为了爱情冲破一切枷锁和干涉，为恋人赴汤蹈火，为对方付出自己的全部，乃至生命。在情欲高涨和性爱激发时，又会情感胜过理智，一时冲动，不顾一切后果而发生越轨行为。

3. 波动性

热恋中的男女青年情感丰富，但情绪又极不稳定。对方的一言一行，都会对自己产生很大影响。顺意时兴高采烈，"魂不附体"；不顺意时，则垂头丧气，甚至痛不欲生。

4. 幻想性

大学生恋爱充满浪漫色彩，他们常常独自或两人在一起幻想未来，憧憬美好明天，编织理想的梦。在实际生活中，男女大学生的性幻想却往往存在较大差异。恋爱时，男生容易幻想到性，幻想两性肉体上的接触；女生在爱情上也充满着无边无际的幻想，她们幻想无比浪漫、无比温柔、无比激动人心的情爱过程，而较少幻想两性肉体上的关系。结果是：男性给予女性的往往是肉体上的需求，而不是精神上的食粮，而女性只能从"泰坦尼克号"、"廊桥遗梦"等文学作品中寻求心理上的慰藉，得以"画饼充饥"。他们极渴望男朋友不断地向她表示爱意和忠心，"爱你千遍也不厌倦"。

（六）大学生失恋心理

在倡导自由恋爱的今天，失恋是一个现实问题。在恋爱过程中，经常会碰到这样或那样的问题，可能由于各种原因而走到爱情的尽头。据统计，在有过恋爱经历的大学生中，失恋约占一半左右，而最终真正能够结为夫妻的就更少了。

1. 失恋类型

根据失恋的原因可将失恋大致分为以下几种类型：

（1）幻想破灭型。大学生恋爱往往是浪漫的，充满幻想，对恋爱寄予很高的期望。但当对对方所抱的幻想或期望遭到破灭时，恋爱遂告破灭。

（2）个性相抵型。有些大学生因被对方的某种个性吸引而恋爱。但恋爱后，如果两个人的个性性格相抵而无法调试，又不愿意做出自我牺牲，双方可能针锋相对，唇枪舌剑，爱情旋即崩溃。

（3）第三者插足型。由于"第三者"的出现，使恋爱一方受到诱惑或纠缠，可能导致原来恋爱双方关系难以继续维持。

（4）双方淡漠型。经过一段时间的恋爱后，恋爱双方若都觉得没有兴趣，没有共同语言或幸福可言，于是双方"心平气和"地分手或不了了之。

（5）两地离散型。由于恋爱双方的地域隔阂，距离拉远了双方的情感，时间冲淡了双方的思念，或不甘忍受长期的相思之苦而忍痛割爱。特别当身边出现比较中意的异性时，这种原有恋情的结束就很难避免。

2. 失恋心理

对大学生而言，失恋会对其心理产生强烈的影响。根据失恋的心理变化，可以把失恋大约归纳为以下几个类型：

（1）由爱生恨型。恋爱时是情人眼里出西施，恋人的一切都是好的，甚至连缺点也被美化。但失恋后，心理会受到巨大的冲击，原来的恋人现在形同陌路，甚至痛恨对方的一切。爱得越深，心里就越痛苦，越恨对方，可谓"爱之欲其生，恨之欲其死"。甚至个别同学出现报复心理，认为"你不让我幸福，我也不让你好过"。这是一种不健康的心理，甚至是一种卑劣的、不道德的感情。人有爱的权利，也有不爱的权利，如果对方的确不爱你，强扭的瓜不甜，又何必强求呢？真正的爱情意味着为对方的幸福而牺牲，如果自己真的爱她（他），而她（他）确实认为和另一个人结合更幸福，那就友好地说声"byebye"，祝她（他）幸福。再者，虽然情人不成，但仍然是朋友，不应该视同陌生人，更不应该是见到仇人，分外眼红。

（2）遗弃、孤独型。失恋后感到感情被"戏弄"、"遗弃"，受"屈辱"，心里产生莫名的孤独感和失落感，感到无限的痛苦，这种闭锁心理只会增加自己的苦恼，使自己越陷越深，不能自拔。严重者可能引起精神问题。特别是那些性格内向、感情脆弱的人，失恋后往往表现为离群、冥思苦想，感情无法发泄或转移，可能出现极端行为。失恋后应该认识到自己失去的只是一个人的爱，并不等于失去所有的爱。应该采取开放的态度，把自己的痛苦向朋友倾诉，从中获得一些安慰或鼓励，及时调整自己的情绪。人不只是为爱情而存在，更重要的是自己的理想和追求。与自己的理想相比，失恋算不了什么。居里夫人在回忆她年轻时失恋的那段痛苦岁月时说：我激励自己，我天性中的勇气占了优势，我觉得似乎是从一场噩梦中醒来……我重要的原则是：不要叫人打倒你。人们都应该有这样的勇气和气概面对现实，做生活的强者。从精神上充实自己，战胜挫折和不幸。

（3）宣泄型。有些都大学生失恋后，好像精神上失去了支柱，生活失去了光彩，只有把感情发泄到其他方面，心理才能得到补偿。例如，试图通过抽烟、喝酒来发泄自己的痛苦。但往往是"借酒消愁愁更愁"，这是一种被动的逃避行为，得到的只是片刻的轻松，而换来的是更多的痛苦和惆怅；反过来，又试图通过这些不良行为解放自己，于是形成恶性循环。一些不良习惯往往就此染上。

（4）转移注意力型。有些人失恋后，把感情、精力转移到其他方面，以求得心理平衡。部分同学能收拾破碎的心，理智地把注意力转移到学习工作上，激励自己，以学习工作来抚平心灵的创伤。但也有一部分把注意力转移到其他异性身上。他们认为"天涯何处无芳草"、"好马不吃回头草"，过去的事情就让他过去，从现在起重新生活，积极创造机会与其他异性接触、恋爱，来填补破碎的心灵。也有极少数同学报复心理特别严重，专门寻找与原来恋人最要好的朋友恋爱，来显示自己、炫耀自己、刺激对方，来满足自己的虚荣心理，寻找心理上的平衡。

3. 失恋的心理调整

如何及时调整失恋所带来的心理压力是一个很现实的问题。失恋后应尽快恢复心理平衡，使学习生活得以正常进行。心理调适的方法主要有以下几种：

（1）倾吐。把自己的烦恼和苦闷向知心朋友倾诉，并接受他们的抚慰，也可用日记的形式把自己的心情记录下来。虽然有时朋友或日记并不能解决什么实质性问题，但倾吐后可以减轻心理压力，心里会平静一些。

（2）转移注意力。可以通过走向大自然，积极参加各种娱乐活动和社交活动来解脱苦闷的情绪。广阔大地能开阔郁闷的胸怀，锦绣山河能复苏僵死的心灵，多彩世界能重新唤起对未来的憧憬，各种活动能重新点燃对生活的乐趣。

（3）升华型。它是转移注意力的一种特殊类型。把自己的精力投入到学习、工作和事业中去，使自己在忙碌中无暇自怜、自恨、自怨，从而逐渐忘却伤心的往事，同时能从修养上更上一层楼。

（4）反向思维。有些人失恋后，对对方仍然念念不忘，割不断、放不下，导致心情郁闷。此时可以反向思维，来一点阿Q精神，则可能利于抚平心灵创伤。多想对方的不足，多分析自己的优势，"天涯何处无芳草"，鼓足勇气，迎接新的生活。

失恋是意志的磨刀石。莫里哀说过：爱情是一位伟大的导师，教我们怎样做人。失恋是痛苦的，但真正让人痛心的是一蹶不振的绝望之情和在缺乏理智的情况下，一时冲动所做出的让以后后悔莫及的错事。失恋后，真正能帮助自己的只有自己，关键是转一个弯，换个角度来看待整段恋情。应该重新振作精神，从失恋中的阴影中走出，面对未来，面对新生活。

总之，失恋不等于失败，失恋失去的只是一段恋曲，不该是自信和自尊，更与个人的好坏无关。失恋并不意味着你不够好，只是你们彼此并非对方最喜欢的、最渴望的。

（七）如何看待大学生恋爱

恋爱是大学生普遍关心的话题。近十多年来，大学校园中的恋爱现象日益普遍，社会对此看法不一，社会学家、心理学家、教育家对此也感到非常棘手。现在，大多数高校一般采取既不干涉，也不提倡的态度，但往往又陷入放任自流、缺乏引导的漩涡。根本的问题在于能否正视与承认大学生谈恋爱这一自然需求和客观现实。有的同学恋爱后成为学习的动力，在学习上相互促进、相互帮助；有的同学恋爱后专心恋"爱"，对其他的事情漠不关心……因此，大学生的恋爱利弊与否，要看当事人对恋爱如何理解，抱什么样的态度，把它放在什么位置上，而不能一概而论。我们应该正视大学生恋爱这一客观事实，并给予尊重和理解，对于大学生的性问题，不能压制，也不能默许，只能疏导；不能搞空洞的道德说教，而要用科学知识武装他们，并进行贴心的感情教育。对大学生恋爱的教育应成为大学生思想品德教育的一个重要内容，其重点应该是什么是正确的恋爱观，恋爱摆在人生中的位置。把感情与道德结合起来，把爱情、婚姻与性三者统一起来。大学生恋爱是青年人的心理要求和权利，但正确行使这一权利需要有高度的修养，并付出大量的时间和心血，而大学的四年生活极其短暂，是为今后事业打下基础的关键时期，当你还没有足够的能力和精力把爱情和事业一起抓时，应该冷静思考，千万不要盲目涉足爱河。而当你已在爱河中荡漾时，首先应该理智对待，正确处理爱情与学业的关系，把爱情动力放在学习上，促进双方共同进步；其次，应注意把握恋爱的分寸，避免过早发生性关系，更不要"见色忘友"，多参加一些集体活动，培养同学间的友情。

二、大学生择偶心理

常言道："男大当婚，女大当嫁"。青春期的青年到了性成熟中后期，自然就会出现爱慕异性和追求异性，渴望接触异性，产生一种强烈的择偶愿望。他们在思考着自己理想中的"白马王子"或"白雪公主"应该是什么样的人，希望从众多的异性中选择一个作为与自己共同生活的伴侣或专一的性爱对象。这是大学生的情爱从泛化到专一化的必然过程。

（一）择偶一般心理标准

择偶标准即是人们常说的选择婚恋对象的条件，获得爱情、结婚是每个人的终身大事，选择怎样的人作为未来丈夫或妻子自然就成为人们经常关心或考虑的问题。男女择偶标准因社会、时代、民族、文化、自身条件和家庭背景等条件不同而有所区别。

1. 外貌方面

男性比较重视女性的外貌美。这也是女性引起男性注意或吸引男性的首要因素。女性对外貌的要求则不太严格或不太看重。即使都注意异性的美，男女性的审美观也有所不同。男性一般看重的是女性的外表美，即身材、脸盘、五官、肤色、装饰等，具体来讲，要求女方身材苗条，丰满性感等，即使不那么理想，男性也希望自己的恋人应该"对得起观众"。女性也往往是从这些方面显示自己的漂亮和魅力。一些男性在看待女性外貌上存在矛盾心理。恋爱时希望恋人性感漂亮；而当准备步入婚姻殿堂时，过分漂亮的恋人有时会使男性产生退却心理，特别是对一些自身条件不够理想的男性尤为如此，他们担心以后自己能不能"守"得住性感的妻子。女性看重的往往不是男性的外貌，而是"男子汉"的气概，比如风度潇洒、举止大方、身材魁梧等。

2. 在性格气质方面

男性较重视女方温柔、宽容、聪明可爱、活泼开朗、有个性等特点，而女性既重视男性的刚强，又重视男性是否能关心体贴人。

3. 在思想品德方面

男性重视女性贤惠、作风正派、忠诚老实、通情达理、孝敬老人等品质；而在这方面女方的要求较高，她们要求男方思想要进步，要有事业心、有上进心、忠厚老实、感情专一等。一些女性在看待男性思想品德方面存在矛盾心理。恋爱时，有雄心壮志、远大理想的男性往往会使女性倾心；而结婚后，男性把全身心精力都投入到事业上则会使妻子陷入痛苦的境地。

4. 在知识能力方面

男性对女性的要求较低，男性一般只要求女性能善理家务就行，甚至有人认为"女子无才便是德",至于其他方面的能力要求不高,甚至觉得无所谓。在一些男性眼里,女性的知识水平高于自己比自己能干,反而会带来一定的心理压力。这可能与他们的自信心和自尊心强有关。

女性较重视男方"干大事业"的能力,希望自己未来的丈夫文化程度高,知识丰富,才华横溢。她们往往会以此为荣。

5. 在志趣爱好方面

在志趣爱好方面,男性对女性的要求不高,他们往往认为"顺着红毡就能顺利走到厨房"的女性是最好的(结婚后妻子能料理好家务,而不希望志趣爱好太广泛,经常独自出入社交场合);而女性的要求似乎比男性高些。她们往往要求男性在文学、艺术、哲学、科学、体育等方面均有一定的了解,有较高的艺术修养,兴趣广泛,爱好多样。这与她们的依赖性较强有关。当她们不知道某事时,总希望从恋人那儿得到满意的回答,并从中得到心理上的满足。

6. 在社会地位和社会背景方面

男性在这方面的要求不高。因为他们比较自信,相信自己有能力改变现状;而女性的要求比男性高得多。她们重视男性的政治面貌和社会地位,重视男方的经济实力和工作单位,这也是她们依赖心理的一种表现。特别是对于一些社会青年,这一方面的要求更加严格,比如有些女性的择偶的标准首先是房子或车子等。

总之,男女青年在选择自己的配偶时有明显的差异。首先男性对对方的相貌要求较高,其次是性情温柔、情感细腻等,也就是说情感色彩较浓;而女性选择对象时,理性色彩较浓,她们择偶条件不仅全面,而且有时近乎苛刻,可以概括为思想健康、品德高尚、才华出众、性格优良、体貌端庄、职业显赫、经济宽裕等。

(二)择偶心理模式

然而,人非完人,人不可能是"十全十美"的,这就使得人们在择偶时可能有所侧重。由于每个人的生理、心理需求不同，家庭环境与社会阅历不同，会产生不同的择偶心理模式。

1. 外倾型择偶心理模式

这类人选择恋人时侧重于容貌、身材、言谈举止、风度等外形特征和大方、开朗活泼等性格特征，具体来说，此类择偶心理模式的女青年一般选择身材高大、相貌英俊、举止潇洒的男子；男青年则一般选择如花似玉、身材苗条、温柔善良、活泼可爱的女性。

2. 内倾型择偶心理模式

这类人在选择恋人时侧重于知识丰富、有修养、有才华、品德好、诚实稳重的青年。具体来说，女性往往选择事业心较强、才华出众、为人正直、忠厚老实的男性；男性则选择有较高素质修养、勤快能干、用情专一、体贴入微的女性。

3. 求全型择偶心理模式

这类人的择偶标准最为苛刻，他们要求恋人十全十美，完美无缺。具体来说，女性要求自己的恋人应该是运动员的体魄、演员的容貌、科学家的才华、外交官风度、服务员的殷勤；男性则要求自己的恋人是舞蹈家的身材、明星的容貌、学者的修养、贵妇人的气质、厨师的本领。

4. 精神型择偶心理模式

这类人以追求精神上的满足为主要倾向，而性爱的要求则降到次要地位。这种人往往对对方有一种敬佩或敬畏之情，或是一种报恩或怜悯之心。

5. 事业型择偶心理模式

这类人追求的是共同的理想目标，希望寻找的对象在事业道路上双方能够相互帮助、相互促进、共同发展。决不会为了儿女情长而放弃自己的事业。

6. 经济型择偶心理模式

这类人主要是从个人的经济利益、生活享受的追求出发，把经济条件作为寻找对象的主要条件，而其他条件都处于次要地位。

7. 政治型择偶心理模式

这类人把择偶作为自己的政治筹码，通过择偶来获取一定的社会地位或政治地位，为自己的政治生涯铺路。他们看中的往往是对方的权利和地位，而不是其本人。

8. 情感型择偶心理模式

这类人往往是一种理想主义者，但同时又具有坚忍的意志。他们以感情的满足为首要条件，是爱情至上主义者，只要相爱，其他长相、才华、人品、经济、地域、父母态度等一切条件都可以不顾。

9. 忘年型择偶心理模式

这类人在择偶时，突破了年龄上的界限，喜欢比自己年长的异性为恋人，喜欢成熟美，感到这样才能在情感上有更大的满足和安全感。

择偶心理虽然有多种模式，但每个人又是活生生的，受到诸多因素的影响，因此择偶心理也不是单一的。对于个人而言，往往同时具有多种择偶模式，只不过是某一种模式占主导地位而已。

择偶的目的是为了找到自己的意中人，结成夫妻共度人生。择偶心理端正与否是很重要，它不仅决定着人们今后一生的工作和生活，而且对性生活也有重要的影响。健康的择偶心理会促进未来夫妻情感融洽、性生活和谐美满。相反，不健康的择偶心理常常导致婚后夫妻不和，以致婚姻破裂。

青年大学生应当怎样选择自己的对象才是理智的呢？莎士比亚说过：爱情是理想的一致，意志的融合，而不是物质的代名词，金钱的奴仆。选择配偶时应该从中得到启示。爱情、性爱与婚姻在正常情况下是统一的。但在某种情况下，三者有时是相对独立的。有爱情不一定有婚姻，有婚姻不一定有爱情，有性爱也不一定有爱情和婚姻。只有爱情、性爱与婚姻完美统一才是人类获得快乐、幸福和健康的强大心理动力和精神源泉。否则，婚姻是不会美满和幸福的。因此，理想的择偶应是形态美与心灵美的结合，而更重要的是心灵美。也就是说爱情的核心是精神而不是物质，追求的应是志同道合，彼此性格、爱好、习惯等方面的默契与包容，不应苛求对方的地位、经济条件或容貌等因素。

三、学生婚前性行为心理

（一）大学生婚前性行为的心理动机

爱情的道德纯洁性是人类灵魂的一面镜子，理智和意志需要成为性欲高度警惕的哨兵。具体地说，一个人在产生性欲以前，应当为心灵之美所陶醉，应当对他人怀有极大的道德责任感，只有在这种情况下，才会有牢固的真正的爱情。然而，在当今社会里，由于社会的复杂性和各种利益的影响，大学生的婚前性行为有各自的目的和动机。归纳起来有以下几个方面。

1. 崇尚性自由观念

近年来，随着西方文化思潮的涌入及我国性文化的泛滥，冲击了有着很深文化积淀的传统性道德。有些青年人盲目崇尚西方的种种性自由观念，想冲破所谓传统性道德观念的自我意识非常强烈。有的女青年说："我们正面临八方大潮冲击，再理智的女性也会感到困惑……"道德的音乐盒已安抚不了当今一些青年人矛盾且痛苦重重的灵魂与肉体，她们的性观念已和原始本能需要画上了等号。因而，有些青年人认为："既然已经成熟了，那么满足自己的欲望是生理需要。"有的说："只要自己爱的快乐就行，"也有的说："怀孕怕什么，性爱没有罪。"、"女人不做一回人流不算一个完整的女人。"根据《全国大学生性健康状况调查报告》，有 38.5% 的男性和 13.3% 的女生对"贞操观"持无所谓态度；将近 60% 的大学生对"性解放"持"不应干涉，不反对"的模棱两可态度，有约 10% 的学生认为应提倡性解放，甚至有 45.5% 的男生和 26.8% 的女生认为"未婚同居是现代生活的一种方式"。观念一变，行为随之而变，当他们的爱情还处于不知道如何理智地去驾驭生活之舟时，就被欲望洪流冲得不攻自破，发生了不该过早发生的性行为，有的与恋人周期性地发生关系，有的虽已预感到两人不可能最终成婚，但那种特殊的关系仍一如既往。扭曲的性关系使扭曲的性行为一发而不可收，结下了"不负责任的恶果"。

2. 满足对"性"的好奇与探秘心理

在当今文化环境中，性已经渐渐撕去了遮遮掩掩的面纱。对于大学生来说，已不是"谈性色变"，羞于启齿，而是谈性欲如同谈食欲似的轻松、正常。但由于许多书籍刊物偏重于性器官、性生活内容的介绍，性心理、性道德教育缺乏，加之影视中性爱镜头的增多，以及在马路、大街上搂腰搭肩、拥抱接吻现象时时映入眼帘，这种文化氛围使他们萌生对性的朦胧意识和好奇心理更加深化与现实化，由原来对性比较无知发展到已不满足于书刊上所介绍的和影视屏幕、马路大街、娱乐圈、月光下所目睹的，而是要亲自去尝试、探秘，以至于在恋爱期间，有时主动好奇地提出、不拒绝或迎合对方提出的性要求。全国大学生性健康状况调查报告表明，许多男性大学生是为了满足自己的性要求（约为 78.9%）、追求感官快乐（58.1%）提出性行为的，更多的女性大学生（约占 69.3%）则是为了迎合、满足对方的要求而进行的。有 58.8% 男生和 50.8% 的女生是在一时好奇冲动下发生性关系的。

3. 追求所谓"新"的恋爱方式

当今，中国社会已进入高层次、快节奏、多色彩时期，生活方式在改变，恋爱方式也在变。有些大学生错误地认为，现在的恋爱方式就是动辄发生性关系。有的女大学生说："爱就要爱得轰轰烈烈，爱就要爱得赤裸裸，爱就在于奉献"，"我们不求天长地久，我们只求曾经拥有"，"常规的爱不完整。真正的爱，应该体现出博大。既然爱他，那我什么都可以给他"，"爱就该给被爱者自由，何必等到结婚以后"，"已经是二十一世纪了，含情脉脉没意思，我要走在历史的前面"等。在追新潮的心理支配下，他们很快从初恋进入到热恋，由边缘性性行为上升至目的性性行为。如痴如醉地拥抱、亲吻、爱抚，激发起性生理本能的强烈冲动，使理智难以抵御。为了追求感官快乐而一时冲动下发生性行为的大有人在，男性尤为明显。一项调查发现，有44.7%的女性在恋爱半年之内与恋人发生多次性关系。按我国性道德规范，男女恋爱期间的性行为，最亲密的形式也只能是接吻、依偎、爱抚，只有在婚姻关系得到法律承认的条件下，方能发生性行为。随心所欲的"新潮"行为是缺乏责任感的表现。特别是在追求个性的今天，一些人不仅"实践"着"新潮"，甚至把"新潮"加以记录和传播，以此来炫耀自己，"艳照门"、"日记门"、"兽兽门"……给社会带来极大的负面影响。

4. 感激恋人对自己的倾慕爱恋之情

虽然她们也懂得女子贞操十分重要，绝不应该轻易奉献，但在男女倾慕爱恋之情不断激荡下，便坚守不住防线。有的或因男友对自己殷勤备至，在学习、生活上给自己以极大地帮助，或因男友为自己亲属解决了许多困难而作出了很大牺牲，常常感到于心不安，报恩和感激之情油然而生，"我拿什么奉献给你，我的爱人"在她心中回荡。当男友提出性要求时，担心拒绝会伤他的心，于是"我无以回报，只有以身相许"。把满足男友的性要求当作感激他深情厚谊的回报，这类情况在调查中占18.3%。

5. 占有心理

有的大学生感到男友或女友符合自己的择偶条件，是理想中的"美男子"或"俏佳人"，一见钟情，大有"过了这村没有这店"之感触，在恋爱过程中表现出主动。有的男性怕女性"另有新欢"、"先下手为强"，认为这样就可以据为己有，有的女性为了占有男性的心或不想被男方抛弃，采取了这种所谓"能拴住男人的心"、"以性锁情"的行为，造成"木已成舟"、"生米煮成熟饭"的效果。"我怕失去他，"某高校一位女生说，"我很爱他，我几乎是一见他就被他迷住了，但他总是犹豫不决。而且，他太理智，想得最多的不是我，而是以后的工作以及家庭是否干涉等等。可我一刻也离不开他。"这个女生很自信地认为："他是个老派男生，只要我们发生了性关系，他就会负起责任，再不会离开我了，因为如果那样他就会受到良心上的谴责而永远背上沉重的十字架。"其实，这位女生并没有领悟到爱的真谛。爱是相互吸引的，她即使用祭献式的真诚拴住了他的肉体，却不可能唤醒他心灵深处酣睡的爱。换一种角度讲，她最多只懂得爱的给予，却并没有弄明白爱的真意，得不到相应的回报。这种行为当然是既不成熟又不明智的拙劣之举。

6. 使爱情关系升级

许多大学生把"性"作为衡量爱情的尺度，认为只有性方能维持爱情、发展爱情，有的认为，婚前发生性关系是恋爱的程序化要求，必经之路。提早发生，可以早日确定关系，使爱情升级、深化，加固双方凝聚力。有的认为，这种关系迟早要发生，不如"先上车，后买票"。在这种性爱观念的支配下，他们过快地获得或献出了自己的全部，有一半以上的大学生是为了发展爱情而发生性行为（男性为58.8%，女性为57.5%）。

7. 拒绝环境阻力

这是爱情心理发展过程中的反向效应。恋爱中的大学生男女，当经过一番了解确定恋爱关系后，总希望得到周围环境中的人、特别是父母亲和朋友的支持和赞许，但如果遭到意外的粗暴干涉、他人干扰、父母竭力反对、亲友百般阻挠，他们不但不终止恋爱关系，反而更热情、更密切，以"生米煮成熟饭"的既成事实来拒绝这些阻力，促使恋爱成功。

8. 换取虚荣心

当今社会，随着市场经济大潮的不断冲击，部分大学生虚荣心极强。这些大学生以婚前性行为为代价，来换得社会地位或经济等方面的补偿，或以婚前性行为相要挟，达到自己的目的。

以上是大学生婚前性行为的主要心理动机，它反映出青年男女在性认知、性意识、性观念、恋爱观等方面存在很大差异性、片面性，应当引起教育机构及社会有关方面的高度重视。

有一半左右的大学生，他们婚前性行为的动机是很单纯的，是为了发展爱情，在一时冲动下进行的，情侣在感情加深时，往往会情不自禁地产生性的欲望并进行性尝试，这是可以理解的。满足性欲可能会加深双方的恋情；但也有可能向其他方向转化，值得大学生冷静对待。

(二) 大学生婚前性行为的特点

大学生婚前性行为具有以下特点：①具有突发性，特别是第一次婚前性行为，往往是在无心理准备的情况下突然发生；②自愿性又非理智性，大学生已是青年，较少被别人胁迫，大多在双方自愿的却并不理智的情况下发生性行为；③反复性，由于年龄、观念和心理的影响，一旦冲破这道防线，以后的事情就"简单"的多了。便不再过多顾虑，还会多次反复发生。

(三) 大学生婚前性行为的危害

在婚前性行为上，男女的性心理和性生理变化是不同的。首先，从性观念上看，男女均存在矛盾心理，在男性，他们虽开放、轻率和态度随便，但这是对他们自己而言的，而对自己的恋人则要求她们绝对忠诚、绝对贞洁；在女性，她们自己较注重感情和贞操，注重舆论对她们的评价，但对于自己的爱人，则比较宽容，往往能包容、原谅对方。其次，在恋爱中，男性具有很强的占有欲和冲动性；而女方的自制力较弱，意志不够坚定，在情欲高涨时，往往无法把握分寸，在不知不觉中容忍了对方的要求。正因为男女在社会舆论、心理和生理等方面的差异，尽管在婚前性行为中，男女双方在性欲和其他动机方面都可能获得了一定满足，但女性多处于被动、不利的地位。从近年来全国部分地区对未婚人流者的调查结果来看，婚前性行为给当事者，特别是直接给女方所带来的不良后果是毋庸置疑的。

1. 婚前性行为使双方承受很大的心理压力或痛苦

婚前性行为给当事人双方，特别是女性带来了巨大压力。有时婚前性行为是女方主动提出的，而更多的时候是在男方要求，女方迎合或抵御不了的情况下进行的。在婚前性行为前后，男女双方的心理状态各不相同。对大学生而言，男女双方对婚前性行为都有一定的非法感，他们均怕被别人发现，处于紧张、恐惧、害羞状态之中。由于男方性冲动很强烈，他们的婚前性行为大多是在性欲高涨时突然发生的，很少采取避孕措施或根本就不知道如何避孕，很容易导致怀孕。一旦发生婚前性行为，女性往往在一段很长的时间内处于"怕被人发现"和"担心是否怀孕"的恐惧之中，很少女性感到欢悦。这种压力是男性无法理解的。有调查发现，约60%的女性在婚前性行为后感到后悔，无快感可言。

在极度紧张、恐惧等心理状态下仓促进行的性生活根本谈不上和谐，而初次性生活的不和谐往往会产生心理压力，有可能会影响到婚后正常的性生活。

至今，我国社会上的大多数人，尤其是男性，对女性的"贞操"并非不在意。因此，婚前性体验和婚后生活中伴有的负罪和紧张心理，会给今后的性生活埋下隐患。

婚前性行为没有法律保证，女方因被抛弃而受哑巴吃黄连之苦，就会对男方怀恨在心；有的男性在发生性行为后，由于各种原因最终不能走到一起，觉得自己的感情被愚弄或被出卖，于是产生报复心理，导致变态心理的出现。

2. 危害身体健康

婚前性关系大多是在无准备、性欲高涨时发生的。此时很少顾及卫生和避孕问题，可能带来阴道损伤和泌尿生殖系统的感染。有的女性因害怕受到社会舆论和道德谴责，怀孕后找那些江湖医生，在极不安全的条件下偷偷流产，使生殖器受到很大损伤，很容易引起大出血、感染等，导致婚后不孕、习惯性流产、宫外孕或早产的概率大大增加，甚至影响到以后的生育能力，甚至生命健康。流产后又怕被人发现，坚持学习工作，得不到充分的休息和营养，严重影响身体恢复，给身体带来很大的伤害。医学研究和临床资料表明，人流对女性可造成月经量少、闭经、性冷淡、不孕、再次妊娠易导致流产、子宫内膜异位症、生殖器官炎症、前置胎盘、胎盘粘连植入、子宫穿孔、产后大出血，甚至引起宫颈癌等。此外，婚前发生性关系而不能结婚者，多个性伴侣的可能性更大，容易导致性传播疾病的发生。

3. 使恋爱关系失去平衡

婚前性行为使恋爱关系出现不利于女方的方向发展。在未发生婚前性行为时，恋爱双方是相互平等、自由选择的关系，可发生之后情况则有所不同：①双方吸引力比过去减弱。原以为两性关系很神秘，现在变得"不过如此"，过去的光彩、魅力显得不夺目，不充满力度了。②女方再选择机会减少。原来男方十分迁就女方，自女方委身于他之后，便以为"她再也离不开我了"、"非我莫属了"，故对女方开始态度随便、任意支配；反之，发生性行为后，女方的依赖心理明显增强。由于害怕社会舆论和道德谴责，很多女性觉得自己已是他的人了或担心害怕男方变心，唯恐被抛弃，处处迁就忍让对方，极力想维持现有关系，从而失去了相敬如宾的感情基础，妨碍了彼此了解及理想情操的培养，即使发现他有较大缺点，可事已至此，只得将就成婚，贻误了终身大事，从而破坏了婚后家庭幸福。他们可能因一念之差的性行为而铸成不称心的婚姻；③使男方对女方的猜疑开始萌生。恩格斯曾讲：性爱是排他的。女性如此，男性也不例外，男子总希望女友只信任自己，对自己开放，一旦与之发生关系，便又开始猜疑女方，"她对别人也是否这样？"若过去女方谈过几个对象，这种疑心就会加重，或导致中止恋爱关系，或婚后生活不和谐。因此，随便的"给予"，可能得不到对方的珍惜，甚至连最起码的信任都没有。

4. 使新婚蒙上阴影

新婚是人生最快乐的事件之一，但婚前有过性行为或新娘子已有孕在身，这样的新婚就会失去应有的欢乐，使新婚蒙上一层阴云。对他们而言，结婚已没有新鲜感，只不过走走形式。

婚前性行为往往是在提心吊胆、唯恐别人发现的"负罪感"心理状态下进行的，缺乏良好的性生活环境，双方不仅难以从中体验到性快感，反而留下了痛苦的性经验，容易造成夫妻一方的性功能障碍，如性冷淡、阳痿等，导致夫妻性生活不和谐。

（四）如何看待大学生的婚前性行为

有70.0%的大学生对婚前性行为持不同程度的赞成态度，他们认为双方愿意就行、以后能结婚就行、不让人知道或不怀孕就行。其实，这些想法是不可取的。因为婚前性行为是复杂的心理过程，同时又受到社会伦理道德、法制的制约，不能简单、盲目地赞同。

从一定意义上说，爱情的魅力在于它的神秘性，爱情的神秘色彩必须在两性之间保持一定的审美距离才会产生。这一点在初恋阶段最容易感受到。男女初恋时，生理和心理等方面都保持较大的距离，一切都显得新奇、神秘；只要彼此能见到，眉目传情就够陶醉了。越是互相保持审美距离的恋爱，就越是迷人，越会让人陶醉。但婚前性行为的发生，容易产生"假性亲密感"（即亲密的假象），好像两人亲密无间，其实不然。性行为的发生就意味着爱侣间的审美距离的消失，它有可能对情爱的魅力造成极大的破坏，那种浪漫色彩就会破灭，爱情的神秘面纱也会被揭穿，一切都会变得裸露无余。也就难以体会到神秘的魅力和距离的美感了，两性之间的其他交往就会变得平淡无味，爱情的神圣性就会遭到亵渎。如肉体关系成了维系爱情的唯一纽带，这种关系是相当脆弱的，甚至是不堪一击的。

随着情爱关系的发展，恋人间必然会有不同程度的性接触。同时性爱反过来又可增进情爱深度。从情爱到性爱的发展，将给人们带来无限的乐趣和生活动力，增进人们的身心健康。问题的关键是，在恋爱过程中性接触既不可回避，又不可轻率。

性行为作为爱情的最高阶段，若过早品尝到"免费的午餐"，轻而易举地占有一个异性，在大多数情况下会降低爱情的亲昵意义。他们就不会感受到爱情的神圣性和庄严感，就不会珍惜现有的爱情。有了性经验之后，他们的性欲明显增强，而且往往只有通过再次的性交才能得到满足。对爱情中的情感交流或结婚的热情大为削弱，而更多的注意力集中在肉体关系上，追求感官快乐和享受，追求性欲的满足和生理快感的体验，很容易导致性行为的泛滥。有人说："有人把献出贞操看成忠于爱情的一种表白，结果使恋人交往中的情欲冲动支配了爱情，从此爱情的光华骤然暗淡，爱情的纯洁性遭受践踏，人格也随之降低。"

婚姻与性的统一仍是我国最重要的道德标准之一，我国历来提倡性行为的圣洁性。大学生婚前性行为虽然双方自愿，不存在暴力，但没有法律保证，不存在夫妻之间的应有的义务和责任，会产生一系列的纠纷和严重后果。当男女恋爱发展到一定阶段，互相抚摸、依偎及在热恋中的拥抱、亲吻都是可以理解的，但这种亲昵行为应当含蓄、适度，应当出自对对方的热爱和尊重，应该用高尚的道德情操来提高自己的性抑制能力，不能放纵自己，否则男方可能得寸进尺、越进雷区，女方也可能半推半就地接受对方的"盛情"。爱情是对人性最严格的检验，真正的爱情能使理智有助于感情，能向感情注入道德力量，使内心活动在道德方向趋于高尚。具有较高修养的男女青年，总是在热恋中有持重，在亲密中有羞涩，在炽热的感情中注意举止端庄，在爱情问题上需要自我克制和自我约束。具体讲，对于男性，应该具有高度的责任感。爱情不只是快乐，更重要的是责任，对恋人负责，对社会负责。一个有修养的大学生，应该不断纯化自己的性价值观，善于把肉体结合的欲望升华为更为深沉的情爱，不在初恋时做热恋中的事情，更不要在热恋时做婚后的事情；对于女性，应该自尊、自爱、自强、自重，要有自我保护意识。注意自己的言行举止，明确自己的权利和责任，切勿为了爱而忍让对方过分亲昵的表现，要学会说"不"。如当男子说"你必须以实际行动来证实你对我的爱"时，姑娘们应该明确表态："你若真的爱我，就应该尊重我的意愿。"一个有修养的男子便会停止鲁莽的举动，而一个玩弄女性成性或道德败坏者往往会死缠不放。遇到后一种人还是早日分手为好。这是自我保护的必要手段。越是自重、自爱、自尊的女性，就越会得到男性的尊重和追求；而越是随便的给予，则越得不到尊重、爱护和珍惜，甚至连最起码的平等相待都得不到。

爱情的忠贞与否不能用是否发生性行为来衡量。保护和发展爱情需要男女双方感情的专一和呵护，需要理智与尊重。若把性欲强加给对方，或以性行为相要挟，就超越了爱情的范围，是一种不道德的行为。

第五节　健康性心理

性心理就是有关性的心理活动，主要体现在性意识、性情感、性观念、性需求及性的自我调节等方面。健康的性心理则是在上述诸方面都符合社会文化的道德规范，有利于个体身心健康的发展。反之，就是不健康的性心理。

一、性心理健康的标准

世界卫生组织对性心理健康的定义是：通过丰富和完善的人格、人际交往和爱情方式，达到性行为在肉体、感情、理智和社会诸方面的圆满和协调。性心理的实质是主体生理物质条件与社会化环境相互作用的结果，而性心理一旦达到了个体的"成熟阶段"，它就会具有相对的独立性。性心理是指围绕性特征、性欲望和性行为而展开的所有心理活动，是由性意识、性感情、性知识、性经验、性观念等构成的。主体的性心理是建立在个体脑组织、内分泌和性器官的成熟以及性法律、性伦理道德、性文化等一系列因素构成的性社会环境基础之上的。个体性心理的发育、演变，要经历性角色、性取向、性价值观念等方面的形成和演变过程。性心理是人格的重要构成部分，性心理健康也是心理健康的重要标志。

二、性心理健康的具体表现

性心理健康表现为：主体具有良好的性伦理道德观、性阈限水平适度、面对各种不良刺激和诱惑有较好的自制力、在工作和生活的方方面面能够与异性建立起积极有效的关系、自身性行为和节律符合健康要求。健康的性心理有利于个体身心健康的发展，它主要包括以下几个方面：

1. 健康的性意识

包括正确的性别认同，正确的性对象及正确的性行为意识。动物有雌雄之分，人有男女之别，从这一点上来讲，人与动物具有相同的性社会角色。分清男女不同，正确的性行为需要异性对象，这是健康性意识形成的根本。形成健康性心理也包含了个体对性知识的正常渴求。

2. 健康的性情感

这是指正常的异性吸引（包括异性的外形美与内在美、仪表、接近、互补等）；从友情到爱情的转化；情爱与性爱的结合等。健康的性情感应该是在正常的异性间相互吸引的基础上逐步形成和发展的。正常的异性吸引是了解双方的最好方式。

3. 健康的性观念

符合科学、合乎自然、合乎道德规范的性观念才是健康的。传统中的性观念或舶来的新思想应以科学的态度进行研究，取其精华、去其糟粕。

4. 健康的性需求

这是指受健康的性观念、性情感与性意识约束的性需求。青少年时期性的需求具有冲动性，但是青少年由于身心尚未完全发育成熟，对某些行为尚缺乏很强的自制力。在性方面，自我约束的程度就反映出其性心理的成熟度。

健康的性心理是社会、心理、生理三方面在性问题上的和谐统一。三者任何一环的偏离都会造成不健康的性心理，诸如性别认同障碍、不科学的性观念、不受理智约束的性冲动等都是不健康的性心理。保持和建立健康的性心理，一方面要大力加强性教育，全民推广性知识；另一方面，要充分提倡心理的自我调节，通过潜移默化来逐步促进性心理的健康发展。

第四章　性行为与性保健

第一节　性　行　为

一、人类性行为概述

人类性行为（sex behavior）的概念有广义和狭义之分。广义的性行为指为满足性欲、获得性快感而从外部所能观察到的一系列动作和情感反应，包括性交、自慰、接吻、拥抱和接受各种外部性刺激形成的性行为。狭义的性行为指两性通过性交手段满足性欲并得到性快感的行为。步入青春期后的男女，性器官、性激素、性生理、性心理发育成熟，开始有性行为。

现代性医学将人类的性行为定义为："以大脑性中枢兴奋作为驱动，而以皮肤作为终末器官，目的在于给予并获得不同程度性满足的一组活动。"这个定义的特点：①区别了过去仅把性交作为性行为的狭义观念；②它能把通过大脑引起性唤起的各种性刺激都纳入了性生活的范畴，并强调了感情和情趣的重要作用，亲密的肉体接触只是性活动的方式之一；③全身皮肤都可以接受性刺激，生殖器官只不过是最敏感的部位之一；④它为个体通过学习去发现和探索自己的性行为提供了广阔的空间，如性行为不一定发生性交或达到性高潮，也不一定必须发生在异性之间。

动物的性行为是纯粹的本能行为。性本能（sexual instinct）是指由遗传因素决定的、不需要通过后天学习即具有的能力，包括性交能力和生育能力。在动物界，性本能对于物种生存、繁衍、进化起着重要作用。动物的性行为受季节、体内激素、发情期的影响，也受到性本能的驱使。

人类性行为的目的不仅仅满足于肉体感觉的性生理需求，更高的目的在于达到性社会适应和满足心灵享受的性心理的需要。在过去，人们认为人类的性行为是和其他动物一样的"本能"行为，是与动物一样以繁衍后代和满足性欲为目的的行为。随着人类对性的研究和认识的深入，人们逐步认识到人类的性行为与动物的性行为既有相同的一面，又存在明显的差异。人类的性行为与动物的性行为相同之处在于同样受生物因素的影响，具有生殖和满足性冲动的功能。但在人类，纯粹的性本能基本上是不存在的。Havelock Ellis认为："性的冲动原是比较不容易接受诊疗影响的，至少比饮食的冲动要难。原因之一是性冲动受所受的宗教、道德与社会习俗的制约，要远远在饮食的冲动之上，性冲动所走的路子不是被宗教堵上，便是被道德塞住。要知道性冲动有一个特点和饮食冲动大不相同，就是他的正常的满足一定要有另一个人帮忙。讲到另一个人，我们就进到社会的领域，进到道德的领域了。"

Havelock Ellis所说的进到社会领域和道德领域正体现了人类与动物的不同。因为人既具有生物性，又具有社会性，人类的性行为不仅以生物因素为基础，同时会产生复杂的性心理活动，通过心理活动的调控作用，使得作为社会成员的人类的性行为还要遵循社会文化和社会道德规范。因此，人类的性及性行为与动物最大的区别在于：受社会因素的影响和制约，即人类性行为的本质在于它的社会性。人的性行为是受性意识支配的、自觉的和有节制的行为，人类健康的性行为不能脱离人的社会属性，不能不顾及所处社会的伦理道德、价值体系的要求。

人类对性行为的调节、控制是依靠两种机制来实现的：①用法律和道德的手段，从外部强行规范，制约人们的性活动；②个体对自身性心理和性行为的自我调节、自我控制机制。通过社会法律、道德的制约和个体心理活动的作用，人类的性驱力表现出一定的层次和结构，具有很强的可塑性，主要由以下三种构成：①认识性的心理驱力；②社会文化性驱力；③生物性驱力。人类的性行为常常是这几种驱力共同作用的结果。其中生物性驱力是人与动物共同具有的自然驱力。在动物表现为一种本能，而在人类由于大脑皮质的高级思维功能，生物性驱力必然受到大脑意识的调控，性心理活动将生物性驱力与社会文化驱力综合分析比较，按照社会文化要求调整自己的性行为，最终选择符合社会规范的正常性行为。因此，人类性行为表现出与动物性行为的巨大差别和很强的可塑性。

二、人类性行为的分类和特征

人类性行为的分类，不同学者有不同的看法，此处采用我国心理学专家车文博教授的分类方法。他从四个方面对人类性行为进行分类。

（一）从社会文化发展标准分

（1）正常性行为：指符合当时社会文化背景的一切性行为。

（2）异常性行为：指不符合某一社会文化环境的一切性行为。

对于正常与异常性行为的认识和划分，受特定的社会文化、历史背景、社会进程发展的影响而不断发生变化。例如，对于手淫行为的认识，到1976年一些宗教组织还坚决反对手淫，认为手淫是一种天生的和严重的失常的行为，是有罪的。他们将手淫归于异常性行为中。而现代医学和心理学已经充分认识到手淫是合理的性宣泄手段，是正常的性行为。

（二）从社会规范和道德标准分

（1）社会性行为：指遵守社会法律和道德标准，得到社会允许和赞赏的社会性行为，如一夫一妻制的性行为。

（2）非社会性行为：指违背社会法律和社会道德，受到社会谴责和惩罚的性行为，如乱伦、强奸等性行为。

（三）从参与性行为的人数分

（1）单人性行为：指一人独自进行性行为，如手淫、恋物症、露阴症、兽奸等。

（2）双人性行为：指在两人间进行性行为，包括异性性行为和同性性行为。

（3）多人性行为：指在多人之间进行性行为。

（四）从性欲满足的程度分

（1）目的性性行为：指最大限度地得到性欲满足，获得性快感的性交行为。目的性性行为是相对于过程性和边缘性性行为而命名的。人类性心理和性行为的最终目的是性交，过程性性行为和边缘性性行为都是为目的性性行为服务的。目的性性行为是人类性行为的巅峰，是人最大的性心理需要和性欲满足。那些最终目的不是指向性交的性行为，如露阴症、摩擦症、恋物症等，被精神医学和性医学认为是变态的性行为。

（2）过程性性行为：指得到相当程度性欲满足的性交前的爱抚和性交后的安抚等做爱行为。它的主要特征是男女双方性交前的性唤起和性交后性欲满足的情感体验及行为表现。

（3）边缘性性行为：指得到一定程度性欲满足的精神性感情交流的行为，多存在于日常生活中，如接吻、拥抱、抚摸、调情等行为，是滋补爱情、润滑爱情、巩固爱情的性行为。

三、人类性行为的主要方式

在从猿到人类的漫长进化过程中，人类越来越远离兽性，逐渐脱离了动物的自然属性而具有了高级的社会属性。人类产生了语言和高级思维，学会了直立行走和制造工具，能够适应自然并改造自然，成为主宰世界的物种。在人类进化的众多变化之中，人类性行为方式也区别于动物发生了明显的变化。绝大多数哺乳动物都是采用面对背的方式来进行性交的。进化到灵长类后开始出现变化，在大猩猩中最早出现面对面的性交方式，只是频率不太高，一般还是采用后进入式性交。进化到人类，面对面地性交方式成为人类性交的主要方式。面对面的性交可以加强和加深男女双方的情感交流，也体现出人类性行为的目的不单纯在于满足生理性欲望，同时满足心灵的沟通和美好的心理感受，将性与爱这一心理感受结合到一起。这也就决定了人类的性行为在性对象的选择上区别于动物性行为，人类会用一定的时间去选择性对象，选择特定的、自己满意的个体，而不是盲目的、毫无选择的。

人类性行为的方式主要包括以阴茎为主的性行为方式、以阴蒂为主的性行为方式、以阴道为主的性行为方式、以口交为主的性行为方式和以其他部位接触的性行为方式。

（一）以阴茎为主的性行为方式

（1）阴茎-阴道方式，这是人类最常用的性行为方式。根据体位的不同，又可分为男上式性交、女上式性交、侧位性交和后进入式性交。

（2）阴茎-手握方式，此类性行为方式是指男性或女性用手握住阴茎进行手淫或手交。

（3）阴茎-肛门方式，通常指男性将阴茎插入性对象的肛门进行性交以获得快感，又称肛交、鸡奸或希腊式性交。主要发生在男同性恋之间，也可以发生在异性恋之间，但并不普遍。

（4）阴茎-口腔方式，指性对象口含男性的阴茎以刺激阴茎的勃起，又称口交。采用此种方式的关键是要注意卫生。

（5）阴茎-阴茎方式，此为男同性恋经常采取的性行为方式之一，可以同方向进行，也可以逆方向进行。

（6）阴茎-阴蒂方式，女性将两腿夹紧，男性以阴茎刺激阴蒂。此种性行为方式一般在女性阴道畸形或避孕时采用。

（二）　以阴蒂为主的性行为方式

（1）阴蒂-舌尖方式，性对象以舌舔女性阴蒂的性行为方式。阴蒂是女性最敏感的部位，女性往往容易从此种方式当中得到更强的性高潮和最大的性满足。此种方式的运用需要注意阴部的卫生。

（2）阴蒂-手指方式，以手指或手掌刺激女性的阴蒂，是性前戏的方式，也是女性常用的手淫方式之一。此种性行为方式可有效治疗女性性欲低下。

（3）阴蒂-阴蒂方式，女同性恋采用的性行为方式之一。两个女性模拟男女性交方式。阴蒂与阴蒂互相刺激以达到性满足。

（三）　以阴道为主的性行为方式

（1）阴道-口腔方式，性对象用舌舔女性的阴道口，也可以用舌尖探入女性的阴道。此种的性行为方式能使女性产生强有力的有效性刺激，女性随之很容易达到高潮。

（2）阴道-手指方式，性对象将手指探入阴道之中，以促进女性的性快感。此种性行为方式也是女性手淫的方式之一。

（3）阴道-异物方式，将胡萝卜、香蕉、笔杆等物插入女性阴道以刺激性快感的产生。这也是女性手淫的一种方式。

（四）　以口为主的性行为方式

（1）口-口方式，主要是接吻，或者用牙齿咬对方的舌和嘴唇。这是同性或异性调情或示爱的一种行为方式。

（2）口-阴道、阴蒂、阴茎或肛门方式，以舌尖的方式对阴道、阴蒂、阴茎或肛门进行刺激，是提高性兴奋的方法之一。

（五）　以其他部位接触的性行为

此种性行为是性交前爱抚阶段中非常重要的一部分。既可抚摸对方的面、额、耳、眼、胸、背、臀、腿等，也可紧紧拥抱或揉搓躯体以唤起性快感。

四、手淫

手淫（masturbation）也称"自慰"，有广义和狭义之分。广义上讲，任何方式的自我或性伴侣互相间的抚摸刺激生殖器及其他敏感部位以求性快感和性满足的行为都视为手淫。狭义上指个体用手或其他物品刺激自身性器官而获得性快感的行为。手淫行为是个体在性冲动时自我发泄性欲的举动。常伴有意念集中、性幻想、呼吸心率加快、节律的躯体运动、肌肉紧张等。有时能获得性高潮。有时仅获得一种类似性高潮后的松弛和满足的状态。自慰是性行为中的比较常见且争议较多的一种，因此本教材将其单独作为一章详细讲解（见第五章）。

五、爱抚

（一）爱抚的概念

人类的性行为中包含着很丰富的内容，除了性交这一性爱的核心和性生活的终极结果外，还包括两性之间手的触摸、唇的吻合、相拥相抱、耳鬓厮磨等，所有这些亲昵方式都被称之为爱抚（caress）。如果用一句话来概括，性交前的一切手段都可以称之为"事前爱抚"。对于未婚者来说，性爱抚是传情达意的方式，具有一定的限制性，是必要的。而对于已婚者来说，它所起的作用则是为感情"助跑"，推动着感情迅速升温，起到激情到来之前的铺垫作用。

爱抚是性交的前奏，是性爱艺术和性保健的组成部分，有了充分的爱抚才能使性爱双方自然进入到性交过程，为美满的性交活动做好铺垫。因此，可以说爱抚是性爱双方一种很自然的亲昵行为。

（二）爱抚的形式

如果将性爱看成一种艺术，那么这一艺术的基本功便是亲吻、拥抱、触摸和抚摸这四种爱抚的方法，而这四种方法在传递性爱感情时，又常常与话语相配合。

1. 接吻

接吻是爱意表达的启动形式之一，也常常作为相爱双方的最初级的性接触方式，除了西方有礼仪性接吻外，在东方，尤其是我国，女性接受男性的接吻，便是接受其性爱的表达。夫妻日间的接吻可以作为情感交流的方式，而性生活之初的接吻便是开始性生活的信号，有经验的夫妻完全可以通过接吻表达性交的愿望。充满情欲的接吻便是爱抚最普遍的表现形式。

接吻的形式不同，并有速度和强度之分，夫妻间的接吻范围并没有界限，面部、颈部、腹部、胸部、生殖器等，都可以作为亲吻的对象。

2. 拥抱

要充分调动起双方的情绪，光靠接吻这种手段显然是不够的。与之相比，拥抱就显示出更大的作用，拥抱是最简单的也是最古老的性爱表达方式，它会让人有强烈的被爱的感觉。女性在强烈的拥抱中会激发起性欲，而男性也会因为拥抱女性而产生强烈的性兴奋。拥抱时，男女身体的密切接触会产生强大的性吸引力，促使双方不愿分离，希望有进一步性接触。

3. 触摸

触摸常常是用于身体的某些特殊部位，以小范围的刺激或触动为主，如乳房、腋下、阴蒂和阴唇。阴道内的 G 点触摸和阴蒂触摸同样重要，女性对男性阴茎的触摸意义相同。触摸也是手淫的主要方法之一。触摸的关键是要位置准确，动作轻柔，频率与反应保持一致，触摸会引起人们的愉快感觉或激动，也就是说引起人们的快感，有人称之为感觉聚集。

4. 抚摩

抚摩是用手掌爱抚配偶躯体的过程，其特点是范围较大，动作轻柔，有时可以结合按摩，一般以胸、腹、背、臀、四肢的内侧细嫩皮肤为主。因为抚摩用手就可以完成，因此就有机会观察对方的面部表情，根据表情调整抚摩的节奏，以适应对方的感受。

5. 情话

性爱双方在爱抚阶段所说的话主要是情话。情话是艺术化的语言，表达了爱人之间相互之间赞美和爱慕，通常都是些优美动听的文词，能够起到激发和维持性兴奋的作用。因此，情话也是一种爱抚。现代性科学研究表明，女性更喜欢亲热的言语，在某种意义上讲，情话对于她们甚至于比性生活本身还重要，有助于她们得到性满足。

(三) 对爱抚的错误认识

爱抚是性生活中必需的情欲发动手段，是性爱生活中一个重要阶段。其实，爱抚本身就是一种需要。它作为一种无声的语言，可以传递爱的信息，使人感触到皮肤的润滑、肌肉的柔软和形体的优美，为人们提供美好的肉体感觉。它也可以传递心灵呼唤，使性爱双方的心灵得到沟通和交流，彼此体贴关心、安慰和温存。然而，很多人对爱抚有着错误的认识。

许多男性认为爱抚对妻子也许是必要的，对自己实在没多大意思，因此往往忽略爱抚而迫不及待地进入性交阶段。这种认识把爱抚看成了单方面的满足，而把自己排除在爱抚的愉快之外。其实，爱抚对男女双方在生理和心理上都是有好处的，它可以使双方协同一致，调动双方的激情，为目的性性行为打下良好的基础。

一些女性常常将爱抚视为下流堕落的行径，她们受传统观念的影响十分严重，把性交之外的任何举动都看作是不正派的，认为只有放荡的人才做出这样的行为。这种想法极大的妨碍了她们享受性爱的乐趣。很多女性达不到性高潮，也是受这种因素的影响。

部分人认为爱抚男人应该主动。事实上，妻子虽然是爱抚的接受者，但她并不是消极被动的。妻子应该经常配合并帮助丈夫。男人有时动作笨拙，妻子应该体谅并适当给予引导。同时男人也有性敏感区，也需要获得快感，达到兴奋，在这方面，妻子有责任帮助丈夫。

(四) 爱抚的作用

爱抚对于成年男女来说，起着非常重要的作用。

1. 爱抚动作可建立和增进双方的亲密关系

每一个有性意识的成年人，都会感受爱抚与被爱抚的乐趣，很容易借助这一途径激起自身的欲望。深入而长久的爱抚能使双方达到性情交融的最佳状态，促进彼此间的信赖感和关怀程度，特别是在夫妻间发生不愉快时，巧妙的爱抚是最简单的缓解紧张关系的妙方。

2. 爱抚有助于提高性交次数

如果在爱抚的过程中，丈夫对妻子的阴蒂进行按摩，则双方的性交次数明显提高，也较容易引起性高潮，被爱抚的妻子会变得热情如火，变被动为主动，从而提高了双方的性生活质量。

3. 爱抚让女性更加健康

男性如果以非性的方式深情地抚摸女性的背部或颈部，有助于降低女性的血压，其效果不亚于吃药。美国科学家的研究成果证实，爱抚除了作为性前行为以外，其他时候的爱抚会让女性更加健康，益处甚至超过几分钟的放松运动。她们认为经常性地接受爱抚，是健康生活方式的重要组成部分。

可见，爱抚对于夫妻之间传递爱意，促进健康，增进夫妻关系，提高性生活质量等方面都具有重要作用。

六、性幻想及性梦

(一) 性幻想

性幻想 (sex fantasies) 亦称"性想象"。指与性有关的虚构想象，是人在觉醒状态时通过幻想的方式获得性快感的一种相当普遍而又正常的性心理现象。在性幻想中，性行为都是按照自己潜意识中所希望的方式展开的，是个体性经验的反应。常出现在白日梦、手淫和从事性行为时，有时也可能因为情境刺激而随时随地发生。

美国一个以性学家金赛命名的性学研究所公布的资料表明：84%的男性及67%的女性有过性幻想的经验。2004年由马晓年等人组织的中国人性健康状况网上调查结果显示：92.1%的男性及85.9%的女性有过性幻想。性幻想多开始于青春期。处于青春期的少男少女，由于青春期性的萌动，或对于某一异性产生爱恋之情，但又不能与所爱慕的异性发生性行为以满足自己的性欲。这样就把曾经在电影、电视、杂志、文艺书籍中看到过的情爱镜头和片段，经过重新组合，虚构出自己和爱慕的异性在一起；有的把想象中的情景用文字写出来告诉他人，已达到自我安慰。这种性幻想在青少年中大量存在。根据国外一些资料报道，28%的男性和25%的女性，在青春期前就有这种性幻想。据国内调查，在19岁以下的青少年中，有性幻想的占68.8%。

1. 性幻想的分类

性幻想的类型大致可以分为以下三种：

（1）不伴有性行为的性幻想：作为一种生理现象，这种形式的性幻想最为普遍，发生频率也最高。它可能随时随地发生于任何性发育已经成熟的男女身上，但持续时间不长，通常幻想并不伴有具体的性行为。

（2）手淫时的性幻想：这种形式的性幻想是在一个相对比较封闭、没人打扰的环境中出现，并常与手淫行为相伴而行，有时可达到性高潮。

（3）性生活时的性幻想：成年男女的性幻想常出现在性交时，尤其是结婚时间较久的夫妇更是如此。但性交中的一方性幻想内容较少与性交对象有关。当事者常想象性交对象是对其有吸引力的某一异性或有刺激性的场景，来促进性快感，达到性高潮。

2. 性幻想的积极方面

性幻想对于性发育成熟的人来说是一种正常而普遍的性心理现象，具有积极作用。

（1）性幻想本身即是愉悦的来源：性幻想可增加性的兴奋感，能帮助自慰，培养做爱的心情，促进性高潮的到来。具有增进性乐趣，达到自我性满足的功能。

（2）性幻想可以减轻生活中的焦虑感：性幻想可以减轻或克服由失意而造成的紧张状态，同时还可以促进性功能或弥补性经验的不足。

（3）性幻想提供性的预演空间：性幻想的内容高度个性化，可以是一个异性的吻，也可以是性交场景，这与个体的性需求及以往的性经验密切相关。据调查，超过40%的男女都曾幻想过与旧情人性交，而且男女比例基本相同。现代性医学研究还发现，男女性幻想的内容有一定差别。男性多以他们所期望但又无法进行的性活动为主要内容；而女性多以杜撰的连环式的带有色彩的爱情故事为主要内容。男性性幻想的内容中有性行为的明显较女性多，而女性性幻想内容中有关与同性发生性行为、被强迫性交、性交时被观看以及与动物性交的内容明显比男性多；女性性幻想内容不仅广泛，而且非常丰富，常常包括触摸、气味、声音以及形象等，男性的性幻想则多倾向于具体的动作。

3. 性幻想的弊端

性幻想虽然是正常的性行为之一，但是，如果性幻想在某些想象力过于丰富和自制力差的人身上占据重要位置，以幻想代替现实，可能会使他们陷得太深，以致干扰正常的学习、工作和人际交往，进而发展到"强迫性性幻想"的地步。

性幻想也会无形中对夫妻生活造成侵害。如果总是沉溺于无度的性幻想中，很可能忽视配偶的性反应进程和对性需求的变化，久而久之导致性生活质量的下降，造成不和谐的被动局面。

人的一切活动均受"度"的限制。一旦超出限度，相关的"副作用"就会膨胀，只有科学、合理、适度地利用性幻想，才能使性成为亚当和夏娃的"乐园"。

（二）性梦

性梦（sex dream）指在睡梦中所做的一切有关性的梦。大多数学者认为性梦是自慰行为的一种方式，是正常的性生理和性心理现象，是机体自身调整过于紧张的性张力的一种心理防御功能。性梦的出现是不受意识支配的，它是性欲得不到排解，过度的性压抑，转入梦境得到满足的一种生理活动。即是一种不受人自控的潜意识中被压抑的性欲望冲动的自发暴露，对他人无任何伤害。研究表明，性意识越强烈，压制越深，性梦出现的可能性越大。

每一个正常的成年人，差不多都有性梦的经历。根据国外调查显示，近100%的男性和75%的女性在45岁以前都曾有过性梦。男性性梦的频发期在20岁左右，顶峰期是15~30岁之间；女性性梦的频发期是在22岁左右，顶峰期是在30~50岁之间。

1. 性梦的内涵和对象

性梦中的情欲对象，可能是一往情深但未成眷属的人，也可能是只见过面而没有爱过的人，甚至是毫不相识的陌生人。有些青少年的性梦对象是他们最熟悉和最亲近的人，有时是他们的兄弟姐妹，有时则是他们的长辈。这给一些青少年带来了很大的困扰。实际上，青少年涉世不深，接触的异性不多，自己的亲人成为性梦的对象也就不足为怪，而且性梦并不是事实，所以也就谈不上乱伦。

男性性梦多与性生活有关，较多的人伴随遗精现象，也有的是在射精第二天发生性梦。一般来说，男性性梦中的形象是强烈、鲜明、生动的，从来没有性经验的男性也可能出现性梦，从来没有手淫的男性也可能在性梦中第一次遗精。男性醒后余兴未尽，希望能再度入梦。女性的性梦大多表现为接吻、爱抚之类的性接触体验，发生的频率和性高潮的次数都比男性少。女性对每次性梦都很重视，甚至把它看成自己一次真正的性经历，会长时间留在自己的记忆中。对某些性梦的回忆，还可能影响女性对性的态度。

2. 正确认识性梦

从生理学上来说，性梦是一种正常的性行为。女性在排卵期和月经前期，性欲特别旺盛；男性在精液充盈时，有排空的需要，通过性梦就可以使他们得到一定程度的满足。

从心理学的角度讲,性梦是青春期成熟的正常性心理现象。人们在成长过程中学会自我控制和自我禁忌,白天懂得性是不宜在公开场合讨论或表露的事情,但到了熟睡之后,大脑皮质的抑制暂时消失,于是性的本能和欲望在梦中得到反映,一些在潜意识中被压抑的性欲望就以梦的方式表现出来。性梦的自然宣泄,类似于一种安全阀的作用,可以缓和累积的性张力。

从生殖生理学上来看,性梦的梦遗是为种族繁殖目的服务的,周期性的精子排放可以"吐故纳新",改善精子质量,提高生育能力。可见,性梦并不是见不得人的事,任何男女到了性成熟后都会有性梦,做性梦从某个方面也反映出性发育已经开始或基本成熟。

第二节　性　健　康

随着人类文化的发展和生活水平的提高,人类开始正确看待和认识性及性心理,也开始注意性健康对个体身心健康的影响以及它们之间的相互联系。它们互为因果,相互影响。性健康是人类健康的核心问题之一,是个体身心健康的重要组成部分。性健康问题不及时解决,势必带来身心的健康问题。因此,关注人类健康应从身、心、性三个维度去考虑。

一、性健康的概念

性健康(sex ualhealth)是指与性有关的生理、心理、伦理和社会文化方面处于一种良好的状态,而不仅仅是没有性疾病。性健康水平的高低不仅影响自身及配偶的性生活质量,还会影响到双方的性心理健康,影响到婚姻家庭的稳定。对于一些出现性心理障碍者,甚至会危害他人,影响社会的安定。

世界卫生组织对性健康所下的定义:通过丰富和完善人格、人际交往和爱情方式,达到性行为在肉体、感情、理智和社会诸方面的圆满和协调。性健康的目标是从性生理、性心理和性的社会适应诸多方面维护人类性的健康发育、发展和人们性生活质量的提高以及预防各种与性有关的疾病,促进人类性文明。

二、性健康的标准

目前我国没有统一的性健康的标准，综合国内外学者的研究成果及个人的研究提出如下标准：

1. 智力正常

智力正常是指处于智力正态分布曲线之内的，对于日常生活能做出正常反应者。智力正常是保证性健康的物质基础，是首要标准。只有个体智力正常，大脑才会对性做出相应的生理和心理反应，才能为形成健康的性认识和性行为提供物质场所。

2. 性生理完善、发育良好

性系统的各组织器官的解剖结构和生理功能完善，各年龄段性发育良好，没有各种生殖系统疾病和性传播疾病以及妨碍性行为与生殖功能的躯体缺陷。

3. 悦纳自己的性、性别、性别角色

性是生物学意义的概念，表示男女两性在解剖生理上的差异，如遗传基因、内分泌腺、性器官等。性别（sex gender）表示男女在个性特征方面的差异，是性心理学意义的概念。性别角色（sex role）表示社会对男女在态度、角色定位和行为方式方面的期待，是性社会学意义的概念。准确认识自我生物学、心理学、社会学的性，并欣然接受，在社会生活中学会按自己的性别角色规范行事是性健康的重要标志。

4. 正确认识人类的性需要

无论是性欲望还是性行为，都是人类最基本的生理需要。性生理和性心理需要的满足就如同人们满足饮食与饮水需要一样的重要。人类的性行为不仅仅是为了传宗接代，更重要的是满足性生理和性心理需要。所以认为性行

为是肮脏、低级、下流的心理认知和性道德观念是不健康的表现。应消除对性的抑制性反应和对性行为的恐惧、羞耻、罪恶感等不良的性心理。但另一方面，人类也要意识到性的满足只是人类最基本的需要之一，不是唯一的。人类不能过于压抑自己的性欲望和性行为，但也不能毫无限制地追求性欲的满足。健康的性行为体现在个体是与配偶之间性和爱的有机结合。

5. 性行为符合法律规定和社会道德规范

人类的性行为与动物的性行为最大的不同在于它具有社会属性，这就决定了人类性行为的目的不能只限于满足性的需求，同时要符合法律条文的规定和社会道德规范的要求。如果个体性兴奋的唤起方式、性对象的选择以及两性行为方式明显与正常人的性活动不同，与社会道德规范相悖，甚至影响社会环境的安定，就是不健康的性行为。因此，个体应具备根据社会道德要求和个人道德观念享受性行为和控制性行为的能力。

6. 掌握性和生殖方面的知识

人类对性的无知和对性产生的错误认识，是导致以往出现性禁欲和性解放两种错误倾向，致使人们出现性功能障碍、性心理障碍和性传播疾病，甚至性犯罪的主要原因。这极大地影响了人们的生活质量。我国近几年非常注重性知识的传播和普及，目的是使人们更多地了解性心理和性生理的发展规律，了解性生理和性心理疾病的基本知识，正确认识性以及性方面的疾病，发现问题及时解决，避免因缺乏性卫生知识而羞于就医的现象出现，同时有效预防性传播疾病的发生。宣传促使夫妻性生活和谐美满的性技巧以及计划生育、优生优育的知识，以提高国民的整体素质和家庭生活的美满。

7. 具备抵制性淫欲诱惑的能力

人类对于性的认识不断在性禁欲和性解放之间动荡。受西方性解放思潮的影响，在我国追求性自由，贪图性放纵的现象逐渐出现。淫秽书籍和影视作品、黄色网站、色情服务等也以各种方式出现。因此，具备抵制性淫欲诱惑的心理能力，通过正常的途径和方式完成性行为，达到性生理和性心理的满足才是性健康的表现。

三、促进人类性健康

在世界范围内，性科学专家已经非常关注人类的性健康问题。2000 年 5 月，在世界性学会的协助下，由泛美卫生组织和世界卫生组织召集的区域磋商会议在危地马拉的安提瓜岛举行。会议提出了性健康忧虑（sexual health concerns）以及促进性健康的行动方案与策略。性健康忧虑被定义为是一种生活处境或是一种引起个人或公众担忧的性健康境况。它需要由社会采取预防和教育措施加以解决，以保证社会成员获得和维持性健康。与会专家认为性健康问题不仅影响到个人的健康，而且会损害到家庭和社会的健康。所以投入精力重视性健康忧虑和性健康问题并找到解决它们的方案极为重要。因此，根据不同年龄段人们的性生理和性心理的发展规律，开展形式各异的、具有针对性的性健康教育活动，是我们必须做的工作。

第五章 自 慰

第一节 自慰的定义及发生率

一、自慰的定义

自慰 (masturbation)，是人用手或者工具刺激生殖器或生殖器以外的其他部分（包括口、舌、肛门、乳房、耳朵等任何性感区在内）而获得快感的一种性行为。自慰这个词本身并不预示什么结果，也就是说它只表明为了获得性快感，可以有也可以没有性高潮或射精。作为性能量释放的一种途径，自慰强调的是通过手或者其他工具自我获取性快感，从生物医学的角度来说，自慰即是通过刺激性感区域的感觉神经传导至大脑皮层而产生性快感。它不同于性幻想或者"意淫"，后者是通过释放大脑中枢储存的性快感记忆片段并使其再现或重建而获得性满足。自慰只是一种"利己"的性行为，它不同于同性或者异性性行为时的"他淫"、"互淫"等"利他"性行为，其动作虽然是指向自身的，但内容却依然指向两性或同性性爱，因而，它又不同于"恋物癖"等性变态行为。

自慰俗称"手淫"。在西方，其古老的意思是精液泄于体外。由于淫的本意是好色、纵欲和无节制的，还有贬义、鄙视的意思，所以用"自慰"来表达较"手淫"妥当，日本、中国台湾皆用自慰一词。有人将自慰的含义进一步扩大，指向自我的意识性性行为，如性想象和性幻想。一些医学家和性学家借用过来，把非性交的多种发泄欲望的方式，都列入自慰的范畴。目前，性医学界公认的自慰定义："用手或者工具刺激生殖器而获得快感的一种性行为。"

二、自慰的发生率

（一）国外的发生率

自慰在青少年中是一种较普遍的现象。美国著名学者、性学科创始人之一的金西对万人进行了史无前例的大规模调查，发现自慰在青少年和未婚成人中是一种非常普遍的现象。他发表的资料证实：美国有自慰史的男性占92%~97%，女性占55%~68%。波兰、苏联等国学者的调查证明，在性成熟期间，有93%~96%的健康男性有自慰行为。据统计，初次发生自慰的年龄为11~18岁，平均年龄是14岁。美国学者1974年对纽约大学生的调查显示，有67%的人一周至少自慰一次，有10%的人为一天数次。在婚后，继续自慰者也非少数。

（二）我国自慰的发生率

1989年刘达临教授主持的"性文明"调查表明，在中学生中有自慰的占8.7%，没有的占63.3%，不知道的占28.1%。男中学生有12.5%自我报道有自慰史，女生则有4.7%。1998年他再次主持的青春期教育调查结果也表明，在普通中学生中，18.43%的男生和5.29%的女生自我报道有自慰。

　　大学生的自慰行为和中学生有相似处，也有不同之处，总的看来，自慰人数比率要大得多。刘达临教授主持的"性文明"调查发现，有过自慰的人占39%，从未有过的人占51.5%，未达或不详的人占9.5%。其中男大学生有过自慰行为的比率大大高于女大学生。与"性文明"调查几乎同时，华东师范大学的耿文秀博士调查了大学生2080人，发现男女大学生自慰的比例分别为51.9%和18.67%。1911—1992年，上海中医学院与香港学者在上海对2190名大学生进行了调查，发现男女大学生自慰的发生率分别是54%和23.5%。

　　关于自慰发生率的数据，在性科学界历来有很大的争议。金西报告指出，在美国总人口中92%有过达到性高潮的自我刺激，大学及以上学历者中有96%，高中学历者中有95%，高中以下学历者中有89%。金西说，在他研究之前，有不少学者也研究过这个问题，有的数据结论和金西的结论相似，有的调查的发生率则比以上数据低。

第二节　自慰的生理、心理、社会认识

　　人类自慰行为的产生有其生理、心理及社会基础，正确认识自慰行为必须了解它与三者之间的关系。

一、自慰是人类和动物界的本能行为

（一）自慰广泛存在于动物界

　　自慰是一种十分广泛并有悠久历史的性行为，大致在人类诞生之前就存在于动物界中，在灵长类中，如大猩猩、猴子、狒狒等，有很多报道说它们的雄性通过自慰达到性高潮。

（二）自慰在人类是一种非常普遍的性行为

自慰不但广泛存在于动物界，在人类也很普遍。人们注意到婴儿能够从摩擦生殖器中得到快乐，而实际上在某些文化习俗中存在由母亲或保姆轻柔地为婴儿"自慰"而使他们安详地入睡的现象。早已有婴儿在排尿时有自慰情况的报告。儿童一旦发现他们的生殖器好玩，他们就会规律地自慰。自慰的频率可能在无聊时增加。人们经常推断在结婚以后自慰会明显减少或停止，但事实并非如此。很多已婚夫妇发现他们仍然希望单独自慰，或者他们将自慰结合到他们的性生活之中。自慰可以持续到老年期，频率随着健康状况、宗教信仰以及离婚丧偶等个人具体情况而变化。

（三）自慰是性发育过程中性能量的正常释放

食欲和性欲是健康人的主要标志，性欲的表现有阴茎的勃起、遗精（包括性幻想），也会有自慰和性交。性腺产生的液体堆积在腺体内的膨胀感必须予以释放，排出体外以缓解腺体内的压力，如同大小便一样，蓄积在直肠内使人非常痛苦，不排出不足以缓解对机体的压力。性欲可以说是生理的需要、心理的满足、精神的慰藉和健康的保证。

遗精和自慰是青春期和婚前性出路的主要方式，也是人类性行为的重要途径，不仅释放了多余能量，还促进了性腺的发育。

二、自慰是性心理发育过程中的必经阶段，能促进性心理发育

现代医学家和性心理学家认为，自慰是随着正常的性生理发育成熟而发生的性释放活动。12～16 岁的男孩开始有遗精，即所谓遗精年龄，这和初次自慰的年龄基本相符。遗精是一种生理现象，揭示男孩已进入青春期，他们的性生理发育进入了一个新的阶段。自慰是性行为的组成部分，是性心理发育、性意识增强的表现。两者在时间上吻合，说明性心理和性生理是密切联系的。青少年中的自慰是一种自然发生的行为。

青春期的少男少女们，在这一时期的自慰，可以认为是一种合理的解除

性紧张的方式和达到性欢娱的途径。什么年龄开始有自慰，还可以看作性心理发育的一项指标。自慰，单就这种行为本身而言，只是性心理发育过程中的正常的性能量的释放，是性心理发育成熟的必经阶段，与人类心身疾病没有必然的联系。

详细调查才能进行科学的分析，就是把生某种病的人与未生该病者对比，比较他们有无自慰行为的比例以及自慰的频度，这样才能正确地估价它到底有无致病作用。科学家们为了检验自慰与健康的关系，进行了大量的比较，结果发现它与神经衰弱、精神分裂症、人格障碍、精神发育不全等精神疾患，及与十二指肠溃疡、支气管哮喘等躯体疾病都毫无关联。不会自慰反而容易产生问题。研究还证明，青少年期有无自慰，与日后的智能、成就、社会适应以及性功能都没有任何联系。

相反，那些强烈的压制自己的情感，从来没有自慰行为的人，到了成年期，产生新问题或性心理障碍的比例反而比自慰者较高。美国性学家玛斯特斯和约翰逊夫妇治疗心理性性功能障碍时，采用的性感集中训练就是一种自慰技术，并且目前这种方法已公认作为治疗心理性勃起功能障碍的常规方法。

三、自慰受人类社会因素的影响

自慰行为受人类社会道德及宗教因素的影响。虽然，自慰是一种正常的性生理和性心理反应，但在相当长的时间内自慰却不符合人类社会道德和宗教的规定，受到制约，被宗教冠以"犯罪"或者"非法出精"。大概是因为受古代社会生产能力低下和生殖崇拜观念的影响，即性的目的是繁衍子孙，所以与生育无关的自慰和性交中断当然有罪了。不过，这在当时保证人类的生育水平及促进社会进步也确曾起到了积极作用。虽然 20 世纪以来宗教已取得巨大进步，特别是近三四十年间人们对自慰的看法有了深刻的变化，但对于它的争论，仍然继续着。直到 1968 年罗马教皇对教会的通谕中仍重新宣称中世纪教皇圣·奥古斯丁的性观念。1976 年罗马天主宗教会议上还发表过"关于性伦理的声明"，重申了关于婚前性关系、自慰和同性恋的传统的天主教信条。其中关于自慰问题是这样说的："自慰构成了重大道德混乱……自慰是一个天生的严重的失常的行为。"

西方医学对自慰的认识也经历了一段漫长的过程。1708年，一位荷兰医生说，精液的损失会带来疲倦、虚弱、痉挛、发烧、干咳、头痛、感觉模糊，甚至变得愚蠢。法国著名医学家蒂所于1767年写成的《论自慰引起的种种障碍》一书影响很广泛，以至到18世纪末，西医界几乎公认"精神病是自慰引起的"。19世纪还有不少医学权威相信自慰会造成精神分裂，医学家们广泛地把每例精神分裂症患者看作严重的自慰者。19世纪早期一位英国医生提出，自慰的结果是可怕的，他们要经受很多痛苦，最终死于脑衰竭。甚至20世纪初最杰出的科学家克拉特、埃兵、霭理斯、弗洛伊德等人也认为自慰会引起具有神经症体质的人患神经症，甚至把自慰说成是万恶之源。

我国的中医经典也说，自慰会"抽干骨髓"、"元气大伤"、"双目失明"、"精神失常"等，为此大肆宣扬所谓"御而不泄"、"还精补脑"。在中华人民共和国成立前，社会上充满了遗精会有损害健康的谬误宣传，大街小巷都有防治遗精的灵丹妙药。医书上将梦遗说成"最可怕的疾病"，可导致阳痿、早泄、癫痫、精神病等。到了20世纪50年代，我国《精神病学》上还写道自慰可以成为精神质和精神病的早期症状。在1981年于耶路撒冷召开的第五届世界性医学大会上，有两位印度医生介绍，在印度有90%的医生仍认为"自慰有害"，98%的大学生也都这样认为；80%的医生认为"为了生命应该储留精液"，96%的大学生也相信保留精液的好处。

在这个问题上，美国的性知识和性教育委员会指出："自慰是一个正常的、自然的和是所有人都能得到美好乐趣的技巧，从本质上说它是索然无味的纯属私人性质的行动。"《美国精神病手册》中写道："自慰是标准的性行为的一种。它之所以成为问题，仅仅是自慰的时候伴有的一种犯罪的感觉和内心的焦虑。"根据一些专家的调查，有自慰行为的青少年有98%身体是健康的，性功能是健全的。有人在自慰以后，感到有汗液分泌，身体松弛，似乎有点发虚。其实这不过是射精后的神经反应而已，"自慰恐怖"是不被认可的，自慰和精神病的关联是虚构的。因此现代医学界有不少人认为"自慰有害论"已经过时了，自慰是无害的，只是不要过度而已。

第三节　人类对自慰的争论

对于自慰这一平常的性行为，从一开始人类就一直没有停止过争论，争论在医学家、行为学家、社会学家、神学家之间广泛展开。

一、"自慰有害论"

20世纪以前，大多数社会对自慰的评价均不高，认为自慰是次等的、低下的，只有性交才是终极的、高等的；自慰是性交的很差劲的"代替方法"；只有孤僻、不合群、精神不健全的人才自慰，等等。

虽然我国传统并没有像中世纪西方宗教那样对自慰进行严酷打击，但我国的中医学家和道学家认为自慰会伤及先天之本的"精"、"大伤元气"或"未老先衰"而极端有害。"自慰有害"的观点，根深蒂固。一位中国心理学家说："自慰的习惯已成为学校中最厉害的传染病，如不设法防止，则个人、社会、种族三者，受祸害将无所制止。"直至三四十年以前，人们还把自慰看作"下流的"、"搞垮身体"的行为。

大多数宗教都是禁欲的，把自慰视为罪恶理所当然。《圣经》就曾把自慰定成要遭上帝砍头的罪恶，有的说要下地狱。如"教会之父"（church fathers）以不可动摇的地位及不可怀疑的禁律，在8世纪末形成了一套不可变通的严格的性道德规范，忏悔手册中列出了详细的在忏悔和赎罪时应检查的罪过，其中包括自我禁欲。坎特伯雷主教西奥多（Theodore，668—690）的苦行赎罪手册"关于不正当之性行为"中的"自淫之男子"要苦修40天。早期的基督教认为自慰是一种罪恶，一般信徒需罚苦修20天，如为教士且发生于教堂中罚苦修30天，主教则苦修50天。在中国影响比较大的佛教也把自慰视为造"恶业"。在维多利亚时期的欧洲把自慰说成是"恶魔"，并会在道德上为此懊恼，在健康方面就会得各种各样的疾病，甚至许多著名的学者和专家，在他们的著作中也断言："自慰有害"。18世纪，英国出版《自慰：自渎的滔天罪恶及其全部可怕后果》一书，认为它是许多疾病的根源。

法国的 S. A. D, Tissot 的《论自慰产生的疾病》一书于 1758 年问世，书中认为自慰可致病，应该是罪恶的。所有疾病都归罪于自慰。

19 世纪末法国著名的精神病学家和心理学家莫莱说："经常自慰者，变得迟钝而衰弱，眼球内陷，眼圈发黑，两目无神，双手冰冷，经常盗汗。在学校中成绩下降，智力衰退。如果积以成习，不能自拔，最终必将变成一名白痴而产生忧郁心理。"

黑格纳是奥地利的心理学家。他说："自慰者，肌肉组织软弱无力；神经组织精力耗竭，神思恍惚，精神懈怠，思想不集中，遇事回避，自信心丧失，情绪乖离，恢恢如病，甚至生自杀之念；在道德方面变得胸襟狭隘，思想乖张，诡谲狐疑，不辨是非，伦理道德观念错乱。"

到 20 世纪，对自慰可引起生理、道德、精神危机的警告已淡化了，但是在一些医学教科书中却很久没有消失。在第二次世界大战后的男童子军手册中才停止这种宣传。而教会主办的《青年》杂志中仍可看到此类提法。自慰可致严重后果的观点仍有系统资料的支持。至于自慰引起同性恋的错误观点现在已无人赞同了，但在历史上确曾有过。因此，在西方国家，历史上曾有相当长的一段时间把自慰当成罪恶进行惩治。在中世纪，社会舆论谴责色欲是一种罪恶，正如圣托马斯·阿克拉斯所说：自慰"这种性行为超出了伦理的秩序和风尚"。他在"反自然罪恶"的结论中写道："自慰罪是最轻的，但通奸或强奸则应判以重刑。"历史上国外对自慰习惯者采取了十分严厉的惩罚措施，例如剪掉男孩阴茎或让男孩子穿上带锁的牛皮裤，应用金属的阴茎夹具；对女孩的措施更为严厉，电灼阴蒂或缝合阴唇。

如果以上持"自慰有害论"的人仅仅是从道德和宗教的角度对自慰进行批判，那么最近，有人从"精子崇拜"的角度出发，劝诫人们戒除自慰。他们的观点大致可以归纳为：

（1）作为负有传宗接代责任的战略细胞，精子中含有非常丰富的珍稀的营养成分。这种成分是神经系统、骨髓干细胞系统和男性生殖细胞系统必需的成分，对这三个系统而言，这种成分的多寡决定了它们功能的强弱。人体在分配这种成分到三个系统上维持着一种巧妙的平衡。

（2）精子是非常珍贵的，排精量对男人身体的影响是巨大的。"精子是男人的精华"，经过性兴奋排出体外的精子具有丰富的最珍稀的营养成分，对人的健康有决定性的影响。动物实验证明：用男人自慰后的精子对成年母鸡作喂服实验，母鸡服用后毛色比对照组有明显改善，服用4天后十分明显，而且7天后则毛色比对照组亮许多。精子中含有一种丰富的、功能很强大的营养物质——珍稀生物小分子（精子素）。因为该物质和人的体能关系密切，一旦大量消耗就会使人十分疲劳。精子素太过珍稀，为了保证不浪费，雄性高等动物采用了现用现转的方式，在性交时才将精子素转移，从而杜绝浪费。性交时现用现转地将一大批如此珍贵的资源给予精子排出，自然会导致雄性高等动物（男人）在性交后异常疲劳了。

（3）低等生物都以自然选择的方式对后代进行淘汰，高等动物增加了另一种对后代的淘汰方式——精子阶段的残酷淘汰（发动精子战争）。美国科学家罗宾·贝克的《精子战争》认为：与固定的女性做爱则只要维持他体内的精子库满仓就好，这就使他最多每3天射出2亿个精子，平均一天就6667万个（西方欧洲人种），而偷情时男人要射出6亿个甚至更多精子来进行精子战争。如果偷情做爱的次数过多，那么他的射精量就非常惊人了，这样一来，他们的资源就会在精子战争中损耗，身体机制就不得不将资源向睾丸集中，从而导致大脑的资源不足，生长发育就大受影响，从而导致智商水平下降。

（4）阉鸡要比公鸡羽毛亮丽得多。这是因为阉鸡没有性能力，不会将精子素转移给精子排掉。精子素的积累比常常交配的公鸡要多得多，从而有更多的资源装饰羽毛，显得更加亮丽。

（5）女人比男人长寿，这是因为男性的精子素以精子携带式转移，不断转移给女性的缘故。男性的精子素积累比女性少，自然比女性更容易衰老、死亡；而精子素的不断补充使女性的健康状况不断改善，自然比男性更不易衰老、死亡。

（6）从生物发育的角度出发，自慰是错误的。例如，一个柠檬树最早的种子，在果子成熟后便完成了它的发育。如果某人忽视了这些发育的过程，贸然摘下未成熟的果实，整个树的生命便会因他在果子成熟前摘下果子而萎缩。

（7）在动物王国里，兽医常常关注动物的性能量，像斗鸡，赛马，种马、种牛和斗牛。兽医做这些是为了不使他们失去性能量，那能使他们变得强壮并充满活力。

（8）在拳击运动中，每一位好教练强制给他的运动员一个 90 天的赛前准备（包括禁欲准备），为了使他不失去性能量并拥有更强的打击力。在足球运动中，地方队要在郊外有 3 天的赛前准备以使他们不损失性能量。

（9）精子含有 DNA（脱氧核糖核酸）、RNA（核糖核酸）、蛋白质、葡萄糖、卵磷脂、钙、磷、生物盐、睾丸素，等等。当自慰发生时，那些所有的化合物都从器官里挤了出来。这样人在青春期则不能正常发育，因为同样的能量是打算给他/她完成发育的。自慰耗竭了人类体内的钙，导致了骨骼疼痛与腿部疲劳。红细胞与血小板被认为是在骨髓里造的，自慰的青少年不能良好的形成他/她的骨髓，而这会给他/她剩下的日子带来后果。磷因自慰而消耗时，神经性问题与震颤就出现了。随着自慰将卵磷脂消耗殆尽，因而这产生了神经性疲劳，也是一般神经性嗜睡的原因。

二、自慰无害论

持此观点的人从自慰的广泛性、自慰的性生理与性心理基础的角度出发，认为自慰无害，自慰所引起的各种不适是自慰后"心理焦虑"造成的。目前持此观点的人占大多数。

自慰究竟有无害处，还需要对发生自慰的生理原因有科学的认识。自慰最早可在青春期初期（12~14 岁）开始。通常情况下，男孩在生阴毛的同时开始有射精现象，但自慰不一定从这个时候开始，有的人甚至在还不会射精之前就学会了无精液自慰。青春期后的青年，都会由此产生性兴奋，同时对性的问题抱着憧憬、好奇、羞愧、神秘等难以言状的复杂心理。在这些生理活动与错综复杂的心理因素的驱使下，对性问题格外注意，或情不自禁地玩弄起生殖器官，本能地开始了自慰。发育成熟较早的男孩大多数会开始自慰，性的活动比晚成熟者要频繁，这是性生理活动中的正常现象。

20 世纪初以来，许多科学研究结果证明，正常人适度的自慰并无害处，无论对心理和身体均无损害，所以在各国的精神障碍分类中，已不再将自慰列为异常和不良行为。而且认为，自慰的所谓不良后果，主要是自我担忧和疑虑所致。由于传统观念的影响，对自慰持害怕忧虑态度者并非少见，即使在 20 世纪 70 年代的美国，亦占 1/3，因此需要进行性教育，消除人们的不必要疑虑。所谓"病理自慰"，仅见于极少数人，他们或者是无法控制，以致不计场合，有伤风化，或者是沉溺其中，不能自拔，影响正常生活和活动。这类情况才需要矫正。

1991 年 6 月，第十届世界性科学大会在荷兰阿姆斯特丹召开，当荷兰卫生、文化和社会部部长在大会开幕式上代表组委会庄严宣告："Masturbation（自慰），以前被认为是一种病态，但现在认为无害甚至是健康的行为。如果某人有新问题，那他不会是自慰者，而恰恰是那些不能自慰的人！"近 10 年来，美国、荷兰等国的性学研究机构经过大量的实验证明：自慰不会引起人体生理、心理的异常，也不会引起性功能障碍。相反，自慰也成为治疗某些性功能障碍（如性冷淡、性高潮缺失、早泄、阳痿、阴道痉挛等）的有效手段。自慰的危害就在于对自慰误解导致的恐惧。至此，在西方性文化中，关于自慰的种种谬误得到纠正。当艾滋病流行的时候，特别是年轻人，抛弃了自慰致病的观点，认为自慰是符合道德的。不久前，世界著名性学家 J. Money 指出：社会应该大张旗鼓地进行宣传，赞同自慰，把自慰提高到安全性行为的高度来认识。

到目前为止，关于自慰在国际上被广泛接受的观点是："心理学家、精神病学家、医师以及其他从事精神卫生和身体保健的人员，广泛赞同的意见是：自慰既不是不正常的，也不是对身体有害的行为。"现代医学已阐明，偶尔的自慰，例如男子每月按惯例 1~2 次遗精的频率自慰，对健康并不会带来任何影响。自慰无害还有以下几种观点：

（1）定期发生自慰者，很少因体力消耗而出现食欲减退、精神倦怠、头昏眼花、四肢软弱等症状。相反，个别人有规则的自慰后，精神反而舒畅，体力反而充沛。

（2）偶有自慰的人一般说有较好的自控能力，并不会发展到恣意自慰的程度。也并非过于沉湎色情，而是定期有意识的解除因精液充盈带来的神经反射性不适，或者有意识超前于遗精而自慰排精，避免遗精沾污衣服或被褥。这些人并不由此而招惹精神上的懊恼与自责。

（3）每月自慰 1~2 次，并不会有碍健康或"大伤元气"，因为自慰的体力消耗以及排出精液中微乎其微的营养物质，对身体健康毫不构成威胁。我国古代有"一滴精，十滴血"之类说法，把精子看作人的"本元"，实际上这是没有科学依据的。拿白蛋白来说，血浆中的含量是每 100 mL 含有 5g，而精浆中则仅有 0.5 g，相差 10 倍。精浆中的氯化钠含量也仅为血浆中的 1/3~1/2，与汗液的含量相似。而每次排出的精液仅数毫升，其损失的蛋白质和矿物质的量极少，对人体并无多大影响，所以，不必把精液看得过于神秘。

（4）规律的自慰不会发生像频繁自慰一样诱发男子不射精、无菌性前列腺炎或女子盆腔瘀血、性交情欲高潮的异常情况。

第四节　自慰与生殖性医学的关系

众所周知，健康的、合适的自慰并不会对人体造成很大的伤害，相反，它在医学领域还有相当的益处。

一、有益于阴茎生长发育

（一）促进阴茎发育

人类的阴茎从出生至青春期前（7 岁左右），生长比较缓慢，基本上与身体的整体发育成正比。青春期开始后（在 9.5~18 岁之间），除了身高体重迅速增长外，更突出的表现是身体内部会发生质的变化（性成熟）。其主要特征是大脑（下丘脑、垂体）已刺激睾丸生成精子并产生大量的雄性激素，阴茎勃起频繁，迅速生长（增长增粗，一般 5 年左右就能达到成人水平），前列腺和精囊等附性腺也开始分泌组成精液的物质，随之出现遗精现象，也就是在这时候大多数人有了自慰行为。因此可以说，阴茎的增长（包括整个生殖系统）是性激素旺盛分泌的结果。

阴茎的大小主要取决于遗传因素，但其发育的是否良好，在很大程度上与后天的性活动有关。应该说，阴茎的生长发育是伴随着阴茎的不断勃起发生的，很难想象没有勃起现象的出现而阴茎会发育良好的情况，因此自慰有能促进阴茎发育的作用。

（二）治疗阴茎短小

目前，关于阴茎短小的报道标准不一，一般认为阴茎短于 3cm，勃起后不足 7cm 是阴茎短小症；确实有因阴茎短小而影响性生活的病例。造成阴茎短小的原因除先天不足和遗传因素外，后天发育不良（内分泌缺陷和刺激不够）也是重要原因。事实证明，身体的任何器官和部位不可能不受非遗传因素的各种环境条件的影响，阴茎也不例外。

治疗阴茎短小的方法很多：有药物的，如性激素和某些专门增大药物；有手术的，如割开阴茎根部与耻骨的连接部分；有注射的，如注射"硅胶"；有机械的，如使用真空泵；也有行为的，这就是自慰法。

当自慰作为一种治疗阴茎短小的方法时，自然不能以单纯射精为目的。要有意识地尽量让阴茎充分充血，才能有比较好的效果。

二、加快阴茎包皮退缩，治疗包茎和包皮过长

男性的阴茎头外面有双层折叠的阴茎皮肤，这就是包皮。阴茎包皮根据龟头露出的程度，可分为四种情况：完全露出的、半露出的、假性包茎和真性包茎。包茎不但对生理功能有些影响（如影响性快感），而且会积存包皮垢，易发生龟头包皮炎甚至阴茎癌，也是诱发女性宫颈癌的因素之一。经常自慰能使包皮退缩，露出龟头，便于性器官的清洗和卫生，防止自身和其性伴侣生殖系统的感染和炎症。

包茎及包皮过长与阴茎的生长发育是相辅相成的，阴茎的不断生长发育会使阴茎包皮逐渐退缩，使包茎及包皮过长得到改善；而包茎及包皮过长又影响和限制阴茎生长发育。由于包茎或包皮过长，在青春期阴茎头被紧紧包

住，缺乏生长的必要空间，得不到外界应有的刺激，阴茎头的发育受到很大的束缚，致使性器官发育定型后阴茎短小及龟头冠状的周径明显小，又影响快感。

为了使性功能的发育正常，在青少年时期有意识地暴露阴茎头进行包皮牵拉是十分必要的，有时完全可以结合自慰进行这种练习，而一般方式的自慰也能在不知不觉中起到牵拉包皮促进阴茎发育的作用。

三、预防和治疗前列腺炎加快病症消失和痊愈

自慰对前列腺的影响是争论最多最激烈的问题，有不少文献说自慰是导致前列腺炎的原因之一，但是，自慰也是预防和治疗前列腺炎的不容置疑的手段。

一般而言，过频的或不洁的性生活可促使前列腺疾病（慢性前列腺炎等）的发生和发展；另外，长期杜绝性行为同样也是引起前列腺疾病（慢性前列腺炎、前列腺增生、前列腺钙化）的一个原因。医生的建议是：无论是否有性伴侣，每周2~3次性行为（包括自慰）而射精，是前列腺的一种保健方法。当前列腺发生炎症时，前列腺液中有很多病原体和炎症分泌物，如不进行性生活，积聚在前列腺液里的病原体等无法定期排出体外，如不能及时引流，即使药物治疗也可能效果不佳。过性生活时，射精动作使前列腺平滑肌收缩，前列腺液排入尿道。另外，若前列腺液因为没有射精等长期不能排出，成年男子就会有一种胀满感而产生排除欲，引发性冲动，阴茎频繁勃起及前列腺充血，加重慢性前列腺炎的症状。因此，慢性前列腺炎患者应根据自己的年龄和身体情况保持适度的性生活，既不能过于频繁，更不应禁欲，一般保持7~10天一次为宜，未婚前列腺炎患者也主张10天左右排精一次，使前列腺保持正常的新陈代谢，加速炎症的消退。此外，前列腺按摩可以改善前列腺的血液循环，引流前列腺液等也可对前列腺炎起到有效的辅助治疗作用。

四、体验性感受获得性经验，为婚后性生活做准备

自慰是人类一切性活动的最原始的基础，正如贝蒂·朵德森著的《自慰

的解放》中的一句话所说的那样："自慰是我们首要的性活动，它是性的基础，我们所做的超越于自慰的一切，只不过是我们选择社会化的性生活的方式。"自慰提供的性体验、性理解、性快乐对每个人一生都有十分重要的意义，我们应该认识它、利用它，而没有理由回避它、排斥它。从一定意义上说，婚前的自慰行为是获得性经验为婚后性生活做准备的必要条件。

青少年的自慰行为，是正常性成熟和正常性发育的重要标准，是未来婚姻生活的准备和预演。资料显示，大多数有性问题的人，恰恰是那些没有自慰过的人。如果到了发育鼎盛时期，还没有性欲望的话，倒是应该考虑一下是否存在内分泌方面的功能障碍了。

五、治疗不射精

男性在性活动的正常兴奋期持续地反复地延迟或不能达到性高潮，称性高潮障碍，也称不射精。不射精有原发性不射精和继发性不射精两种，原发性不射精又有原发性绝对不射精和原发性选择性不射精。造成不射精的原因很多，如性无知、精神及感情因素、女方因素、环境因素、解剖因素等。从临床实践来看，不射精大多属于性心理障碍，通过自慰加强性器官的刺激使患者体会射精时的快感是治疗不射精症比较简单有效的方法，往往患者体会射精快感后即能恢复射精。

第五节　与自慰相关的性教育

自慰是人类一种常见的性行为，适度的自慰对身体没有危害，不需背上精神和道德上的沉重负担。

一、不同人群的自慰

自慰广泛发生在各个年龄段的人群，必须正确、客观公正的对待这些情况，以免造成不必要的恐慌。

（一）青春期自慰

男孩在 12～14 岁以后，性器官开始迅速发育，阴茎逐渐增长，睾丸体积增大，阴毛陆续长出，阴囊表皮颜色变深且形成皱褶。当孩子发现自己的这些变化，并且体验到自身的性兴奋开始增强，会觉得十分惊奇，尤其是对外生殖器更为好奇。有的孩子便有意或无意地用手抚摸玩弄外生殖器，并在同龄伙伴中讨论这方面的问题。美国学者阿·汉斯曾做过调查，在 15～16 岁的孩子中，有 75% 的男孩和 57% 的女孩玩弄自己的阴茎或阴蒂，有了性感后试图以自慰方式获得性快感。

许多父母得知孩子自慰后惊慌失措，他们以为自慰会影响孩子的身体健康，会引起性功能障碍、不育等疾病，会自甘堕落。为阻止孩子自慰，有的父母采用惩罚手段，个别的甚至在孩子睡眠时将双手捆绑在床上，这些做法显然是错误的。现代医学早已证实，偶尔自慰对机体不会带来任何损害，对个人或社会都不构成威胁，只有在频繁和过度的自慰或自慰伴有恐惧感和犯罪感时，才会对身心产生不良影响。

最好的做法是：父母、老师或医生直接交谈有关自慰的问题，或者给他们推荐一些有关的书籍、文章去阅读。通过交谈或阅读，孩子可以从中懂得：自慰是一种正常的现象，一个青少年对自己的躯体变化感到惊奇，并企图对自己的身体构造和能力进行"研究"，这不是越轨行为，不必为此感到羞愧和产生犯罪感。同时，父母还应循循善诱，使孩子知晓偶尔的自慰无关紧要，如沉湎于自慰则不可取，将影响身体正常的生长发育，作为学生应把精力集中放在学习上。这样使孩子掌握有关自慰的知识，能够正确地认识和对待自慰，从而顺利地度过青春期。

（二）女性自慰

健康成熟的女性偶然存在的自慰行为完全是一种正常的生理现象，不会危害身体健康，也不会影响婚后的性功能和生育能力。科学的认识已经取得一致，如同男性一样，女性自慰也是一种带有自娱性质的生理现象。因此，女性的自慰是一种正常的生理现象，并不能视为不正常的、对身体有害的性行为，偶尔为之不必自责和内疚。但若是从幼年就有自慰习惯，则应设法解除，以免有可能给日后正常的性生活带来不良影响。

（三）婚后自慰

同性交一样，自慰产生射精和满足，事后出现疲乏和松弛。但自慰与性交在心理上有很大差异。自慰多发生在性幻想的基础上，而性交则在双方感情交融下进行的。通过自慰或性具刺激是弥补夫妻性爱不足的良好手段，能使双方心理上都得到了宽慰与平衡从而保持婚姻的稳定。

对于婚后有正常房事的男子依然频频自慰，应从精神与心理上寻找原因，要认识到，既要过夫妻间的性生活，又要不断自慰，对健康和双方感情是不利的。克服这种情况，可采用如下几种办法：一是不要沉湎于性享乐，开展有益的文体活动和建立有规律的生活制度，分散对性问题的注意力；二是有自慰欲念不能控制时，应改变环境或找人谈话，设法"破坏"自己的自慰条件。只要坚持进行，妻子配合，问题就容易解决。有些人从正常性生活中得到的性刺激不如自慰来的快感强，以自慰作为补充手段，只要双方愿意，不过度，互相不伤害，也不能认为是异常。

（四）残疾人自慰

遗传畸形、外伤和疾病致残的人，体形、器官和心理都有一定变化，许多人把"残疾"和"残废"等同起来，实际上，残疾人并不残废，仍有劳动、生活的权利，性活动也不例外。由于社会的偏见和歧视，文化上的贬低和歧视，这些人的生活圈子缩小了，人际交往减少了，在这样的生活环境中容易形成特殊性格，多焦虑、易激怒，进一步加深了他们与社会的隔阂。在社会生活中，每一个人都有潜在的残疾可能，不论男女、老幼都有可能失去肢体和器官的功能性和完整性，因而不应歧视残疾人。而应以同情态度加以帮助，对性问题不应持漠视态度，因为残疾人与健康人一样具有生存、饮食、就业和性交的权利。对残疾人自慰应该采取宽容的态度，不应横加指责。

二、避免不健康的自慰方式

（一）过度的自慰

适当的自慰对身体并没有危害，但过度的自慰对人的生理和心理产生不良的影响。到底何为正常频率的自慰，何为过度自慰，由于个体身体素质及文化价值的差异，很难得出一个精准的数字，只能从大致上做个判断：

1. 心理状况

如果经常想自慰，或者每逢色情小说、影视引起性冲动时必发生自慰，或者脑子里经常想些性问题，即使不每次自慰，也时有自慰的欲念，这都说明有自慰过度的倾向。现代医学认为，男子的遗精周期大概为每月两次，由于性器官精液数量积聚充盈，受这种充盈饱胀刺激，会产生一种排泄欲，容易诱发一次遗精或自慰。倘若自慰次数远远超出这个范围，自己完全没有控制能力，心理上失去自控的防线，必然造成自慰过度。另外即使自慰次数不多，但是心理状态不稳定，总认为自慰有大害、恐惧、羞愧、悔恨、抱有犯罪感和担心，甚至为今后的性功能与生育力而忧心忡忡，但又无法摆脱自慰的诱惑，出现强烈的心理冲突，并造成一定的精神影响，也应视作自慰过度的表现。因为再自慰下去心里矛盾更加加剧，甚而造成精神"崩溃"而自杀或切除性器官，均视为心理障碍。

2. 体质状况

凡是因自慰造成体质衰弱，如消瘦、乏力、疲劳、精神萎靡、失眠、记忆力减退和注意力不集中，甚至容易生病等，都应该视作自慰过度的表现。

3. 局部状况

这是指阴茎局部或女性阴蒂局部对自慰性质的性刺激反应如何。有两种情况：一种是自慰对射精或性高潮出现的时限，也就是自慰需要多少时间射精或出现性高潮，如果时间上越来越长，一次比一次延长，说明自慰过度了。另一种是自慰刺激的强度，一次比一次需要的强度增加，也表示自慰过度。此外，自慰时或自慰后，局部出现隐痛、麻木等不适感觉或者自慰后经常出现排尿不适，与尿道部位出现烧灼样不舒服现象；或者女性阴道部分泌物增多且下腹部隐隐作痛不适等，都应认为自慰过度的表现。

由于自慰过于频繁，性器官长期充血，不少自慰癖者可有一些身体症状，如出现腰背酸痛、排尿液流不清、尿道灼热、会阴部不适、下腹部肿胀等，长期的摩擦还可能出现会阴区和外生殖器皮肤色素加深，阴毛生长异常，全身可有困倦、乏力等表现，少数人可出现性功能衰退。实际上，大多数青少年偶尔有几次自慰不属于自慰过度，不必为此背上思想包袱。对自慰关键要有自控能力，有正确的性观念和保持良好的心理素质。

（二）不安全的自慰

由于自慰往往不是有意安排，多数是性刺激下随意发生，并且这些诸多方法确能使人们更加愉快，但我们应该倡导健康的自慰方式，以减少生殖系统疾病。

有些男子使用把阴茎插入螺帽、瓶子等物品的方法，或用暴力进行自慰寻求快感；有些妇女用物品插入阴道、尿道或肛门进行自慰，如别针、夹子、首饰、铅笔、黄瓜、香蕉、香肠、人造阴茎、金属球、瓶子、蜡烛、玩具等。这些方法带有一定的危险性，值得注意。

（三）不健康自慰的防治

目前提倡防治过度自慰，以心理为主，强调要正确地对待性冲动，增强性的自控能力。①要正确看待性冲动，即它是一种本能，是一种正常现象，既不要否定它（也不可能否定它），又不能任其发展。②要树立正确的世界观、人生观、价值观，遇事多从他人、从社会着想，不能以自我为中心。③要充分认识有些行为的危害与后果，下决心加以避免或减少。④要有一种意志力量，剖析自己的不良思想、习惯、行为，正确的自控绝不是只控制一时，而要经常自律。⑤要丰富自己的生活情趣，把注意力放到文化娱乐和体育活动中去，陶冶性格、情操，少受或不受性冲动的影响。

1. 自慰过度的防治原则

（1）树立正确的人生观和恋爱观，不要经常去考虑与性有关的问题，不要阅读色情书刊，要开展有益的文体活动，建立有规律的生活习惯，尽量分散对性问题的注意力，要做到这一点必须有坚定的意志与毅力。

（2）避免穿紧身衣裤，减少性器官的局部刺激，勿恋床、俯卧或抱枕而眠。

（3）保持性器官的清洁卫生，防止局部炎症等病变而导致性器官充血，以免诱发性器官的勃起和激发性冲动。

（4）自慰欲念不能控制时，应改变环境或找人聊天，立即转移注意力，广交朋友，把主要的精力用在学习和工作上。

（5）自慰多发生在晚上入睡前，因此，必须严格注意控制此时的精神状态，以便尽快入睡。

2. 防止过度自慰的方法

（1）分散法：积极参加体育锻炼，充分安排业余时间，或多参加体力劳动，使自己无暇顾及自慰。

（2）学习法：学习性卫生知识，正确认识人体，正确认识自慰，消除对性的神秘感。

（3）去"邪"法：建立正确的人生观，排除杂念，一心一意工作学习，不想入非非，坚持不看淫书、淫画、不观看淫秽录像。

（4）睡眠法：有自慰习惯者要养成上床就入睡的习惯，不要躺在床上胡思乱想；自慰频繁者可服少量安眠药，待睡意已浓，立即上床入睡。早晨要及时起床，不恋被窝，早晨起床前也是最易发生自慰的时间。不宜憋尿，防止阴茎勃起。

3. 防治之外的步骤

注意阴茎清洁，经常清洗龟头的污垢，有炎症要及时治疗。包茎和包皮过长可手术治疗，前列腺炎应定时做前列腺按摩。同时可选择以下方法：

（1）平时多做户外运动，上床前，坚持二十分钟到半个小时的有氧运动如步行等，以达到有疲劳感为度，用温水洗脸泡脚，然后上床。

（2）上床后，应避免复杂的思想活动，进行默想，使自己疲劳而入睡。

（3）入睡困难可以听一些音乐和歌曲节目等，不要想与性有关的问题，有利于入睡而避免自慰行为。

（4）自慰欲念重的人，应设法减少单独活动的时间，经常与别人在一起，也就是设法杜绝自己自慰的习惯。

总之，戒除过度自慰必须有决心，有信心，还要有毅力，有勇气，保证可以改掉此不良习惯。

最后，过度自慰者往往有矛盾的心理：一方面，虽然认识到过度自慰有害，但控制不住自慰过后立即产生"懊悔"的心理；另一方面，一旦有性冲动即有自慰发生，自慰又以尽早达到射精高潮为快，射精完毕立即产生"懊悔"的心理。这个客观存在的矛盾心理，常常导致这些人背上沉重的心理负担，也是过度自慰的主要心理危害所在！自慰一时不能戒除或减少者，应循序渐进，心态平和，切忌自残自暴，丧失信心！

过度自慰是一种不良习惯，纠正后一般来说不会留下不良后果，不影响性功能。应认识到，即使过度自慰可能带来某些不良影响，如阳痿、早泄、生殖器官炎症和损伤等，经过适当的调整，是可恢复正常的，消除恐惧和懊悔心理往往是减少过度自慰伤害的有效的方法。过度自慰应尽早戒除，自我纠正未果，就应求助于专科医生。

第六章　性功能障碍

第一节　性功能障碍概述

随着社会的发展和人民生活水平的不断提高，人们除了满足一般的物质生活以外，对生活质量的要求也越来越高。性直接关系到人的生活质量，性功能障碍必然影响幸福。不仅仅是性爱双方难以体会性的快感和激情，还会引起焦虑和抑郁等精神症状，严重者甚至导致夫妻反目、自杀、婚外情和其他刑事案件的发生。因此，近年来对性功能障碍的研究和诊治，逐渐获得了社会的认可和重视。正常性功能的维持依赖于健康的心理和生理，是人体多个系统，（包括皮肤、神经系统，心血管系统，内分泌系统，生殖系统等）的有机协作的结果。当其中一个或数个系统或精神心理方面发生异常时，就会影响人的正常性生活，而表现出性功能障碍。长期以来，性功能障碍往往被人们与"阳痿"画等号。殊不知，性功能障碍不是男性所独有，女性亦有性功能障碍。因为"性能力"一直以来代表着男性的气概，男性在面对性功能障碍时，感到自信心受到打击，会面临更大的压力。相比男性性功能障碍，女性性功能障碍对女性的心理压力相对小一些，但是同样影响夫妻间和谐的性生活，近年来，女性性功能障碍也逐步得到认识和研究。事实上，女性性功能障碍的发病率占成年妇女的30%~60%，其中性欲低下和性高潮障碍最为普遍，有些妇女一生中从未享受过性高潮，女性的性生活受其生理、心理、社会文化环境和情感等诸多因素的影响。

一、性功能障碍的概念

性活动主要涉及性欲、性的唤起、血管充血、性高潮和性满足几个方面。正常的性功能是指有性的欲望，适当的刺激可以唤起性的冲动，性冲动后出现正常的血管充血（男性表现为阴茎勃起，女性表现为阴道分泌物增加）等生理反应，在性兴奋的后期达到性能量的快速释放，即性高潮，最后在生理上和心理上得到极大的满足。这一系列的复杂活动，均有赖于一个健康的身体和健全的心理活动。当男女任何一方与"性系统"有关的器官发生病变，或者出现心理疾患，不能行使正常的性功能时，就称为"性功能障碍"。

从性功能障碍的概念可以看出，当出现性功能障碍时，患者会出现性欲的低下或亢进。血管充血方面，男性则可表现为阴茎勃起困难或不坚，或阴茎勃起异常持续；女性多表现为阴道痉挛或性交疼痛等。性高潮缺乏时，男性表现为不射精或射精延迟，女性则表现为无性高潮的任何反应；总之，患者不能从性活动中获得性体验所给予的身心满足，甚至还可能伴有其他精神心理障碍。

女性性功能障碍（female sexual dysfunction，FSD）是指女性在性反应周期中的一个或几个环节发生障碍，以致不能产生满意的性交所必需的性生理反应及性快感，主要包括女性性欲、性唤起、性高潮障碍和性交疼痛。女性性功能障碍会对女性生理尤其心理产生严重不良影响，产生对丈夫的愧疚心理、自卑感及精神压力，直接影响妇女生活质量、家庭幸福和人际关系，长此以往将导致夫妻感情及家庭破裂，严重威胁妇女生殖健康。

二、性功能障碍分类

(一) 男性性功能障碍

男性性功能障碍主要分为：

（1）男性性欲异常，包括性欲亢进、性欲低下或性欲缺乏。

（2）勃起异常，包括阴茎勃起功能障碍、阴茎异常勃起。

（3）射精障碍，包括早泄、射精延迟、不射精、逆行射精和射精痛。

（4）男性性高潮障碍。

（5）男性性厌恶和性乐缺乏。

①性厌恶（sexual aversion），指一种对正常性行为和性活动观念具有持续性憎恶反应的状态。

②性乐缺乏，指性反应正常，包括性高潮体验，但缺乏相应的快感。

(二) 女性性功能障碍主要分为

（1）女性性欲障碍：包括性欲亢进、性欲低下和性厌恶。

（2）女性性唤起障碍。

（3）女性性高潮障碍。

（4）性交痛。

第二节 男性性功能障碍

一、勃起功能障碍

勃起功能障碍（erectile dysfunction，ED）的定义为：阴茎持续（至少6

个月）不能达到和维持充分的勃起以获得满意的性生活。

1. ED 的流行病学和危险因子

关于 ED 最新的流行病学调查认为 5%～20% 的男性患者有中度至重度 ED。ED 的危险因子包括吸烟、影响性功能的药物、前列腺疾病、高血压、糖尿病、高脂血症、内分泌疾病、神经系统疾病、动脉粥样硬化以及盆腔手术等。生活方式对 ED 也有影响，比如中年后开始运动相对于久坐不运动的男子，ED 发生率降低 70%，在一项延续 8 年的随访调查中显示，有规律的运动使 ED 的发生率显著性降低。一项多中心、随机、开放标记研究对患有中度 ED 的肥胖男子进行大运动量训练减肥并指导，经过两年的观察比较，发现生活方式干预组男子体重指数（BMI）、体力活动评分和勃起功能均有显著的改善，这些改变与减肥和运动水平呈高相关性。

2. ED 的分类

以往普遍的观点认为，ED 主要是由心理因素引起的，这种比例可能占到 80% 以上。现在认为，ED 的发生绝大部分均有器质性病变和心理障碍两个方面的原因。勃起功能障碍根据发生的病因、发生的时间和勃起程度又可以进行分类。

根除病因 ED 可以分为五大类：即心理性 ED，动脉性 ED，静脉性 ED，内分泌性 ED，神经性 ED，其中，动脉性 ED 和静脉性 ED 又可统称为血管性 ED。

根据发生的时间 ED 可以分为原发性 ED（从来不能勃起）和继发性 ED（有过勃起经历，但现在不能勃起或维持充分勃起）。

根据勃起的程度 ED 可以分为完全性 ED（在任何情况下都不能勃起或维持充分的勃起）和境遇性 ED（只是在某些场合下不能勃起或者维持充分勃起）。

3. ED 的病因

（1）衰老：随着人体进入老年，血浆性激素结合球蛋白（SHBG）水平增高，从而导致游离睾酮下降，总睾酮和生物活性睾酮都会相应下降，从而导致性欲、勃起能力等性功能降低。随着年龄的增加，高血压、动脉粥样硬化、冠心病等的发病危险也会相应增加，这些病理情况的出现往往也会导致 ED。同时，心理因素也会加重 ED 的发生。

（2）心理因素：导致 ED 的心理因素包括：①夫妻间日常关系不和谐；②社会和家庭环境的影响；③不良的性经历；④不适当或不充分的性刺激；⑤焦虑和抑郁。

（3）内分泌疾病：与 ED 相关的内分泌疾病包括：①性腺功能减退症；②糖尿病；③甲状腺疾病；④高催乳素血症；⑤其他，如巨人症和肢端肥大症、皮质醇增多症等疾病也可通过下丘脑-垂体-睾丸轴产生影响而导致 ED。

（4）心血管疾病：心血管疾病如动脉粥样硬化，如果累及阴茎海绵体的血管则会更进一步损害勃起的血管机制，从髂内动脉到海绵体螺旋动脉这一血管灌流通道的任何部位发生动脉粥样硬化，都会造成动脉的闭塞而导致动脉性 ED 的发生。动脉造影发现伴有 ED 的动脉粥样硬化患者，其阴部内动脉和海绵体动脉有广泛的狭窄性病变。另外，血管内皮异常导致 NANC 类神经递质 NO 水平下降也是导致 ED 发生的重要原因。这主要是内皮源性一氧化氮合酶（NOS）合成和分泌异常。

（5）神经系统疾病：正常勃起反射弧传导通路的任一部位受损均可导致 ED 的发生。

（6）不良嗜好：吸烟、长期酗酒、吸食毒品均可诱发、加重 ED。

（7）影响性功能的药物：作用于中枢神经系统的药物、激素类药物和抗高血压药物等多种药物都有抑制勃起功能的副作用。另外，还有许多其他药物，如 H_2 受体阻滞药、环磷酰胺、甲氧氯普胺（胃复安）、碳酸酐酶抑制剂均可导致 ED 的发生。

（8）盆腔和泌尿生殖系统手术：手术导致 ED 的原因多半是由于相关神经血管损伤所致，如手术过程中损伤了支配阴茎勃起所需的神经和血管就会导致 ED 的发生。

4. ED 的诊断

（1）病史：首先要评价患者的各种相关慢性疾病的病史，包括高血压、糖尿病、心肌病、高脂血症、高胆固醇血症、肾功能不全、性腺功能减退、神经和精神疾病等。最好有配偶的参与，在医生患者和配偶之间交流时，需要一个轻松的氛围，以便于沟通，有利于详细了解患者的性生活史。在描述勃起功能时应该详细描述晨间勃起、受刺激性或者手淫时勃起以及性交时的勃起状况，包括勃起的硬度和持续的时间，兴奋、射精和性高潮的情况，以及这些情况是否在不同性伴侣之间存在差异。

要仔细询问 ED 患者的并发症状，手术史和药物史等。50 岁以上男子，50%往往有尿频、尿急和尿不尽等下尿道症状伴发于 ED。前列腺炎根治手术和直肠手术、很多药物尤其是抗高血压药物和精神药物可以引起 ED。长期酗酒，滥用大麻、可卡因、哌替啶、美沙酮和二醋吗啡（海洛因）均与 ED 高发病率有关。

国际勃起功能指数（IIEF-5）问卷调查对于评估性功能（勃起功能、性高潮、性欲、射精、性交和性满意度）有帮助，对选择治疗方法也有指导意义。

国际勃起功能指数（IIEF-5）调查问卷表内容见表 6-1。

表 6-1　　　　　　　　　国际勃起功能评分表（IIEF-5）

项目/评分	0	1	2	3	4	5	得分
1. 您对阴茎勃起及维持勃起的自信程度如何？	没有	很低	低	中等	高	很高	
2. 您受到性刺激而有阴茎勃起时，有多少次能够插入？	无性活动	几乎没有或完全没有	只有少数几次（远少于一半时候）	有时（大约一半时候）	大多数时候（远多于一半时候）	几乎每次或每次	

续表

项目/评分	0	1	2	3	4	5	得分
3. 您性交时，阴茎插入后，有多少次能够维持勃起状态?	没有尝试性交	几乎没有或完全没有	只有少数几次（远少于一半时候）	有时（大约一半时候）	大多数时候（远多于一半时候）	几乎每次或每次	
4. 您性交时，维持勃起至性交完成有多大困难?	没有尝试性交	非常困难	很困难	困难	有点困难	不困难	
5. 您性交时，有多少次感到满足?	没有尝试性交	几乎没有或完全没有	只有少数几次（远少于一半时候）	有时（大约一半时候）	大多数时候（远多于一半时候）	几乎每次或每次	
填写说明	请根据您过去 6 个月内性生活的情况，选出上面 5 个问题中适合您的选项，将每项得分相加，就是您的总分。一般而言，IIEF-5 评分小于 7 分为重度勃起功能障碍，8～11 分为中度勃起功能障碍，12～21 分为轻度勃起功能障碍						总分:

（2）体检：体格检查应该有针对性，重点检查泌尿生殖道、内分泌、血管和神经系统。体检可能会发现一些容易忽视的疾病，比如佩罗尼病（Peyronie's disease）、前列腺增大或前列腺癌，以及一些性腺功能减退的征兆（如小睾丸、第二性征变化、性欲减退、情绪变化、疲劳综合征等），对于有心血管疾病的患者需检查血压和心率。

（3）实验室检查：可根据患者的主诉和危险因素选择检查；如果一年内没有检查空腹血糖和血脂，每个患者均需检查；内分泌激素应该包括晨间取样的睾酮，最好以定量的游离睾酮取代总睾酮，以明确性腺功能减退。当睾酮水平降低时，还需检查其他激素，如泌乳素，FSH 和 LH 等。

（4）特殊检查：有神经系统疾病患者需要检查两侧下腹部、会阴部、阴茎及下肢的感觉差异，这些部位是骶髓感觉神经分布的区域。球海绵体反射是一个有重要意义的神经系统体征，其原理是当刺激阴茎龟头时，通过置入肛门内的手指可感觉到肛门外括约肌出现收缩反应。马尾神经损伤时，该反射消失，即当刺激龟头时置入肛门内的手指感觉不到收缩反应，甚至出现肛门外括约肌松弛。这种情况可因椎间盘中心缓慢生长的腰髓或骶髓肿瘤引起，并往往伴有 ED 的发生。

诊断评价 ED 的最基本内容如图 6-1 所示。

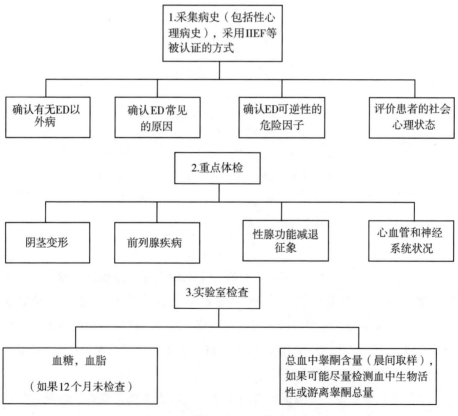

图 6-1　诊断评价 ED 的基本内容

尽管大多数患者通过一般检查可以明确诊断，有些情况还需要特殊检测。需要特殊检测的患者包括：①原发性 ED（不是由器质性或心理性原因引起）；②有盆腔或会阴外伤的年轻 ED 患者，有可能通过阴部内动脉造影，采取血管外科手术治疗；③阴茎变形的患者（如 peyronie 先天性弯曲）需要外科矫形；④复杂的精神或心理疾病患者；⑤复杂内分泌疾病患者；⑥患者或其性伴侣要求进行特殊检测者；⑦法医学理由（如伤残鉴定，性骚扰案例）等。

特殊诊断检测的内容见表 6-2。

表 6-2　　　　　　　　　　　**特殊诊断检测内容**

阴茎勃起功能综合诊断仪（Rigiscan）检测夜间阴茎肿胀和硬度（NTPR）
血管检查
＊海绵体内血管活性药物注射
＊海绵体动脉的双功能多普勒超声检测
＊海绵体灌流试验及海绵体造影
＊阴部内动脉造影
神经检测
＊球海绵体肌反射潜伏期
＊神经传导检测
内分泌激素检测
特殊心理学诊断评估

5. 治疗

目前，ED 的治疗主要以三线疗法为主，配合心理治疗、改善生活方式及睾酮替代治疗等方法进行综合治疗。三线疗法中选择性 5 型磷酸二酯酶抑制剂（phosphodiesterase type 5 inhibitors，PDE5-Is）以其安全、有效、简便等特点成为治疗 ED 的一线疗法和首选方案。二线疗法包括真空负压吸引、阴茎海绵体血管活性药物注射、经尿道给药等方法，虽然也有较为满意的效果，但是由于这些方法操作不便、不良反应明显、性生活不自然等缺点，临床使用率越来越低。三线疗法主要为手术疗法。阴茎假体植入是已确认的少数几种可有效治疗 ED 的手术方法之一，适用于非手术治疗无效的患者。尽管睾酮在维持阴茎充分勃起功能中具有重要作用，但是治疗 ED 的作用有限。睾酮替代治疗仅推荐用于已经证实生物可利用睾酮浓度低的 ED 患者。另外心理疏导、改善生活方式等越来越受到重视，并在 ED 的治疗中占有重要的地位。

（1）性心理治疗。

由于多数勃起功能障碍患者存在心理性因素，所以心理治疗是十分必要的，最好夫妻双方共同参与性心理治疗。性感集中训练是目前心理性勃起功能障碍最重要的治疗方法，适用于几乎所有性功能障碍的治疗，其目的在于解除焦虑，增进夫妻间沟通与交流，提高从语言交流到非语言交流的技巧，逐步改善夫妻关系和性功能。但由于评价性心理治疗有效性的标准尚不统一，故其确切疗效，尚难定论。

（2）药物治疗。

口服药物是勃起功能障碍治疗中最简单、最容易接受的一线治疗方法。

①口服 PDE5-Is 治疗。目前，口服 PDE5-Is 为治疗 ED 的一线治疗。5 型磷酸二酯酶（ phosphodiesterasetype 5，PDE5）特异性地作用于阴茎海绵体平滑肌内的环磷酸鸟苷（ cyclic guanosine monophosphate，cGMP），使其降解，通过抑制 PDE5 而使 cGMP 降解减少，进一步使细胞内钙的浓度降低，有利于维持海绵体平滑肌的舒张，使阴茎勃起坚硬。

目前已批准上市的 PDE5-Is 有以下 5 种：西地那非（Sildenafil）、他达拉非（Tadalafil）、伐地那非（Vardenafil）、乌地那非（Udenafil）和米罗那非（ Mirodenafil）。这 5 种 PDE5-Is 在起效时间或作用维持时间等方面存在着差异，治疗 ED 的成功率均在 65% 以上。除了改善阴茎的勃起功能，PED5-Is 还可以缩短男性阴茎勃起的不应期（指一次性交结束到身体状态又可以开始下一次性交之间的必需间歇时间，在这段时间内，阴茎不能勃起），以及更好地控制射精，但不会影响性欲。虽然 5 种 PDE5-Is 的起效时间不同，但相差不是很大，均建议在性生活前 30~60 min 服用。西地那非和伐地那非的作用维持时间为 4~8 h，米罗那非的作用维持时间为 6~12h，乌地那非的作用维持时间为 12h，他达拉非的作用维持时间最长，为 36h 以上。

PDE5-Is 的不良反应通常很轻微，患者耐受性很好，最常见的是头痛，其次是皮肤潮红。他达拉非可能引起肌痛和身体其他部位的疼痛；最近有报道，PDE5-Is 可能与听力损害有关，尤其是西地那非，应引起患者注意。由于可能增加严重低血压的危险，PDE5-Is 禁与硝酸盐合用。在使用 1A 型抗心律失常药（如：奎尼丁和普鲁卡因胺）和 3 型抗心律失常药（如索他洛尔和胺碘酮）的患者，以及患有先天性 QT 间期延长综合征的患者，不建议使用伐地那非；使用 α 受体阻滞剂治疗高血压的患者，应慎用 PDE5-Is；服用其他抗高血压药物的患者，均可以很好地耐受以上 5 种 PDE5-Is。

②睾酮替代治疗。睾酮替代疗法（testosterone replacement therapy）主要用于内分泌性勃起功能障碍的治疗，包括原发和继发性性腺功能低下所引起的 ED。a. 原发性性腺功能低下：睾丸肿瘤、克氏综合征、外伤、手术等病变可导致体内睾酮水平下降、FSH 和 LH 水平增高，此类患者采用外源性睾酮替代疗法效果最好。b. 继发性性腺功能低下：继发于下丘脑及垂体病变，由于缺乏促性腺激素造成性腺发育停滞，体内睾酮、FSH 和 LH 水平均降低。经过补充促性腺激素或促性腺激素释放激素后，可提高性欲、改善勃起功能。用于 ED 治疗的雄激素主要有十一酸睾酮胶丸、注射剂和贴剂等。对于前列腺癌或怀疑前列腺癌的患者，禁忌应用睾酮补充疗法。尽管睾酮在维持阴茎充分勃起功能中具有重要作用，但是治疗 ED 的作用有限。睾酮替代治疗仅推荐用于已经证实生物可利用睾酮（bioavailable testosterone）浓度低的 ED 患者。

（3）真空缩窄装置。

真空缩窄装置（vacuum constrictive devices，VCD）是利用负压使阴茎充血，并使用阴茎根部的弹性带限制血液回流的机械装置。可用于任何原因所致的勃起功能障碍，是治疗 ED 的二线方法。该法适于 PDE5 抑制剂治疗无效，或不能耐受药物治疗的患者，尤其适用于偶尔有性生活的老年患者。优点是价廉，副作用小，主要副作用包括阴茎疼痛、麻木、射精延迟等。此外，由于此装置使阴茎皮肤温度降低，患者感觉勃起的状态不自然，约一半的患者感觉效果不满意。应告知患者。负压助勃时间不宜超过 30 min。禁忌证包括自发性异常勃起、间歇性异常勃起和阴茎严重畸形患者。

（4）海绵体内注射和经尿道给药治疗。

海绵体内注射和经尿道给药治疗（intracavernosal injection and transurethraltherapy）均为治疗 ED 的二线治疗，主要优点是起效快速。

海绵体内药物注射是将血管扩张药物注射入阴茎海绵体内，使海绵体充血以达到阴茎勃起的目的。阴茎勃起通常出现于海绵体内药物注射后的 10min 内，不需要性刺激。常用的药物有：前列地尔（Alprostadil, prostaglandin E1）、罂粟碱（Papaverine）、酚妥拉明（Phentolamine）和血管活性肠肽（vasoactive intestinalpolypeptide），临床上经常联合使用两种或多种上述血管活性药物。单独使用前列地尔的有效率可以达到 70%，将三种药物混合治疗的有效率可达 90%。由于操作不方便和可能出现阴茎疼痛、阴茎异常勃起、阴茎海绵体纤维化等副作用，目前海绵体内注射治疗仅用于不愿接受口服药物治疗或口服药物治疗失败的 ED 患者，以及脊髓损伤和前列腺根治术后的 ED 患者。

前列地尔也用于尿道内给药（intraurethral pellet），治疗 ED 的成功率为 43%~69%。副作用有阴茎疼痛、尿道疼痛或烧灼感、低血压、晕厥和阴茎异常勃起等。

（5）手术治疗。

随着新药的问世和对勃起功能障碍发病机制了解的增多，外科手术治疗逐渐减少，但仍有一些勃起功能障碍患者需要手术加以解决，一般都是经其他各种治疗无效者。外科疗法包括阴茎假体植入、动脉血管重建及静脉结扎等。

①阴茎假体植入和阴茎血管手术。阴茎假体植入（penile prosthesis implantation）是已确认的少数几种可有效治疗 ED 的手术方法之一，适用于非手术治疗无效的患者。需要注意的是，一旦进行阴茎假体植入手术，阴茎组织结构将出现不可逆的改变，平滑肌彻底丧失舒张能力。目前临床常用的阴茎假体有两种类型：半硬式假体（semirigid prosthesis）和可膨胀型假体（inflatableprosthesis）。最常使用的是三件套的可膨胀型植入装置，患者及其伴侣对治疗的满意率很高，分别达 70% 和 90%。最常见的并发症为感染，发生率 2%~4%，其次为糜烂、血肿、冷阴茎头综合征和机械故障等。

②治疗 ED 的其他手术方式。包括：专用于治疗阴茎动脉外伤性损伤的动脉旁路手术（具有治愈 ED 的可能性）和用于治疗年轻患者先天性阴茎静脉漏

的静脉结扎手术等；由于阴茎血管手术的总体效果不佳，目前总的趋势是应用减少。

（6）改善生活方式。

吸烟、酗酒、肥胖和缺乏锻炼等生活方式均与 ED 的发生密切相关。通过改善生活方式（lifestyle modification），如戒烟、控制饮食和体重、身体锻炼等，可以使 ED 的发生率降低，阴茎勃起功能得到改善。但单纯依靠调整生活方式来改善阴茎勃起功能，往往需要较长的时间（2 年以上）；而在改善生活方式的基础上，联合口服 PDE5-Is 治疗，阴茎勃起功能在治疗 3 个月后即可获得明显改善。

（7）中医治疗。

ED 属于中医的"阳痿"范畴，以前多数医家把 ED 责之于肾，但随着社会和中医学的发展，肾虚已不是当今 ED 的主要病机，其病因规律发生了变化，情志变化成为当今 ED 主要发病学基础。当前中医学认为，ED 最基本的病理变化是肝郁肾虚血瘀，其中肝郁是主要的病理特点，肾虚是主要的病理趋势，血瘀是最终的病理趋势。基于对 ED 肝郁、肾虚、血瘀三大病机的深入研究与认识，治疗时以补肾疏肝活血为基础，再根据不同个体的特异性临床表现进行辨证加减用药，往往能够取得较为满意的疗效。

二、射精功能障碍

（一）早泄

1. 概述

早泄（premature ejaculation，PE）是男性射精功能障碍中最常见的一种疾病。随着生活水平的提高，女性对于性的意识越来越强，人类的性活动已经不再仅仅是以生育为目的。虽然近年来随着 NO-cGMP 信号通路在阴茎勃起机制中的发现和选择性 PDE5 抑制药的问世，男性阴茎勃起功能障碍（ED）的治疗获得了革命性的进展，但是，早泄的诊断和治疗仍然相对落后。

（1）早泄的定义：指男子控制射精能力降低到一定程度，在性交中无法控制而过早射精，并使配偶达不到性满足而影响到与性伴侣关系的常见疾病。

早泄的定义在现代医学的发展过程中一直存在争议。导致这种状况的原因一方面是因为至今早泄的发生机制还不明确，另一方面是缺乏一个正常射精潜伏期的数据，正常射精潜伏期和异常射精潜伏期的划定不清晰。美国精神病学会诊断和统计手册第四版（DSW-Ⅳ）中早泄的诊断标准为：①维持或反复在很小的性刺激下，在插入前、插入时或插入后就射精，比本人的愿望提前。医生判断时应考虑影响性兴奋持续时间的各种因素，比如年龄、新的性伴侣、新的环境和近期的性交频率。②早泄明显引起本人痛苦和人际关系（伴侣之间）的紧张。③早泄不是由某种精神性物质的戒断（如鸦片戒断等）所引起。④男女双方中的一方对射精潜伏期的时间不满意或企图延长射精潜伏时间。1996年，美国泌尿外科学会提出的早泄诊断标准是：男女双方中某一方对射精潜伏期不满意，或男性不能达到足够长的射精潜伏期，均可认为早泄。

（2）早泄的分类：临床上，早泄不是一个单一的疾病，往往伴有其他症状，有必要进一步分亚类。最简单的方法是将早泄分为原发性和继发性，虽然大多数情况下，早泄是唯一的主诉，但是，早泄可以是绝对的和相对的（受性伴侣和环境等影响），射精可发生在性交前或性交中；可以合并或不合并其他性功能障碍。性欲低下可能因下意识地缩短性交时间而导致早泄。ED的早期症状通常表现为早泄，反过来，缺乏射精控制能力也会产生性欲降低和性能力下降。下面根据早泄的发生，伴随症状等将早泄分为几个亚类见表6-3。

表6-3　　　　　　　　　　　　　　　　**早泄的分类**

1. 按病因分类	（1）器质性早泄 ①神经生物性早泄 ②泌尿性早泄 ③内分泌性早泄 ④药源性早泄 （2）非器质性或特发性早泄 ①功能性早泄（经验、教育） ②素质性早泄（心理、素质） ③压力诱导性早泄（急性或慢性）

续表

2. 按发病情况分类	（1）原发性早泄（从第一次性交开始） （2）继发性早泄（有过一段时间能正常控制射精）
3. 按发生时间分类	（1）性交插入前早泄 （2）性交插入中早泄
4. 按条件分类	（1）绝对早泄（无论什么性伴侣和环境均早泄） （2）相对早泄（针对特定的性伴侣或环境而发生早泄）
5. 按并发症分类	（1）单纯性早泄（无其他任何性功能障碍的症状） （2）混合性早泄（有其他性功能障碍的症状如 ED 等）

2. 早泄的流行病学

早泄是公认的最常见的性功能障碍，国内外不同的统计发病率差异很大，这主要是因为早泄的定义不清晰，各项研究报道所采用的标准有差异所造成。在研究任何一种疾病的流行病学之前，往往要明确的是"正常"的指标是什么？射精潜伏期受到多种因素的影响，定义正常射精潜伏期变得很困难。而且男性和他们的性伴侣对射精潜伏期的认识千差万别。比如一项多国早泄评估研究（Ａｌｚａ公司进行）调查了平均男子射精潜伏期（ＩＥＩＴ），在 7～14 min 之间，显示对射精潜伏期感觉的地缘性差异。其中德国男子平均射精潜伏期只有 7 min，美国男子达到 13 min，英国、法国和意大利男子射精平均潜伏期相似，均为 9.6 min。他们的性伴侣，对射精潜伏期与他们的感觉稍有差异。早泄在青春期和年轻成年人是普遍存在的现象。因此很多人并不将年轻人和早期性经历阶段的早泄归于病理状态。

几种公认影响早泄流行率地区差异的因素包括：①比如包皮环切的普及率对早泄的影响：因为这种手术引起阴茎龟头皮肤的角质化和对刺激的迟钝。②宗教和文化的部分影响：例如像受密宗哲学影响深远、性交频率较低的东亚，以及很重视"性"和女性性需求得到认可的中南美洲国家，早泄的发生率偏高。而在中东伊斯兰国家早泄发生率最低，因为在这些国家早泄往往不被认为是一种疾病，在那些族长式的男权社会里，妇女的性需求也未得到认可。教育程度可能也是一个因素。在中南美洲和中东国家接受过大学教育的男子比没有接受大学教育的男子，早泄发生率低一半。

3. 早泄的病因

早泄的病因一直以来不够明确，近 10 年来对于早泄的认识发生了很大的变化，从既往的纯心理学病因向以神经生物学研究基础的病因学变迁。

从心理学上来看，性的条件反射和性行为的学习过程可能影响早泄，焦虑可能是引起早泄的原因之一。早泄患者通常合并焦虑症状，焦虑可以增强交感神经系统的作用，而增强交感神经活动与射精阈值降低有联系。早泄的器质性病因可以归纳为表 6-4。

表 6-4　　　　　　　　　　早泄的器质性病因

阴茎高敏感性	（1）快速达到射精阈值 （2）射精阈值过低
球海绵体射精反射高兴奋性	（1）快速射出或流出 （2）快速球海绵体反射
遗传倾向	一级亲属早泄发生率较高
中枢 5-HT 受体敏感性	（1）早泄中枢 5-HT 传递量少 （2）5-HT 2 C 受体敏感性低下 （3）5-HT 1A 受体敏感性低下

4. 早泄的诊断

（1）临床表现。早泄的诊断在很大程度上表现在性生活时中，终身性早泄表现为从性生活开始一直早泄，获得性早泄则表现为在特定的条件下才出现早泄。他们共同的表现是射精潜伏期短（一般在 3 min 之内），患者主观上难以控制射精，患者和（或）性伴对性生活不满意，并造成患者的焦虑，甚至影响到双方的人际关系。其中部分患者伴有其他疾病或情况，比如神经损伤、全身性疾病、内分泌疾病、生殖道感染（尿道炎、前列腺炎或附睾炎）、酗酒或吸毒。

（2）诊断的方法。

①性生活史：应该明确早泄的发生、频率、病程、受影响的性交次数，详细了解患者性前戏、手淫、体位、性幻想和性伴侣的吸引力等情况。

②量表评价：中国早泄患者性功能评价表（CIPE，见表 6-5）。

表 6-5　　　　　　　　　**中国早泄患者性功能评价表**

（**chinese Index of sexual Funetion for premature Ejaculation，CIPE**）

姓名：　　年龄：　　　文化程度：　　地址：

主诉：早泄（　年　月）　合并勃起障碍（　年　月）

既往病史：　糖尿病　高血压　外伤　　　其他

婚姻状况：　已婚（　年　月）

配偶年龄：　　　　　子女数：

配偶情况：　月经：月经正常　月经不正常　闭经：

配偶健康状况：糖尿病　高血压　外伤　其他：是否酗酒：是（　　）　　否（　　）

根据您过去 6 个月的性生活实际情况回答问题，选择适当的编号标记（√）

Q4 性生活时，从阴茎插入阴道直到射精的时间有多久？

1. 极短（30 s）

2. 很短（1 min）

3. 短（2 min）

4. 比较短（3 min）

5. 不短［>3 min，4 min，5 min，10 min，20 min，30 min，40 min］

Q5 性生活时，您试图延长性交时间的困难程度如何？

1. 很困难

2. 困难

3. 有些困难

4. 一般

5. 没有困难

Q6 总体而言，您对性生活的满意程度如何？

1. 很不满意

2. 不满意

3. 一般

4. 满意

5. 非常满意

续表

Q7 总体而言，您的配偶对性生活的满意程度如何？

　　1. 很不满意

　　2. 不满意

　　3. 一般

　　4. 满意

　　5. 非常满意

Q10 性生活时，有多少次感到焦虑、紧张或不安感？

　　1. 几乎总是

　　2. 多数时候

　　3. 一般

　　4. 少数几次

　　5. 几乎没有

早泄患者主 CIPE 积分范围 14～36 分，平均值 26.7 加减 4.6 分；

正常对照组 CIPE 积分范围 34～50 分，平均值 41.9 加减 4.0 分

③实验室检查：通过实验室检查可以了解有无泌尿系统疾病、前列腺炎、糖尿病、生殖内分泌异常、肾上腺皮质功能亢进或减退、甲状腺功能异常等疾病存在。

　　a. 血液检查：血液检查中包括末梢血的检查，如血常规、血小板等检查以及静脉血的化验检查，包括肝、肾功能，血电解质、血糖、血脂，血 T3、血 T4、血浆皮质醇、性激素（如 FSH、LH、PRL）等。b. 尿液检查：尿常规、尿沉淀、尿流率、尿 17-酮类固醇、尿 17-羟类固醇、尿肌酐等。c. 前列腺常规、精液分析。

　　④早泄的神经电生理检查：比较客观反映射精的神经传导通路状况的常用检查方法有 5 种：a. 阴茎自我感觉阈值测定（penile biothesiometry）；b. 阴茎背神经躯体感觉诱发电位（dorsal never somatosensory evoked potentials，DNSEP）测定；c. 阴部运动神经诱发电位（pudendal motor evoked potentials，Pudendal MEPs）；d. 骶反射弧试验。e. 交感神经皮肤反应试验（sympathetic skin responses，SSRs）。

5. 早泄的治疗

(1) 自我治疗。患者可以通过分散注意力、缩短性前爱抚时间、减缓阴茎插入的强度、中断阴茎插入和抽出阴茎片刻等行为进行治疗。也可自行使用阴茎龟头表面麻醉药（利多卡因软膏或喷雾剂等）、采用厚层避孕套或含有局部麻醉药的避孕套。自我治疗的疗效很难评估，因为就医的患者多半不能通过自我治疗改善才需求医生帮助。

(2) 心理及行为治疗。最广泛采用的主要是性感集中训练法、停—动—停和挤捏法。这些在训练方法是基于这样的假说，即早泄是由于患者无法体验性兴奋的感觉和难以识别即将发生射精的感觉，再训练过程就是让患者去找回这种感觉。另外，这些再训练方法使患者逐渐适应不断增强和延长的性刺激，使之尽量维持在激发射精的阈值以下。

(3) 药物治疗。

①选择性 5-羟色胺再摄取抑制药（SSRIs）。每天服用氟西汀（20~40 mg）、帕罗西丁（20~40 mg）和舍曲林（50~100 mg）可以显著性延迟射精。一般每天服用，在 5~10 d 可以达到射精延迟的作用。每日使用 SSRIs 较需要时使用 SSRIs 效果好，患者也不会因期待性交的发生而紧张。尽管每日使用 SSRIs 增加了患者的服用量，但是，SSRIs 的副作用是比较轻微的。

②磷酸二酯酶-5（PDE5）抑制药：PDE5 抑制药主要适合于早泄合并有 ED 的患者。西地那非的作用主要在于提高了患者的信心，加强了对射精控制的感知和提高了性的满意度，而且，缩短了患者的不应期，使射精后可以达到第二次勃起。作用机制可能是由于西地那非这类药物阻断了射精管、输精管、精囊、后尿道平滑肌细胞上的 PDE5，使平滑肌舒张，射精潜伏期延长所致。

③α-受体阻滞药：α 受体阻滞药治疗早泄的机制可能包括：a. 作用于输精管丰富的受体，抑制输精管的收缩，使精囊充盈时间延长；b. 作用于前列腺和后尿道 α1A 受体，使该部位平滑肌松弛，达到射精阈值的时间延长；c. 作用于中枢神经系统 α 受体，抑制了中枢射精反射和泌精反射，从而缓解早泄的症状。一般采用 SSRIs 联合 α 受体阻滞药治疗早泄。常用的有特拉唑嗪（Trazosin），每次 2 mg，睡前服，连续 30d 为一疗程；多沙唑嗪片（Doxazosin），每晚 4 mg，连续 42 d 为一疗程。

（4）手术治疗。许多研究表明原发性早泄患者的阴茎背神经，尤其是阴茎头的感觉神经性兴奋性比正常人高，性交时射精潜伏期和射精反射弧较短，射精刺激阈低。阴茎背神经部分切除术的目的就在于降低患者阴茎头的兴奋性而达到延长射精时间。手术治疗原发性早泄的疗效在一定程度上得到认可，但其安全性和远期有效性有待研究。

（5）现代医学早泄的一般治疗原则：早泄的治疗主要是在行为治疗和药物治疗之间选择，或联合治疗。现在往往根据患者是终身性还是获得性早泄来决定采取哪种方法作为一线治疗：对于终身性早泄一般以药物治疗作为一线治疗，心理咨询和行为疗法作为二线治疗；相反，对于获得性早泄主张以心理咨询和行为疗法作为一线治疗，药物治疗作为二线治疗。

（二）不射精

射精是一个高度协调的神经肌肉活动，包括 4 个阶段：泌精、膀胱颈关闭、射出和性高潮。尽管这些生理过程在功能上和解剖上是相关联的，但是他们由不同的神经肌肉所控制。其中任何一个环节出现问题都会导致射精障碍，无精液射出即不射精（anejaculation，AE）。

1. 病因

AE 最常见的病因是脊髓损伤，其他原因包括糖尿病、横贯性脊髓炎和多发性硬化症等。医源性病因包括药物（如抗高血压药物、抗精神病药物）、盆腔手术（如腹膜后淋巴结清扫手术等）。还包括一些由于性腺功能低下、先天性发育不全和副腺性严重纤维化等造成的泌精困难而引起 AE。如果通过询问病史、体检和其他检查未发现身体异常，可以诊断为心理性不射精。心理性不射精通常是指射精抑制或性快感缺失。合并的病理心理因素还包括强迫症、人际关系障碍和不同程度的恐惧等；文化和宗教因素可能也会影响达到性高潮而造成不射精。过量饮酒、服用过量的镇静药物也可抑制大脑皮质高级射精中枢的敏感性，导致不射精。长期服用 α1-肾上腺素等受体阻断药可导致附睾、输精管、射精管、球海绵体肌、尿道海绵体肌的收缩减弱，精液不能排除而引发不射精。慢性可卡因中毒、慢性尼古丁中毒和吗啡成瘾也会导致不射精。

2. 临床表现

患者表现为阴茎勃起插入阴道后，虽然有足够的性刺激，但性交过程中缺乏射精的动作和性高潮，有的患者可有遗精现象。患者会逐渐出现性欲减退，性交频率大减，多数患者因不育而就诊。

对于原发性不射精患者来说，由于从来没有体会到射精的感觉，从来没有达到过性高潮，往往在性交进行一段时间后，以阴茎疲软而告终。

3. 诊断和鉴别诊断

（1）病史。详细了解患者的病史，对于不射精的诊断很重要。

a. 应该重点了解患者的性生活史，包括：不射精的发病时间和病程；有无时间和地点限制；以前是否发生过正常的射精功能；不射精有无明显的环境和情绪因素；有无性伴侣的选择性；有无不射精的家族史以及不育史。

b. 了解其他疾病或手术史，主要包括神经精神系统疾病（包括脊髓损伤史、多发性硬化、抑郁症等）、内分泌系统疾病尤其是糖尿病、泌尿生殖系统疾病（包括前列腺炎、尿道上裂、阴茎异常勃起史等）。手术史中重点询问有无腹膜后淋巴结清扫术、根治性直肠癌切除术、经尿道前列腺电切术（TURP）的情况。

c. 了解患者的用药情况，询问有无服用影响射精功能的药物史，对服药种类、服药时间、服药剂量等均应详细询问，有无酒精嗜好和精神活性药物滥用史，是否用过影响性功能障碍的常见药物如抗高血压药、洋地黄类制剂、抗精神病药、激素类药等。

（2）体格检查。主要针对内分泌系统疾病、神经系统疾病、心血管系统疾病和泌尿系统疾病的常见体征进行检查。

对于有神经系统损伤病史的患者，应着重进行神经电生理学检查，进行阴茎震动感觉阈值测定或阴茎背神经体感诱发电位测定。

（3）鉴别诊断。

①逆行射精：逆行射精患者在性交时并无精液从尿道外口射出，但可以感受到射精的节律性、收缩感，甚至有性高潮的体验，射精后尿液离心可以找到精子和果糖，而不射精患者无射精感觉和性高潮体验，射精后尿液离心检查无精子。

②精液量过少的无精子症：这类患者可能是射精管堵塞或先天性输精管缺失，往往有射精感，但是精液量极少，精液中无精子，射精后尿液检查亦无精子。通过射精管和输精管造影可以确诊。

4. 治疗

（1）心理治疗。

①心理分析疗法：即通过与患者会谈，使其领悟到心理障碍的症结所在，并逐步改变其行为模式，从而达到治疗的目的。

②认知领悟疗法：采取直接会面的交谈方式，疗程和间隔时间不固定，由患者或由患者与医生协商决定。通过专业的解释使患者完全理解疾病的根源，克服旧的认识，达到新的认知。

③生物反馈疗法：利用生物反馈技术，训练人们了解体内某些生物学信息，及与这些信息有关的某些器官或系统的病理性活动，并进行自我的矫正，以达到治疗的目的。临床常用的生物反馈仪包括机电反馈仪、皮肤温度反馈仪、皮肤电反馈仪、脑电反馈仪等。主要用于过度紧张导致的心理功能性不射精。

总的来说，不射精的心理治疗往往效果不明显。

（2）药物治疗。对于非脊髓损伤的 AE 患者，往往采用 α 受体激动剂（麻黄碱、伪麻黄碱）或三环抗抑郁药物（丙咪嗪）治疗，疗效也不理想（有效率 12%～18%）。

（3）阴茎颤动刺激（penile vibratory stimulation PVS）。PVS 治疗不射精患者是首选的，不管对于心因性的还是器质性患者都有效，阴茎震动刺激治疗不射精的原理主要是通过在阴茎龟头系带的表面处放置一个阴茎震动刺激发生器，直接刺激阴茎龟头一级性敏感区，刺激传导至射精中枢，并激活射精中枢，当振动刺激超过一定的界限值（射精阈值），将出现一个正常的射精反射，从而导致射精的完成。通常在使用阴茎震动刺激治疗的时候，阴茎的勃起可立即发生，阴茎开始变粗和变硬预示着即将会有射精的发生，精液在尿道周围肌肉的收缩下有规律地射出。

（4）AE 导致不育症的治疗。可以通过几种方法获得精子，包括电刺激射精（EE）、前列腺按摩，甚至采取外科手术取精，再进行人工授精或者体外受精（IVF），从而达到生育的目的。

PVS 方法失败，可选择 EE 治疗躯体性和心理性 AE，这种技术要求特殊的仪器和经验。除脊髓损伤的患者外，进行 EE 之前需要全身或脊髓麻醉。尽管这种方式采精成功率高达 90%，而且精子计数较高，但获得的精子存活率较低、宫颈黏液穿透力受损，受精能力差。这些患者适合进行单精子卵浆内注射（ICSI）治疗。

心理性 AE 患者可以采取前列腺按摩获得精子，此方法比 PVS 和 EE 简单、成本低廉。

不射精伴有性高潮往往是逆行射精，即患者有射精感而无精液排出体外。逆行射精通常与神经或解剖病变导致的膀胱颈不能闭合有关。糖尿病、膀胱颈手术和 α 受体阻滞是最常见的原因。逆行射精可以通过检查射精后尿液中有无精子和果糖来确诊。通常采用交感兴奋药（麻黄碱、伪麻黄碱、丙咪嗪和苯丙醇胺）来诱导前向射精。其中丙咪嗪的诱导效果最好。

如果治疗失败，通过收集离心的射精后尿液中精子进行人工授精也可达到生育的目的，膀胱内尿液碱化适合精子的生存环境。抗生素可用于尿液杀菌。另外，可以通过膀胱插管排空尿液，缓慢滴注培养液进入膀胱，让患者射精后排尿，标本用于人工授精。如果不能受孕或者精液质量太差，亦可以考虑采取单精子卵浆内注射（ICSI）治疗。

第三节　女性性功能障碍

一、性欲障碍

性欲障碍（sexual desire dysfunctions）包括性欲低下、性厌恶和性欲亢进，其中最常见的是性欲低下。

(一) 性欲低下

1. 定义

性欲是情欲意图和感觉造成的性欲望或驱动力。但是与男性相比，女性的性欲需要更长时间和更广泛地刺激性敏感区，还要借助于丰富的感情熏陶，进行充分的精神与心理准备才能发生。由于个体的性欲差异很大，并且即使是同一个人，在不同时间和不同年龄时也有相当大的差异。如果以性行为作为判断标准的话，一个人应该在多少天出现一次性欲才算正常合适呢？按照美国精神病学会诊断与统计学手册第三版的标准（DSM-III），如果夫妻双方在半年内，所有性活动的频率低于每个月 2 次，那么提示性欲低下的诊断。然而，性活动频率并不是判断的可靠标准，因为女性可在配偶的压力下，可能被迫参与性活动。因此，根据修订的 DSM-IIIR（1987）和 DSM-IV（1994）的标准，不再试图制定一个最低的性活动频率，取而代之的是鼓励医生采用临床判断方法。

性欲低下（hypoactive sexual disorder）的定义为患者持续的反复的缺乏对性活动的主观愿望和参与意识，包括性梦和性幻想。当性被剥夺时也无挫折感，并且不是其他精神障碍（如强迫性神经症、严重抑郁症、精神分裂症等）的伴发表现。

这一标准的优点在于医生可以根据不同的情况和差异进行较准确的判断，缺点是不同医生之间诊断一致的可能性降低。

2. 流行病学与病因

性欲低下已成为性咨询门诊较为常见和严重的、治疗也较困难的一种性功能障碍。女性性欲低下的发病率高于男性，文献报道男性为 16%~20%，女性为 20%~37%。它可以单独存在，也可以与其他性功能障碍同时存在。

性欲低下有各种不同病因，包括心理的、社会的和生理的原因。社会心理因素是导致女性性欲低下最重要的原因，它包括以下方面：

（1）反性主义教育：性欲低下不会是与生俱来的，它往往是社会环境、宗教信仰、封建意识等许多消极因素和错误信息在她们的头脑中长期灌输和不断强化的结果。女性在整个童年期、青春期和成年期接受的抑制性性教育，使妇女持有错误的性价值观念，相信性活动是下流的、肮脏的、大逆不道的，性常常和犯罪、道德败坏、羞耻、对女性的伤害、危险、性病联系在一起，故下意识地抑制性欲，控制自己的性冲动。

（2）婚姻冲突：主要表现在婚姻中的非性成分，如夫妻间的关系紧张，感情不和，交流不够，彼此感到压抑，彼此不信任，都会造成性欲低下。

（3）生活方式：工作压力大，工作时间长，家庭环境缺乏隐私等均可导致性欲低下。

（4）心理障碍：女性如果在早年有强奸、乱伦、性骚扰等创伤性性经历，就会显著增强早年建立的消极条件反射，使她们的性欲显著降低；或由于恐惧心理引起，如对性卫生感到忧虑、反复多次人流的痛苦造成对怀孕的恐惧或担心性兴奋期间身体和理智失去控制等。此外，自信心不足、形象不满意、性的人格解体等均可使性欲减退。

（5）性技巧贫乏：千篇一律的性生活方式使性生活成为乏味的例行公事，从而使女性缺乏激情和兴趣，最终性欲低下。

（6）年龄因素：部分女性进入围绝经期后雌激素水平下降，性欲水平大多明显降低。

3. 诊断与鉴别诊断

（1）医生诊断性欲低下时，除根据患者的主诉外，还要综合考虑到影响性功能的各种因素，如年龄、性别、身体健康状况、性取向、居住条件和个人生活方式等因素，还必须注意行为、情感和认知方面的因素。注意在评价性欲低下前首先需排除器质性疾病、药物等因素的影响，然后再从社会心理因素寻找原因。凡影响神经、内分泌系统的功能，降低血液中性激素水平的疾病，均可使性欲减退，如先天性肾上腺发育不良、下丘脑-垂体病变、甲状腺功能减、肾上腺皮质功能低下、糖尿病、慢性肾衰、肝脏疾患、中枢神经疾患（脑肿瘤、脑血管病）及应用一些药物，如降血压药物、抗精神病药物、口服避孕药等。不过器质性因素的存在并不排除引起性欲低下的社会心理因素的影响，两者很可能同时发挥作用。

患者性交频率一般较低，每个月不足两次。注意少数患者在被动服从的情况下，有较高的性活动频率，所以，性交频率并不是诊断的可靠标准，很难定量分析。

如果一位妇女主诉性欲低下，但能在阅读色情书刊、观看性爱镜头时感受到有性冲动，或在她做梦时常常梦到性爱场面，说明她有性欲冲动，并不能诊断为性欲低下。

（2）鉴别诊断应与性高潮障碍及性厌恶鉴别。

①性欲低下是指性欲和性行为频率都降低或缺乏，性欲低下者也有可能在被动接受性生活时达到性唤起和获得性快感和性高潮。而女性性高潮障碍性欲水平正常，在性交过程中能获得一定程度的性快感，只是不能或很难达到性高潮阶段。两者还可以互为因果，性高潮障碍可以是性欲低下的后果，而性欲低下也可继发于性高潮障碍。

②性厌恶是患者对所有或几乎所有的与性伴侣的生殖器接触持续地或反复地感到极度憎恶或回避。而性欲低下是女性对性欲的要求降低或无性欲要求，对其配偶的性爱行为反应迟钝等，但并无反感和敌意。

4. 治疗

性欲低下的治疗难度较大。由于病因往往不是单一的，因此对每个病例必须全面了解患者的年龄、生活方式、性生活频率和症状，并加以全面分析可能影响性欲有关的因素，而后采取针对性的、综合性治疗措施。

（1）心理-行为治疗：这是性欲低下最主要的治疗手段。寻找一个可以信赖的心理医生给予性教育和心理辅导，同时进行性感集中训练，使用动情图像资料和手淫训练。并且鼓励积极性体验，只有得到积极性体验后才会增强性欲。

（2）药物治疗：医学界一直在寻找一种真正有效的性欲刺激剂或曰"春药"（催情药），但现在仍然没有找到理想的药物。但也有一些药物有催欲作用，能增强性欲和性交能力。

①替勃龙（tibolone，利维爱）：适用于性激素水平低，双侧卵巢切除或自然绝经的患者。替勃龙有效成分是7-甲异炔诺酮，每片含2.5 mg，它具有雌、孕激素活性和弱的雄激素活性，因而能稳定任何原因引起的卵巢功能衰退所致下丘脑垂体系统的功能。每天服替勃龙2.5 mg可改善血管舒张异常症状，如潮红、多汗，抑制骨质丢失，刺激阴道黏膜，对抗凋亡与萎缩，并可增加阴蒂的敏感性和性欲，减轻性交疼痛，对性欲与情绪有良好的作用，可作为全面性激素补充药物。使用过程中注意个体化原则，即根据个体调整剂量。它优于传统的雌激素制剂，不刺激子宫内膜和乳房，而且服药后妇女的体质、性欲、性唤起程度、性生活质量明显改善。

②曲唑酮（氯哌三唑酮，trazodone）：曲唑酮本身是抗抑郁药，特别适宜情绪抑郁的患者，因为抑郁症的基本临床特征之一就是性欲低下。国外资料表明曲唑酮具有多种潜在的促进性行为的作用。它的基本药理作用是作用于5-羟色胺能系统，选择性地抑制中枢对5-HT的再摄取，并有抗胆碱能活性和肾上腺素受体阻滞作用：对α1受体的阻断作用强，对节后β-受体有脱敏作用等。使用该药治疗的女性，有60%报告性欲增强，其中1/3报告抑郁消失；40%报告性欲无改善，但其中1/6主诉抑郁消失。因此，在临床患者适应证的选择中，伴有抑郁症、高泌乳素血症或血睾酮水平低下的性欲低下患者可作为首选。也可用于因婚姻冲突、职业问题等与紧张有关的性欲低下患者。而对所有境遇性性欲低下、性厌恶者则不适用。治疗中应将剂量进行性增加到100~150 mg/d，维持3个月。

③甲基睾酮：为雄激素药物。常用剂量0.25~0.8 mg，口服或注射，可增强妇女性欲和阴蒂的敏感性，增加阴道的分泌物。而局部应用可治疗外阴扁平苔藓，增加阴蒂的敏感度，阴道的润滑，增加性欲和性唤起，常与食欲激素合用，但长期大量饮用可使体重增加阴蒂增大，多毛和高胆固醇血症，故宜慎重使用。

④中医治疗：肾阳虚衰型用右归丸加减；肝气郁结型用逍遥散加减；心脾两虚型用归脾汤加减；肝血不足型用补肝汤加味；冲任虚损型用回春丸。

（二）性厌恶

1. 定义

性厌恶（sexual aversion）是患者对所有或几乎所有的与性伴侣的生殖器接触持续地或反复地感到极度憎恶或回避。性厌恶患者想到会与伴侣发生性关系，就产生强烈的负性情绪。由于极度的恐惧或焦虑，一般都极力回避所有的性活动。男女均可罹患，但以女性为多。性厌恶及因恐惧而回避性接触是许多性功能障碍患者求治的最主要的主诉。

2. 病因

女性性厌恶大多是精神心理因素所引起的。不良的家庭环境因素，如父亲不务正业、酗酒闹事、粗暴等导致女性对异性潜在的矛盾心理或仇恨。家庭对性问题的消极态度和不正确的性教育使其认为性是罪恶，性活动是一种羞耻的行为。此外，受到强暴、乱伦、失恋或婚姻失败等精神打击，心灵受到创伤常可诱发性厌恶。

3. 临床表现及诊断

典型的性厌恶患者在与他人的性接触中各方面都充满着对性的否定反应。表现在性活动中出现反复的恐怖（焦虑）样发作，常常在一次接吻、拥抱或抚摸即可诱发这种反应，有时有关的想象比性活动本身引起的忧虑更为强烈。

根据病情轻重，性厌恶可分四级：

Ⅰ级：只发生在特定境遇下，只是针对特定的人或特定的性活动方式。

Ⅱ级：对性持强烈反感态度，从无主动性要求，但尚能被动接受。

Ⅲ级：不仅在态度上，而且在行为上也竭力排斥，回避任何性活动。

Ⅳ级：不仅在态度上与行为上排斥，而且还会出现病态性躯体反应，如恶心、呕吐、心悸、气短及周身冷汗、颤抖、僵直、晕厥、逃避冲动等。

性厌恶属精神障碍恐惧症的一种类型，至今尚无实验室检查手段，主要以临床表现作为诊断依据。多数性厌恶患者性欲正常，他们常常能在手淫时进行性幻想,享受性唤起和性高潮,然而却厌恶性伴侣的触摸。性厌恶可单独存在,也可以其他性功能障碍同时存在,如少数患者合并阴道痉挛或性高潮功能障碍等。

4. 治疗

性厌恶患者的治疗采取心理治疗和行为治疗,再配以抗恐惧药物的综合治疗方法。

(1)药物:性厌恶需要药物治疗。治疗药物首选三环类抗抑郁药,常用的有丙咪嗪、地昔帕明(去甲丙咪嗪)、阿米替林、去甲替林。二线药物为单胺氧化酶抑制剂或阿普唑仑(三唑安定)等。

(2)心理治疗:性厌恶以心理治疗为主。首先通过心理分析等方法帮助患者挖掘出导致性厌恶的原因,其次要进行性教育,使患者对生殖系统解剖、生理知识和性爱的意义具有深刻的认识,消除顾虑及恐惧,减少她们对性行为的抵制情绪。

(3)行为治疗:首先是对患者的性回避进行矫正,因此应强调夫妻共同参与。有时治疗中会遇到患者的心理阻抗,找借口企图中止治疗。遇此情况应加强心理治疗,耐心等待患者恢复自信,这至关重要。同时服用药物,在得到药物起效的保护后才开始进入行为治疗。可采用性感集中训练或系统脱敏疗法,即从语言交流逐步过渡到非语言交流,从穿着衣服抚摸逐步过渡到裸体抚摸,从非性感区向性感区过渡,最后直到恢复性交活动。治疗应循序渐进,提高与触摸或被触摸有关的身体感觉能力,消除患者的性恐惧,从而减轻她对性的回避。性厌恶患者的伴侣由于长期性生活失谐、性欲抑制,易产生继发性性功能障碍,对此也应有所准备,同时接受心理治疗及行为疗法。

二、性唤起障碍

(一)定义

女性性唤起障碍(female sexual arousal disorder),亦称女性生殖器反应缺失、性感缺失生殖器麻醉或冷阴，与男性勃起功能障碍相对应。是指妇女对各种性刺激缺乏反应性，即女性阴道缺乏以湿润和扩张为生理特征的性唤起能力，表现为阴道干涩和快感消失。这一障碍可以引起显著的痛苦和人际关系的紧张。

女性性唤起障碍可划分为原发性和继发性；也可划分为境遇性和完全性。原发性指患者从未获得过满意的性唤起生理反应，始终缺乏阴道润滑反应；继发性指过去曾有过阴道润滑反应，但目前丧失了这种性唤起生理反应的能力。完全性指妇女在任何情况下，与任何性伴侣都不能获得满意的性唤起生理反应；境遇性指患者在某些特殊的情况下或与某些伴侣能够获得满意的性唤起生理反应。

（二）流行病学

女性缺乏外生殖器反应（阴道润滑性分泌的缺失）就医情况多少不一，故各个作者报道的患病率相差较大。国外一些社区调查结果表明，有11%～48%的妇女具有性唤起障碍，但原发性的只占其中的14%。Frank 等（1976）报道，寻求性治疗的女性中有57%具有性唤起障碍，而寻求婚姻治疗的女性中有80%存在性唤起障碍。Hawton（1982）得出的患病率为52%。1994年美国芝加哥性调查结果表明18～59岁的妇女中19%存在阴道润滑困难，而绝经后妇女中高达44%。国内资料较少，刘凤文（1992）对200名妇女的调查表明，24%的妇女具有性唤起障碍。马晓年等（2004）在新浪网上对30392名女性网民的调查表明，曾经发生阴道润滑不足的妇女占到78.5%。简言之，这是一种常见的性功能障碍。

（三）病因

目前对女性性唤起障碍的病因学研究较少，特别是实验室和鉴别诊断方法的研究还十分落后，比起目前男性勃起功能障碍的研究进展，差距很大。

1. 器质性原因

女性性唤起的生理反应依赖于血管和神经系统的完整性，任何对血管和神经系统的损伤都会造成性唤起的困难。例如，骨盆外伤史、盆腔血管疾患可以导致润滑减少；糖尿病或多发性硬化病的外周神经损伤，可能影响性唤起；激素水平改变，特别是雌激素水平的下降，如哺乳期、围绝经期、老年期或卵巢切除术后，均会出现阴道润滑不足，变得干涩。

2. 心理因素

消极情绪与心理因素，如多疑、焦虑、内疚、抑郁和对妊娠或染上性病的担心、对伴侣的敌意或不信任、性创伤史等都可能成为病因。

(四) 诊断

由于女性性唤起涉及血管、神经及平滑肌的一系列变化过程，包括阴蒂、阴唇和阴道壁充血，阴道内径增宽及润滑作用增加。在此过程中，全身肌张力、呼吸频率及血压逐渐增加，直至性高潮时达到顶点。其间发生的各种变化既难测量，也难以观察和认识。所以临床工作中，女性性反应很难定量评价。

评价性唤起最常用的是光学体积描记法 (photoplethysmography)，来测量阴道血容量和搏动振幅。但该法易出现误差，故只适用于性唤起的初、中期的检测，不适用于性高潮期的测定。所以，这种方法已经被一种综合性评价的方法所取代，包括：①详细的病史采集；②全面的体格检查，包括在实行性刺激的前后分别测量女性生殖道血流、阴道 pH、阴道顺应性及生殖道震动感应阈值等，或用彩色超声测定阴蒂、阴唇、尿道、阴道和子宫血液流速和静脉舒张期末流速；③内分泌检查即卵检泡刺激素 (FSH)、黄体生成素 (LH)、睾酮 (T)、催乳素 (PRL) 和雌二醇 (E2) 的测定等。

(五) 治疗

(1) 心理治疗
(2) 性感集中训练，有性唤起障碍的女性多能得到改善。
(3) 药物治疗。
①激素补充疗法 (HRT)：激素补充治疗对围绝经期、老年期或卵巢切除

术后的雌激素水平下降引起的阴道黏膜萎缩、阴道干燥、性交疼痛有一定改善。雌激素对性功能有重要的调节作用，其中雌二醇水平可影响中枢及周围神经细胞的功能及神经信号传导。Masters 研究结果显示，性功能的减退与雌激素水平下降部分有关，尤其与雌二醇低于 50 pg/mL 直接相关。阴道的一氧化氮合酶也受雌激素调控。雌激素水平下降可使阴道 NO 水平降低，阴道壁纤维化增加，NO 可能是介导阴蒂海绵体平滑肌及阴道平滑肌舒张的神经递质，参与了阴道舒张和分泌过程的调控。动物模型实验发现，使用雌二醇可以降低阴部神经区域的感觉阈值，使该区域受外界刺激的敏感性增加。雌激素还可以通过血管舒张，改善阴道、阴蒂和尿道的动脉供血以调节女性性功能。此外，血中雄激素水平降低也与女性性欲、性唤起、生殖道感觉及性高潮的变化有关。如甲基睾酮 5 mg，每日 3 次，或局部应用睾酮，可增加性欲及阴蒂的敏感性，可增强性唤起。但绝经前女性性欲低下是否用甲睾酮目前尚有争议。

②磷酸二酯酶抑制药：西地那非（viagra，sildenafil）为高度选择性磷酸二酯酶-5（PDE5）抑制药，可使勃起组织细胞中的 cGMP 增加，从而增强由性刺激引起的 NO/cGMP 瀑布作用，阴蒂海绵体和小动脉平滑肌松弛，阴蒂和阴道血流增加。有报道，单用西地那非治疗女性性唤起障碍有效，也可与其他血管活性药物联合应用。从理论上讲可以增强阴道充血和润滑反应，但目前临床对西地那非治疗女性性功能障碍的效果尚有争议。

③前列腺素 E1：是一种血管扩张药，生殖器局部用药后通过扩张生殖器血管而激发性唤起，增强阴道润滑反应。目前已成功完成临床试验，近期可能走向市场。

④酚妥拉明：是一种血管扩张药，试验性研究证实，用药后阴道血流增加，患者自觉性唤起增强。有关酚妥拉明用于女性性功能障碍疗效的研究正在进行。

⑤人体润滑剂：一般为不含抗生素、不含雌激素、没有化学活性的中性乳剂或轻油剂。润滑剂用于减轻抚摸敏感部位或因阴道干涩插入时造成的不适，并可增加舒适感，不仅对绝经期和产后妇女有效，对性激素水平完全正常、但存在阴道润滑障碍的妇女也适用。在国外因受到性学家的推荐而得到

广泛的应用，国内也已成为各性保健品商店最畅销的用品。

（4）器具治疗。

①振荡器。电子振荡器利用电磁振荡来增强性刺激，它能提供最强、最剧烈的刺激，在增进女性性欲、性唤起和性高潮方面是非常有效的。振荡器代表了性技术的一个重要进步。使用振荡器应从最低档的震荡强度开始尝试，只要达到性高潮就可以了。如果一开始就选择较大强度的振荡刺激后，由于正常男性无法在正常性交中提供那样强大的刺激，就是容易让女性对振荡器产生"依赖性"，这一点应该注意。

②阴蒂治疗仪。阴蒂治疗仪是一种使用简便、无创伤、无痛、高度有效和不良反应很小的女性性治疗仪。其原理与男性真空助勃装置相同，通过增加阴蒂周围的负压而促使阴蒂的血流增加，并帮助女性阴蒂海绵体充血肿胀。由于它可以增加阴蒂的敏感性，还有改善阴道润滑、增长达到性高潮的能力，因此可以用于治疗女性性功能障碍。

三、性高潮障碍

（一）定义

女性性高潮障碍过去亦称为"性冷淡"，事实上性冷淡和性高潮障碍有较大的区别。性冷淡泛指性欲、性唤起、性高潮等方面的障碍。而性高潮障碍仅仅涉及性反应中的性高潮。"性冷淡"一词用法不确切，国际上已基本不用此术语。

女性性高潮障碍与性欲低下或性唤起障碍不同，它属于一种独立的症候群。性高潮障碍（orgasm disorder）系指女性虽有性要求，性欲正常或较强，但在性活动时虽然受到足够强度和时间的有效性刺激，并出现正常的兴奋期反应（如生殖器肿胀和阴道充分润滑）之后，性高潮仍反复地或持续地延迟或缺乏，她们仅能获得低水平的性快感，因此很少或很难达到性满足。

根据是否曾获得过性高潮体验，可将性高潮障碍分为原发性和继发性性高潮障碍，妇女从未在有知觉状态下以任何手段体验过性高潮，那么她们患有原发性性高潮障碍，如果过去曾经获得过性高潮而目前再也不能达到高潮则考虑这是一种继发性性高潮障碍。

根据性高潮的程度又可分为境遇性和完全性性高潮障碍，大多数具有性高潮障碍的妇女，属于境遇性的，而非完全性的性高潮障碍。如果是完全性的，妇女在任何情况下与任何性伴侣都不能达到性高潮；如果是境遇性的，他们只是在某些特殊的情况下，才能够达到高潮。性高潮障碍属于境遇性的女性也往往存在性欲和性唤起障碍。

（二）流行病学

性高潮障碍在临床上比较常见，且女性比男性多见。由于人类性行为不是天生就会，需要学习性知识、转变性观念和在婚后性生活中实践才能掌握。根据国外的报道（Kinsey，1948）已婚妇女在婚后第 1 年体验到性高潮的占 19%，第 2 年占 15%，第 3 年占 11%，第 4、第 5 年占 14%，所以结婚 5 年内能达到性高潮的只占 60%，10 年约占 80%。也就是说，在正常情况下，女性性高潮体验会随着年龄的增长而增加。这可能与较少的心理抑制以及较丰富的性经验有关。目前，从未体验过性高潮的妇女已从 20 世纪 50 年代中期的 30% 下降到了 7%~15%。国内刘凤文（1992）对 200 名妇女的调查结果表明，妇女中从未体验过性高潮的可达 50%（100 例），明显高于国外报道，并认为全部均属精神及心理因素所致。而马晓年等（2004）在新浪网上调查了 30392 名女性网民，结果显示很少和从未体验过性高潮的妇女只占 11.6% 和 5.9%。其原因可能是我国性科学和性教育的发展，性知识的普及，性观念的进步和更新，使这一比例显著下降。

（三）病因

引起女性性高潮障碍的原因很多，主要是心理性的因素，也有少数女性是由于全身性疾病导致的器质性性高潮障碍。

1. 器质性原因

首先是生殖系统的疾病，如外阴、阴道、子宫、膀胱、尿道的疾病以及盆腔炎、肿瘤、外伤等，会引起性交时疼痛和不适，因而也就抑制了性高潮的出现。此外，全身性疾病，如糖尿病、消耗性疾病、维生素缺乏等也会不同程度的抑制和干扰性反应，破坏性高潮的获得。也常见于过度疲劳、饮酒过度、抑制性药物的服用等情况。

2. 社会心理原因

国外学者研究发现95%以上的性高潮障碍女性患者是由社会心理因素引起。凡是能引起女性性功能障碍的各种心理因素均可导致女性性高潮障碍，这主要是指：①受传统文化习俗的影响，两性关系中男性始终处于主动和主导地位，而女性总是处于从属的和被动的位置，无论在交流和性行为方面均是如此。社会环境、封建意识及不恰当的性教育要求女性抑制性感情或性行为，使妇女对性生活常有错误观念，认为女子顺从是美德，在性活动中过于主动则怕被视为"放纵"，故对高潮反射过分控制。一些妇女害怕她们一旦获得第一次性高潮，她们将会变得过分迷恋于性，以致她们将沉湎于乱交，因而产生了对性高潮的恐惧；另一些妇女把高潮看作是失去控制而潜意识地抑制高潮的出现。事实上，女性性高潮的形成属于条件反射，然而这种条件反射很容易受心理因素的影响而遭到抑制。在某些情况下，在性感觉变得很强烈时有意识地抑制性反应，并进而抑制高潮反射，经过多次重复之后便可变为无意识抑制，最终即使受到适当的刺激，也不会达到高潮，这称为对高潮反射的无意识抑制。妇女一般不会清醒地感觉到这种条件化过程。②童年或青春期有过创伤性性经历，如强奸、乱伦等，也可引起性高潮障碍。③操作焦虑。不少妇女一到性交时就担心自己出现不了高潮，这样越是担心，反而越出现不了高潮。对失败的预感也可能是性交高潮障碍的一个决定因素。④夫妻关系不和睦。夫妻之间缺乏情感交流，感情淡漠，相互不信任或对性爱的看法或方式有分歧等。这些不仅会伤害感情，而且也难以使性生活和谐。⑤外界环境的干扰，诸如家庭环境缺乏隐私；床铺不适，出现强光或噪声；工作紧张压力大而不顺心，经济困难，家务烦心等，都可以成为缺乏性高潮的原因。⑥缺乏性知识、技巧及性交流等。部分妇女的严重封闭的性观念已根深蒂固，可能从不告诉或暗示给丈夫。自己喜爱的触摸方式、性交姿势、时间长短等性活动方式或如何才能达到性高潮，即使有性高潮障碍，亦多秘而不宣，羞于启齿。而丈夫往往只凭自己的感觉来判断妻子的性唤起状态，其实这往往是错误的。所以，夫妻间缺乏性交流也是女性不能获得性高潮的重要原因之一。⑦注意力分散。有些妇女在性生活中将注意力集中在取悦她的丈夫，唯恐自己的行为有伤大雅，害怕失去丈夫的宠爱，因而过分地注意自己的样子、言语及丈夫的反应；或者不断地回忆往事；或者担心是否会怀孕等。这种注意力的分散，都能影响性周期的发展，阻碍性高潮的到来。⑧男方因素。如男方患有早泄或缺乏性知识，难以给女方充分的性刺激，女方尚未达到性高潮男方就射精了；相反，女方长期达不到性高潮，不能产生激情，也可能给男方造成心理压力，最后导致性功能障碍。

（四）诊断和鉴别诊断

诊断性高潮障碍，首先需鉴别器质性原因，不能因为绝大多数为精神心理因素引起就忽视了器质性原因。详细询问病史，全面体格检查，则较易发现女性是否患有器质性疾病。

其次需要排除男方的因素，即确定女性是否在性生活中受到足够强度和时间的有效刺激。男性若很早发生射精，则自然减少女性达到性满足的机会。据当年的《金赛性报告》统计，美国75%以上的男子是在插入后 2~6 min 射精的，国内一般也都接受这个统计数字。而女性要达到性高潮，一般需要 8~15 min 甚至更长的刺激时间。所以，这一时间上的差异就是造成很多女性无法达到性高潮的原因。在这种情况下，不能随便做出"女性性高潮障碍"的诊断。夫妻双方需要学习有关性知识，通过相互配合默契调整使性唤起模式趋于一致。

此外，还要排除对已经或经常出现的性高潮不知晓的可能性。一些妇女错误地把性高潮看成一种非常神奇的经历，于是产生过高的期望，这可能是受文学艺术中对性高潮进行夸张描写的错误引导，因而他们可能无法识别自己已经经历的性高潮。

事实上，造成一位妇女抑制性高潮反应的原因大部分是更深层次的社会心理因素。因此，要找出真正导致性高潮缺乏的心理障碍和社会因素，予以针对性的治疗。

女性性高潮障碍没有绝对判断标准，因为女性对此所持的观点有所不同，有的喜欢每次都有高潮，有的则满足于与丈夫沟通感情，不一定要高潮。只要双方感受良好，和谐愉快，此一环节不一定是主要问题。所以，如果妇女希望获得高潮而不能得到满足便属于性高潮障碍。

女性性高潮障碍主要与性欲低下进行鉴别。

（五）治疗

应针对性高潮障碍的不同病因，采取不同的治疗方法。

如果一位妇女诉说她从未体验过高潮时，医生的首要任务是了解关于她的性活动的详细信息。因此，重要的是在一开始就确定她是否真正患有性高潮障碍。因为大多数自称患有性高潮障碍的妇女，仅仅是因为她们从未获得过充分的、有效的、能够使高潮得以出现的足够刺激。那么对这样的病例，治疗方法简单而且高效。治疗包括向夫妻双方讲授性生理、心理卫生知识，并传授一些能提高女性性反应的性爱技巧等。

对于器质性原因引起的性高潮障碍，主要是治疗原发病变。

对于心理性因素引起的性高潮障碍，在治疗时可以采取心理治疗和行为治疗相结合的方法。性高潮障碍治疗成功的关键是削弱或消除对高潮反射的无意识过分抑制。具体可采用在性生活时分散注意力和进行性幻想的方法。如指导患者在性交或阴蒂刺激过程中集中精力进行大胆的、任何形式的性幻想并做阴道肌肉的收缩，或把注意力集中在性交抽动或呼吸上，或集中在她的性伴侣上，使她们学会不"截断"先于高潮出现的性快感，允许这些先兆感觉不受控制地顺其自然的发展，从而不能无意识地过分地抑制性高潮这种自然反应。

1. 原发性完全性性高潮障碍

治疗这类患者的首要目的是帮助她们获得初次性高潮，这是治疗成功的极其重要的第一步，因首次性高潮的经历可能消除女性不能获得高潮反应的忧虑，能使其体会到性高潮的感觉，增强自信心。治疗最有效的方法是手淫。

应消除患者对手淫的不正确的看法及顾虑，给予技术上的指导。第一次最好是自己单独进行，因为，女性在全无压力的情况下，很容易达到全身心的放松，进行毫无顾虑的手淫。可使用自己喜欢的方式、采用适当刺激方法进行，刺激的部位以自我感觉舒适欣快为当。同时，最好伴有性幻想，也能激起充分的性兴奋，达到性高潮。若手淫的刺激仍不够强烈，则采用振荡器。它可以通过机械震动提供几十赫兹的较高频率的刺激，帮助女性建立高潮反射。对通过手淫或振荡器已很容易达到性高潮的患者，可以进入下一阶段的治疗，即让丈夫参与。可以是丈夫帮助手淫开始逐步过渡到性交活动，即将自我训练中的体会运用到实践中去，争取通过性交获得性高潮。要点是让患者体会性刺激的乐趣而不是把注意力放在实现某种目标上。这种在夫妻间进行的"无需求"性交活动，将有助于改善女性的性唤起能力，使患者能集中精力体验性活动带来的快感。这样，患者的自信心和热情就会逐步提高，性高潮障碍将得到改善。在此过程中，还应进行耻骨尾骨肌锻炼，增强耻骨尾骨肌的肌肉张力和调控能力，对提高女性性快感程度和促进高潮反射是一个有效的辅助措施。

2. 继发性完全性性高潮障碍

对于此类患者，治疗的重点是加强夫妻间的情感交流和提高性生活技巧。夫妻一定要进行良好的沟通，相互了解，相互信任。有时候还需要解决夫妻间冲突，缓解内心深层次问题。在这些问题还没解决或改善以前先停止一段时间的性生活。而讲究性生活技巧常可促发性高潮。为此，性交前适当延长爱抚时间，使女方从精神上、身体上都做好准备后再开始性交。可先用阴茎摩擦阴唇、阴蒂和会阴部，并采用女上位姿势，以促发感情和体验感觉。应该先说明的是，对继发性性高潮抑制者，女方并非每次性交均能出现性高潮，只要双方性生活满意，女方无性高潮也是正常的。

3. 境遇性性高潮障碍

境遇性性高潮障碍的发生率远远高于原发性完全性性高潮障碍，这些患者在不太紧张的情况下可以获得高潮，但是当她们轻度焦虑时，就不能获得性高潮。因此，当她独自一个人时，也许能够通过手淫达到高潮，而与伴侣在一起时却不能达到高潮。或者她与丈夫在一起时有一种安全感，没有任何心理的抑制和负担，所以能达到性高潮；但是当她与情人在一起时，则不能达到性高潮，因为她把情人过分理想化，并且担心情人会抛弃她。

一些境遇性无高潮妇女，只有在剧烈和长时间刺激之后，才能达到高潮，一些妇女只有在使用振荡器或进行口淫刺激时，才能达到高潮；有的妇女不能因阴蒂刺激达到高潮，她们只有经长时间性交，才能有高潮。

治疗境遇性性高潮障碍的关键在于发现在"无高潮"情况下，患者产生抑制或产生这种条件反射的原因。应建立夫妻间良好的情感交流关系和克服对性生活有影响的因素，如减少焦虑、疲乏、疼痛，改善居住条件，减少环境因素的干扰，创造温馨、和谐、浪漫的性生活气氛等。

中医治疗：包括按摩疗法、气功及中药治疗。中药治疗：命门火衰型用右归丸加味；肾精不足型用左归丸加味；肝气郁结型用逍遥散加味；奇经虚损型用补奇经膏；心脾两虚型用归脾汤加味；心肾不交型用六味地黄丸合朱砂安神丸。

四、性交痛性障碍

性交痛性障碍（sexual pain disorder）包括 3 类：①性交痛；②阴道痉挛；③其他性活动疼痛：反复或经常出现非性交刺激导致的生殖器疼痛。可能与生殖器感染、外伤、内分泌激素改变有关。

（一）性交痛

1. 定义

性交痛（dyspareunia）是由于阴茎插入阴道内、或在阴道内抽动所引起的阴道局部或下腹部出现反复或持续的程度轻重不等的疼痛。疼痛和不适可以发生在外阴、阴道较表浅的部位，也可以发生在较深部位的盆腔并波及下腹部或腰骶部。疼痛部位集中固定在某一区域，并且往往性交后数小时消退；

或者疼痛部位游走不定，时重时轻，或性交后数小时才出现。性交痛是常见的性问题。发病率估计为 8%~35%。

性交痛分为原发性和继发性、完全性和境遇性。

2. 病因

性交痛既可由器质性因素又可由心理因素引起，或由两者共同引起。当做性交痛的判断时必须首先排除器质性疾患。

（1）器质性因素。会阴切开或阴道术后瘢痕、处女膜瘢痕或粘连、阴道畸形，外阴炎、阴道炎、盆腔炎、盆腔肿瘤，子宫过度后倾后屈、子宫内膜异位症、肠炎、严重的痔疮，直肠阴道瘘等，以及锐利的耻骨缘均可引起性交疼痛。绝经后生殖器官的萎缩也是性交疼痛的常见原因。

（2）心理性因素。性交痛多为心理因素造成。常见于家庭对子女不正确的性教育；童年有创伤性性经历；性无知、缺乏性经验；初婚时丈夫动作粗暴等，因此性交与疼痛、焦虑、恐惧、有罪的情绪联系起来。此外自卑，体像感差以及与配偶间缺乏交流、夫妻间感情不和也可能导致性交痛。

3. 治疗

必须及时治疗，否则性交痛可以导致其他性功能障碍，如女性性唤起障碍、性交高潮障碍等。

（1）妇女婚前都有必要接受性教育，而患者则需接受性咨询、性治疗。医务人员必须详细了解妇女对性生活的认知和态度、性交方式、心理状态、夫妻感情、健康状况等，以消除焦虑，并重视性前戏，以唤起性兴奋，增加阴道的湿润度。

（2）针对器质性病变采用手术或药物治疗。绝经后或切除双侧卵巢的妇女可用雌激素补充疗法或用人体润滑剂，效果显著。

（3）中医治疗。肝气郁结型用川楝子散加减；冲任虚损型用龟鹿二仙膏加味；冲任瘀阻型用八物汤合失笑散；肝肾阴虚型用知柏地黄汤合二至丸加味；肝胆湿热型用龙胆泻肝汤。

（二）阴道痉挛

1. 定义

阴道痉挛（vaginismus）又称性交恐惧综合征，是指在想象、预感、试图或实际性交之时，女性阴道外 1/3 及环绕阴道口的肌肉群反复发作或持续性地发生不自主痉挛性收缩，形成一个环状肌肉团块，于是将阴道口关闭，以致性交很难或根本无法进行。大多数患者性欲正常，性唤起无困难，亦有正常的阴道润滑和性高潮反应，对非性交活动可能感到满意和愉快。阴道痉挛不是患者自己主动收缩的，她自己也无法控制这种痉挛。阴道痉挛是性交时反复会阴痛形成的条件反射，是一种影响妇女性反应功能的心身疾病，并严重影响其婚姻和谐。其发病率占婚姻咨询的 8%，占女性性功能障碍患者的 12%~14%。

阴道痉挛分为原发性和继发性、完全性和境遇性。原发性占大多数。完全性是指在任何场合都不能完成阴茎或类似物的插入；境遇性是指有时能插入有时不能插入，或者性交时阴茎不能插入而放置卫生棉条和医生做常规的妇科检查能顺利插入。

临床上根据痉挛的严重程度将其分为 3 度：

Ⅰ度：痉挛仅限于会阴部和肛提肌肌群。

Ⅱ度：痉挛包括整个骨盆肌群。

Ⅲ度：除包括骨盆的肌群痉挛外，臀部肌群也发生不随意收缩使臀部提高，双腿内收肌痉挛致使整个躯干后退，甚至企图离开检查床来回避检查。

2. 病因

阴道痉挛发病原因很多，包括器质性原因和心理因素。心理因素为主要病因，常由于错误的抑制性性教育、某些传统观念或宗教影响使女性对性生活缺乏正确认识，把性活动视为下流、邪恶、和淫猥行为，厌恶任何肉体形式的情感表达，性生活中过度恐惧或紧张引起，或因女性曾经有乱伦、强奸、性骚扰等创伤性性经历，或初次性交时的疼痛体验可以形成消极条件反射，久而久之引起阴道痉挛这种保护性反应。性交痛、阴道痉挛可同时存在，也可单独存在，两者可相互作用，互成因果。

器质性因素包括处女膜厚韧、阴道狭窄、分娩所致的阴道损伤、子宫内膜异位症、子宫切除术后阴道顶端的痛性瘢痕或阴道炎、子宫或盆腔炎症、盆腔肿瘤等。

3. 治疗

治疗的关键是消除条件反射性的阴道痉挛反应。一般来说，阴道痉挛预后较好，治愈率较高。

（1）治疗器质性疾病：对引起阴道痉挛的器质性病变，应积极治疗。如消除炎症、瘢痕松解、手术整形等。

（2）心理治疗：讲授正确的性知识，纠正患者对性交的错误认识，并向患者夫妇说明妻子生殖器的解剖情况是完全正常的，分析可能的病因，消除患者在治疗中的心理障碍。强调指出阴道痉挛反射为非自主性的，消除男方误认为患者故意妨碍性交的错误想法，而夫妻共同参与治疗、相互配合可以去除条件反射。

（3）进行骨盆肌群的"绷紧-松弛"练习：嘱患者用力绷紧骨盆肌肉，好似做憋尿动作，维持 3~4 s 再放松，长期反复进行，使骨盆肌肉相对松弛下来。

（4）进行阴道扩张训练：即让患者在充分松弛的情况下向阴道插入手指，可试插入 2 指或 3 指，成功后再让手指轻轻扩展阴道及旋转，或使用阴道扩张器，由小到大逐步适应，每日 4 次，每次 10~15 min，而后过渡到阴茎插入阴道的容纳练习，成功后可顺利转入正常性交活动。

（5）中医治疗：肝气郁结型用四逆散加味；肾阴不足型用左归丸加减；冲任虚损性用龟鹿补冲汤加味。

第七章　性社会学基础

性社会学与其他学科之间有密切的联系，它是在社会学、医学、伦理学、生物学、文学艺术等学科广泛发展的基础之上逐渐形成和发展起来的一门独立的综合性学科。

第一节　性存在的概念

性是指以达到高潮为中心环节和本质标志，以生殖器反应为最终表现形式的人类身心过程。在大多数情况下，性这个概念主要指生物过程，并区别于其他生物过程。性存在的概念则是为了区别于性，它是指本源的性，在特定的社会时空中，以人的活动为载体所表现出来的相应形态。

性存在是一个更为广泛和全面的概念。传统上所说的性，只是性存在概念系统中的一个子系统，即性的生物存在。另一个子系统是性的心理存在，是指性在人的各种心理活动形式中的具体表现，或者说是人所感知到的性的生物存在。还有一个子系统就是性的社会存在，即前面两种存在的社会表现形态，即指具有性的性质的活动与过程。这三种存在相互作用，构成了性存在的概念体系。可以这样说，性存在是人类生活的最基本形态之一，与社会的关系非常密切。

一、性的社会因素

（一）性的生命周期

性的生命周期是社会为个体存在的发展所设置的定轨。个体的性生物存在的发展与这个定轨相互作用，就是性的社会化与个性化的过程。

性的生命周期在中国表现为无性到有性的过程。青春期之前的少儿被规定为是无性的，虽然他们不仅玩"青梅竹马"和各种性游戏，而且会有性反应，但社会总是不太容易接受对少儿的深入的性教育。青春期带来的性生理与性心理发育，被社会规定为性成熟的第一步，即适应社会对性别特征的规范，以便确认自我在社会中的位置与功能。这一步包括三层认可：接受自己或男或女的外生殖器构造和遗精、月经等生殖功能，即认可自己的第一特征；接受自己或男或女的体像，即第二特征；向社会展示自己规范的典型男女性别气质与性魅力，即第三特征。第一步的完成，标志着个人将被培养成或男或女的异性恋者。

性成熟的第二步，是通过控制自我性行为来学习和适应社会对于性关系和性行为方式的具体规范。自我性行为包括性唤起、性梦、性幻想和手淫。作为性的生物存在，这些行为总是试图直接奔向实际性生活，但社会却不可能允许。在与社会的不断协调中，个人学会了用禁忌来控制自我性行为。于是，乱伦禁忌、反对性变态行为、克制性欲与手淫、用婚姻或爱情来规范性行为、不得强奸等基本准则，便内化为个人的良心与羞耻感。

社会规定性成熟的最终标志是合格的性交。它必须以传统性别角色为基础，以婚内为界限，以夫妻恩爱为条件，以生儿育女为唯一价值目标，以节欲保身为评判标准。因此，中国的许多性功能障碍和性变态行为实际上也同时包含着违反上述社会规范。

人到老年，社会又规定他（她）应该是无性的，也就是不再从事社会所规定的性交。因为老年男女是不太容易完成上述合格的性交，因此他们的其他形式的性活动就被视为不正常而遭受贬禁。

（二）性的性别规定

两性的生物差异已被社会重新解释为性的性别角色。它是多重的，其具体内容随着社会的变化而变化。但总体上看，中国传统女性从小就被社会化为无性人或少性人。她对自己的生殖器、经血和性欲充满自卑。虽然男人在性发育中也同样可能对阴茎尺寸、遗精、乱伦梦和手淫产生疑惧，但社会制止此类信息的传播，强制造成性方面的男（自）尊女（自）卑。少女被规定为"性盲"，女人把生殖结果当作自己最终价值的实现，境遇稍好的只能把爱情当作最高的价值理想。因此所谓"阴冷"（女性性冷淡）实际上是社会文化的产物，是由于礼法规范不允许女性认同自己的性。

（三）性的阶层规定

特定社会总是把占据优势地位的那些阶层的性关系或者性行为模式，规定为典范或准则。各阶层不仅把"正常"规定为符合本阶层的行为规范，把"不像话"看作丧失既有社会地位的罪由，而且还常常用性方面的某些表现来标志和界定本阶层的成员。这就形成了各阶层之间以至于各民族之间相互的性偏见。同时，在社会化过程中，个人同时也接受了本阶层对其他阶层的性偏见，又据此不断地对本阶层进行美化。

（四）涉性的人际交往

涉性的人际交往是指客观上最终要结成性关系，但当前并无具体性表现的人际交往。它与性交往的最主要区别是：性交往是在直接的性活动中所进行的性交往，而涉性的人际交往却是在直接的性活动开始之前进行的。涉性的人际交往的最典型表现就是通常所说的"谈恋爱"、"求爱"或者"择偶"。涉性的人际交往严格来说不能算作性活动，但是它却是常见的性方面的活动，或者说是最普遍的与性有关的人际活动，它是几乎一切直接性活动的前奏和准备。

涉性的人际交往的具体过程，就是学习如何鉴别和理解各种性信号的指向、强度和含义，如何判定或推动共鸣。涉性的人际交往的失败，就是通常所说的"失恋"。在许多人的一生中，失恋往往是痛苦的，也是无法避免的。因此，只有那些善于在涉性的人际交往中不断学习与总结的人，才可能顺利地渡过这种难关，才可能更成熟地投入以后的涉性交往。

二、性在社会活动中的表现

（一）性、爱情、婚姻三者的关系

性、爱情和婚姻关系的根本问题是在三者的相互关系中，哪个占据着主导或优势的地位？在传统社会中，基本上是婚姻主宰着爱情，同时婚姻也主宰着性。自从 20 世纪 70 年代末、80 年代初中国社会开始加速转型以来，性的因素，主要是性生活满意度，对夫妻感情和婚姻质量的作用日益增大；爱情正在逐渐变成性生活和婚姻生活中必不可少的内容；婚姻因素已不大可能成为婚姻幸福的保证和维系关系的保险。也就是说，最近 20 年来中国性文化的主要变化，就表现为在三者的相互关系中，爱情与性的作用越来越大，而婚姻的主宰地位正在日益丧失。因此，婚前或婚外的爱情关系和性关系也在增加。它们与婚姻主宰的矛盾正在日益显化，而且已经成为热门话题，甚至是社会问题。

（二）与性有关的社会问题

与性有关的社会问题都不是仅仅由性活动直接产生的，而是以性为载体，作用于社会的其他领域。例如，艾滋病与其他性病可能通过多伴侣性行为和造成体液接触的性行为来传播。但是，人们为什么会从事这样的行为，为什么不能 100%地采取预防措施以及如何促进人们预防，这些都不是医学所能解决的问题。因此，解决性病与艾滋病等与性有关的社会问题，需要全社会共同的努力。

又如性犯罪，性犯罪的本质不是性，而是侵犯了他人的种种权益或社会秩序。女性主义认为，针对女性的性犯罪主要是一种暴力征服和对人身权利的侵害，而不仅仅是"性发泄"。因此，婚内强奸和性骚扰已在一些国家立法处罚。在中国，这些问题的讨论也在日益增加。又比如，重婚、纳妾、拐卖妇女等现象都有性的因素，但涉及的主要是婚姻制度和妇女的人身自由，不是严格意义上的性犯罪；未婚先孕、少女母亲等问题只是性活动的产物，它们的要害是违反了社会对婚姻家庭的设置。

（三）性教育

中国历史上缺乏的并不是性教育本身，而是在教育中缺乏以现代科学成果为基础的性的全面知识，更缺乏对个人选择能力和发展能力的终身培养。20 世纪 80 年代以来，中国的现代性教育已经起步。

性教育具有非常重要的意义。性教育是色情品和嫖娼卖淫的天然有力的抵抗物，性健康教育更是预防性病的基本措施。性教育同时还有助于提高婚姻质量，包括妇女儿童权益的保障以及实施计划生育工作。性教育的重点应该是青少年的性教育。但是，我国青少年的性教育在教育体系中依然被限制在一个较低的层面上，加上经济社会文化环境的差异，导致地区之间、城乡之间性教育发展的不平衡。随着近年来婚前性行为增多、性病的低龄化趋势、少女怀孕增加等问题的出现，青少年性教育正面临着严峻的挑战。

第二节　性　文　化

一、性文化的内涵

性文化是人类有史以来所有性现象的归纳和总结。人类在历史过程中围绕性活动而出现的婚姻家庭形式、性的观念和与性有关的社会现象等均属于性文化的范畴。中国古代性文化主要包括以下两个特点：

1. 性自由和性禁锢、性放纵和性压抑并存

对男性而言，古代中国有性自由、性放纵的传统，而对女性而言，古代中国又是一个性禁锢、性保守的国家。而在男性中，既有上层男性的性放纵和性贪婪，也有下层男性的性约束和性压抑。

在中国传统社会中，男人在婚姻之外均享有一定的性自由。婚姻之内的性自由托庇于一夫多妻的婚姻制度，婚姻之外的性自由通过嫖娼狎妓获得。在传统社会中，尽管大多数平民百姓终身只得一妻甚至无妻，也有凤毛麟角的士大夫一生拒不纳妾，但是作为一个群体，中国古代男性始终享有多妻的权利，这种特权一直受法律保护。男子在婚姻内有在妻妾间选择的性自由权利，婚姻之外有嫖娼狎妓的自由，即使是只有一个妻子的男子也因掌握了夫妻生活的主动权和支配权而享有相对自由。但是，妇女的性行为被严格限制在婚姻之内，而且只能被动接受丈夫的性要求，根本没有性自由可言。与男女性行为的自由和禁锢相应，在性观念上对男性的开放和对女性的压抑也形成鲜明的对比。男性赞美性的生育功能，肯定性的正当合理，承认性的快乐，但妇女在性社会化的过程中却被培养成羞于言性、耻于求性的集体意识。显然，传统社会中男女性关系不平等，不平等的两性关系严重压抑了女性的性本能，并由此形成一种性习惯。

2. 性与婚姻相结合

尽管中国古代上流社会有着一定的性开放、性自由的传统。但是一般而言，中国传统性风气显得节制而不放荡。之所以如此，是因为：①道德和理智的约束和限制。社会重视性道德，道德对妇女的苛刻要求，使妇女整体形象纯贞。对于男性，虽较为宽松，但也是要求他们遵守童贞和洁诚之德。性道德可以有效地减少婚前性行为和已婚者的越轨行为。男女有别的礼仪对于男女交往予以严格的界限，相当于给男女之间的性越轨构筑了一道防御之墙。②在男女地位、经济条件和婚姻观念方面，存在着控制和调节因素。男尊女卑的社会分层，使男性在一夫一妻家庭中也可以通过对妻子单方面的或者强

制性的要求以满足自己的性需要，男子在家庭之内的性满足也可以减少对其他女性的性幻想。男性的经济条件不同，使得广大下层男子不能将多妻的权利转换为现实，而且难以实现金钱与性的交易，从而使男性的性放纵行为不具有普遍性。婚姻神圣的传统观念，则在一定程度上控制权贵和富豪的性放纵。因此，可以这样说，以性道德和礼教为精神约束，以男性在家庭之内得到性满足为基础，以广大下层男性缺乏买欢逐艳的经济条件为缓冲，以维护婚姻的神圣性为屏障，构成了传统文化的第二个特点，即性与婚姻的结合。

二、中国古代的性文化

回顾整个人类性文化史，可以发现在性医学形成以前，人类通过性崇拜、性禁忌和助长性恐惧等方式，间接、盲目而且不自觉地维护性健康利益。

早在古老的原始社会，当从母系社会向父系社会转换时，"性"在其中就起到了很大的催化作用，所以，人类性的存在远远超前于人类文明史的诞生。在那个社会里，由于社会科技的发展水平有限，人们对很多自然现象无法认清，对自身的许多现象，特别是自身性欲与性行为的产生机制一无所知，继而把性看作一种非常神秘的东西。于是，就产生了一系列的性崇拜现象，如生殖崇拜、生殖器崇拜和性交崇拜。这些性崇拜无不折射出原始人类质朴的对性现象的认识，进而影响到人们对性的观察和思考，这对我国中医性医学的形成起到了奠基作用。春秋先秦时期出现了我国古代中医性医学的许多理论以及对实践经验的总结，这些理论包括"阴阳论"、"养生方"、"黄帝内经"、"七损八益说"等。古代的中医性医学称"房中术"或"房室养生法"。

在原始社会中，除了性崇拜以外，还有一种文化现象就是性禁忌。所谓性禁忌，主要是指在某种情况下把性看成"危险的"、"不洁的"事物而加以禁止。性禁忌和性崇拜都来源于愚昧无知。性禁忌的产生是人类在其发展过程中对某些自然现象认识不足，无法用科学理论来解释，只好规定一些禁忌条例来约束人们的性生活，以及出于生活的需要和部落的兴衰而建立起来。性禁忌首先是禁止有血缘关系的近亲之间的性行为，使氏族内的人口质量得以提高，防止氏族内部因性混乱引起的衰落和瓦解。性禁忌进而则是禁止原始状态的群居杂交，对性行为对象给予限定，基本上将性交对象固定下来，并将性交场所也加以固定，使原始的性禁忌成为形成家庭初步形态的基础。此外，由于受到对客观事物认识的限制，人们对女性的月经感到恐惧，认为是不祥之兆，男性为了避免遭到灾难而规避，从而形成了在妇女月事期间禁忌性交的规范。

到宋代，这种性禁忌则发展到鼎盛时期，这时期儒学复兴，它在吸收佛学后形成宋明理学，其中主要强调的是礼教，严申"男女授受不亲"，对妇女提出"从一而终"、"三从四德"等要求，提倡"存天理，灭人欲"。与此对应，贞节观念也开始严格起来，要求新娘在新婚之夜必须接受"验红"，如果新娘没有"出红"，婆家可以将新娘赶出家门；而对于已婚妇女要求必须守"节"，丈夫死后永世不得再嫁他人，甚至宣扬最高境界是"以身殉夫"，通过树立"贞节牌坊"，大肆宣扬妇女的贞操节烈。禁欲主义达到了我国历史上最为惨烈的程度，对人们的性压抑和性禁锢达到了非常严酷的程度，这种性禁忌还波及一些当时的性文学作品，如《剪灯新话》《剪灯余话》《情史》《金瓶梅》《肉蒲团》《绣榻野史》等均被视为"淫书"而被查禁。

到清朝，禁书运动已经发展到了顶峰，凡是跟程朱理学相抵触和不符合传统道德观念的书全部毁掉。如《书画记》《牡丹亭》《西厢记》《红楼梦》等均被视为"诲淫诲盗"者，明令"严禁收毁"。

纵观古今，禁书的结果又往往与焚毁其的社会力量的愿望相反。禁书犹如禁果，越是被禁的作品，反而越有神秘感，越有吸引力，人们多想通过各种渠道一睹为快。

第八章　性的伦理道德

第一节　性伦理道德概述

一、性伦理道德的含义

（一）道德与伦理

在现实生活中人们谈论的道德与伦理具有相同的内容，常将它们作为同义词使用。然而，二者还是有一定差别的。

道德（morality）是指认识某种道理、原则、规律后自觉的循道而行，是一种具有一定意义的思想和行为。马克思主义伦理学进一步揭示了道德的本质，认为道德是建立在一定经济基础上的社会上层建筑和意识形态，是由经济关系所决定，用善恶标准去评价，依靠社会舆论、传统习俗和内心信念来维持的，调整人们之间以及个人与社会之间关系的行为准则和规范的总和。

伦理（ethics）是关于人伦道德的理论。其中"伦"是指人与人之间的关系，"理"是指道理和规则，故"伦理"是指处理人们相互关系所应遵循的道理和规则。较之道德，伦理则表现为以理论的形式反映人与人之间道德关系的思考。伦理学是一门以道德为研究对象的科学。它通过研究道德现象，包括道德活动、道德意识和道德规范来揭示道德本质及其发展规律。它是人类道德思想的系统化和理论化。

（二）性道德与伦理

潘绥铭先生指出，对于人类的历史现实与社会现实来说，性至少有三种存在方式，即生物存在、社会存在与心理存在。对人类而言，性是以生物遗传为基础，与人们的性心理活动以及社会历史条件、性角色规范密切结合的高度复杂统一的体系，是人的自然性与社会性相统一的体现。因此我们对"性"这个概念，必须将其生理层面、心理层面、社会层面三者联系起来进行全方位认识。

人类社会生活一般划分为三大领域：职业生活、家庭生活和公共生活。与此相适应的道德规范，也可划分为三大部分：职业道德、婚姻家庭道德和社会公德。人类性行为是婚姻家庭关系的一个重要内容，因此性道德也成为婚姻家庭道德的一个重要组成部分。

性道德（sexual morality）是指人类调整两性关系的行为规范的总和。但由于性本身的复杂性，不可避免地使性道德成为一种具有多方面内容、多层次结构的复杂的社会现象。概括起来可以将性道德分为三个方面，即性道德意识现象、性道德规范现象和性道德活动现象。

1. 性道德意识现象

它是指人们对一定社会性道德关系的心理感受和理性认识，是人们在长期性道德实践和研究探索中所形成的具有善恶价值取向的心理过程和理论体系。包括性道德观念、性道德情感、性道德意志、性道德信念、性道德理想等内容；还包括性道德的起源和本质、性道德的结构和特征、性道德的历史演变及规律、性道德的社会功能和作用、性道德的社会调控和自然调控等性道德的理论体系。

2. 性道德规范现象

这方面是指指导人们性意识、评价人们性行为的善恶标准和具体尺度。它是人们在长期的性道德社会实践中沉淀而成的、公认的习俗、惯例和传统，也包括一定社会和阶级的思想家根据自己的利益概括提炼出来的调整两性关系的指导原则和行为准则。性道德规范现象包括性道德基本原则、性道德普遍原则和性道德规范三个层次内容。

3. 性道德活动现象

这种现象是指人们根据一定的性道德观念、性道德原则和规范所进行的各种具有善恶意义的实践活动。它包括性道德教育活动、性道德评价活动和性道德修养活动等内容。这三个方面是紧密联系的，性道德活动是形成一定性道德意识的基础，并能使已经形成的性道德意识得以巩固、深化和提高。

性道德意识的形成对人们的性道德活动具有指导和制约作用；性意识作为自觉的性心理活动过程，本身就是性道德活动的一部分；性道德规范是人们在一定的性道德活动和性道德意识的基础上形成的，同时，又制约着人们的性道德意识和性道德活动，体现着性道德意识和性道德活动的统一。

性伦理（sexual ethics）是人类对于自身性关系和性道德现象的理性思考。作为性存在的反映形式，性伦理和性道德二者的确有某种共同的内容，差别只在于性道德是以各种性道德现象来反映性存在，而性伦理却需要以其性道德本身作为中介来反映性存在。这就是为什么在讨论性伦理问题时，往往通篇谈的都是性道德的原因。所以说性伦理是性道德的升华，它源于性道德，同时又是性道德的高级表现形式，它揭示性道德现象的本质并将其上升为理论。

二、性伦理道德的价值

性伦理道德对于人类的文明进步具有极其特殊的存在价值，认识性伦理道德的价值是人们重视性伦理道德的教育、修养和践行的前提。性伦理道德的价值通过它的社会功能和社会作用得以体现。

(一) 性道德的社会功能

性道德的社会功能包括性道德的认识功能、调节功能和教育功能。

1. 性道德的认识功能

这一功能主要是指性道德能反映两性的利益关系和情感关系，认识自己应负的性道德责任和义务，并且借助性道德观念、性道德准则、性道德理想等特殊形式来表达自己的认识成果。一般人们将现实社会中的性关系、性思想、性行为区分为有利和有害的、应当和不应当的，有善恶、荣辱之分，并用它们的对立和矛盾斗争来说明性现象的社会现实。性道德的认识功能可以帮助人们更好地认识两性之间的道德关系，认识个人在两性关系中对家庭、对子女、对他人、对社会应负的责任和义务，从而作为性行为主体履行自己的现实义务，完成自己的性社会角色提供思想认识前提。

2. 性道德的调节功能

(1) 调节功能是性道德的基本功能。性道德具有通过评价、教育、指示、引导等方式指导和纠正人们的性意识、性行为、性活动以协调两性关系的能力。作为性道德主体，无论男女都处于一定的利益关系和感情性爱关系之中，都有一个正确处理和调节相互关系的问题。性道德的调节功能是以一定社会或人们认可的性道德原则和行为规范为标准，评价人们的性思想、性行为或性活动，告诉人们应该怎么做，不应该怎么做，以指导和纠正人们的思想行为，促使人们的性思想和性行为活动实现从"现有"向"应有"、从"实然"向"应然"的转化，从而达到协调两性关系的目的。

（2）性道德的调节功能通过社会调节和自我调节两种方式得以实现。其中，社会调节主要是通过大众传播媒介以社会舆论等形式，及国家、社会、集体和各级各类基层组织中的有关职能部门的具体调节活动，实现两性关系的平和。自我调节的主体是个人，调节方式是以社会肯定的、同时也是自己认可的性道德原则和规范为标准来评价自己的性观念、性行为，克服自己的偏私邪念，端正自己的思想行为，完善自我的性道德角色，实现自己与他人性道德关系的和谐。自我调节是通过个体内心的思想斗争，通过弃恶扬善的道德选择而实现的，它在个体性道德实践中具有特殊重要的意义。

3. 性道德的教育功能

性道德能够通过宣传、灌输、评价、激励、示范、引导等方式，造成社会舆论，形成社会风尚，树立典型榜样来激发人们的性道德情感，培养人们的性道德品质。性道德教育依靠三种基本机制进行，即性道德知识灌输、性道德评价和性道德激励。

（1）性道德教育的灌输机制可以帮助人们认识当时社会性道德规律，理解和掌握一定的性道德知识，产生对某种性道德的真诚信仰，从而自觉服从和接受一定社会环境所提倡的性道德原则和规范。

（2）性道德教育的评价机制是指在性道德教育中，教育工作者按照自己肯定的性道德原则和规范，对两性关系中的人物、关系、行为、思想进行的善恶价值判断。性道德教育的评价机制，主要是向人们灌输一定的善恶观、荣辱观、价值观，使人们对各种性社会现象产生明确的性道德观。

（3）性道德教育的激励机制是指通过对典型事例的宣传和评价，歌颂真、善、美的性道德理想人格，鞭笞假、恶、丑的性现象和人格，从而激起人们强烈的道德情感，激励人们追求美好高尚的性道德，唾弃丑恶卑鄙的性观念和性行为。

（二）性道德的社会作用

性道德的社会作用是指性道德在社会生活中，在调节两性关系的具体实践中，对个人、婚姻以及社会所起的作用。它是通过自己的各种社会功能来实现的。性道德的社会作用主要体现在以下几个方面。

1. 对个体发展具有重要的影响作用

性是任何人都无法回避的，性关系、性道德是任何男女都要遇到的现实问题。性道德以其独具的内涵和特质活跃在人们的私生活中，渗透到个人的思想、感情、心灵的深处，对个体道德的发展，对个人生活产生着不容忽视的影响和作用。性道德观往往集中反映了一定社会或阶级的人生观、道德观和价值观。人们接受什么样的性道德观，并用来指导个人生活，规范自己的思想行为，久而久之就会形成相应的人生观、道德观和价值观。健康合理积极向上的性道德，可激发人的自尊心和进取心，净化人的思想和灵魂，培养人的责任心和义务感，推动个体道德的发展以及人格的完善，并且有利于个人身心健康，有助于事业的成功和人生价值的实现。

2. 具有增进婚姻家庭稳定与和睦的作用

婚姻是人类实现两性结合的社会形式，这种结合形成了社会所公认的夫妻关系。家庭是基于两性结合和血缘关系在一定范围内形成的亲属关系，它是以夫妻关系为主干，包括父母子女等亲属关系在内的社会关系的组织形式。尽管作为社会关系，家庭关系比较复杂，但是，性关系始终是婚姻家庭关系的核心关系，是体现婚姻家庭本质的独特关系。因此，性道德就成为调整婚姻家庭关系时最重要、最经常、最直接、最有效的规范和手段。一定的性道德，表明一定的社会发展阶段对婚姻家庭关系的规定和要求，能够有效地调整婚姻家庭关系，促进婚姻家庭的稳定与和谐。在这方面性道德所起的作用是其他任何社会规范都不可替代的。

3. 加强社会安定与促进精神文明发展的重要作用

性道德的直接对象是个人和婚姻家庭。个人是作为主体参加社会活动的，婚姻家庭是作为社会的细胞而存在的，个人和婚姻家庭的性道德状况，必将成为影响社会稳定和文明发展的重要精神力量。性道德通过个人和婚姻家庭作用于社会生活，通过性宣传、性教育和性评价等活动，积极地引导与改造社会道德风气，创造良好的社会道德环境和氛围，从而有利于社会的安定团结，促进社会文明的发展以及社会整体道德水平的提高。

性道德社会作用的性质并非是单向的，而是有积极与消极双重性质。凡是反映先进阶级利益，代表进步生产关系的性道德，就对完善个体道德、稳定婚姻家庭、促进社会文明发展具有积极的推动作用；反之，则必定会腐蚀个体心理与行为，破坏婚姻家庭的稳定，阻碍社会文明的发展。性道德是广大人民群众根本利益在性关系中的体现。在社会现实生活中，我们应该坚持正确的性道德价值导向，批判、抵制一切腐朽没落性观念的侵蚀，积极发挥健康文明性道德的价值，使人们在健康和谐的两性关系中，和睦温暖的家庭氛围内充分享受劳动创造的幸福和快乐。

第二节　性伦理道德的历史演变和文化差异

一、性伦理道德的历史演变

道德不是与生俱来的，它是人类物质生活和精神生活不断进步的产物，随着社会经济的发展，道德也发生着一系列的变化。性道德的产生、发展与变化同样也经历了一个漫长的历史演变过程，它作为一种意识形态也具有相对独立性和一定稳定性，了解它的历史演变有助于我们理解现实性道德的多态性。

（一）原始社会的性道德

人的存在是自然存在与社会存在的统一，这使得人的行为处于自然发展规律和社会运动规律的双重制约下。性欲是人的自然欲望，但人毕竟不是动物，其自然欲望的满足必须顾及社会存在的需要，必须有利于人种的繁衍和社会的秩序。社会通过风俗、习惯、道德、法律等规范形式对两性性关系进行制约，使人类性行为失去动物性行为那种"杂乱性交"的绝对自由，逐步向社会文明发展。

在原始社会人类产生了以"性禁忌"为主要表现的性道德萌芽。当时人们不确切地认识自然现象与自身特征，为适应自然规律，使性交从有害的无序状态逐步发展到加以约束的行为，并在长期的实践中作出了习俗规定，即较低级的社会性控制与性约束形式。

原始人最早出现的性禁忌是乱伦禁忌，即禁止父母与子女，禁止同胞兄妹等近亲间性交的规定。这是人类性关系的一大进步，一方面，它有利于减少原始群体内部的性冲突，防止原始群体内因性竞争的混乱引起瓦解；另一方面，由于排除血缘婚配和近亲婚配，使人类的体质大大增强，为各民族的健康发展和人口质量的提高提供了前提。因为乱伦禁忌从一开始就遵循了优生原理和性文明准则，所以延续至今，成为被现代人普遍自觉接受的性道德规范。

原始人的第二个性禁忌是月经期内禁止性交，并禁止许多生产活动。这种禁忌的产生源于原始人对女性经血的神秘感和恐惧感，甚至将其视为不洁、不祥的征兆，故不敢冒犯并有意回避。例如，日本古代用"别室"、"别家"、"别火屋"专门隔离行经的妇女，以免男子与她们性交而遭到灾祸。尽管原始人的这种性禁忌客观上有利于妇女身体健康，但还是与现代人自觉在月经期避免性交有着本质的不同。现代人根据科学认识了月经期间由于子宫内膜脱落、出血，容易受感染，所以才避免性交。

原始性禁忌中还有场景禁忌，即除了性交庆典中的集体活动外，都应该离开群体到隐蔽的地方去性交。此外，还有对性交频率的某些限制，即在某些时间或时期内不得性交。当然，原始性禁忌只是性道德的萌芽，甚至还不能称之为完全意义上的性道德，但它毕竟是人类社会文明进步的成果。

（二）奴隶社会的性道德

人类性道德的发展是与婚姻家庭形式的发展变化相伴随的。原始人群两性关系从杂乱性交到血缘家庭、伙伴家庭，再到配偶家庭的文明进步，伴随着以性禁忌为主要表现形式的原始性道德的不断发展。随着对偶婚的发展与完善，男性由于生理条件更适宜于当时的原始农业劳动，在生产发展中起着更重要的作用，使之在经济生活中占据越来越重要的地位。奴隶社会产生的一夫一妻制目的是使私有财产有明确的继承人，保证妻子所生的子女是出自丈夫本人。此时的一夫一妻实际上是对女性而言的，是不平等的一夫一妻制。性道德要求女性守贞操，不能与丈夫以外的其他任何人发生性关系。而对男性来说，只要他的经济实力足够雄厚，想要占有多少个女性都可以。在奴隶社会，妻子实际上是丈夫的私有财产、传宗接代的工具、管理家务的奴隶。尽管她一生辛劳的生产人、养育人、服侍人，但她在社会和家庭中处于从属地位，没有独立的人格，歧视和贬低妇女被当时普遍公认的道德所支持。忠诚、守贞只是妻子单向的义务，丈夫不必遵守。奴隶社会不平等的一夫一妻制，尽管在性道德上是不完善的，但仍不失为人类性关系的一个进步，因为它是要求排除杂乱的两性关系的开始，它标志着人类对自己的性生活提出了更为严格的限制。可以说，奴隶社会的社会道德和家庭道德，以及两性之间的道德基本上是融为一体的。阶级压迫对女性的奴役，是这种道德最突出的内容。

（三）封建社会的性道德

到了封建社会，男权统治进一步巩固和发展，两性关系越来越不平等，婚姻禁例越来越复杂。在这一时期，体现两性关系道德秩序的是"男尊女卑"；成为性道德主旋律的是"性即罪恶"、"性即淫秽"。当然，对性的过分压抑会平添人们对它的兴趣，其结果，一方面是平民百姓，尤其是女性的性禁锢、性禁欲；另一方面则是达官贵人的性享乐、性放纵，由此构成这一时期性道德的特征。

在西方的中世纪，通过基督教传播的性道德是禁欲的、反性欲的。在基督教看来，人类一切性行为都是不洁的行为，是人类的原罪之一。在宗教婚姻范围内，人类过性生活的唯一理由是传宗接代。即使这样，也要受到严格限制，如在斋戒和其他节日严禁性交，不准赤身裸体等等。总之，鄙视性欲、压制性欲，就是中世纪基督教世界的性道德原则。

我国封建性道德经过从先秦到明清的漫长的历史过程，得以不断发展、充实。早期儒家还承认"食，色，性也"。他们提出要将男女阻隔开来，只是为了"敦化"社会风气，并不像宗教那样宣扬禁欲主义，因为儒家重视后世子孙的繁衍，没有子孙繁衍，祖宗开创的基业就无人继承。繁衍子孙是婚姻的唯一目的，男女性行为也只是"为后也，非为色也"。随着以男权为中心的封建王朝日益巩固，男尊女卑、性禁锢等封建性道德从观念到制度也在不断发展，甚至由理学家公然提出"存天理，灭人欲"、"饿死事小，失节事大"，这样极端违反人性的道德观念。显然，受其危害最深的是妇女。在男女两性关系上，男子享有绝对的优遇。女子嫁人要"从一而终"，男子却可以"休妻再娶"；女子有"七去"之条，最早见于《大戴礼》，即："妇有七去，不顺父母，去；无子，去；淫，去；妒，去；有恶疾，去；多言，去；窃盗，去。"这原本是理智上的规范，到了唐代却被纳入法律之中。《唐令》规定："诸弃妻须有七出之状……"总之，不论女子犯了哪一条都可以被丈夫遗弃，而男子纵使有大恶，妻子也不能自动离异。《白虎通嫁娶》云："夫有恶行，妻不得去者，地无去天之义也。"此外，还要求女子必须遵循三从四德：在家从父、出嫁从夫、夫死从子，妇德、妇言、妇容、妇功。要求女子嫁人须"遵父母之命，媒妁之言"、"嫁鸡随鸡，嫁狗随狗"，而且要求女子必须"节烈"，丈夫死了，应该守"节"者永世不嫁，最"烈"者莫过殉夫。千百年来封建王朝利用树"贞节牌坊"、立"烈女传"等手段不断强化这血淋淋的吃人道德，还通过法律进一步维护，如明朝制度规定："凡妇人因夫得封者，不许再嫁。如不遵守将所受诰敕追夺，断罪离异。"

伦理学的研究表明，在阶级社会里占统治地位的道德总是统治阶级的道德，它是被用来维护统治阶级利益的上层建筑和意识形态。在性生活领域推行禁欲主义有利于加强统治阶级对社会的控制，却不能满足统治阶级自身由于经济与政治地位的巩固而日益膨胀的私欲，因而在实践中，出现双重标准。当时的一夫一妻制主要是针对占人口大多数的穷人的，对富人而言，还是以妾和妓女为补充的多妻制。他们的身份、地位使他们拥有特权，无所顾忌，可以追求性享乐乃至性放纵。封建士大夫们三妻四妾是常事，对于更高层次的人物，例如中国历代皇帝，在"多妻乃盛德"的谎言掩盖下，使多妻制达到了顶峰。据历代史书记载，秦始皇后宫列有宫女万人，汉武帝更增至数万人，唐玄宗有宫嫔四万。上行下效，社会中难免盛行享乐之风。

总之，中国封建社会的性道德是复杂的、矛盾的、多样的，最为突出的是它的双重性，即进步性和反动性的交织。一方面，封建社会由于确立一夫一妻的婚姻制度，强化婚姻的稳定性，对巩固封建宗法等级制度，繁荣社会经济具有积极作用，体现了人类性道德的进步一面；另一方面，封建社会极端禁欲主义的性道德严重扭曲人性、残酷迫害妇女，制造无数惨绝人寰的人间悲剧，又显示其本质的反动性。此外，封建社会中与性禁锢并存的是性享乐、性放纵的腐败堕落现象，这也是发人深省的，表明对"性"的社会控制必须建立在对人性充分理解的基础上，简单采用野蛮残暴的手段加以禁锢，其后果就必然走向反面。

（四）资本主义社会的性道德

代表新兴资产阶级利益的思想家，为唤起在封建地主阶级压迫和统治下人们的自由意识和对自由的追求与获得，向人们宣传、启发人文思想。这种从人本身出发，追求人的平等和自由，歌颂人性的完美与崇高，提出解放个性，要求性自由的思想，使人们的性道德观念发生了一场革命。

资本主义社会性道德的内容和特点主要表现为以下两个方面。

1. 提倡"性解放"和"性自由"

以"颂欲"、"纵欲"对抗封建社会的禁欲、灭欲，甚至以公开的无耻代替隐蔽的卑鄙，并逐步走向了反面。人们看到文艺复兴时期的"性自由"实质上是向封建主义发起的一次革命冲击，是对中世纪性禁欲主义的挑战，是对性道德传统的再反思、再评价和再调整。它包含的内容主要有以下几个方面：①肯定人类性欲的正当性；②肯定性行为本身的价值；③肯定男女之间的性爱是一种高尚的情感。然而，随着资本主义的发展，"性解放"、"性自由"越走越远，被片面的理解甚至歪曲。其主要表现是鼓吹"以追求快乐为原则"、"不生育的性结合与社会无关"、"情欲远胜于理性"和"连续的多偶制"，等等。直接后果是两性关系混乱，无数家庭解体，人们对婚姻失望，社会丑恶现象增多和青少年性犯罪率增长。

2. 将自由、平等、博爱的观念深入性道德领域

表现为对情感和性的开放以及对个性的尊重、对两性平等的追求。资产阶级关于自由、平等、博爱思想的广泛宣传，提高了人们对个体的尊重和独立人格的确认，促使人人自由、平等的观念深入性道德领域。于是，自由恋爱、追求以爱情为基础的男女之间的性爱，受到歌颂和赞美，性爱不再被认为是需要加以隐晦的事情，而是人生最宝贵的东西。此外，人人平等包含着男女平等，这也促使女权意识觉醒、自主意识增强、就业人数增多，出现女权主义和男权主义两种思潮在资本主义社会的对立并存的现象。然而，由于受资本主义商品经济的影响和资产阶级的极端个人主义、利己主义思想的局限，资产阶级的性关系不可避免地受到金钱和财产问题的制约，因而既不可能实现真正的男女平等和自由，更不可能使男女双方纯粹在爱情基础上缔结婚姻，从而实现爱情、婚姻、性生活的真正自由与和谐。

在人类性文明史上，相对于封建社会禁欲、灭欲的性道德而言，资本主义社会性道德的确具有积极意义，是一大进步。但是，否定封建传统并不意味着人可以摆脱一切约束而任意发生性行为。抛弃一切性规范和约束、听任生理本能的摆布，只能把人降低到动物水平，而人类的道德自律正是人性健康发展的可靠保障。事实上，以丧失人格和尊严为代价的性自由、性解放，不仅使妇女而且使整个人类付出了惨重代价，它的确是资本主义社会所造成的人类性道德的一大倒退，因此必然会被健康的性道德所否定和取代。

（五）现代性道德

现代性道德正是在以往社会性道德的基础上发展起来并日趋完善。它是人类性道德发展中高级阶段的崭新形态。通过多年的研究，一般认为两性间的性关系，主要表现在恋爱、婚姻和性行为上。总的来说，以男女平等相知相爱、恋爱自由、婚姻自主、感情忠贞、行为自律、相互尊重和彼此自律为主要表现。

具体讲，它应当包含以下几个方面的内容：①要求性关系必须以爱情为基础和动力，男女双方都不得将对方当作自己性欲发泄的对象。②要求性行

为必须以真挚爱情、合法婚姻为前提。认为只有发生在彼此真诚相爱的合法夫妻之间，以交流爱的情感和巩固婚姻关系为目的的性行为才是正当的、才受法律保护。③要求性爱双方必须对性行为的社会后果承担法律义务和道德责任，这既为了保护妇女儿童的合法权益、维护社会主义的社会秩序，也为了婚姻和睦、爱情深化。④要求对性行为的道德评价坚持相爱、自愿、合法、无伤、私密的道德原则，并强调适当晚婚，优生优育，实行计划生育，认为这是社会主义性道德在现阶段的特殊要求，每个公民都应当认真遵守，为中华民族素质的提高作出贡献。

综上所述，人类性道德随着社会的发展而进步，随着人类的进化日益趋向文明。原始社会是性道德的形成时期，以性禁忌为主要表现。奴隶社会、封建社会、资本主义社会却是性道德片面发展、矛盾重重的时期。分别表现为针对女性的一夫一妻制与奴隶主杂乱性关系并存；针对被统治者（尤其是妇女）的性压抑性禁锢与王公贵族的性享乐、性放纵同在；尊重个性、鼓吹平等、歌颂性爱的进步性道德与将性自由、性解放发展到无耻境地的堕落性道德的共生。现代社会则是性道德文明健康的发展时期，以男女平等相知相爱、恋爱自由、婚姻自主、感情忠贞、行为自律、相互尊重和彼此负责为主要体现。

二、性伦理道德的文化差异

人类性文化领域中不仅存在着一些相似的、共性的东西，同时也存在着一些十分明显的文化差异。在西方，当性成为政治学、社会学、历史、哲学最为关注的话题之一时；在东方，如中国的不少地方，它却仍旧躲在阴暗的角落，被人们认为是不登大雅之堂的忌讳。西方的女人会因为达不到快感去看医生，中国的女人却对同样的问题泰然处之。在西方社会中，性处于对抗之中，即压制与反抗、正常与病态、罪与非罪的对抗；在中国，性被忽视，性在重要与不重要、崇高与低下、浩然正气与鬼魅邪气之间属于后者。有不少学者论述过西方是罪感社会，中国是耻感社会的观点，很有道理。在性的问题上，西方的宗教或意识形态会告诫人们，什么样的性行为方式是罪恶的，不要去做。而中国的传统习俗或意识形态会宣称，性是可耻的，要把它节制到最低限度；要背着人悄悄去做，不要把它挂在嘴上；这种兽性欲望虽然人人都有，但是比较高尚的人比较能够克制它，最高尚的人最能克制它。

中国在性问题上的差距概括有以下几个方面。

（1）"对错界定"有与无的差异。在西方，某种方式的性行为会被定义为正确或错误的。例如，异性恋正确，同性恋错误；阴道交正确，肛交错误；能导致生育的正确，不能导致生育的错误，等等。中国人关注的不是正确与错误的界定，而把关注的重心放在节制性欲上，讲究中庸之道，讲究慎独，讲究"存天理，灭人欲"。

（2）有焦虑感与无焦虑感的差异。西方存在要求人们在宗教忏悔仪式上坦白一切与性有关的思想、行为、罪恶的事实，人们由此对性问题产生了大量的焦虑；中国的情形明显不同，没有什么普遍信奉的宗教，基督教为西方人在性方面制造的焦虑感，在中国人这里很陌生，可以说中国人在性问题上纯朴混沌，没有太多因负罪感引起的焦虑感。

（3）有激烈反抗与无激烈反抗的差异。西方由于在性问题上过于焦虑，就有激烈反抗，中国人由于没有焦虑，也就没有反抗。西方人的反抗表现为走极端，越是感到焦虑的事，越要去说，去研究，去表现，所以西方有那么多关于性的研究、治疗，有那么多文学、艺术、影视传媒在表现这个主题；在中国，性这一主题的表现相对要少得多。

（4）有权利感与无权利感的差异。西方人以为自己的权利被压抑、被剥夺了很长时间，所以在性问题上带有造反者和反抗者的狂热感、正义感和权力感，搞起色情品、卖淫、同性恋和变态性活动显得气壮如牛，好像在搞革命（确实也有人管这叫性革命），好像在夺回被人抢去的权利；在中国人的心目中，性的欲望是个小小不言的隐私，不登大雅之堂。西方人在开放淫秽色情品市场、卖淫合法化、同性恋合法化问题上，争论得如火如荼；中国人对此却像在听天书，暗地里觉得奇怪，认为对这种问题没有什么讨论的余地，连想想都不好意思。

性的文化差异必然会在性的道德规范上反映出来。古代西方和东方的性规范极为不同，在西方，基督教道德的一个基本原则就是反对肉体快乐，基督教文化传统的性规范中，首先面临的问题是，性的目的是为生殖繁衍还是为肉体快乐的问题。把为生殖的性活动视为正常的、不可避免的；为快乐的性活动则当作不正当的、罪恶的、应受惩罚的。这一原则认为，肉体快乐使灵魂受到肉体的束缚，阻止它听从上帝的召唤。

基督教文化认为，为了人类的繁衍，性行为是一种不得不为之的罪恶，所有非生殖性的性行为则是有意犯罪之举。虽然性交活动不是不可以有，因为它是得到上帝允许的，但是每一次具体的性交都是罪恶，作为结果，每一个孩子都是其父母罪恶的产物。

此外，在西方由于基督教的影响，夫妻的婚床似乎并非只属于他们两人，忏悔牧师的阴影笼罩着他们的性活动。神学家和牧师对夫妻的性生活讨论到了最细微的细节，这不仅因为他们想把基督教的精神注入婚姻生活的每一个角落，而且反映出当时处于婚姻关系的人们希望了解婚姻游戏规则的焦虑感。这个规则的核心就是要求所有的夫妻仅仅为繁衍后代而性交，绝不可以为了肉体快乐做这件事，那样做是有罪的，是违反了基督教的性规范的。

世界上现存的多种性规范可以被粗略地划分为两大类：一类主张任何形式的性行为都是可以接受的，但性活动要有节制，性能力不可滥用；另一类主张将性行为区分为可接受的和不可接受的两种。前者是精神肉体并重的文化；后者是重精神轻肉体的文化。东方文化接近于前者；而西方文化接近于后者。大致属于精神肉体并重的文化还有印度，印度的性文化观念认为，性是从神那里来的，性唤起与创造性有关，与生命力有关。性除了被视为生殖力之外，还被视为快乐、力量和奇迹的源泉。伊斯兰文化强调性节制是美德。据《可兰经》，一个节制的男性就是把性活动仅限于妻妾之间的男性。但是伊斯兰的性规范也有与基督教相像的地方。例如，在妻妾以外的性活动是有罪的，贞节很重要；通奸是罪恶，尤其是女性，要受重罚。如果女人通奸，要被关在屋子里一直到死，后来改为用石头砸死。但对女性通奸的反感更多来自女人是男人财产的观念，而不是对性活动本身的仇视。

阴阳的思想则是具有中国文化特色的思想，阴不可无阳，阳不可无阴，男不可无女，女不可无男，二者相辅相成，缺一不可。这种观点的优点首先在于，性在这种文化背景下被视为好事而不是罪恶；是一件顺其自然的事，而不是违反自然的事。其次在这种性观念也认为，阴阳价值相等，不可轻言其轻重，采阴可以补阳，采阳可以补阴，两种方式都同样可以导致延年益寿。

除了阴阳互补的思想之外，中国人性观念中同样占有重要地位的是节制欲望的观点，其中不仅包括性交频率不宜过高，还有节省精液的思想。这种观点认为，精液是男性身体中的精华，应当厉行节约，不可轻率抛洒，认为男性应当节制性欲，如果性欲过度就会伤及阳气，导致阴阳丧失平衡。男人要避免多射精，因为会失了元阳，而女人的"阴"却是取之不尽用之不竭的。因此如果一个男人性交过度，女人要因之受责备，认为是她们诱惑的男人，使他们丧失了节制力。在《金瓶梅》中，男主人公对他的几个妾就抱有既爱又怕的态度，好像女性的性欲对男人是一种威胁。

此外，在中国传统的性规范中，同性恋受到容忍，20世纪30年代到过中国的西方观察家得到这样的印象，中国的公众舆论对同性恋现象完全冷淡，根本对它毫不在意。由于它似乎能够愉悦伴侣中占统治地位的一方，只要另一方出于自愿，那这类行为就不会造成任何损害。虽然同性恋行为得到中国性规范的接纳，但是绝对的同性恋者却要受到谴责，因为他们不能生育子嗣延续香火。人们唯一看不起和深表怀疑的是那些独身者或自愿放弃性交的人。一般来说，按照中国传统的性观念，在性领域中，任何性行为都是可以接受的，只要不是过度挥霍生命精力，在中国古代性文化中，性既不是一件可怕的事，也不是有罪的事，它是一件有益于健康和人伦的事，因而是很自然的事情。当然，正如某些性学专家所指出的，中国人的性观念并非始终如一，随着历史的发展已经不是一直像古代那么自由、古朴。从宋代开始向着压抑的方向有了很大的蜕变，变得越来越否定、压制，在当代则有所改善。

当今世界有三种最主要的性观念和性规范：①坚持以生殖为性的唯一合法理由的规范，持有这种观点的人大多持有较深的宗教信仰，他们把性看作自我放纵和罪恶，认为只有为了生殖的性，才是正当的。②认为性是爱的需要，对持有这种信念的人们来说，爱与性是紧密地联系在一起的，有爱才能有性，没有爱的性是不道德的，是违反性规范的。③认为性的目的是娱乐，性仅仅是人生多种快乐的来源之一。上述三种性规范又可以概括为：以生殖为主；以人际关系为主；以娱乐为主。

随着历史的发展，包括科学技术的发展，生育控制方法也得到发展，导致性活动与生殖目的的分离，促使性观念、性规范发生了不少变化。在西方，已经承认了女性性欲的存在，承认了性快乐对于男女两性同等重要，扩大了合法性行为的范围，扩大了对以往被认为是异常性行为，尤其是同性恋性行为的容忍度。又比如，随着性解放、性自由观念的发展，出现所谓性革命，性规范大大放松，婚外性行为增多，每个人的性伴侣数量增加。近十几年来，出于预防人类目前无力治愈的艾滋病的实际需要，传统性规范又有所回归。

研究表明，进入现代社会以来，尽管性文化的差异依然存在，但各种文化中性的规范还是带有某些普遍性。例如，夫妻感情联系的增强，邻里、亲属关系的减弱；个人独立和追求快乐的个人自由权利的增强；性快感与罪恶之间的联系感减弱；个人身体隐私欲望的增强等。现代文化创造出以下一些价值观：对浪漫和热烈爱情的高度评价；为爱情而结婚；家庭成员之间的平等关系；男女两性的性自由；男女平等；对性活动的宽容。自 19 世纪以来，上述观念首先在西方社会形成，随后通过大众媒介手段和文化交流传播到世界的各个角落。

关于性规范问题有两个值得注意的潮流。一个是保守观念的回潮；另一个是非西方文化对西方性观念的抵制。可以说，西方化和抵制西方化是当今国际生活中的一个新的特征，在性规范这种文化因素很重的领域尤其如此。西方有很多问题，东方有自己的优势，在西方社会因艾滋病危机而受到巨大挫折，否定自身的性价值、性规范、性观念时，东方的一些性文化、性规范显示出某种优越性。面对这种复杂的局面，需要独立的思考，以便性的规范向有利于人性自由的方面转变，而不是相反。

第三节 性道德规范及其教育

性道德规范是指导和评价人类性关系、性行为价值取向的一个标准体系，它包括性道德原则、性道德规范、性道德范畴以及人们在长期性的社会实践中自发形成的一些判断善恶的习俗、传统和惯例。性道德原则是性道德规范体系中的骨干性准则。性道德规范是调整两性关系，判断人们的性意识、性行为是非善恶的具体规则和尺度。它受制于性道德基本原则和性道德普遍原则，是性道德原则的补充和展开。性道德范畴则是那些反映两性之间最本质、最重要、最普遍道德关系的基本概念。

一、性道德原则

1. 性禁规原则

性禁规原则是人类对性关系进行自我控制和自我约束的性道德标准，又称"性禁忌"。它在本质上表现为对某些性关系的否定和禁止。性禁忌最早始于原始社会。当代性伦理学中人们公认的性规范原则主要包括禁止结婚（性交）的血亲关系和禁止结婚（性交）的疾病两方面。关于禁止近亲结婚的范围，各国法律都有直系血亲间不得结婚的规定。对于旁系血亲间禁止结婚的规定，不尽相同，宽严不等。日本民法禁止三代以内的旁系血亲结婚；罗马尼亚家庭法典禁止四代以内的旁系血亲结婚；中国婚姻法规定禁止三代以内的旁系血亲结婚。关于禁止结婚的疾病主要有两类：一是精神方面的疾病，如精神病、抑郁症等；二是身体方面的疾病，一般是重大不治的恶疾以及足以严重危害对方和下一代健康的病症，如后果严重的遗传性疾病等。

2. 生育原则

生育原则是评价人们对待生育的思想、行为和态度的道德标准。生育道德原则是一定的社会道德在人口生育中的具体表现。在农业文明的社会里婚姻内生育、唯生殖论、重男轻女、多子多福是其生育道德原则。在工业文明的社会里，生育道德原则是婚内生育、男女平等、优生优育；中国则提倡以"控制人口数量，提高人口素质"为核心的社会主义生育观。中国的生育道德原则主要包括以下具体内涵：①婚内有计划的生育；②提倡少生优育；③生男生女都一样。

3. 婚姻性爱原则

婚姻性爱原则是婚姻内的，以相互倾慕、互相依恋为基础的两性关系的道德标准。婚姻是两性结合的社会形式，形成了当时社会所承认的夫妻关系；性爱是在性欲基础上产生的一种蕴含着真挚热烈情感和精神追求的灵与肉的结合。婚姻性爱原则的主要内涵是：①婚姻是两性关系的合法前提；②现代性爱是一对男女之间具有对等性、专一性、排他性和强烈持久性的爱情关系和性关系；③现代性爱是权利与义务相统一的双向过程，男女双方既有从对方享受性爱的权利，又有对对方履行性爱的义务。

4. 私事原则

私事原则是性关系的私人性和隐私性准则。它是现代性伦理学的产物。私事原则主要包括两性关系的自由自主性、非公开性和自律性。两性关系的自主自由性，即男女双方均有选择配偶、结婚、离婚的自由性和自主性。两性关系的非公开性，即现代性爱是一对男女之间最亲密的肉体与精神的结合，是两个人互相给予、相互享受的特殊领域，只可两人共有，不能与他人分享；只能在仅两人独处的空间里进行，不能公开展示。两性关系的自律性，是说两性关系虽然具有自由自主性和非公开性，但并非是性本能驱使下的任意、轻率、放纵的行为，而是在自尊、自重、自负责任等道德意识以及社会道德规范指导支配下对性本能欲望的合理节制。

5. 无伤原则

无伤原则是在处理两性关系中，尊重对方，爱护对方，不伤害对方的道德原则。无伤原则有广义与狭义之分。广义的无伤原则是指在两性的日常生活和交往中，对对方的政治信仰、思想感情、人格尊严、工作学习、兴趣爱好、经济收支等各方面的尊重和不伤害。狭义的无伤原则是特指性生活中的互相尊重和不伤害。这种无伤害体现在两个方面：①对身体器官无伤害，即性交行为应该给对方带来生理上的满足，不能损害对方的身体健康。违背本人意愿的强迫性、粗暴性、虐待性的性行为，或不顾忌对方身体健康状况、不适时宜的或过度频繁的性行为，或本人患有传染病，特别是性传播疾病、艾滋病，却隐瞒病情而发生的性行为，直接损害对方的身体健康或造成对方性器官的损伤，都是违反无伤原则的。②对心理无伤害，即性生活必须出于双方自愿，给双方带来感情上的满足和心理上的愉悦，不能给对方带来精神、感情和心理上的伤害。强迫性、粗暴性、虐待性的性行为，以性交为侮辱、欺压、征服对方的手段，或以拒绝性交为报复、泄愤、惩罚的手段，都会给对方造成精神和心理上的伤害，是不道德的。

6. 性爱审美原则

从性行为快感升华为性行为美感是人类所特有的心理活动与感受。对性行为美感的追求会提高人们的性生活质量，创造积极的、健康向上的性生活。

二、性道德规范

性道德规范是调整两性关系，判断人们性行为是非善恶的具体规则和尺度。他受制于性道德原则，是性道德原则的补充和展开。相对性道德原则来说，性道德规范是更具体、更丰富、更多样化、更可比照的性道德准则。一般来说两性的性道德关系主要有 3 种：婚前异性间关系，夫妻间性关系，婚外异性间关系。性道德对于正确处理这些关系以及如何在不同的两性关系中规范自己的性行为提出了具体要求。包括一般性道德要求和几种调整不同异性关系的性道德规范，具体如下。

（一）性道德的基本要求

1. 以爱情为基础和动力

在现代性爱的道德观念中，婚姻不是一方对另一方的占有，而是男女双方相互倾慕、甘为对方付出爱的自愿结合。它要求男女双方的性关系必须以爱情为基础和动力。那种把对方当作自己性欲发泄对象的性关系是与社会主义性道德相悖的。

2. 以合法婚姻为性行为之前提

恋爱是男女双方互相了解、互相尊重、互相交融、产生真挚爱情的必经阶段，值得珍惜。但情爱中包含性爱，情侣间产生性冲动、渴望性满足的性交行为时有发生，这对于当事人不论是心理上还是生理上都会带来一定后果。因此，社会主义性道德观认为只有发生在彼此真诚相爱的合法夫妻之间，以交流爱的情感和巩固婚姻关系为目的的性交行为才是正当的，才受法律保护。婚前婚外的任何性交行为，既是对爱情的玷污、对各自人格的亵渎，也是对社会利益和社会道德的不尊重。

3. 性爱双方须承担法律义务和道德义务

自从人类脱离动物界以来，人的性行为都是具有社会意义的性行为。现代性道德要求性行为的双方互为对方及后代承担义务和责任。必须保护妇女儿童的合法权益、维护社会主义的社会秩序，维系婚姻和睦，促进爱情深化。允许对方在中断恋爱关系后作出重新选择，切忌出于自私的情感与对方纠缠不休或怨恨报复对方。

4. 态度认真严肃，感情忠贞专一

首先要求当事人把恋爱婚姻当作人生一件大事来认真对待，要用相对稳定的择偶标准和比较成熟的恋爱观来指导自己的择偶恋爱实践，要了解对方赖以建立爱情以及进一步结成终身伴侣的各种因素。不能把恋爱婚姻视同儿戏，随意交往、轻浮草率。其次，要求当事人在恋爱过程中襟怀坦荡、以诚相待，表现出真实的自我。感情忠贞专一是爱情排他性特质的必然要求，它要求处于确定的爱情关系中的双方，要忠于爱情，保持稳定专一的感情，要共同承担由于爱情关系确立而包含的各种义务，以及随着这一关系的发展而必然产生的其他义务，否则是不道德的。

5. 高尚的情趣和健康的交往

社会主义的恋爱道德要求男女双方在交往中应该具有高尚的情趣和健康

文明的方式。主要表现为：恋人之间要加强理想和人生态度的交流，加强道德、智力、美感的交流，积极参加各种有益的社会活动和文化体育活动，培养自己高尚的情趣和理想目标追求。在恋爱的交流和表达方式上，要尊重我们民族的优良道德传统和风俗习惯，要体现人的尊严和教养，要遵守恋爱中两性关系的法律界限，不应放纵感情和情欲，发生婚前性行为或同居行为。

6. 正确对待失恋问题

爱情是一种复杂的社会关系，由于各种主客观原因，失恋的事是经常发生的。失恋对于当事者来说是一种痛苦和不幸，这种不幸和强烈的失落感会造成失恋者巨大的感情创伤和极度的心理不平衡。因此能否正确对待失恋问题就成为恋爱中一个突出的道德问题。社会主义恋爱观要求人们，一要做到失恋不失志；二要做到失恋不失德。爱情是一对男女之间双向互动的感情联系，爱情不可强求。失恋者应牢牢掌握爱情的基本特质，用道德和理智对待失恋问题。

（二）婚姻关系中的性道德规范

社会主义婚姻关系中的性道德，不仅要求每个公民都要根据社会主义性道德规范，来塑造和确立自己的性道德意识和性道德评价，而且要求每一个公民都要按社会主义性道德要求来规范自己的性行为，以维护社会主义婚姻关系的发展和社会秩序的安定。

1. 性关系要以爱情为基础

人类的生命自然的以两性分立的形式而存在，性别分立的自然目的在于两性结合，人类文明的结果使两性结合建立在心理和道德审美的基础之上，这就是爱情。爱情本身既要符合美的规律，又应是合乎伦理要求的心理交融。社会主义的婚姻关系不是一方对另一方的性的占有，而是男女双方以爱情为基础和动力的自愿结合。把一方作为自己发泄性欲的对象，是与社会主义性道德相悖的。

2. 性行为以交流感情和巩固婚姻关系为目的

夫妻生活包括物质生活、精神生活、性生活三方面内容。任何一项内容出了问题都会影响夫妻感情，危及夫妻关系。要巩固婚姻关系就必须认识到爱同时也是一种责任。无论在物质生活、精神生活还是性生活中，夫妻双方都要充分认识爱的责任，从而唤起双方在爱恋方面的崇高道德精神。爱的责任使一个人的肩头负起两个人的命运，以此巩固婚姻关系。在性行为上以交流夫妻爱的情感为目的，这样才能使夫妻双方互相享受生活的喜悦和精神的升华。

3. 性行为以合法婚姻为前提

社会主义制度下的一切性行为，都只能在合法婚姻范围内发生，任何婚前婚外的性行为都既是对双方爱情的玷污，对各自人格的亵渎，也是对社会利益和社会道德的不尊重。现代社会尊重每一位社会成员的性的自决权，每一成员也应尊重相关的法律和道德。所以，夫妻双方应避免婚外性行为。

4. 夫妻双方对性行为的后果承担法律义务和责任

夫妻双方需对性行为社会后果承担法律责任与道德责任，主要表现在以下3个方面：（1）夫妻之间互相尊重，关心爱护；（2）对双方父母的赡养和尊敬；（3）对子女有抚养和教育。

社会主义婚姻关系中性道德的四个要求是相互联系的整体，衡量性行为道德与否必须合乎这四条，缺一条都是不道德的。

（三）防止婚外性关系的道德规范

婚外性行为，不仅是对传统夫妻伦理的蔑视和破坏，也是对现代夫妻伦理的干扰与挑战。社会为了维护一夫一妻的婚姻家庭制度，不仅要求对它持强烈的否定态度，更要进行有效的干预和防止。在婚外性关系中，受到最大伤害的要数当事者的配偶。他（她）往往会身心俱伤，在感情、精神和人格方面，受到剧烈的冲击。防止婚外性关系发生的办法有如下几种：

1. 互相忠诚是巩固夫妻关系的基础

夫妻关系是人的一生中的一切关系中最为密切、最为长久、最富感情色彩和最重要的关系。互相忠诚是夫妻之间的共同要求和心愿，是夫妻情感发展和深化的动力。夫妻间的性忠诚是夫妻相互忠诚的重要内容之一，是夫妻爱的表达和延伸，也是相互的责任和义务。婚外性行为会破坏夫妻关系，但只要夫妻相互忠诚，就难有婚外性关系的"插足"。

2. 培养婚姻家庭义务感

社会主义新型的夫妻关系强调爱情和义务的统一。男女双方一旦缔结了婚姻关系，任何一方就有了法律规定的各项权利和义务。义务是构成夫妻爱情的重要因素，强烈的家庭义务感是夫妻关系的黏合剂。感情是易变的，义务则是持久的。婚外性关系是对配偶的极不负责、逃避义务的行为。防止婚外性关系的一个重要方面是夫妻双方要培养责任心，认真履行婚姻义务，重视自身人格的培养。

3. 夫妻之间要相互信任

猜疑是夫妻间和睦相处的"蛀虫"，有了猜疑就会增加夫妻间的心理隔阂，使本来十分亲密的关系疏远。夫妻感情出现裂痕，就会给"第三者"可乘之机。要使爱情之花常开不败，就必须根植于信赖的沃土。同时，也需要足够的自信，缺乏自信则易生猜疑。

4. 夫妻生活方式应充满新意

观念和生活方式上的差距会引起夫妻之间心理上的差距，造成隔阂和疏远。夫妻之间除了正常的家庭生活之外，还应尽可能地共同参加一些社交活动、文体活动，生活内容要丰富多彩，生活情趣要高雅向上。夫妻之爱不断增添新的内容，可以使爱情时时更新发展，增强感情的聚合力。

5. 正确对待夫妻之间的矛盾和分歧

生活的道路是坎坷的，由于各种原因，夫妻关系会出现一些矛盾、摩擦和分歧。当婚姻出现裂痕时，要冷静地找出原因，采取积极补救态度，消除分歧，解决矛盾。当爱情确已破裂，也应理智对待，如果任何补救均已无济于事时，采取离婚方式解除已经死亡的婚姻，也是一种避免由于矛盾激化可能带来更大伤害的有效手段。

（四）关于婚外异性交往的行为准则

婚姻关系具有排他性，但绝不是为了阻碍对方的个性发展。因此，夫妻双方不应限制对方与外界的正常交往，包括异性交往。开放的婚姻观念要求夫妻双方彼此信任，尊重对方的人格和交友自由，交往是人类必不可少的精神生活。家庭作为社会生活的组织形式，不可能与世隔绝，夫妻婚前婚后都会各自在社会上交一些朋友，包括异性朋友。随着"男女授受不亲"的封建礼教的被否定，异性之间的交往逐渐频繁起来。与异性交朋友能给人带来思想、学习、工作和生活的许多益处，心理学家的研究证明，增加与异性交往的广度，有助于培养健康的性心理，有助于交流信息、传播经验、活跃思想。俗话说，爱情与友谊在异性之间只有一步之遥，这个界限直接关系家庭的安宁、婚姻的幸福，因此婚后异性交往要严格把握度的界限。已婚男女在与异性交往中应当注意以下道德方面的要求。

1. 应当分清友情与爱情的界限

要做到讲究分寸，恪守规范。与配偶以外的异性谈情说爱是社会主义婚姻道德所不容许的。

2. 应当心怀坦荡、不隐瞒配偶

已婚男女在与异性交往时不应隐瞒或躲避自己的配偶，夫妻间坦诚相告才能避免产生不必要的疑虑和误会。同时，把相互的异性朋友介绍给对方，坦然相处，可避免猜忌，增进信任。关键是心理上不要将正常异性交往当作坏事或丑事。

3. 应当把夫妻关系摆在第一位

夫妻都应当明白交异性朋友目的在于扩大夫妻交往，丰富夫妻生活，发

展个性，绝不是要淡化夫妻关系。夫妻间的相互信任，建立在对对方的基本人格和基本感情的深切了解的基础之上。婚姻是相互的选择、彼此的承诺，结交婚外异性朋友，婚姻关系的双方仍然把夫妻关系无条件地摆在第一位才是明智的选择。

4. 要注意把握情感的尺度

婚后男女在与异性交往时，感觉对方某些方面优于自己的配偶而产生好感，超过了友情的界限时，自己是会有察觉的。此时一定要冷静，及时以理智加抑制，万万不可将自己的婚姻身份和对家庭所承担的责任置之脑后，应将感情指向限制在友情的限度，以获得内心的宁静和心理的平衡。

总而言之，结婚不等于断绝与其他异性的交往，重要的是把夫妻感情无条件地摆在第一位，只有把夫妻感情建筑在牢固的基础上，才能与他人发展健康的关系。夫妻双方与异性交往时要能把握尺寸，从而把婚姻中的坦诚开放，扩展到与他人的交往上，使爱情与友情都能健康发展。

三、性道德教育

性道德教育属于性道德活动现象。所谓性道德活动，是指人们依据一定的性道德观念、性道德原则和规范所进行的各种性活动。它包括性道德行为的选择、性道德评价、性道德教育和性道德修养等内容。人们的性道德实践，是通过以上各种性道德活动进行的。凡属于对性行为善恶价值的判断和取舍，便称之为性道德行为的选择；凡属于对某种性思想、性行为的鉴定，可称为性道德评价；凡属于人的性道德品质的培养和锻炼，称之为性道德教育和性道德修养。性道德理论和性道德规范本身并不会自动地改变人们自觉的性道德行为，必须通过性道德教育和性道德修养的活动过程来实现这个转化。

（一）性道德教育的目标

人们需要性知识教育，但更需要性道德教育。这个认识绝非凭空产生，它源于对性教育历史的反思和对既往性教育目标的修正。

在美国，由于性自由、性解放思潮多年来的影响，在普遍采取以避孕措施为基础的性教育后产生很多社会问题，诸如"现行性风气所造成的公共卫生危机；非婚性行为所引起的心理和社会危机"等，这一切使人们反思，逐步认识到以品德教育为基础的性健康教育的重要意义。认为这种性道德教育既强调良好的品德，也强调婚前禁欲和婚姻忠诚这类伦理问题，有人称之为"以人格为基点的性教育"。正如美国前教育部长威廉·本奈特所指出的，性教育绝对无法避免涉及是非善恶这样的人格教育内容，如果不在这方面指导年轻人就是逃避责任。老师、父母与其他有关的成年人有责任及义务把最好的内容传授给年轻人，而以人格为基础的性教育正是最好的性教育。显然，现在美国倡导的这种性教育优先考虑的正是"道德价值观念"。

日本通过反思 20 世纪 70 年代以来性教育中存在的问题，也提出要重视性约束方面的教育，认为性教育首先是性文明教育、伦理道德教育和道德教育，其次才是性卫生教育。

在瑞典，政府于 1975 年专门修正法律，提出在性生理教育的同时，充实性道德、性价值观的内容，进行性社会学、性伦理学和宗教观的教育，强调性责任和性约束。瑞典《家庭计划展望》杂志载文指出，在瑞典，国家的强制性性教育计划的重点从灌输生理知识，转移到强调性爱关系中的情感和道德层面。

中国重视性道德教育，专家在这方面有很多共识。林梦孟平等明确指出，总的来说，性教育不是教孩子们性交，而是一种人性的教育、人格教育和人际关系教育。并提出，性教育的目标就是培育负责任的性态度和性行为。性教育的主要范畴包括两个方面，即提供事实性的资料和道德辅导。家庭婚姻问题专家陈一筠女士也认为，性的伦理道德价值是性道德教育中不可缺少的部分。在我国实施性教育，必须吸取西方的某些经验教训，至少不应当脱离社会上绝大多数人认可的价值观和道德准则去谈性。没有价值标准的性教育便是没有价值的性教育，甚至成为有负面作用的性教育。性治疗专家马晓年大夫也认为，性健康教育的内容主要包括性知识和性道德两大方面，绝非单纯的性知识教育，性教育也可以理解为人品和爱的教育。

总之，性道德教育的地位在性健康教育中越来越被重视，将培养良好人格作为性教育的重要目标，正成为更多人的共识，当然这一目标的实现是通过性道德教育活动来完成的。概括地说，性道德教育的目的是提高受教育者的性道德素质，树立正确的性价值观。具体来讲，性道德教育的目标是培养人们健康的性道德品质、负责任的性态度，提高社会成员的性道德水平，营造良好的性道德氛围，促进婚姻家庭的和谐幸福，巩固社会的安定团结，推动整个社会精神文明的建设和发展。

(二) 性道德教育内容

性道德教育的目标决定了性道德教育的内容和任务。各个国家和地区由于具体情况不同，在性教育内容上存在着一些差异。在美国，以"人格为基点的性教育"的特点：①倡导婚前性纯洁是未婚男女唯一有道德且有益身心的选择；②指导青年人如何驾驭性欲，且告诉他们这样做的好处；③保护青年人的隐私感和天生的羞耻感；④采取渐进的教育方式，讲究适时、适量、适度；⑤教育青年人，引导他们为将来能有成功的婚姻与家庭而做好准备；⑥就婚前性行为对于情感、道德、人际关系以及其他方面的问题给予详尽准确的信息；⑦主张普通的道德规范和法则，使人们避免因以自我为中心或无知而犯错误或造成伤害；⑧阐明性行为与爱的差异，并说明两者之间的正确关系；⑨同时阐明个人责任与社会责任，让青年人清楚认识为别人着想而作出选择的重要意义；⑩邀请父母积极参与。这些特点不仅展示了美国性道德教育的内容和任务，而且表明他们进行性道德教育的方法和策略。

在瑞典，关于性道德教育，在性教育的目标中有"通过伦理的发展而获得人际关系的满足与学会承担责任"的规定。在性教育的内容中有"社会方面：家庭关系、经济方面、准备做父母和国家发展、人际关系、责任选择；性行为方面：感情方面、行为准则、伙伴关系和选择、男人与女人的角色"等内容。国外的性道德教育内容的安排可供我们参考和借鉴。

我国教育部于1996年颁发了关于在普通中学进一步开展人口和青春期教育的通知，其附件《普通中学青春期教育提纲》中关于"青春期性道德培养"的内容是这样规定的："社会主义性道德原则；青春期性道德规范；青少年性道德的养成；正确处理友谊和爱情；防止早恋与性犯罪；抵制低级和淫秽的大众传媒，养成高尚的道德情操。"此外，关于性道德教育的内容专家们也有许多很好的建议。有人提出，应当遵循以下的道德伦理原则：①完善自我，使个人既不受他人的损害，也不去损害他人；应当自尊并尊重他人，建立良好的人际关系，对自己的行为负责。②理解爱情是人类性爱的基本内容和崇高感情，性绝不是爱情的试金石，也不是纯本能的力量。③性行为不应是以他人的牺牲来满足自己的私欲，要反对性的自私和滥用。④男女在性别上的差异绝不能成为性别不平等的依据，只有消灭性别歧视，才能充分发挥两性的潜力，促进婚姻家庭幸福和社会的文明进步。⑤性并非仅仅反映在性交行为上，也不仅仅是为生育的需要，它包含情感、精神、价值观、文化等等一系列丰富的内容。⑥了解两性之间正常的友谊、爱情和男女双方结婚后对家庭生活的责任，为将来做父亲和母亲做好准备。⑦性与一夫一妻制婚姻的统一，应是我们的基本道德观；非婚性关系、性的商品化、卖淫和色情文化等是我们坚决反对的。

性道德教育概括来说有三个方面：

1. 性知识

性知识不仅仅是性道德的知识，还包括性生理、性心理、社会文化方面的内容，掌握充足而又科学的性知识有助于受教育者在行为选择时作出正确的判断。性道德原则、性道德规范、异性交往文明等是这些知识中不可缺少的内容。人们只有认识了当时社会的性道德规律，理解和掌握一定的性道德知识，才能产生对某种性道德的真诚信仰，从而自觉服从和接受社会所提倡的性道德原则和规范。

2. 价值与态度

在价值多元的时代，人们面临多元价值选择的困扰，培养健康的性道德价值观和负责任的性态度是当前性道德教育的突出任务和重要内容。性道德教育具有评价机制，主要是向人们灌输一定的善恶观、荣辱观、价值观，使人们对各种性社会现象产生明确的性道德观。教育工作者在性教育中可以根据社会主义的性道德原则规范，与受教育者一起探讨，通过对两性关系中的人物、关系、思想、行为进行善恶价值评判，逐步使受教育者建立健康的性道德价值观和培养负责任的性态度。

3. 性道德行为能力

性道德的要求从他律到自律必须经历一个包含知、信、行等阶段的心理过程，其中性道德行为从选择到决定，从开始到坚持都会碰到许多困难和障碍，需要学习有关技巧，以提高受教育者的性道德行为能力。比如使他们懂得凡事要考虑后果，做决定应当在对多种后果都加以考虑；懂得如何明智地应对有关的性问题；懂得在人际交往中如何有效地沟通，既善解人意，又能表达自己，能够建立有意义的关系。这种技能的培养对于受教育者的行为选择能力的提高是很有意义的，使受教育者能对自己的行为自觉地负起道德责任来。

性道德教育是一个复杂的系统工程，在具体的实践中应当坚持适时、适度、适量，面向全体人民尤其是青少年的原则。我们坚信通过长期的宣传和教育，最终能够实现对全体公民普及性道德教育知识教育，使人们在自己的道德生活实践中自觉培养性道德情感、锻炼性道德意志、确立性道德信念、规范性道德行为，净化整个社会的道德环境，使"性"成为人们幸福的源泉。

第九章　性法学基础

第一节　性法学概述

一、性法学的概念和发展

（一）性法学的概念

性法学（forensic sexology），是指在法学与性学的交叉领域，专门研究对人类性关系和性行为的法律保障、法律规范和法律调整的科学。

人类的性关系和性行为源于生物本能，又被赋予浓重的社会性，对人类发展和社会生活影响极为深广。在阶级社会里，当权者为了维护阶级利益和统治秩序，总把自己的认识和意志注入社会成员性关系和性行为的规范和调整之中。这种规范和调整除了使用依靠社会舆论和社会评价维护的道德规范以外，也要使用依靠国家权力强制维护的法律规范和法律调整。人类的性关系和性行为必须有法律保障、法律规范和法律调整，这就必然产生保障、规范和调整人类性关系和性行为的法律与法制，以及以它们为研究对象的科学——性法学。

（二）性法学的发展

纵览中外法制史和中外法律思想史，有关性法制思想、性法制和性法学方面的资料文献浩如烟海。随着性科学的进一步发展，社会对性关系和性行为的法律保障、法律规范和法律调整必将发生重大变化。

回顾人类性行为规范的调整历史，不难看出这是一个漫长的、人们不断认识和探索的过程。性是人类社会共有的现象，社会学家把人称为"多元性感动物"，但是人与动物有本质区别。人类群体的生产活动，越来越复杂的分工协作，种群兴旺的要求，以及社会生活的正常运转，不允许人在性生活上随心所欲，在选择性对象上不加限制，因此就产生了早期的性禁忌，如生产期性禁忌与血缘性禁忌——这就是后来的性法律的萌芽。

随着生产资料私有制的出现，男子在生存中居主导地位以及男女性别分工而出现的父权利，使男子关心遗产是否为后代所继承，这就出现要求女子"从一而终"的"一夫一妻制"。这种制度在各文明国家存续了几千年，而且是以法律的形式加以保障实行的。

随着生活的发展，工业文明的胜利，市场经济的繁荣，现代科技的运用，使人类从主要依靠体力养活自己转变为依靠智力养活自己。世界女权运动的兴起，使实现男女平等，婚姻自主逐渐有了可能。在第二次世界大战以后，西方世界出现了一场"性革命"的浪潮，它开始冲击带有终身契约性质的一夫一妻制。面对这场浪潮，西方法律也向它让步，出现了实行"无过错离婚原则"的"离婚法革命"。

在我们东方国家，由于西方消极性文化的渗透，一些人，特别是年轻人的性观念发生了很大的变化，离婚率不断上升，年轻人性观念的开放，就是明显的信号。更为严重的是，一些诸如卖淫、嫖娼、性病、艾滋病、吸毒、贩毒等现象，在我国大地上均有出现并在快速蔓延，这些严重地威胁着我国的社会安定和精神文明建设。面对性问题的严重现实，人们给予了极大关注和普遍担忧，力图通过各种方法加以抵制，以趋利避害。

应当相信，人类有能力解决文明发展中出现的新问题，人类文明就是以"无序—有序—新的无序—新的有序"这样的规律不断向前发展的。鉴于性问题上的新情况和性法律在社会生活中的重要性，一门新兴的边缘科学——性法学悄然兴起。我国于 1994 年在北京成立了中国性法学会，1995 年 10 月成立了性法学专业委员会，以促进我国性法学的建立与繁荣。

二、性法制史简介

性法制（sex legal system），是指保障、规范和调整人类性行为、性关系以及其他相关关系的法律制度的总称。古往今来，各个国家、民族都非常重视有关性的法律制度建设。性法制的内容、特点也因时代、国家、民族的政治、宗教、经济、文化、地理等因素的不同而各异。近、现代的性法制多与男女平等、自由、民主等原则相关，古代、中世纪的性法制往往缺乏这些内容而表现出阶级特权与男子性特权。

（一）古代和中世纪的性法制

古代的性法制无论是奴隶制国家，还是封建制国家，均体现于婚姻制度、刑罚制度以及伦理、道德、纲常及宗教迷信、宗法制度之中。其特点如下：

1. 男子性特权

中国封建法律所确立的媵妾制本质是一夫多妻制。在古代婚姻家庭规范与其他法律相混杂，其与男尊女卑、父权中心一脉相承。

2. 阶级性特权

在阶级社会中，统治阶级制定法律总是首先考虑统治阶级的性利益，维护有利于统治阶级统治的家庭秩序、社会秩序。例如，在我国封建社会，皇帝、贵族的性特权，皇帝的三宫六院七十二嫔妃，贵族按官阶大小纳妾的数目，是以法律加以肯定和保护的。

3. 伦理、道德起着法的作用

在古代对于性行为的问题，儒家强调"存天理、灭人欲"，"饿死事小，失节事大"，女子要"从一而终"。

4. 重视子嗣，鼓励早婚

中华民族向来重视子嗣。古时各国人口稀少，为加快人口增长，鼓励早婚早育。古代人一般认为女子月经初潮一到（最多十五六岁）就是性成熟，该嫁人而不该留在家里了。

5. 性禁忌繁多

古代科学不发达，生产技术落后，体力劳动是生存的首要条件。而体力劳动要求人体强健，为了保证男子在狩猎和战争中的战斗力，为了协调男子之间的合作关系，为了育儿的需要，为了文明的进步，原始部落对人类性行为的时间、地点以及结偶方式逐步作出限制，这就形成了各种文化中约定俗成的性规范。这种规范发展到后来就成了一整套的性道德、性法律、婚姻制度、宗教禁忌等等，于是古代法中规定了非常细致而广泛的性禁忌。

总之，整个古代、中世纪的"性法制"是建立在男子性特权、上层阶级性特权的基础之上的。

(二) 近现代性法制的简介

近代资产阶级法制的宗旨是以"法治"对抗封建的"人治"。法治是以人人平等、自由、民主、科学为前提的，故近代的"性法制"也树起了"男女平等"、"人人平等"、"尊重科学"的旗帜，使人类性法律制度进入一个新的阶段。近现代性法律制度呈现出以下特点。

1. 性权利趋向平等

废除一夫多妻制，实行一夫一妻制。婚姻关系成立时，对男女双方要求平等，改变了古代、中世纪多数法律对未婚妻严、对未婚夫宽的原则。诉请离婚的理由逐渐达到夫妻相同。

2. 婚龄提高

近现代以来，人口不断增长，人均寿命的延长与资源的有限导致了一系列冲突。为此，提高婚龄、控制生育的原则逐渐代替了古代、中世纪的早婚多育。

3. 控制非法性行为

近现代立法者普遍认为，如果任由性本能毫无约束地发展，必将危及社会而最终残害人类自身，故必须以法律手段控制各种性犯罪。近现代各国法律公认的违法性行为、性关系主要有：强奸、重婚、鸡奸。

4. 综合治理

以性健康教育为辅助手段的综合治理是近现代法制建设的重要特征，性健康教育往往起着性法律所起不到的作用，以科学教育的方式消除性神秘感，让人们（尤其是青少年）了解基本的性知识，树立正确的性观念，懂得性与社会发展的关系，分清合法与非法、道德与不道德，将会大大减少性犯罪的可能性。

第二节　性的法律保护

一、性法律调控的特点

性法律调控是指国家利用各种法律手段，规范人们性行为和性关系的过程。它通过宣传和解释与两性关系有关的法律知识，运用法律手段来规范两性行为和性关系的过程。在性问题上，我国强调法治和德治相结合的原则。

德治就是通过道德来进行约束。然而，德治约束力较法治弱，一些严重的性犯罪行为必须通过法律强制执行。性法律调控具有以下几个特点。

（一）规范性

规范性是指法律调控的内容由法律条文明确规定的特性。

（1）规范性表现在法律条文明确规定了人们在性行为和性关系方面的权利和义务，具有规范、指导人们性行为和性关系的作用。只要不违反法律条文的规定，就不会受到惩罚；反之，就会受到法律的制裁。这样，人们就可根据法律条文预见到自己行为的法律后果，事先知道自己行为是否受到法律保护，或是否受到法律的制裁。

（2）规范性还表现在，法律条文起着评价人们的性行为和性关系是否恰当的标准的作用。国家有关部门衡量某种性行为和性关系是否违法，必须是以法律条文为依据，而不能根据个人的价值观念和主观意愿为标准。

（3）规范性还体现在，它只能规范人们的行为，而不规范人们的思想和观念。虽然法律条文中包含着国家期望人们应具有的观念、思想，通过立法的确也一定程度上引导人们的思想观念，但从效力上讲，法律条文仅仅对人们的行为起作用。而人们思想观念方面的引导更多的是通过道德调控手段来进行的。我国在强调"依法治国"的同时，也强调了"以德治国"，就是这个道理。

（二）强制性

强制性是指性的法律调控活动是以国家强制力为后盾强制执行的任何人不得违反的特性。公民必须遵守国家有关的法律规范，如果违反了这些法律规范，就会受到国家强制机构的制裁。强制性是法律调控与道德调控重要区别。

（三）普遍性

普遍性是指性的法律调控对于国家领土上所有人都适用的特性。

"法律面前，人人平等"是现代社会文明的重要标志之一，也为人们所普遍接受。普遍性意味着，在国家领土上的所有人，不论是普通公民，还是国家公务人员；不论是本国人，还是外国人，都同样必须遵守国家相关的性法律规范，不能凌驾于法律之上。不管任何人，如果违反了性法律规范，都一样要受到法律制裁。

（四）多样性

多样性是指国家可以通过多种法律手段调控性行为和性关系的特征。

法律具有广义和狭义上两种含义。狭义上法律是指由国家立法机关制定的法律，在我国是由全国人民代表大会及其常务委员会制定的法律。广义上的法律是指各种法律规范的总称，它除了包含狭义上的法律内容之外，还包括其他的行政法规、地方性法规、行政规章、自治条例等。

此外，多样性还体现在法律内容上，不同类型的法律对不同的性行为和性关系都进行了明确的规定。

二、社会主义性法律的精髓

社会主义性法律的精髓是"婚姻自由、一夫一妻"和男女平等的婚姻制度。

针对性服务行为的双重作用，社会管理部门应用法律手段，对相应的性服务活动进行调整。一方面开展健康、合法的性服务活动；另一方面又要限制或取缔消极的、有害的非法性服务行为。在我国，非法性服务行为主要包括卖淫、展示或播放淫秽的文学作品、图片和影视作品以及具有性意味的按摩、性表演等行为。

除此之外，其他违反有关性行为和性关系的法律和法规、尚不构成犯罪的流氓行为均列为性违法行为，如窥视他人的裸体和性生活的行为等。

三、性法律的调控手段

（一）行政立法调控

行政立法是指与行政管理有关的法律、法规和行政规章等法律规范的总称。它是性的法律调控中十分重要和常见的调控手段。行政立法主要调控那些社会危害性较小的性行为和性关系，但范围较为广泛，内容十分丰富，涉及文化行政、司法行政、教育行政、卫生行政、工商行政、海关行政等方面的内容，对许多与性行为和性关系有关的问题都加以调控。与性行为和性关系有关的一般行政立法主要包括：

1. 文化行政调控

性文化行政调控是指文化行政管理部门对于性违法者的性行政控制与管理。内容主要涉及对色情淫秽作品的鉴定，对色情淫秽作品的出版发行和展示表演活动的管制和处罚等方面。

其中关键是对"淫秽出版物"、"色情出版物"和"夹杂淫秽内容的出版物"等三类出版物的区分、鉴定和处理。

（1）淫秽出版物的鉴定与处理。

根据《刑法》第 367 条规定："本法所称淫秽物品，是指具体描述实际性行为或者露骨宣扬色情的淫秽性的书刊、影片、录像带、录音带、图片及其他淫秽物品。有关人体生理、医学知识的科学著作不是淫秽物品。包含色情内容的有艺术价值的文学、艺术作品不视为淫秽物品。"

根据新闻出版署 1998 年 12 月 27 日公布的《关于认定淫秽及色情出版物的管理暂行规定》，"淫秽出版物是指在整体上宣扬淫秽行为，具有下列内容之一，挑动人们的性欲，足以导致普通人腐化堕落，而又没有艺术价值或者科学价值的出版物：①淫亵性描写性行为、性交及其心理感受；②公然宣扬色情淫荡形象；③淫亵性地描述或者传授性技巧；④具体描写乱伦、强奸或者其他性犯罪的手段、过程或者细节，足以诱发犯罪的；⑤具体描写少年儿童的性行为；⑥淫亵性具体描写同性恋的性行为或者其他变态性行为，或者具体描写性变态有关的暴力、虐待、侮辱行为；⑦其他令人不能容忍的对性行为的淫亵性描写。"

淫秽物品属于查禁之列，通过制作、贩卖等行为而传播淫秽物品的，根据情节的不同，会受三类处理：①文化行政处罚。根据新闻出版署 1988 年 7 月 5 日发布的《关于重申严禁淫秽出版物的规定》，淫秽出版物应一律查禁。

对出版、印刷、贩卖、出租、窝藏淫秽出版物者，根据法律规定应由公安、司法机关依法严惩。在公安、司法机关惩处之前，可按本规定中关于对"色情出版物"的处罚内容，给予经济、行政的处罚。具体处罚措施包括停印、停售、没收全部收入所得、罚款、停业整顿、吊销社号、刊号或者营业执照。②治安管理行政处罚。制作、复印、出售、出租或者传播淫书、淫画、淫秽录像或者其他淫秽物品的，处 15 天以下拘留，可以单处或者并处 3000 元以下罚款；或者按照劳动规定实行劳动教养。③刑事处罚。制作、复印、出售、出租或者传播淫书、淫画、淫秽录像或者其他淫秽物品的，按照《中华人民共和国刑法》规定的有关罪名进行处罚。

（2）色情出版物的鉴定与处理。

根据新闻出版署 1998 年 12 月 27 日公布的《关于认定淫秽及色情出版物的管理暂行规定》，色情出版物指的是有部分内容符合上述①至⑦项中对普通人尤其是未成年人身心健康有害而缺乏艺术或者科学价值的出版物。

对于色情出版物，也应该根据有关行政法规处理，根据新闻出版署 1988 年 7 月 5 日发布的《关于重申严禁淫秽出版物的规定》，虽不属于淫秽物品，但色情内容突出，毒害青少年身心健康的，一律不得出版、印刷、贩卖、出租、窝藏。如有违反，应该给予单位一项或者几项处罚，包括停印、停售、没收全部收入所得、罚款、停业整顿、吊销社号刊号或营业执照。各省、自治区、直辖市新闻出版局有权对本地区的出版物和违反单位与个人作出处理决定，报新闻出版署备案；对外省的出版物可以提出处理意见，报新闻出版署作出决定；对中央一级的出版单位的出版物和违法单位及个人，由其上级主管单位作出处理决定，报新闻出版署备案。各地方或部门迟迟不作处理或处理不当的，新闻出版署可以直接或另行处理。

（3）夹杂淫秽内容的出版物的鉴定与处理

根据新闻出版署 1989 年 11 月 3 日发布的《关于部分应取缔出版物认定标准的暂行规定》，"夹杂淫秽内容的出版物"即"夹杂淫秽色情内容、低级庸俗、有害于青少年身心健康"的出版物指尚不能定性为淫秽、色情出版物，但是具有下列内容之一，低级庸俗，妨害社会公德，缺乏艺术价值或者科学价值，公开展示或阅读会对普通人特别是青少年身心健康产生危害，甚至诱发青少年犯罪的出版物：①描写性行为、性心理，着力表现生殖器官，会使青少年产生不健康的意识；②宣传性开放、性自由观念的；③具体描写腐化堕落行为，足以导致青少年仿效的；④具体描写强奸、通奸、淫乱、卖淫细节的；⑤具体描写性行为有关的疾病，如梅毒、淋病、艾滋病等，令普通人厌恶的；⑥其他刊载有猥亵情节，令普通人厌恶或难以忍受的。

根据新闻出版署发布的《关于重申严禁淫秽出版物的规定》，对于"夹杂淫秽内容的出版物"应该做以下处理：对虽有艺术价值但夹杂淫秽内容，对青少年产生不良影响的文艺作品如果安排出版，地方出版单位必须事先将选题、印数和发行范围上报省、自治区、直辖市新闻出版局审核批准，并报新闻出版署备案。中央一级出版单位必须事先报新闻出版署审核批准。如有违反，应给出版单位以一项或几项处罚，包括没收所得利润、罚款、停业整顿。对地方出版单位的处罚决定，由省、自治区、直辖市新闻出版局作出，或由其上级主管单位作出。必要时新闻出版署可以直接处理。

2. 公安行政调控

性的公安行政调控是指公安部门对于性违法者的行政控制与管理。其主要内容涉及卖淫嫖娼人员及其行为的控制与处理。

由公安部门控制与管理的性违法行为及违法者的主要立法有：

1991 年 9 月 4 日全国人民代表大会常务委员会发布的《关于严禁卖淫嫖娼的决定》。

1994 年 5 月 12 日全国人大常委会重修修订的《中华人民共和国治安管理处罚条例》（简称《治安管理处罚条例》）。根据《治安管理处罚条例》规定，违反治安管理的行为是指具有社会危害性的，触犯《治安管理条例》的，尚不够《刑法》处罚的，但应予以治安管理处罚的一种违法行为。

1996 年 3 月 17 日第八届全国人民代表大会第四次会议通过《中华人民共和国行政处罚法》，于 1996 年 10 月 1 日施行。

1993 年 9 月 4 日国务院发布的《卖淫嫖娼人员收容教育办法》。

公安行政调控对性违法者主要采取明令禁止、责令具结悔过、警告、罚款、拘留等手段进行管理。

3. 司法行政调控

性的司法行政调控是指司法行政机关对决定实行劳动教养的性违法者的管理。其主要内容涉及对卖淫嫖娼人员和制作传播淫秽物品者的劳动教养的执行等。

目前，有多项行政立法涉及违法行为及其法律调控，例如：

1982年1月21日国务院转发的由公安部制定的《劳动教养试行办法》和1993年8月9日司法部发布的《劳动教养教育工作规定》。此外，国务院、公安部和司法部等都发布了许多相关具体规定和规范性文件。

4. 卫生行政调控

性的卫生行政调控是指卫生行政机关对于性行为和性关系有关的事项的管理。其主要内容涉及婚前检查、性传播疾病的控制与治疗等方面。

（二）民事法律调控

性的民事法律调控是指利用民事立法规范性行为和性关系的活动。它是以明确的民事立法为基础，通过执法机关的执法活动进行。这些立法包括国家法律和国务院颁布的行政法规、行政规章及其他规范性文件，如《中华人民共和国婚姻法》《婚姻登记管理条例》《计划生育条例》《中华人民共和国妇女权益保护法》等。性的民事法律调控涉及的内容广泛而复杂，可以概括为对"性权利"和"性义务"等的调控。这方面的法律是规范性的，指导人们应该怎么做才能使两性行为合法化，调整和规范人们的性行为。

民事制裁的形式是多种多样的，主要有：停止侵害、排除妨碍、消除危险、返还财产、恢复原状、修理、重做、更换、赔偿损失、支付违约、消除影响、恢复名誉、赔礼道歉等。

（三）刑事法律调控

性的刑事法律调控是指利用刑事立法规范性行为和性关系的活动。它是性的法律调整中使用的一类十分重要的手段，具有以下特点：

1. 范围较窄

刑事立法是以明确的刑事立法为基础对性行为和性关系进行调控。在我国最主要的性的刑事立法是《中华人民共和国刑法》（以下简称《刑法》）。它仅仅调整那些社会危害严重的性行为和性关系。《刑法》规定为犯罪的，依据《刑法》的规定定罪处罚；《刑法》没有规定的，则不能定罪处刑。根据1997年新修改的《刑法》规定，可以纳入性犯罪的罪名多达20多项，具体参见"性犯罪"一节。

2. 制裁严厉

性的刑事法律调控是最严厉的法律调控手段，违反刑事法律的性犯罪人员要受到严厉的《刑法》制裁。根据我国《刑法》规定，刑罚分为主刑和附加刑两类。主刑包括管制、拘役、有期徒刑、无期徒刑和死刑；附加刑包括罚金、剥夺政治权利、没收财产等。附加刑可以与主刑同时使用，也可单独使用。

四、公民的性权利

性权利是公民人身权的组成部分。人身权是指法律赋予公民与其人身生命、身份延续不可分离而无直接财产内容的民事权利。人身权包括人格权和身份权。人格权是指法律上享有民事主体资格所具有的权利，如姓名权、名誉权、生命权、身体健康权、自由权、肖像权和荣誉权。身份权是指因民事主体的特定身份而产生的权利，如公民在婚姻和家庭中的法律地位。公民的性权利是指婚姻关系的本质要求，夫妻间的性生活既是彼此间相互享有的权利，又是相互负有的义务。目前，我国现行法律法规与司法解释在"性权利"规定上还处于"空白"状态，但在司法实践中，部分法官运用自由裁量权，依据民法原则及相关法理，给予遭受直接或间接侵害的受害人以司法保护的案例屡见不鲜。相信经过一定的立法进程，立法机关终将把性权利、配偶权等在法律中予以具体规定，这也是社会文明进步的必然结果。

(一) 人格健康自由权

人格权包括生命健康权、自由权、人格尊严权等，其中均涵盖着公民的性权利。人格权赋予我们维护自己生存与尊严的自由和力量，是每个人独立、自由、有尊严地生活的保护神。我们每个人应时刻关注自身的地位和价值，尊重和维护他人的人格权，在和谐、愉悦的氛围中实现自己的人生价值。公民的人格权始于出生，终于死亡，人人平等享有。

在公民的人格权中，生命健康权居于首要地位。生命健康权包含三类：生命权、健康权和身体权。生命健康权即指公民保护自己生命、享有身体健康不受非法侵害的权利。公民的性权力是生命健康权的重要组成部分。人格尊严是指公民作为一个"人"所应有的最起码的社会地位并且受到他人和社会最起码的尊重。人格尊严不可辱，侮辱者应受到社会道义的谴责，并承担相应的法律责任。

(二) 婚姻家庭生育权

宪法第 49 条规定，婚姻、家庭、母亲和儿童受法律保护。由此可见，婚姻家庭是宪法赋予公民的一项重要权利，受国家法律的保护和调整。每个公民依法享有婚姻自由不受干涉，家庭居住、生活自由、隐秘不受干涉，任何组织和个人都不得干涉公民的婚姻家庭权。每个公民都要珍惜自己的婚姻家庭权，同时也负有维护他人的婚姻家庭不受侵害的义务。

生育既是公民的一项权利也是家庭的职能。人口再生产和物质资料的生产，同是人类社会生存和发展的必要条件。因此，维护正常的人类基因遗传和种族延续，人口生产的全过程客观上仍需要婚姻家庭才能圆满完成。

关于生育权，1974 年联合国在布加勒斯特召开的世界人口会议通过《世界人口行动计划》对生育权作了经典性的定义："所有夫妇和个人享有自由负责地决定其子女数量和间隔以及为此目的而获取信息、教育与方法的基本权利；夫妇和个人在行使这种权利的责任时，应考虑他们现在子女和未来子女的需要以及他们对社会的责任。"

我国 1992 年的《妇女权益保障法》第一次在立法中规定生育权，其第 47

条规定："妇女有按照国家有关规定生育子女的权利，也有不生育的自由。"
2002 年实施的《人口与计划生育法》第 17 条规定："公民有生育的权利，也
有依法实行计划生育的义务，夫妻双方在实行计划生育中负有共同的责任。"
《婚姻法》第 16 条规定："夫妻双方都有实行计划生育的义务。"生育权是指
具有合法婚姻关系的男女依照法律规定享有决定是否生育、何时生育和生育
子女数量的权利。

（三）公民性权利的保护

性权利是最基本的人权，任何人不得侵犯他人的性权利。同时，公民行
使性权利要受到道德法律的限制，比如，不得强迫他人和自己发生性关系，
不得出于经济动机和别人发生性关系，不得在公共场合、违反公共道德实施
性行为。当公民权利受到侵害时，应依据其侵害行为的性质，运用法律的武
器保护自己的合法权益。在我国，对于性权利的法律保护分散在不同的法律
部门。

（1）体现在国家根本大法中。《宪法》中规定公民的人格尊严不受侵犯，
禁止用任何方法对公民进行侮辱、诽谤，以及对妇女、儿童、婚姻、家庭等
的保护的规定，为其他部门法的立法、司法和执法提供了最基本的原则。

（2）民法是调整公民、法人平等主体之间的人身和财产关系的基本法。
《民法通则》中关于民事权利和关于公民的权利能力和行为能力等规定，以及
关于民事法律责任和侵权赔偿责任的有关规定，为性权力的保护提供了依据。
《民法通则》第 101 条规定："公民、法人享有名誉权、公民的人格尊严受法
律保护，禁止用侮辱、诽谤等方式损害公民、法人的名誉。"第 103 条规定了
公民享有婚姻自由权，禁止买卖，包办婚姻和其他干涉婚姻自由的行为。

（3）刑法是规定有关犯罪和刑法的法律。刑法第 236、237、240、241、
257、258、259、260、261 条等均规定了涉及性自由和性自决权的犯罪，包括
强奸妇女罪、奸淫幼女罪、强制猥亵罪、侮辱妇女罪、猥亵儿童罪、拐卖妇
女儿童罪、重婚罪、暴力干涉婚姻自由罪等。这种通过刑法以维护公民性权
利的作用是其他法律所不能替代的。

（4）行政法是调整国家机关在实现其管理职能过程中所发生的各种社会

关系的法律规范的总和。在婚姻家庭领域有不少方面的行为要受到行政法的直接调整，保障公民婚姻家庭权利时，必须运用这些法律。同时《治安管理条例》第 19 条规定："侮辱妇女或进行其他活动的，尚不构成刑事处罚的，处 15 日以下拘留，200 元以下罚款或警告，更轻的则由组织或单位给予处分。"

（5）针对特殊群体的专门规定如对未成年人的性保护，《未成年人保护法》第 5 条："国家保障未成年人的人身和财产和其他合法权益不受侵犯。"第 52 条："侵犯未成年人的人身权利或者其他合法权利构成犯罪的，依法追究刑事责任。"第 13 条规定："学校应当全面贯彻国家的教育方针，对未成年学生进行德育、智育、体育、美育、劳动教育以及社会生活指导和青春期教育。"对于女性的性权利，我国法律给予了充分尊重和保护。《妇女权益保护法》第 39 条规定："妇女的名誉权和人格的尊严受法律保护。禁止用侮辱、诽谤、宣扬隐私等方式损害妇女的名誉和人格。"2005 年在对妇女权益保障法的修改中明确写入"任何人不得对妇女进行性骚扰"；"用人单位应当采取措施防止工作场所的性骚扰"；"对妇女进行性骚扰，受害人提出请求的，由公安机关对违法行为人依法予以治安管理处罚。"

五、婚姻法律调整和保护

（一）我国婚姻法的基本原则

婚姻法的基本原则是以宪法为依据，在我国婚姻家庭制度改革实践过程中逐步确立和完善起来的。我国婚姻法第 2 条规定："实行婚姻自由、一夫一妻、男女平等的婚姻制度。保护妇女儿童和老人的合法权益。实行计划生育。"这就是我国的婚姻法的五项基本原则。

（1）婚姻自由又称婚姻自主，是指婚姻当事人有权按照法律的规定，自主自愿地决定自己婚姻问题，不受任何人的强迫或干涉。婚姻自由是公民一项法律权利，任何人都不得侵犯。婚姻自由既是国家的一项基本制度，又是公民个人的一项基本权利。在权力属性上，它首先是公民的人身自由权受到宪法的保护。《宪法》第 49 条规定："禁止破坏婚姻自由。"其次它是公民的基本民事权利。《民法通则》第 103 条规定："公民享有婚姻自主权。"《婚姻法》第 2 条规定："实行婚姻自由。同时婚姻自由的形式必须严格依法进行，并要受到社会道德的约束。"婚姻自由是一项人身权利，婚姻自由主要体现当事人的意思自治，但并不排除父母、亲朋好友的帮助和指导。婚姻自由包括婚姻自由和离婚自由两个方面。禁止包办、买卖婚姻，禁止其他干涉婚姻自由的行为，禁止借婚姻索取财物。

（2）一夫一妻，是指一男一女结为夫妻互为配偶的个体婚姻形式。按这个原则，任何人均不能同时有两个或更多的配偶；有妇之夫或有夫之妇在配偶死亡或离婚之前不得再行结婚；未婚男女也不得与两个以上的人结婚；一切公开的或隐蔽的一夫多妻式的两性关系都是非法的行为。新修订的《婚姻法》第 4 条中增设了夫妻应当互相忠实、互相尊重的规定，禁止有配偶者与他人同居。这是首次明文规定夫妻的忠实义务。夫妻之间信守忠实和相互尊重，这是婚姻幸福的基础和家庭和睦的前提，它既是道德标准又是法律要求。禁止重婚和其他破坏一夫一妻制的行为。

（3）男女平等，是指妇女和男子享有在政治、经济、文化、社会和家庭生活各方面平等的权利。这不仅是婚姻法的原则，而且是我国宪法所确立的原则。这个原则的含义是：男女双方在婚姻家庭中不许有任何性别歧视；男女平等的主要标志是权利义务的平等，平等地享有权利，平等地履行义务，两者缺一不可；男女平等是指地位上的平等，并不是绝对的平均主义，并不排除事实生活中经双方同意的权利义务的委托。

（4）保护妇女、儿童和老人的合法权益是婚姻法根据宪法原则而确立的又一基本原则，它体现了国家立法对弱势群体的关怀。现在分别颁布了《妇女权益保障法》《老人合法权益保护法》《未成年人权益保护法》等，有了专门的法律保护。这一原则的基本含义是：是对特定主体的保护，保护的内容是特定主体的合法权益；特殊保护并非是指给特定主体享有法律外的特殊权利，而是指对法定范围内的权益给予特殊重视与保护，保障其真正实现。禁止家庭暴力，禁止家庭成员间的虐待和遗弃。

（5）计划生育是指公民按照国家的计划生育政策，有计划地安排生育。

我国宪法第 25 条规定："国家推行计划生育，使人口的增长同经济和社会发展相适应。"2001 年 12 月 29 日的第九届人大常委会第 25 次会议通过了《中华人民共和国人口与计划生育法》，将计划生育纳入了法制的轨道。

（二）结婚

结婚（又叫婚姻的成立），是指男女双方根据法定的条件和程序确定夫妻关系的民事法律行为。结婚的法律内涵包括：①结婚必须是男女两性的结合，同性之间不能结婚，且个人也不能成立婚姻。②婚姻是一种法律行为，它必须遵守法律规定的程序和条件。③婚姻一旦成立，就要受到法律的保护和约束，产生一定的法律后果。

1. 结婚的条件

在我国，结婚自由是婚姻自由的主要方面。结婚的必备条件又称结婚的实质要件，是指当事人结婚时必须具备的法定条件。根据我国婚姻法的规定，结婚必须具备以下条件：

（1）男女双方必须完全自愿，即当事人须有结婚的合意：结婚合意是指当事人双方确立夫妻关系的意思表示真实一致。结婚是民事法律行为，结婚合意必须采用法律规定的方式才能发生相应的效力。在我国，申请结婚的男女双方必须亲自到婚姻登记机关表达结婚的合意。

（2）必须达到法定结婚年龄：法定婚龄是指法律上允许结婚的最低年龄。双方或一方低于法定年龄，不得结婚。我国婚姻法第 6 条规定："结婚年龄，男不得早于 22 周岁，女不得早于 20 周岁，晚婚晚育应予鼓励。"

结婚的禁止条件，又称消极条件或结婚障碍，是指当事人结婚时不具备法律规定的禁止结婚条件。根据我国婚姻法的基本原则和第 7 条规定："有下列情形之一的，禁止结婚：①直系血亲和三代以内的旁系血亲；②患有医学上认为不应当结婚的疾病。"

2. 结婚登记

结婚登记又称结婚的形式要件，是法律规定的男女双方缔结婚姻所必须履行的法定手续。符合婚姻实质要件的当事人，只有履行法定的结婚程序，其婚姻关系才能被国家和社会承认，发生相应的法律效力。结婚程序是婚姻取得社会承认的公示方式。根据国务院《婚姻登记管理条例》和民政部 2003 年 9 月发布于 10 月开始实行的《婚姻登记工作暂行规范》的规定，婚姻登记机关是具有依法履行婚姻登记行政职能的机关。婚姻登记机关的管辖范围，原则上以当事人的户籍为依据。

婚姻登记是一种重要的民事法律行为，是有效婚姻确立的必经程序。当事人依法履行了婚姻登记手续，取得了结婚证，婚姻即告成立，受国家的承认和法律保护，而不论当事人是否已同居或举行结婚仪式；反之若男女双方已同居或举行了结婚仪式，但未办理结婚登记，则不能产生合法有效的婚姻关系。

（三）离婚

离婚是配偶生存期间依照法律规定的条件和程序解除婚姻关系的民事法律行为，也叫离异。

在社会主义条件下，离婚自由是婚姻自由的重要内容之一，离婚制度是婚姻家庭制度的重要组成部分。离婚是夫妻双方解除婚姻关系的法律行为，这种行为和结婚的行为是对称的。它具有以下特征：

（1）从主体看，离婚只能是具有合法夫妻身份的男女双方自己所为的行为，任何人都无权代替。没有合法的夫妻身份，不能提出离婚。

（2）从内容上看，离婚是解除婚姻关系的行为，这和结婚正好相反，结婚是建立婚姻关系的行为，而离婚则是消灭婚姻关系的行为。

（3）从时间上看，只有在夫妻双方生存期间才能办理离婚，如果一方死亡或被宣告死亡则不能通过离婚终止婚姻关系。

（4）从程序上看，结婚和离婚是一样，要具备一定的法律条件，履行一定的法律程序，得到国家法律的认可方为有效。任何私下协议或其他形式，都是不能发生法律效力的。婚姻法规定的离婚程序有：行政程序和诉讼程序。

（四）救助措施和法律责任

（1）救助措施是指当权利主体在实施自己权利过程中遇到障碍或受到伤

害时，法律允许权利主体或有关机关依法采取的各种保护或恢复权利的手段和方法，即受害人请求基层组织和有关部门予以救助的措施。一般来说，救助措施可分为自我救助和公力救助两种。自我救助，亦称私力救助，是指权利主体自己采取合法手段保护自己的权益不受侵犯，常见的方法有正当防卫、紧急避险等自助行为；公力救助是指当法律确认的公民权利受到他人的侵犯时，由国家机关给予保护或社会给予帮助，使权利主体免受他人的侵犯。

（2）法律责任是指由于实施的行为违反了法律规定，而引起的必须承担的具有强制性的法律后果，或者说行为人由于实施了违反法律的行为，而引起必须承担的具有强制性的法律上的后果，或者说行为人由于实施了违反法律的行为，应当受到制裁，在法律上必须承担的责任。在我国，由于实施的行为违反的法律规定不同，违法性质不同、情节不同，而分为民事法律责任、刑事法律责任和行政法律责任。婚姻法关于法律责任的规定，是以国家强制力保证婚姻法实施的具体体现。

（3）离婚损害赔偿制度是指夫妻一方因法定的过错行为致使婚姻关系破裂的，无过错方有权要求过错方赔偿损害的制度。根据婚姻法第 46 条的规定，有下列情形之一导致离婚的，无过错方有权请求损害赔偿：①重婚的；②有配偶者与他人同居的；③实施家庭暴力的；④虐待、遗弃家庭成员的。离婚损害赔偿制度通过对夫妻无过错一方被侵害的婚姻权利的救济，维护婚姻家庭的平等、和睦、文明、健康和稳定。

第三节　性违法行为

一、性违法概念与特点

（一）概念

性违法行为（sexual injuria）是指违反性有关法律规范的行为。性违法行为也可从广义和狭义上进行理解。广义的性违法行为是指包括性犯罪在内的一切违反性法律规范的法律规范的行为；狭义上的性违法行为是指除性犯罪以外的其他性违法行为，通常人们所指性违法行为是狭义的概念。这种行为比一般的性越轨严重，但又未构成犯罪，如卖淫、嫖娼等。要进行必要的行政处分，直至劳动教养。

与性越轨行为和性犯罪行为相比，性违法行为有其自身的一些特点。

（二）特点

（1）性违法行为具有一定的社会危害性。这种社会危害性要比性越轨行为严重，但又比性犯罪轻。一方面，由于性违法行为比性越轨行为严重，必须纳入法律调控范围，由国家有关部门加以干预；另一方面，性违法行为所违反的法律是除《刑法》以外的其他法律，如行政、民事等方面的法律法规，与性犯罪相比，它的社会危害性相对较小，因此不需要国家刑事司法机关进行干预。

（2）性违法行为要受到一定的法律制裁。由于性违法行为违反了相关的法律法规，造成一定的危害，因此，必然要受到一定的法律制裁。

二、性的民事违法

（一）民事违法行为和民事法律责任

民事违法行为，即违反民事法律规定，损害他人民事权利的行为。其构成条件主要有两条：①侵犯他人受到民事法律保护的权利和利益；②行为具有违法性，即违反民事法律的规定。民事违法行为分为违反合同行为和侵权行为两大类，前者指合同当事人没有合法事由不履行或不完全履行合同义务的行为；后者指合同以外的。非法侵犯他人民事权利的行为，如性骚扰。民事法律责任是指违反民事法律规范，无正当理由不履行民事义务或因侵害他人合法权益所应承担的法律责任。

（二） 性骚扰

自从 2005 年 6 月修改后的妇女权益保障法规定："禁止对妇女实施性骚扰；受害妇女有权向单位和有关机关投诉。"性骚扰这个在社会上受到极大关注而又长期得不到有效解决的问题，首次进入我国立法者的视野。

性骚扰（sexual harassment）是一个古老又现实的社会问题，它既包含道德评判又包含法律约束。它与一个社会的物质文化生活水平和背景有着密切的联系。性骚扰是人类社会发展过程中所产生的一种社会现象，其产生是有深刻的人性基础和社会历史原因的。

关于性骚扰的界定，不同的学者有不同的解释。香港前立法局《性别歧视条例》（1995 年）将性骚扰定义为：一方向另一方作出不受欢迎、与性有关的言语或行动，包括不情愿的身体接触、性贿赂、提出与性有关的行为作为给予某种利益的条件；不涉及身体接触的言语、图文展示及姿势等；性骚扰亦指带有性别歧视的偏见和言论。据《英汉妇女法律词汇释义》解释，当一个男人对女性提出不受欢迎的性需要，或者想获得性方面的好处，或对其作出不受欢迎的涉及"性"的行径，并预期对方会感到冒犯、侮辱或惊吓的话，他就已经构成了对女性的骚扰。在 1999 年由上海辞书出版社出版的新版《辞海》中首次收入了"性骚扰"这一词条。其解释为："性骚扰是 20 世纪 70 年代出现的美国的用语。指在不平等权力关系的背景条件下，社会地位较高者利用权力向社会地位较低者强行提出性要求，从而使后者感到不安的行为，是性别歧视的一种表现。"

综上所述，我们可以对性骚扰做一个概括性的描述：性骚扰是通过言行和暗示行为，为满足自己的私欲，在违背他人意志的情况下，传递出单向的性意念，最终给他人造成不愉快或是厌恶的心理体验，从而使他人身心遭受损害的不良后果。

1. 性骚扰的表现及危害

关于性骚扰的表现特征，可分为广义和狭义。广义的性骚扰不仅包括一般的语言性骚扰、性挑逗和性胁迫等行为，还包括性别歧视骚扰和性猥亵、强奸等犯罪行为。狭义的性骚扰专指语言骚扰、性挑逗和性胁迫等行为。在日常生活中常见的性骚扰归纳如下：

（1）身体接触骚扰：一般发生在公共场所，如商场、公交车、地铁等，自己的隐私部位被侵犯或被对方隐私部位侵犯。

（2）言语骚扰：在两人（尤其是异性交往中）独处或多人集会时故意谈论有关性的话题，询问个人的性隐私、性生活等，一般会被当事人认为是对他/她的性骚扰。

（3）非言语性骚扰：故意吹口哨或发出接吻的声调，身体或手的动作具有性的暗示，展示与性有关的物件，如色情书刊等，一般会被当事人认为是对他/她的性骚扰。

（4）短信、电子邮件骚扰：经常发短信、写纸条、发电子邮件的形式写一些"黄段子"或肉麻的话等，一般会被当事人认为是对他/她的性骚扰。

（5）性索贿或性要挟骚扰：以同意性服务为条件，来换取一些经济利益，甚至以威胁的手段，强迫进行性行为，一般会被当事人认为是对他/她的性骚扰。

（6）自我暴露骚扰：在公共场所，如教室、自习室、集体宿舍，大庭广众之下公然暴露性器官，这种暴露狂或露阴癖者一般会被当事人认为对他/她的性骚扰。

（7）偷窥骚扰：在商场试衣间或卫生间、浴室时，发现有人正在偷窥，一般会被当事人认为对他/她的性骚扰。

（8）公开挑逗骚扰：在当事人极为反感的情况下，还在公共场合以开玩笑的形式称呼当事人"亲爱的"、"老婆"、"老公"、"宝贝儿"或"开玩笑"与当事人拥抱、亲吻、动手动脚，喝酒时不断要求与他人喝交杯酒等，就会被当事人认为是对他/她的性骚扰。性骚扰对社会的危害性很大，①它严重破坏了社会风气，破坏社会治安。性骚扰大多发生在公共场所或职业场所，所骚扰的对象主要是年轻女性，使女性的安全受到极大的威胁。②它是种严重的侵权行为，性骚扰也是性伤害的一种形式，是性暴力延续的一部分。其行为虽然危害程度比其他性暴力行为如强奸、强制猥亵相比要轻，但性骚扰在性生理、心理和感情上还是会给受骚扰的一方造成极大的伤害，特别是在心理上，被骚扰者往往会出现忧郁、焦虑、自卑、自责、孤独或异性交往障碍等情况。③还容易引发其他的社会问题，如干部的腐化堕落、贪污受贿以及其他治安、刑事犯罪等。

2. 性骚扰的预防以及应对措施

性骚扰的危害性很大，青年学生必须学会保护自己的本领，采取必要的防范与防卫手段，机智、勇敢地进行斗争。

三、性的行政违法与违纪

（一）违反治安管理处罚条例的行为及处罚

1. 违反治安管理行为的概念和种类

（1）违反治安管理行为是指扰乱社会秩序，妨害公共安全，侵犯公民人身权利，侵犯公私财产，按照《刑法》的规定尚不够刑事处罚，而应当给予治安管理处罚的行为，属于行政法系。

（2）条例根据违反治安管理行为的情节轻重、危害的大小，将治安处罚分为警告、罚款、拘留，严重的还有强制劳动和劳动教养。

2. 关于卖淫、嫖娼的治安处罚

（1）对卖淫、嫖娼可以由公安机关会同有关部门强制集中进行法律、道德教育和生产劳动，使之改掉恶习，期限为6个月至2年。

（2）因卖淫、嫖娼和被公安机关处理后又卖淫嫖娼的，实行劳动教养，并由公安机关处5000元以下的罚款。

（3）对卖淫嫖娼的，一律强制进行性病检查，对患有性病的进行强制治疗。

（4）严厉禁止卖淫嫖娼以及介绍或者容留卖淫、嫖娼、暗娼，违者处15日以下拘留、警告、责令具结悔过，或者依照规定实行劳动教养，可以并处

5000 元以下罚款。

（二）违反党纪有关规定的行为及处罚

1. 侵犯公民性权利类错误

《党纪处分条例》第 122 条规定："干涉他人婚姻自由，情节较重的，给予警告或处分，情节严重的，给予撤销党内外职务，留党察看或开除党籍处分。"

2. 严重违反社会道德类错误

《党纪处分条例》第 129 条规定："不承担抚养教育未成年子女或不承担赡养父母的义务，情节严重的，给予警告或严重警告处分，情节严重的，给予撤销党内职务处分，虐待家庭成员情节较严重或遗弃家庭成员的，给予撤销党内职务或留党察看处分。情节严重的，开除党籍。"

《党纪处分条例》第 131 条规定："与他人通奸，造成不良影响的，给予警告或严重警告处分。造成严重后果的，给予撤销党内职务、留党察看或开除党籍。与现役军人配偶通奸，从重或加重处分，重婚或包养情妇的开除党籍。"

《党纪处分条例》第 133 条规定："利用职权、教养关系或诱骗等手段与他人发生性关系的，给予撤销党内职务；情节严重的，给予留党察看或开除党籍处分。"

3. 违反社会管理秩序类错误

《党纪处分条例》第 134 条规定："嫖娼、卖淫或强迫、介绍、教唆、引诱、容留他人嫖娼卖淫，或者故意为嫖娼卖淫提供方便条件的，开除党籍。"

《党纪处分条例》第 135 条规定："接受色情性异性按摩的给予严重警告或撤销党内职务，情节严重的，给予留党察看或开除。在接受色情性按摩中，与按摩人员发生性关系的，开除党籍。"

《党纪处分条例》第 136 条规定："宾馆、旅店、招待所等单位，由于管理混乱，多次发生嫖娼、卖淫活动的，对负责者给予警告、严重警告或撤销党内职务处分。"

《党纪处分条例》第137条规定："制作、复制、出售、出租、传播淫秽影视书画或其他淫秽物品，情节较轻的，给予撤销党内职务或留党察看，情节严重的，开除党籍。"

《党纪处分条例》第138条规定："观看淫秽影视书画，情节较重的，给予警告或严重警告处分，情节严重的，撤销党内职务。观看淫秽表演的，给予撤销党内职务、留党察看或开除党籍处分。"

《党纪处分条例》第142条规定："威胁、侮辱妇女或进行淫乱活动的，给予严重警告或撤销党内职务；情节严重的，给予留党察看或开除党籍处分。"

第四节　性犯罪行为

一、性犯罪概述

（一）性犯罪的概念

性犯罪从字面上理解，即与性有关的犯罪。关于性犯罪的定义，在国内外刑法学及犯罪学理论研究方面有不同的阐述。有的认为性犯罪是指男女两性关系方面的犯罪，具体地讲，性犯罪包括强奸罪，引诱、容留、强迫妇女卖淫罪以及携带性病卖淫，男女流氓鬼混等情节恶劣而构成犯罪的；有的认为性犯罪是基于个人性的冲动、性需要的满足而不择手段地侵犯他人的人身权利、危害社会秩序、破坏人与人之间关系的各种违法犯罪；或认为，性犯罪是反映在性生活方面的侵犯公民的人身权利、妨害社会秩序、破坏社会主义人际关系的故意犯罪；或认为性犯罪是指以满足性欲望为目的或者以营利为目的实施的性行为，强迫、引诱、容留他人实施性行为，而侵犯他人性权利或妨害社会风化所构成的犯罪。根据我国刑法犯罪的概念，可以将性犯罪描述为：一切危害公民的性自由和性权利，破坏社会管理秩序，有伤社会风化，以及其他涉及男女两性关系危害社会的行为，依照刑法应当受到刑法处罚的行为，都是性犯罪。亦指对个体的性行为触犯国家所制定的刑法的一种司法制裁。

（二）性犯罪的构成

1. 性犯罪的客体

犯罪客体是指我国刑法所规定的，而被犯罪行为所侵害的或者威胁的社会关系。由于性犯罪是包括一系列的具体的性犯罪组成，所以性犯罪侵害的客体既包括公民的性自由和性自决权利（人身权利的一种），也包括使用涉及人的性器官，妨碍社会风化，破坏社会公共秩序和管理秩序。

2. 性犯罪的客观方面

这类犯罪在客观方面表现为侵犯公民的性权利和侵犯社会的管理秩序和良好社会风尚的各种行为。具体地说，①行为人实施的违背他人意志的、侵犯他人性自由和性自决权的行为包括使用暴力、胁迫等方式的行为；或者对于无能力表达自由意志的人，包括由于精神的原因、疾病的原因、生理的原因、毒物所致的原因等等，使受害人不能反抗或无法反抗的情况下实施的行为。②行为人积极地破坏我国的社会管理秩序，包括各种严重破坏社会伦理的引起公愤的性行为，如涉及卖淫方面的各种犯罪行为，涉及淫秽物品的各种犯罪行为、涉及在公共场合下实施的各种引起公愤的行为。

3. 性犯罪的主体

犯罪的主体，是指实施性犯罪行为、依法对自己罪行负刑事责任的自然人和单位。任何犯罪都是由一定的犯罪主体实施的。性犯罪的主体，多为达到负刑事责任年龄的自然人，个别的犯罪可能是单位，如涉及淫秽物品类犯罪、涉及卖淫类犯罪。

犯罪主体中的自然人，是指已达到负刑事责任年龄，具有刑事责任能力的人。根据刑法规定不满 14 周岁，或精神病人为无刑事责任能力人；已满 14 周岁、不满 16 周岁为限制刑事责任能力人，犯故意杀人、故意伤害、致人重伤或死亡、强奸、抢劫、贩卖毒品、放火、爆炸、投毒罪的，应当负刑事责任，但对于已满 14 周岁，不满 18 周岁的人犯罪，应当从轻或减轻处罚，而且不实行公开审理。例如陈某某强奸案：陈某某，男，15 岁，初中二年级学生。陈某某从电影、电视、录像及不健康的画报里多次看到男女之间的拥抱、接吻以及发生性关系的镜头和情节，觉得非常刺激，急于找人一试。1998 年 9 月 2 日下午，陈某某在学校门口遇到放学回家的小学同学张某某（13 岁），以约她到后山游玩为名，将其骗到后山，即提出要张当自己的"老婆"。张不同意，陈说只玩一次，否则不让张回家，张仍不同意，后陈凭借自己身体强壮，强行对张实行奸淫，致其阴部损伤。张回家后告诉父母，其父母将其告发。经审理，法院认定被告人陈某某采取暴力，强行与被害人幼女张某某发生性关系的行为构成强奸罪（奸淫幼女罪），因其是未成年人，应当从轻或减轻处罚，判处有期徒刑三年，缓刑两年。在本案中，陈某某属于已满 14 周岁，不满 16 周岁的人，犯强奸罪要负刑事责任。

4. 性犯罪的主观方面

犯罪的主观方面是指犯罪人实施犯罪行为时，对其行为引起的危害社会的结果所持的心理态度。其内容是通过故意或过失表现出来的。性犯罪在主观方面，只能是故意作为的构成要件。这种故意的内容表现为行为人明知自己的性行为或者利用他人的性行为侵害他人的人身权利与人身自由，以及妨害社会风化，为了追求个人的私欲或者利益，希望或者追求这样的结果发生的心理状态。

（三）性犯罪行为

性犯罪行为就是违反《刑法》规定并与性行为和性关系有关的犯罪行为，简称性犯罪。在《刑法》中，性犯罪的含义十分明确，所有的性犯罪都是由《刑法》明文规定的，只有在进行了《刑法》明文规定禁止的行为时，才可能构成性犯罪，否则就不构成性犯罪。

性犯罪是最严重的性违法行为，它是基于个人的性欲冲动、性需要，而不择手段的侵犯公民的人身权利、民主权利，妨害社会管理秩序，破坏人与人之间的关系的行为。这类犯罪行为大多是由行为人故意进行的。在客观上对社会或者他人造成伤害，需要通过《刑法》制裁加以控制和预防。目前，性犯罪主要包括强奸妇女罪、奸淫幼女罪、卖淫罪、强迫妇女卖淫罪、重婚罪、制作和传播淫秽物品罪、威胁调戏妇女罪等 20 余种罪名。

性犯罪的行为的特点：

1. 有违反《刑法》的行为

我国《刑法》明确规定了哪些行为是性犯罪，只有在个人进行了《刑法》规定禁止的性行为时，才有可能构成性犯罪。如果个人进行了与性有关的不良行为、不道德行为或有害行为，但《刑法》并没有禁止这些行为，那么，这个人的行为就不能构成犯罪，就不能处以刑罚。但若违反了除《刑法》之外的一些法规或制度等，则按其他规定处罚。

2. 有违反法律的故意或过失

在我国，一些犯罪是过失造成的，一些则是故意构成的。过失是指个人应当预见自己的行为可能发生危害社会或他人的结果，由于疏忽大意而没有预见，或者已经预见而轻信能够避免，以致发生危害社会的心理态度；故意是指个人明知自己的行为会发生危害社会或他人的结果，并且希望或放任这种结果发生的心理态度。对于大多数性犯罪而言是故意的，即性犯罪人在进行性犯罪时，知道自己的行为会造成危害社会或他人的结果，但仍然进行这样的行为。只有在极少数的情况下，性犯罪才由过失构成，如为他人提供书号出版淫秽书刊罪。

3. 有法律规定的身份

在衡量是否构成性犯罪时，对于犯罪人或被害人往往有一定身份的要求。比如《刑法》第 17 条关于刑事责任年龄的规定，又如在衡量是否构成强奸罪时，要求不具备"配偶"身份，因此在配偶之间是不能够构成强奸罪的。再如，在衡量是否构成奸淫幼女罪的时候，要求被害人必须是"幼女"身份，即是年龄不满十四周岁的女性。

二、我国刑法分则关于性犯罪的有关规定

（一）强奸妇女罪与奸淫幼女罪

强奸妇女罪是指违背妇女意志，使用暴力、胁迫或者其他手段，强行与妇女发生性交的行为。强奸妇女罪是严重损害妇女身心健康的行为，是刑法打击的重点之一。强奸罪在客观方面最突出的表现是违背妇女意志。依刑法第 236 条，犯强奸罪，处三年以上十年以下有期徒刑。强奸妇女、奸淫幼女，有下列情形之一，处十年以上有期徒刑、无期徒刑或者死刑：①强奸妇女、奸淫幼女情节恶劣的；②强奸妇女、奸淫幼女多人的；③在公共场所当众强奸妇女的；④二人以上轮奸的；⑤致使被害人重伤、死亡或者造成其他严重后果的。

奸淫幼女罪是指同不满 14 周岁的幼女发生性交的行为。该罪严重损害幼女的身心健康，是刑法打击重点之一。由于幼女的身心发育尚未成熟，缺乏真正表达自己意志的能力。因此，不论行为人是否采取暴力、胁迫或其他手段，也不论幼女是否表示同意，只要与幼女发生性行为，法律上就认定为奸淫幼女罪。

案例： 被告人王某（系四川省某大学二年级学生）与邻居杨某、马某到县城玩耍。当晚，因嫖资不够，三人商议共同找一个小姐嫖宿，杨某遂只身一人到忠州镇潇洒发廊，假称一人请一位小姐包夜，与该发廊老板卢某议价 140 元找来小姐小燕（化名）。后小燕发现嫖客不止一人，遂提出拒绝，三个被告最后胁迫小燕与 3 被告人先后发生性关系。法院认为，被告人王某、杨某、马某违背妇女意愿，以语言威胁及挟持妇女限制自由的方式，强行与妇女发生性关系，其行为均构成强奸罪。被告

人杨某、马某作案时不满十八周岁，系未成年人，故对二人减轻处罚。

(二) 猥亵、侮辱妇女、儿童罪

强制猥亵妇女罪是指违背妇女意愿，以暴力、胁迫或者其他方法强制猥亵、侮辱妇女，情节严重的行为，也是俗话说的"耍流氓"。原刑法把这类行为按流氓罪处罚。1997 年刑法取消了流氓罪的规定，分解成几个罪名，强制猥亵妇女罪是其中之一。刑法上的猥亵妇女，一般是指对妇女实施奸淫以外的、能够满足性欲望和性刺激的有伤风化的淫秽下流的行为。

根据刑法第 237 条规定："以暴力胁迫或其他方法强制猥亵妇女或者侮辱妇女的，处五年以下有期徒刑或者拘役。聚众或者在公共场合当众犯前款罪的，处五年以上有期徒刑。"

猥亵儿童罪是指以性刺激、性满足为目的，用性交的方法对儿童实施的，或让儿童实施的情节严重的淫秽行为，属于原刑法流氓罪中的"其他流氓活动罪"。对该罪的处罚，根据刑法第 237 条第 3 款的规定，比照猥亵妇女罪的规定，即"处五年以下有期徒刑或者拘役，对情节特别严重的，处五年以上有期徒刑，从重处罚。"

(三) 聚众淫乱罪

聚众淫乱罪是指公然蔑视国家法纪和社会公德，聚集多人进行淫乱活动或者多次参加淫乱活动的行为。

(四) 组织、强迫、引诱、容留、介绍卖淫罪

组织他人卖淫罪是指以招募、雇佣、引诱、容留等手段，聚集并控制多人从事卖淫活动的行为，是我国 1991 年全国人大常委会发布的《关于卖淫嫖娼的决定》中首次设立的罪名。

刑法对这类犯罪的处罚设定了三个法定刑段：一般情节的，处五年以上十年以下有期徒刑，并处罚金；情节严重的，处十年以上有期徒刑或者无期徒刑，并处罚金或没收财产；情节特别严重的，处无期徒刑或者死刑，并处

没收财产。

案例：被告人王某（男，35岁，某夜总会经理）和何某（某夜总会副总经理），从1997年6月起经营夜总会。在经营夜总会期间，由于生意清淡就打起了利用妙龄女郎招揽生意的主意。于1998年9月起，王某与何某亲自招募王某某（17岁）、胡某（18岁）、张某（17岁）、徐某某（19岁）、陶某（18岁）等十几位妙龄女郎做服务小姐，同时鼓励这些服务小姐与客人打情骂俏，进行色情服务，所得金钱提成50%，直至1999年7月因被人告发而被公安机关逮捕。经人民法院审理认为，王某和何某采用招募、雇佣、引诱和容留等手段，纠集多人进行卖淫活动，其行为构成组织卖淫罪，依法判处有期徒刑，并处罚金。

协助组织他人卖淫罪是指帮助组织者组织他人卖淫的行为。其客观表现主要是为组织他人卖淫提供便利条件，排除各种障碍，为其通风报信等。

刑法对本罪规定的法定刑段：一般情节的，处五年以下有期徒刑，并处罚金；情节严重的，处五年以上有期徒刑，并处罚金。

强迫他人卖淫罪是指以暴力、胁迫或者其他强制手段迫使他人卖淫的行为。这类犯罪是有关卖淫嫖娼中性质最为恶劣的犯罪之一，因为这种犯罪不仅毒化了社会空气，而且更直接地侵犯了他人的人身权利，所以刑法设定了最重的法定刑。

引诱、容留、介绍他人卖淫罪是指利用物质手段等诱使他人卖淫，或者为卖淫者提供卖淫场所，或者通过引见等方式在卖淫者和嫖客之间的介绍的行为。刑法规定的处罚分为三个法定刑段：一般情节的，处五年以下有期徒刑，并处罚金；情节严重的，处五年以上有期徒刑，并处罚金；引诱不满14周岁幼女卖淫的，处五年以上有期徒刑，并处罚金。

携带性病卖淫、嫖娼罪是指明知自己患有梅毒、淋病等严重性病而进行卖淫嫖娼活动的行为。对该罪的处罚：处五年以下有期徒刑、拘役或管制，并处罚金。嫖宿幼女不满14周岁的，处五年以上有期徒刑，并处罚金。

　　案例：被告郑某，女，20 岁，某高校学生，从 1990 年 3 月开始卖淫，1991 年 3 月郑某到某市医院检查，确诊患有淋病和尖锐湿疣，医务人员告诉她患有性病，她就一直在该院治疗。郑某知道自己患有性病，仍在同年 10 月先后和张某、刘某奸宿。11 月将其抓获，郑某称，为了不让父母知道自己患有性病，为了挣钱治病而继续卖淫，构成该罪，判了一年有期徒刑。

（五）制作、贩卖、传播淫秽物品罪

　　这类犯罪统称为淫秽物品罪，是指以各种形式和方法制作、贩卖、传播淫秽书刊、影片、录像带、图片及其他淫秽物品的行为。

　　根据当前利用互联网犯罪的情况，为了依法惩治利用互联网、移动通信终端制作、复制、出版、购买、传播淫秽电子信息、通过声讯台传播淫秽语音信息等犯罪活动，维护公共网络、通信的正常秩序，保障公民的合法利益，2004 年 9 月 1 日，最高人民法院、最高人民检察院联合发布了《关于办理利用互联网、移动通信终端、声讯台制作、复制、出版、贩卖、传播、淫秽电子信息刑事案件具体应用法律若干问题的解释》，为进一步打击性犯罪提供了有力的武器。

三、性犯罪行为的种类及处罚

（一）强奸罪

　　强奸罪是指违背妇女意志，以暴力、胁迫，或者其他手段强行与其性交的行为，处三年以上十年以下有期徒刑。

　　根据刑法第 236 条的规定，犯强奸罪的，处三年以上十年以下有期徒刑。奸淫不满十四周岁的幼女的，以强奸罪论，从重处罚。强奸妇女、奸淫幼女而有以下情形之一的，处十年以上有期徒刑、无期徒刑或者死刑：①强奸妇女、奸淫幼女情节恶劣的；②强奸妇女、奸淫幼女多人的；③在公共场所当

众强奸妇女的；④二人以上轮奸的；⑤致使被害人重伤、死亡或者造成其他严重后果的。

强奸罪的主体（即犯罪人）属特殊主体，即达到刑事责任年龄具有刑事责任能力的男性均可构成强奸罪。根据刑法第17条第1款规定，已满十四周岁不满十六周岁的人强奸妇女包括奸淫幼女的，应当负刑事责任，依照强奸罪定罪处罚。妇女在共同犯罪中，如果教唆、帮助他人强奸的，应以强奸罪的共犯论处。哄骗呆傻或者精神病的妇女，与其发生性交行为的，仍然构成强奸罪。

强奸罪的客体（即被害人）既包括年满十八周岁的成年妇女，又包括年满十四周岁不满十八周岁的未成年少女，还包括未满十四周岁的幼女。从主观上讲，犯罪人具有明确的强行与女性发生性交行为的故意。从客观上看，犯罪人违背了妇女自愿进行性交的真实意愿，使用暴力、胁迫，或者其他手段强行与妇女发生性交行为。

由于幼女在智力发育和生殖器官发育方面都处于不成熟的状态，对于性交的性质、后果缺乏辨认能力。身体对性交也缺乏承受力，所以本法对幼女的身心健康进行特殊保护，所谓不满十四周岁的幼女是指幼女的实际年龄未到十四周岁，不包括十四周岁本身，满十四周岁的计算方法是自幼女过完十四周岁生日的第二日起算。十四周岁的生日当天亦视为不满十四周岁。在认定强奸不满十四周岁幼女时，应注意以下问题：

1. 自愿与否问题

不管幼女同意与否，即不管自愿还是被迫，只要与幼女发生性交行为，就构成奸淫幼女罪。这是与强奸罪明显不同的地方，体现对未成年女性的特别保护。

2. 奸淫幼女的既遂问题

在认定奸淫幼女罪时，只要犯罪人的生殖器接触幼女的生殖器，就构成犯罪既遂。这也是与强奸罪明显不同的地方，在强奸罪的认定中，阴茎插入阴道才构成强奸既遂。这也体现了对未成年女性的特殊保护。

3. 未成年人间的性行为与强奸问题

已满十四周岁而不满十六周岁的男性，与不满十四周岁的幼女交往密切，自愿发生性交行为，或者因某些不良影响而与幼女发生性交行为，情节显著轻微危害不大的，可以根据刑法第13条，不认定为奸淫幼女罪，而责成家长或学校严加管教。但与数名幼女发生性交行为，情节严重的，可以按照奸淫幼女罪论处。

4. 男性与染有性乱恶习的幼女的性交行为问题

男性与染有性乱恶习的幼女发生性行为，并且后者主动、情节显著轻微、危害不大的，可不按奸淫幼女罪论处。但多次与染有恶习的幼女发生性行为、情节严重的，可以认定为奸淫幼女罪。

5. 恋爱中与早熟幼女的性交行为问题

男性与身体发育较早、貌似成人，虚报年龄的不满十四周岁幼女自愿与之发生性交行为，且男性确实不知女方真实年龄的，可以不认定为奸淫幼女罪。

(二) 强制猥亵、侮辱罪

强制猥亵他人、侮辱妇女罪是以暴力、胁迫或者其他方法强制猥亵或者侮辱妇女的行为。从受害者来看，是已满十四周岁的少女和已满十八周岁的成年妇女。

从犯罪人方面来看，在主观上，他有犯罪的故意。明知自己的行为是强制猥亵他人、侮辱妇女的行为，对方不愿意进行，但仍然违背妇女的意志，以暴力、胁迫或其他手段强制进行这样的行为；在客观上，犯罪人实施了强制猥亵他人、侮辱妇女的行为。"猥亵"是指除性交以外的其他淫秽、下流行为，包括抚摸、搂抱、舌舔吮吸等行为。"侮辱"是指为了追求性刺激和性满足而进行的除性交和猥亵以外的其他调戏妇女的行为，包括追逐或拦截妇女，在公共场所向妇女显露生殖器或者用生殖器顶撞妇女的身体，偷剪妇女的发辫衣物等，向妇女身体涂抹污物等行为。

强制猥亵、侮辱妇女的行为侵犯的是人格尊严和名誉权利，应予以制裁。根据我国《刑法》第 237 条规定：以暴力、胁迫或者其他方法强制猥亵他人或者侮辱妇女的，处 5 年以下有期徒刑或拘役。聚众或者在公共场所当众犯前款罪的，或者其他恶劣情节的，处 5 年以上有期徒刑。

（三）猥亵儿童罪

猥亵儿童罪是指猥亵不满十四周岁儿童的行为。这里所指的"猥亵"主要是指以抠摸、指奸、鸡奸等淫秽下流的手段猥亵儿童的行为。根据《刑法》第 237 条第 3 款规定，对于构成猥亵儿童罪的，要在 5 年以下有期徒刑或者拘役的幅度内从重处罚。如果犯罪人聚众或者在公共场所当众进行猥亵儿童行为，情节特别恶劣的，应在 5 年以上有期徒刑的幅度内从重处罚。

（四）暴力干涉婚姻自由罪

暴力干涉婚姻自由罪是侵犯他人婚姻自由权利的犯罪行为。该罪在客观方面表现为使用暴力手段干涉他人结婚和离婚自由。

因为考虑到犯罪主体多为被害人的家长或其他亲属，因此对其刑事处罚不很严厉。根据《刑法》第 257 条规定，以暴力干涉他人婚姻自由的，处 2 年以下有期徒刑或者拘役。犯前款罪，致使被害人死亡的，处 2 年以上 7 年以下有期徒刑。但是，司法机关却不能漠视该类犯罪的社会危害性，而应当严以执法，维护公民基本的人身权利之一——男女两性依法自由结合或离异的权利。这也充分体现了社会主义法律的婚姻自由制度。

（五）重婚罪

重婚罪是指有配偶而与他人结婚或明知他人有配偶而与之结婚的行为。重婚行为破坏了我国一夫一妻的婚姻制度。

（1）从主观上，重婚行为是故意进行的。即明知自己已婚，却与他人再婚的；或明知对方已婚，还与之结婚。若是过失则不构成此罪。例如，一方因受骗，不知道对方已经有配偶而与之结婚的，受骗的一方不构成重婚罪，只追究隐瞒事实真相、欺骗他人而与其结婚的一方的刑事责任。

（2）从客观上，犯罪人实施了重婚行为。重婚行为可以是以欺骗方式取得合法结婚登记手续的行为，也可以是虽然未办结婚登记手续，但却以正式夫妻关系共同生活的行为（这种行为属于"事实婚姻"）。

（3）根据《刑法》第258条规定，有配偶重婚的，或者明知他人有配偶而与之结婚的，处2年以下有期徒刑或者拘役。

（六）破坏军婚罪

破坏军婚是指明知是现役军人的配偶而与之同居或者结婚的行为。

（1）从主观上，破坏军婚的行为是故意进行的。即明知对方是现役军人的配偶而与之同居或结婚。如果现役军人的配偶隐瞒自己的现役军人配偶身份，使行为人在不知道实情的情况下与之同居或结婚的，不构成此罪。

（2）从客观上，犯罪人进行了与现役军人的配偶同居或结婚的行为。"现役军人"是指取得军籍的中国人民解放军或人民警察等，没有取得军籍的任何人员（包括退伍军人、转业军人、预备役人员和无军籍的铁路警察、城市警察、经济警察等）不属于现役军人；"现役军人的配偶"是指与现役军人有合法婚姻关系的妻子或丈夫；这里所说的"同居"是指虽然没有办理结婚登记手续，但以夫妻名义共同生活，或者较长时间内公开或秘密地共同生活；这里所说的"结婚"是指使用欺骗等手段办理了婚姻登记手续。

（3）破坏军婚是一种刑事犯罪行为，它侵犯了现役军人的正常婚姻关系。为了维护国家的安全与安定，它作为一个项目罪名单独列出，并做了更为严格的规定，体现了对军人婚姻的特别保护。根据《刑法》第259条规定，明知是现役军人的配偶而与之同居或者结婚的，处3年以下有期徒刑或拘役。利用职权、从属关系，以胁迫手段奸淫现役军人的妻子的，依照本法第二百三十六条的规定定罪处罚。

（七）聚众淫乱罪

聚众淫乱罪是指聚集众人一起进行群体性淫乱活动或者多次参加3人以上淫乱活动的行为。凡年满十六周岁且具备刑事责任能力的自然人（包括男人与女人）均可构成本罪。

（1）从主观上，从事这种性犯罪行为的犯罪人存在着犯罪的故意。他们明知自己的性行为违背了社会环境中的性风俗、性道德，但为了追求性刺激和性满足，仍然进行这类行为。

（2）从客观上，犯罪人进行了聚众淫乱活动或者多次参加这类活动。"聚众淫乱"是指纠集3人以上一起进行群体性的淫乱活动，淫乱活动的行为包括一般性的性行为、口淫、口交、鸡奸等行为。

（3）聚众淫乱严重侵害了社会的性道德规范和风俗习惯，对整个社会具有很大的危害。不管是男性还是女性，只要构成本罪，就应予以惩罚。根据《刑法》第301条第1款规定，聚众进行淫乱活动的，对首要分子或者多次参加的，处5年以下有期徒刑、拘役或管制。值得注意的是，对于被强迫参加这类淫乱活动的人员和淫乱活动的一般人员（即作为一般的参与者偶尔参与此类活动），其行为可不构成本罪，不行本罪处罚。但他们如果违反了其他法律或法规，则应按照其他规定进行处理。

（八）引诱未成年人聚众淫乱罪

引诱未成年人聚众淫乱罪是指引诱未成年人参加聚众淫乱活动的行为。

（1）从主观上，犯罪人存在着犯罪的故意。他们明知被害人是未成年人，但却引诱他们参加群体性淫乱活动。"未成年人"是指不满十八周岁的人。如果引诱已满十八周岁的成年人参加聚众淫乱活动的，不构成本罪，而可能构成聚众淫乱罪。

（2）从客观上，犯罪人进行了引诱未成年人参加聚众淫乱活动的行为。犯罪人是指年满十六周岁且具备刑事责任能力的自然人（包括男人和女人）。"引诱"是指通过言语、表演、示范、观看影视作品等方式，吸引、诱惑未成年人参加群体性淫乱活动。

（3）根据《刑法》第301条第2款规定，引诱未成年人参加聚众淫乱活动的，在5年以下有期徒刑、拘役或管制的幅度内，从重处罚。

（九）盗窃、侮辱尸体罪

盗窃尸体罪是指秘密窃取尸体，置于自己实际支配下之行为。侮辱尸体罪是指以暴露、猥亵、毁损、涂画、践踏等方式损害尸体的尊严或者伤害有关人员感情的行为。

犯罪人是已满十六周岁且具备刑事责任能力的自然人。主观上为故意，即明知道是他人的尸体而故意进行侵害。

盗窃、侮辱尸体是指通过各种手段盗取尸体，对尸体进行侮辱或施虐的行为。

盗窃、侮辱尸体，特别是奸尸行为具有一定的社会危害性，特别是多次奸尸在社会上造成恶劣影响，引起尸主的强烈不满和群众义愤，应追究其刑事责任。根据《刑法》第 302 条规定，盗窃、侮辱、故意毁坏尸体、尸骨、骨灰的，处 3 年以下有期徒刑、拘役或者管制。

（十）非法进行节育手术罪

非法进行节育手术罪是指未取得医生执业资格的人擅自为他人进行节育复通手术、假节育手术、终止妊娠手术或者摘取宫内节育器，情节严重的行为。《关于公安机关管辖的刑事案件立案追诉标准的规定（一）》第 58 条对"情节严重"做了明确规定，具体列举了以下几种判断标准：①造成就诊人轻伤、重伤、死亡或者感染艾滋病、病毒性肝炎等难以治愈的疾病的；②非法进行节育复通手术、假节育手术、终止妊娠手术或者摘取宫内节育器五人次以上的；③致使他人超计划生育的；④非法进行选择性别的终止妊娠手术的；⑤非法获利累计五千元以上的；⑥其他情节严重的情形。

根据刑法第 336 条第 2 款规定，本罪处三年以下有期徒刑、拘役或者管制，并处或者单处罚金；严重损害就诊人身体健康的，处三年以上十年以下有期徒刑，并处罚金；造成就诊人死亡的，处十年以上有期徒刑，并处罚金。

（十一）组织卖淫罪、强迫卖淫罪

组织卖淫罪是指招募、雇佣、纠集、强迫、引诱、容留等手段，控制多人从事卖淫活动的行为。

强迫卖淫罪是指违背他人的意志，迫使他人进行卖淫活动的行为。

（1）从主观上，犯罪人存在进行犯罪的行为的故意。犯罪人明知自己的行为是组织或强迫卖淫行为，但为牟利或达到其他目的，仍然有意组织他人或强迫他人进行卖淫活动。犯罪人应当是已满十六周岁，具有刑事责任能力的人。

（2）从客观上，犯罪人实施了组织多人进行卖淫活动或强迫卖淫活动的行为。犯罪人以设立卖淫场所或变相卖淫场所，或通过提供信息、联络等手段组织多人卖淫活动；或利用暴力、胁迫等各种手段迫使被害人进行卖淫活动。

（3）组织卖淫和强迫卖淫行为，严重侵害了社会道德风尚，扰乱了社会治安管理秩序，应予以坚决的打击和遏制。

（4）根据《刑法》第 358 条第 1 款规定，组织他人卖淫或者强迫他人卖淫的，处 5 年以上 10 年以下有期徒刑，并处罚金；情节严重的，处 10 年以上有期徒刑或者无期徒刑，并处罚金或者没收财产。第 358 条第 2 款规定，组织、强迫卖淫的，依照前款的规定从重处罚。《刑法》第 361 条还规定，旅馆业、饮食服务业、文化娱乐业、出租汽车业等单位的人员，利用本单位的条件，组织、强迫他人卖淫的，依照组织卖淫罪和强迫卖淫罪从重处罚。

（十二）协助组织卖淫罪

协助卖淫罪是指帮助组织卖淫活动的人进行组织卖淫活动的行为。协助行为可以是诱骗、招募卖淫妇女，为嫖客"拉皮条"，充当卖淫活动及组织者的保镖，为卖淫活动通风报信、管钱收账等。

根据《刑法》第 358 条第 3 款规定，为组织卖淫的人招募、运送人员或者有其他协助组织他人卖淫的，处 5 年以下有期徒刑，并处罚金；情节严重的，处 5 年以上 10 年以下有期徒刑，并处罚金。

（十三）引诱、容留、介绍卖淫罪

根据《刑法》第 359 条规定，引诱、容留、介绍他人卖淫的，处 5 年以下有期徒刑、拘役或者管制，并处罚金；情节严重的，处 5 年以上有期徒刑，并处罚金。

根据《刑法》第 359 条规定，旅馆业、饮食服务业、文化娱乐业、出租汽车业等单位的人员，利用本单位的条件，引诱、容留、介绍他人卖淫的，依照引诱、容留、介绍卖淫罪定罪处罚。上述所列单位的主要负责人进行这类行为的，按照引诱、容留、介绍卖淫罪从重处罚。

（十四）引诱幼女卖淫罪

引诱幼女卖淫罪是指引诱不满十四周岁的幼女进行卖淫活动的行为。

根据《刑法》第 359 条第 2 款规定，引诱不满十四周岁的幼女卖淫的，处 5 年以上有期徒刑，并处罚金。

（十五）传播性病罪

传播性病罪是指明知自己患有严重梅毒、淋病等严重性传播疾病而卖淫、嫖娼的行为。

传播性病罪行为不仅危害了社会治安，破坏社会道德风尚，而且严重危害公民身体健康和生命安全，进而可能危害子孙后代的健康，对整个国家、民族的稳定和健康发展都会产生深远的危害作用。因此，将这种行为定为犯罪加以惩治，具有积极的意义。

根据《刑法》第 360 条第一款规定，明知自己患有梅毒、淋病等严重性病卖淫、嫖娼的，处 5 年以下有期徒刑、拘役或者管制，并处罚金。

（十六）制作、复制、出版、贩卖、传播淫秽物品牟利罪；为他人提供书号出版淫秽书刊罪

根据《刑法》第 363 条第 1 款规定，以牟利为目的，制作、复制、出版、贩卖、传播淫秽物品的，处 3 年以下有期徒刑、拘役或者管制，并处罚金；情节严重的，处 3 年以上 10 年以下有期徒刑，并处罚金；情节特别严重的，处 10 年以上有期徒刑或者无期徒刑，并处罚金或者没收财产。

根据《刑法》第 363 条第 2 款规定，为他人提供书号，出版淫秽书刊的，处 3 年以下有期徒刑、拘役或者管制，并处或者单处罚金；明知他人用于出版淫秽书刊而提供书号的，依照前款的规定处罚；单位犯本罪的，对单位判处罚金，并对直接负责的主管人员或其他直接责任人员依照前款的规定处罚。

淫秽物品是指具体描绘性行为或者露骨宣扬色情的淫秽性的书刊、影片、录像带、图片及其他淫秽物品。有关人体生理、医学知识的科学著作不是淫秽物品。包含有色情内容的有艺术价值的文学、艺术作品不视为淫秽物品。

(十七) 传播淫秽物品罪；组织播放淫秽音像制品罪

根据《刑法》第 364 条第 1 款规定，传播淫秽的书刊、影片、音像、图片或者其他淫秽物品，情节严重的，处 2 年以下有期徒刑、拘役或者管制。

根据《刑法》第 364 条第 2 款规定，组织播放淫秽的电影、录像等音像制品的，处 3 年以下有期徒刑、拘役或者管制，并处罚金；情节严重的，处 3 年以上 10 年以下有期徒刑，并处罚金。

制作、复制淫秽的电影、录像等音像制品组织播放的，依照上述规定从重处罚。

向不满十八周岁的未成年人传播淫秽物品的，从重处罚。

单位犯本罪规定的，对单位判处罚金，并对其直接负责的主管人员和其他直接责任人员，依照前款的规定处罚。

(十八) 组织淫秽表演罪

根据《刑法》第 365 条规定，组织进行淫秽表演的，处 3 年以下有期徒刑、拘役或者管制，并处罚金；情节严重的，处 3 年以上 10 年以下有期徒刑，并处罚金。

单位犯本罪规定的，对单位判处罚金，并对其直接负责的主管人员和其他直接责任人员，依照前款的规定处罚。

(十九) 走私淫秽物品罪

走私淫秽物品罪是指以牟利或者传播为目的走私淫秽物品的行为。"走私"是指违反海关法规、逃避海关监管、非法运输货物进出国（边）境的行为。

根据《刑法》第 152 条规定，以牟利或者传播为目的，走私淫秽的影片、录像带、录音带、图片、书刊或者其他淫秽物品的，处 3 年以上 10 年以下有期徒刑，并处罚金；情节严重的，处 10 年以上有期徒刑或者无期徒刑，并处罚金或者没收财产；情节较轻的，处 3 年以下有期徒刑、拘役或者管制，并处罚金。

单位犯上款罪的，对单位判处罚金，并对其直接负责的主管人员和其他直接责任人员，依照前款的规定的处罚。

走私淫秽物品的行为是否构成犯罪，要考虑走私的淫秽物品的数量。走私淫秽物品的数量的多少，既是衡量走私行为危害性轻重的重要方面，也是判定个人是否具有牟利或传播目的的重要参考依据。参照最高人民法院、最高人民检察院 1990 年 7 月 6 日发布的《关于办理淫秽物品刑事案件具体应用法律的规定》，走私淫秽录像带 5~10 盒以上，淫秽录音带 10~20 盒以上，淫秽扑克、书刊、画册 10~20 副（册）以上，或者淫秽照片 50~100 张以上的，可以认定是具有牟利或者传播目的，构成走私淫秽物品罪。

第十章　恋爱与婚姻

恋爱和婚姻是人生两个美好而重要的过程，从生物学上讲这是生命延续的必然，从社会学上讲是人类特有的美好的精神生活的重要组成部分，也是文明社会素质提高的保证。人们怀着同样的目标——美满幸福，踏入两性关系中的这个重要过程，却得出了不同的结果。有的个人、夫妻、家人等的生命质量都获得了提升，而有的却伤痕累累，对原本不懈追求的爱情与家庭失去了信心，选择了若即若离的关系。究竟恋爱的目标、前提、基础、原则和方法有哪些呢？

第一节　恋　爱

恋爱（amor）是相互爱恋的异性，希望走向共度终生的准备阶段。这个阶段以相互喜欢开始，以婚姻为目标，经历由表及里的喜欢、眷恋、怜惜、珍惜、奉献等心理情感过程。最终达到身心合一、不离不弃，为所爱之人可以牺牲生命的境界，即走向了美满的婚姻。

然而，近些年来，在大学生中流传着恋爱是一种体验，与婚姻没有多大关系的说法。这与恋爱的某些特征和现代社会婚姻状况发生了一些变化不无关系。恋爱发动自单方或双方间的吸引和喜欢。这种吸引和喜欢源自对对方优点的欣赏和自身的审美以及某些心理和生理需求等。而异性间一旦产生喜欢、眷恋的情感，因为怕失去这种体验，恋爱的一方会极力表现自己的长处，投对方所好，在这种被特别关注的情形中，被关注一方是满足、安全，进而幸福的；而表现的一方因为表现欲的满足也会感到快乐。这种感情会在相恋的两个人中由弱到强，即初恋到热恋。此时只有二人世界，双方都在极力表现自己的亮点，并照顾对方，因此确实有王子或公主的感觉。这也就是青少年盼望恋爱体验的原因。

其实这是对恋爱认识的一种误区，在这种关系中相互看到的只是优点，体验的只是两人世界中极力营造的简单情况时的情感，与婚姻生活差距较大，据此走入婚姻会遇到很多意想不到的问题，甚至有天上地下之感！如此必然给未来埋下不稳定隐患。前述的男女之情，并非恋爱专属，它是所有由吸引到喜欢，由喜欢到眷恋，由眷恋到性爱的男女之情爱过程，进入青春发育期及其后成年期的人们都具有。青春期是这种心理需求产生的伊始，是积淀、提升的学习阶段；青年期是这种心理需求升温，是实践、发展的阶段；成年期是这种心理需求达到成熟，是营造、和谐运用的阶段。这种心理需求以本能为基础，伴随人的一生，在人生不同阶段，它会因人们的文化积淀不同而具有不同的文化内涵和表现，后者给个人和社会带来幸福和文明色彩。而在择偶、恋爱和婚姻中，它又被赋予了特殊的意义和内容。那么恋爱与一般的男女喜欢之情有什么差别呢？我们可以从以下五个方面来讨论：①交往的目的；②需要的自身前提；③具备一定的社会基础；④交往内容——全方位了解对方；⑤交往的方法等。

一、目的——找到终身伴侣

恋爱的目的是婚姻。因为婚姻是两个本互不了解的人，要长期生活在一起，这不仅关系当事的两个人，还需要将两人身后的家族尽可能融合，要抚育下一代，要照顾老一代，要相辅相成地在社会上生存，要尽可能地获取生命的高质量，因此，选择什么样的人与自己共度人生，当然不是一时冲动的事。这种选择，不能说可以决定一个人的终生幸福，但起码是一个非常重要的基础。

如何确立目标：

1. 确立自己的人生目标

要选择与自己共度一生的人，当然首先要清楚自己将创建一个什么类型的人生。事业型、生活型、兼有型。事业型——自己未来的生活以成就社会事业为主；生活型——自己未来生活以个人物质生活建设为主；兼有型——自己未来生活兼顾成就社会事业和个人物质生活建设。

（1）对于事业型，对方相应的应该是理解式、帮助式甚至参与式的。三种情况对对方的身心素质、条件要求当然不同：①理解式：可以是对你无条件崇拜式的，可以是具备一定科学素养式的；②帮助式：可以是无条件崇拜而成为秘书式的，可以是精通专业的助手式的；③参与式：对事业需要有共同认识和追求，分工合作式的。

（2）对于生活型，对方应该与自己有共同的想法，如果双方在事业进取或物质条件改善方面追求不一致，未来的生活将是不和谐的。

（3）对于兼有型，双方在时间的安排、财力的付出、家庭的照顾等方面更需要随时协商，否则会不断出现因对比同学、同事的成绩而后悔或相互指责的家庭内耗，它可是幸福家庭的杀手！

2. 确立自己的价值观

包括：他人为重、先人后己、自己为大。①他人为重者，做事很少考虑自己的得失，往往自己的内心充实而富有安全感；②先人后己者，一般受过良好教育，人际关系好，而且自己也比较圆满；③自己为大者，一事当前先考虑自己，人际关系不会很好，自己所得不会缺失。第一类人，多来自幸福美满家庭，或有很好的生活成长教育历程；第二类人，多来自有严格家教的家庭，或成长中比较注重自我修养；第三类人，多来自娇惯或失衡家庭，或在成长历程中缺乏深层被爱。

3. 确立自己的生活态度

包括：独立型、互助型、依赖型。①独立型，心理和生活自理能力强，希望双方各自独立，适当亲密；②互助型，以己之长，补他人之短，希望亲近；③依赖型，包括生活能力较弱和心理意志较弱，前者往往工作能力不弱，精力多投入工作，生活能力不强；后者什么能力都可以，但抗御心理压力能力较弱，因此表现心理依赖性较强。独立型，需要能力相当的人，互助型，需要能力互补的人，依赖型，前者需要生活能力强且乐于照顾别人的人，后者需要意志坚强且有一定心理疏导能力的人。

根据上述更多的目标才可以确立自己的选择伴侣的条件。而自己又该做什么准备呢？

二、前提——自身健康的性心理

俗话说，"男大当婚，女大当嫁"。什么时候为大呢？包括生理的成熟和心理发展达到一定阶段。生理的成熟又包括生育能力和全身素质。生育能力在青春期后期（16~18岁）已经成熟，而身体成熟要到23~25岁，因此提高自己身体素质，增加耐力是大学阶段要做的。此时，人们的心理发展却很不一致，其中包括对自己性心理特点的认识，对异性心理特征的了解，对异性交往方式和规范的把握等等。还包括对事业、家庭、社会等的认识和幸福的标准等。

我国婚姻法规定，女满20岁，男满22岁，在条件符合的情况下可以结婚。从生育的角度，这个年龄可以结婚了，但从心理对婚姻幸福的把握程度上却差异很大。婚姻需要哪些心理素质呢？

（1）自己要是一个成熟的有性别的人。表现在对自己的生理性别悦纳，能够做符合自己性别的事情，表现出适应自己性别的性格、能力、气质，具备与社会对此性别要求一致的认知、情感和意志等特质。是一个生理心理一致性较高的人，是一个对异性有魅力的人。

（2）对异性的心理特点和过程要有所认识和了解，作为与异性深入交往的基础，要知己知彼，才能和谐融洽。两性在心理过程的认知、感情和意志等方面都有很大差异，心理特征的能力、气质和性格等方面也各有特点，加之男女生理基础的差异，同一件事情的出发点、注重的地方和惯用的防范方式都会不同。因此，如仅凭着自己的想象或用对同性别的思维和行为方式与异性交往往往会矛盾重重。

（3）掌握与异性交往的原则、规范和方法，在不同的社交场合充当符合社会规范的性别角色，表现出一定的性别魅力。同时运用适当交往方法，恰当表现并及时解决交往中出现的问题，建立畅通的沟通渠道和长久的协调机制。社会对性别角色的要求受地域、习俗、文化、社会阶层、场合等影响，需要随时调整，才能在交往中体现出恰当的魅力。

上面是从性心理角度对恋爱提出的前提，总结起来就是自信、有备、智慧。作为一个心智成熟的人，去为自己的未来、自己心爱的人的未来选择，是需要认真准备的。除个人资质外，还需要什么条件呢？广泛的选择对象无疑是重要的基础。

三、基础——众多的异性好友

恋爱的第一步当然是要选择适合的对象。我们都知道，可供选择的对象越多，心智成熟的人找到适合自己伴侣的机会越大。因此，建立一个广泛异性交往群体是择偶的基础。去哪里建立这样一个群体呢？使很多大学生疑惑的是，经历中遇到的群体，一个是中学同学，一个是现在的同学。而且社会上流传有：大学毕业时若没有找到恋人，恐怕到社会上因工作环境所限，会比较困难。但中学时很多人因学校老师和家长反对，以害怕耽误学习为名，没有注意周围的异性，上大学后又不在一起，了解不多。目前大学中因专业关系，有的男女生比例严重失调，因此接触异性的机会确实不多。

显然，大学期间，建立广泛的异性交往群体是择友恋爱的前提。①要参与交往活动，包括院系和校内外的各种活动，文体、学术、公益等。在活动中要投入地工作，尽力展示自己，在与人合作中发现对方的价值观、能力、性格、喜好等。②要不断调整自己的社会角色内容，提高自己的性别魅力，适时的展现自己；③分清因异性好感而产生的感情与恋爱的区别。好感可因对方的某一特点，如外表、性格、特长、行为而产生，但与自己的择偶条件吻合度可能很少，若作为终身伴侣的选择成功率不会高。如对于漂亮的女生，男生都会青睐，但仅凭此一点，成为相伴终生的人风险是很大的。在异性交往的群体中，好感或情感会经常产生，它是继续交往的动力，也是这个群体亲和力所在。

四、内容——全方位了解对方

说起恋爱的内容大概谁都能说出很多，什么体验爱情、了解对方、婚姻实验等等。这些都有道理，其确实是为婚姻做最充分的准备。在群体异性交往中，对择偶对方已有了大体的了解，包括对方价值观、性格、能力、情趣以及互相接受的程度，但婚姻生活与社会活动还有很大差异。它需要人们具有长时间经营情感和生活的能力，包括：爱心、责任、耐心、包容性、牺牲精神、调整能力、趣味性等等。

1. 爱心

在婚姻中，无论对夫妻双方的父母和家人，对自己的孩子，都需要同等的关怀与照顾，不因他们的贫穷、文化、身体、能力、观念等与自己的差异而忽视，甚至怠慢。因为与夫妻对方有关的任何人，都是对方所牵挂，甚至挚爱的人，他（她）最大的愿望就是你能同他（她）一样爱戴他们，否则他（她）在爱你的同时，心里会很冲突，这样不利于夫妻间感情的不断升华和持久发展。

2. 责任感

这是当前女生在择偶时最重要的条件之一。责任感是一个人对自己承诺的事情任何时候都会排除困难、阻力去完成它的心理特点。其间，会尽力达到最好，甚至不惜牺牲自己的时间、体力、财力、生命，从不讲条件。这是作为婚姻家庭成员生活在家庭中安全感的来源，是家庭稳定的内聚力。这可以从一个人对任何事的处理中观察到。

3. 耐力

婚姻是两个人、三个人、几代人时时、天天、月月、年年生活在一起的过程，要经历喜怒哀乐、天灾人祸，这个过程像马拉松，不像百米冲刺。很多细碎、烦琐、机械的事物在不断地重复着，因为人们每天要吃饭、排泄、睡觉，这些事简单却必不可少，而且做起来需要很大的耐力。尤其在一些意外事件出现后，大家已经感到精疲力竭时，生活的常规仍需要维持，生命需要补给，心灵需要借位，此时在责任心的驱使下，耐力是人们打起精神的生理和心理基础。在婚姻中，耐力像黏合剂，把漫长琐碎的家庭生活生生不息地连接起来。它与人的心理品质有关，与人的身体素质也有关。因此择偶时对方的身体健康状况也是要注意的。

4. 包容性

这是人际交往中大家都很注意的素质。而在家庭生活中显得更加重要。因为天天生活在一起的两个人随时都会表现出自己的个性，两人不一致的地方会很多。达到自己的目的固然高兴，而未被采纳的一方要愉快地接受，才能使家庭和谐快乐。而且这种包容还要包括对方的误解、错误等。当然包容不等于忍气吞声，要在双方理解的前提下，坚持家庭等大利益，牺牲自己个人的小利益。

5. 牺牲精神

家庭中的两个人应各展所长，使得家庭这个整体向前发展。因为爱两个人走到一起，两个人的关系是镶嵌而不是平行，这样的关系会牢固得多，发展也会快得多。两个人既要各展所长，也要各有所放弃。无论是两人世界时的家务，还是三人世界时对孩子的照顾，或是对年迈父母的赡养，都会花费时间、体力、精力，付出的可能还有升迁的机会、社会的地位和荣耀。因此我们说，爱情中必然包含心甘情愿的奉献和牺牲，当然成功的一方也应该有他（她）特殊的回报方式。

6. 调整能力

人际关系中包括解决矛盾冲突问题，而且关系越近冲突会越多，因此有人说距离产生美。但婚姻中的两人距离不可能太大，而且牵扯到与对方背后的家人关系，价值观、观念、习俗、利益等等都会使两人不断产生矛盾。家庭生活从某种意义上讲，就是要巧妙地解决这些矛盾，使大家能够和谐相处。因此解决各种人际关系问题的能力对一个家庭的稳定很重要，夫妻间可能因感情好，可以把问题简单化，但家族的其他人可没这么简单了，因此需要智慧、勇气和胆略。

7. 趣味性

传统的家庭中并不重视这个问题，认为循规蹈矩地过日子就好了，而现代社会人们对精神生活的追求越来越注重，在紧张的社会工作之余，面对烦琐的家庭生活时，需要有清新和趣味事件的调节，使家庭成为休息、慰藉、充电的港湾。因此，能够适时、适当调节家庭生活、利用惯常的生活事件，创造出情趣，是家庭生活快乐，具有吸引力的重要能力。

上述经营家庭的能力，在异性交友时有的不能充分观察到，而在两个人近距离密切接触中，是可以看到并培养的。若多数都培养不成功，恋爱就应该终止。

五、方法——多方位、理智、发展观点和尊重

恋爱的目标、内容如何实施？有人在恋爱中，很快陷入感情的卿卿我我，似乎先前的设想、内容无法把握，即使发现问题，自信在情感的作用下，慢慢会好的，甚至自己能改变对方。但经历过婚姻的人常常反映，对方是无法改变的，自己是最终的失败者。

如此，择偶时观察了解对方的方法和控制好自己的理性判断很重要。

（1）在观察了解对方时，要多方位，需要放在社会活动中。简单的二人世界，表现机会比较单一，而只有在复杂的社会活动中，应对各种事件、人物关系时才能充分展现，其中还包括与双方的家人在一起活动。这样不但当事人表现机会多，观察的人也多，角度自然更多，综合起来会对一个人得出较全面的认识。

而通过与对方各种人际关系的交往，也可以了解他的成长环境和生活背景，这对于理解对方的个性、特点、人格等都会有所帮助，同时也对自己将面对的家庭、朋友的人文环境有心理准备。

有人认为：相恋的两个人必须随时在一起，否则会疏远。很难设想未来的几十年，婚姻的双方没有分离的机会，而那时就不会疏远、离心离德。事实确实有人是这样的，但也有很多不是这样。这与当事双方的性价值观和性道德观念的一致程度有关，可以从交往中对现实问题的处理中体现，并在恋爱期间适当予以考验。

（2）选择判断一个人时需要理智。在对一件事件作出客观评价时，判断者一定不能有世俗好恶的情感色彩。这是人之常情，但在恋爱中，如何能避免呢？有这样一个实例：男孩身高 1.68 米、女孩身高 1.66 米，男孩家境一般，女孩稍好，男孩工作不久，没有住房和积蓄，女孩家在北京，父母很疼爱，两人学历相当。经人介绍相识，交往中，女孩对男孩的身高不满意，其他方面还可以，男孩对女孩基本满意，但知道女孩子不满而自己又无法改变身高和家境。当问及女孩对男孩的感觉如何时，女孩说道：人品没问题，身高不应该挑剔，但他对我不冷不热，让我也没有多少激情，不知为他为什么这样。其实他热情点，我们也许能感情更好，更快作出决定。而男孩为什么这样呢？不进不退，若即若离。其实这正是谈恋爱中的智慧，在这种情感状态下，双方的理智是最清醒的，观察和判断是最客观的，对对方的决定接受起来是最不受伤的。尤其是当对方对自己的某个特点不能接受，而自己又无法改变时，客观地展现自己，让对方在不受情感干扰的情况下判断，既是准确的也是无悔的。事实上，这对青年人，最终走上了红地毯，幸福地走到今天，并相伴着走向未来。因此我们说，聪明的恋爱，理智要走在情感前面，观察要走在沉醉前面。

（3）发展地看两人关系，慎重同居。当前在大学生和社会青年中，同居很流行，理由是两个人能否过到一起，要尝试，否则都是理论。同居形式上确实很像婚姻，但有一个本质的不同：当事两人可以随时变为陌路人，互相没有任何责任。在这种心态下的同居生活，需要时在一起，不需要时分开，没有长期设计和努力，如何能培养出营造一个温馨家庭的能力，又如何让幼稚的生命获得安全感，进而健康顺利地成长。在没有婚姻把握的前提下，因激情难解难分进入同居，因缺乏解决两人矛盾的能力和意志而分开，不是恋爱，而是随意的性满足。长此以往只会形成因个人需要而聚散的习惯，却不会形成上述 7 种婚姻需要的能力，从而也难建立起幸福美满的婚姻家庭，生活在一起的人们互相不会有安全感和稳定的幸福感。

（4）尊重对方。恋爱中产生恋情是正常的，男性为表示自己强悍和怜香惜玉，常常会对喜爱的女生骄纵，这也是很多女孩向往的。但凡事都有度，女孩过度骄横，不顾男孩的自尊，会削弱女孩的优点，激起男孩的不满，甚至吓退男孩的热情。尤其在对方家人在场时，过分的娇纵多不会留下好印象。因此，男生适当的娇惯和女生适度的撒娇，是恋人乃至夫妻间智慧的体现，双方都会同从中得到满足和快乐。其中需要注意的是：交往需要原则，娇惯需要度。今后做人、做事、营造家庭、处理亲属关系不能做的事，现在也不要做，形成习惯今后难改，也会造成婚姻不幸。

如何把握恋爱中的情感，先介绍一下美国心理学家斯登伯格（Sternberg）的爱情三角理论（triangular theory of love）。这个理论把男女爱情分成三个要素：亲密、激情和承诺，它像一个三角形的三条边。常人的关系不具有这三个方面时（图 10-1），是一种没有色彩的人际关系。当双方相互渴望亲近并有一种相互依赖感（图 10-2），这就是两人间产生了感情——亲密感，是两人间的情感部分，使两人分开总盼望再见面，在一起不愿分开。当异性间产生好感，就会有在一起的渴望，甚至有结合的冲动，这是两性交往中会产生的特殊情感——激情，是两性交往的动机部分（图 10-3）。单纯处于

激情状态，会造成迷恋，而忘却对对方的全面了解和认识。为满足激情或
长期获得亲密感，人们往往会口头作出——承诺（图 10-4），这是情爱的认
知部分，因为这些承诺可以使两人情感持续，但无法实现的承诺会使感情
成为空洞的而无法持久。

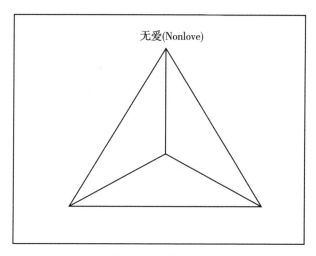

图 10-1　无爱可言

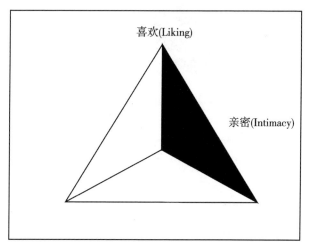

图 10-2　亲密——带来喜欢

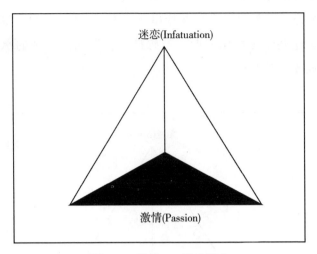

图 10-3 激情——导致迷恋

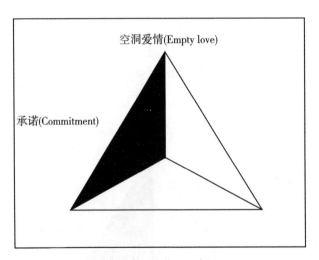

图 10-4 承诺——空洞

　　显然男女情爱的三个要素：亲密感、激情、承诺的单独出现，都不会使这种感情健康持久地发展成为爱情。如果亲密感同时加上激情（图 10-5），感情会变得浪漫，这正是异性情感中最诱人的部分，是人们最渴望体验的生活；如果把亲密加上正在兑现的承诺（图 10-6），会给人稳定的伴侣感，一个人的责任感可以从中观察到；但若激情加上承诺会怎样（图 10-7）？单纯的激情状态下做出的承诺，承诺本人往往事后也会不知所云，长此以往让对方无法确信承诺者的诚信，这样的情感使对方缺乏安全感。只有在两个人的关系中，当亲密、激情、承诺同时具有（图 10-8），才是亲密、浪漫、安全统一的情感——爱情。

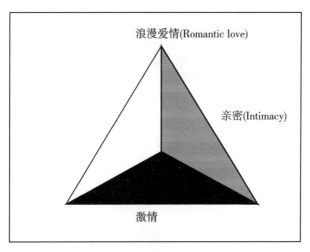

图 10-5　亲密+激情——浪漫

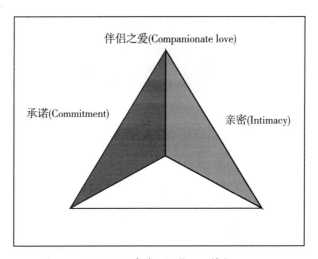

图 10-6　亲密+承诺——伴侣

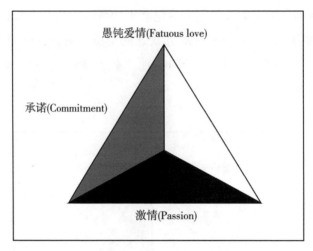

图 10-7　激情+承诺——愚钝

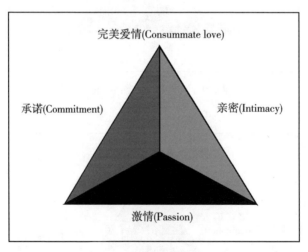

图 10-8　承诺+亲密+激情——完美

六、常见问题及对策

大学生恋爱常见问题有：喜欢不会表达；我喜欢对方，对方不喜欢我；

如何知道女生喜欢什么？如何让男生了解自己的心意？如何面对恋人另有所爱？如何面对男友的性要求？如何理解门当户对？等等。

1. 喜欢不会表达怎么办

当你通过一段时间的观察了解，确认自己的终身伴侣主要标准满足后，可用暗示、请别人转达、写信、当面明确表达等方法：

（1）暗示：可以用行动传达，如多接触、多配合、多关心、多帮助，并可用目光注视等，还可用诙谐隐含的语言，了解对方的特殊需求后，给予帮助等。

（2）请别人代为转达：请自己要好的同性同学转达，或找对方要好的同学转达等都可以。

（3）写信：需要有较好的书法，因为不但内容可以表达自己的心意，信件的书法会给对方很多你的信息。漂亮的字迹像人的脸一样，给人重要的印象，而当两人不在一起时，对方会常拿出来端详，物化的信息是增加感情分量的重要因素。

（4）当面明确表达：难度最大，容易失态，所以需要做好准备。①不要害怕失态，不会因为这一次的表现定终生；②想清自己的理由，选择表达的语言和方式；③了解对方的情况，可以有的放矢；④选择可以帮助自己放松的地方，如公园、晚自习时的校园里等，避免有熟人在场或四目相视的情景。

2. 我喜欢对方，对方不喜欢我怎么办

有责任心的男女，在为自己选择恋爱对象时是很慎重的，会按照自己的择偶标准行事。不答应对方的请求是对己对人都负责的表现，因此应该给予理解。当然，自己的愿望可以表达，是对自己和对方负责任，并给对方时间考虑，与此同时，自己可以尝试别的选择，调整自己的择偶标准。其实只要对方不同意，一定有他（她）的合理性，换位思考就容易理解了。

3. 如何知道女生喜欢什么

一些男生用在以往同性间交往的方式与女生交往，远距离的还可以，近

距离时成效就不大了。常常男生费尽心思，女生却不明其意。原因是男女的心理过程不同，思维过程、感受、目的等都有差异，因此必须了解女性群体与男性群体的差异，进而了解对方个体的特点。一般来讲，女性认识事物细致，注重全过程，包括其中的每一件小事以及一件事的方方面面；女性的情感体验细微、敏感，表达细致，感受随时，因此男性不用做轰轰烈烈的大事，只要认真的为自己喜欢的女生做好力所能及的事，即足以感动女生了。特别要注意女生的各种有意义的日子，如她自己和父母的生日、两人相约的日子等等。在女生生病、受挫的时候要及时给予关怀和陪伴。

4. 如何让男生了解自己的心意

这是个与上面相反的问题。就是女生也要了解男生的心理和行为特点。虽然男生遇到自己心仪的女生会不顾一切地表现自己，让女生了解自己，接受自己。但这不是一个男生所有时候都有的表现，也不是所有男生的特点。①男生在非常自信时才会这样尽情地展现，否则会试探、会敏感、会拘谨。此时，需要女生理解，恰当的鼓励使他建立自信，鼓起勇气，否则不易进入恋爱状态。②男生认识事务粗略过程，注重结果，因此常常女生悉心安排一个事情，男生全然没有感觉，自然没有女生需要的回报，而此时需要女生适当的提示，让他了解你的思维习惯和行为方式；男生的情感体验不如女生细致，表达也缺乏连贯性，往往女生沉浸在对方行为的寓意中，男生还不解其意，或等待自己安排的回应时，男生却一头雾水。此时，女生单纯生气是没有意义的，要设法让男生了解女生的认知和情感方式；另外男生的爆发力强，耐力却不如女生，因此，常见男生开始猛追女生，攻势强大，一段时间后未得到首肯，便垂头丧气，甚至转向他人。此时，女生可以采取适当交往，不给最终决定的做法，可以延长了解时间，便于作出正确的抉择。

5. 如何面对恋人另有所爱

恋爱的目的是婚姻，但它与婚姻的很大不同是双方还是自由的，同时，恋爱也可以近距离考察两个人长久生活在一起是否合适，因此结果是两个，结婚或分手。当其中一个人发现有更合适的人选时，可以重新选择。如此，两个人都需要有心理准备，做到感情不受伤害。同时不要做出极端的举动，因为只要双方没有结婚，比较和选择就还在继续，机会还在，退一步还可以成为朋友。

6. 如何面对男友的性要求

当男性对女性喜欢的同时，会有拥有她全部的愿望，自然会有发生性交行为的冲动。尤其在性观念比较开放地区，婚前性行为已不成为婚姻的忌讳。而女性对性行为的感受与男生不同，她们只有在对一个男生有充分的信赖、好感、感激等情形下，才会心甘情愿地发生，而且事后会增进情感；反之，如在男生的强烈要求下发生，事后女生会后悔、害怕，甚至痛恨。如此男生确实需要尊重女生，而女生要避免非意愿性交的发生。首先让男生明确自己的态度，同时可以用时间、地点、场合和内容的安排来分散男生的注意力，事到临头要坚持自己的原则。若男生生气也只是一时的，平静下来会理解你，若他因此离开你，说明他不尊重你，这在今后的婚姻生活中也是不幸福的隐患，如今分手可以避免今后的悲剧。男生也不能以女生是否答应自己的性交要求，来判定对方对自己情感的接受程度。

7. 如何理解门当户对

在择偶时，常听过来人讲，夫妻门当户对是家庭生活和谐的基础，很重要。而处于情窦初开的青少年，往往由激情产生感情，浪漫而富于冲动，难以考虑对方的出身同自己未来家庭生活的关系。加之影视作品中常常出现门第悬殊的恋人，会遭到家人的反对，其结局往往不尽如人意。似乎青年的恋情与考虑家庭双方的出身成了矛盾，这其实是对门当户对的误解。门当户对是对两个人成长背景中，分析当前表现出的待人接物、处世方式、生活的态度、价值观等的形成根源，并判断对今后乃至家庭生活的影响，以及双方的互相接受程度等。激情状态的人们，出于喜爱对方，接受度自然很高，但一种激情不会维持很久。就像人们醉酒的时候，承诺、容忍、付出等都很痛快，但酒醒时分可能全部忘却或否认。有人会说，即使不在醉酒时，两人相处时间有限，怎能保证全面了解对方，为终身的婚姻打保票。因此，有个简单省事的方法——了解一个人的成长背景。中国有句老话：三岁看大，七岁看老。人的人生观和世界观虽然在大学及毕业后才基本形成，但成长的经历却构成了人生观和价值观形成中的很多重要因素。在大学交往的同学中，会感到大家个性差异很大，能力和看问题的角度都很不同。追其原因，其中包含着很深的前期生活经历的烙印。这些在较长时间的接触和共事中会有所发现，经过磨合后有些可以继续相处，有些却可能需要保持较大距离接触。而这些生活经历的烙印，与其生长的家庭环境、受教育程度、生活的文化氛围都不无关系。这些背景相同的人之间会感到容易沟通和互相理解，大家在一起可以交流很多共同心理感受。因此文化背景的一致，由此形成的价值观、人生观和世界观一致，才是门当户对的真正意义所在。

第二节　婚　　姻

婚姻（marriage）是人类社会两性关系的一种形式，相对稳固而持久。不同的社会赋予它不同的内容，但大体包括感情、性行为、责任、义务。婚姻主要发生在一对男女之间，由此作为骨干，连接起相关的血缘人际关系，成为家庭。最基本的是繁衍后代和性欲满足，这是人类的本能。如何规范并利用这种本能，利于人类的延续和安全，是人类一直思考并改进的，因此婚姻的形式从远古社会至今，发生着从自由到约束，从禁锢到解放，从随意到科学的变化，代价是生命的脆弱和情感的伤害。因此，至今我们仍然需要认真研究和思考婚姻的本质、形式和内容，因为它关系到我们的现在和未来。

一、婚姻的本质

婚姻是人类社会两性结合的形式。它是由两个不同性别的人，以爱情为基础组成的，包含规范性行为及繁衍后代为目的的人类社会生活共同体。它是家庭的基础。

二、婚姻的意义

婚姻的内涵最基本的是规范两性性行为，进而使生殖避免性传播疾病和保障后代的健康。性欲的产生和发泄是高等动物成熟后的必然，动物界通过你死我活的拼斗，把优秀的品种遗传下来，通过自然竞争的方式，优胜劣汰，使物种得以流传。人类社会与动物界有很大的相似，但不同点在于，给予所有生命以平等的生存权利，因此不能采取动物界的纯自然选择方式，需要以平等为前提，制定一定的社会规范，形成一定的社会性道德，呈现一定的社会秩序，而婚姻就是长期选择的结果。社会由此而稳定，家庭由此存在，幼稚的生命由此而得到呵护，种族由此得到延续。

三、婚姻的历史与未来发展

远古时代的人类是没有婚姻关系的，性行为非常随意，造成人类整体寿命短，出生率低，成活率低，因而人丁不兴旺。生活的经验和求生的欲望，使人类不断改变两性关系，从杂交到分辈分交，到族外交，逐渐出现群婚制、对偶婚制、一对一婚制三种婚姻形态。

（1）群婚制是原始社会前期的婚姻家庭形式，有族内集团婚和族外集团婚两种，总之性伙伴是不固定的。

（2）对偶婚是原始社会中后期的婚姻形式，是一种或长或短期内的成对配偶情况。在这种婚姻中，主夫与主妻共同生活，但关系极不稳定，双方均可随时离开，与他人成为新的组合。

（3）一夫一妻制婚姻是封建社会开始的婚姻制度。起源自私有财产和私有制的产生。马克思曾经说过："导致一夫一妻制的动力，是财富的增加和想把财富传交给子女，即合法的继承人，由婚姻配偶而生的真正后裔。"而那时的财富产生主要是依靠体力，女性因为要生育哺育后代，用在生活必需品生产上的体力自然不及男性。男性成了剩余产品的拥有者和支配者，成了社会的统治者和婚姻的主宰者，并为此制定了制约女性服从自己的一套社会和家庭伦理道德。女性在这种婚姻制度中成了被束缚、压抑甚至被剥削的对象，而男性却可以在婚外寻找性和情感的满足，对于有权势的人，可以纳妾，皇帝更不必说了。

19世纪末20世纪初，西方人文主义理论研究的进展，人们对千年的婚姻制度提出了挑战，主要是针对女性性爱权利的被无视甚至被剥夺。在性解放的思潮中，挑战走到了性自由，对一夫一妻制婚姻形成了很大冲击，出现了同居、婚外情、频繁离异，甚至独身。使生命力最长的婚姻制度面临危机，人类的婚姻关系究竟该向什么方向发展呢？绝对的自由是重蹈历史的覆辙，危害显而易见；尊重个性，服从科学规律才是生命延续、壮大的必然。

四、婚姻各阶段的特点

人们对婚姻的期望值是白头偕老，因为在产生这种想法时，是感情最炽热、冲动最强烈的时候，相吸的力量也最强，最不愿分开的时候。但当婚姻经历了：蜜月、角色转换，哺育子女、赡养老人、空巢、衰老等阶段后，初衷还那么强烈吗？动力还那么足吗？婚姻还能继续吗？

1. 蜜月

这是两性关系进入合法化，受人尊重，被维护，无人干扰的时期，两性感情可以尽情表达、享受是这个时期的重要特点。因此蜜月常常是在无熟悉人的环境中度过的，而环境往往是令人放松、愉快、浪漫的，目的是要使两人的感情更加浓烈，成为未来生活的初始基础。当然，蜜月建筑的情感基础不能满足一生婚姻的需要，今后还需要不断地营造、积淀。蜜月是甜蜜的，终生难忘的，但也是短暂的，因为它只是婚姻的开始，生活中的婚姻还没有开始。带着蜜月的心理和行为方式进入后续婚姻，往往是不为家人接受的。

2. 角色转换

蜜月结束后，正常的婚姻生活开始了，包括工作、学习、基本生存需要的满足、与家人融合、解决遇到的问题。①两个人一起生活，没有别人参与，生活中的所有事情都要自己做，需要分工合作，需要牺牲和奉献，因此与蜜月中住宾馆、吃饭店、玩景点不同，烦琐的家务要经常自己做，要无怨无悔，这就是角色转变化的问题。此一时彼一时的充当照顾他人或享受他人照顾或相互协作。②婚姻与家庭是密切结合在一起的。家庭是与婚姻主体二人相关的两群人，因这个婚姻而联系在一起的新群体。小者包括双方的父母、兄弟姐妹，大者包括双方的亲戚。家庭生活与蜜月生活有一个明显的不同，家人对夫妻双方的要求开始进入角色，不同角色因文化习俗、伦理道德不同会有所差异，刚刚走出蜜月的人，似乎感到不适应，而家人已迫不及待。因此，新人加快角色转变和家人给予新人充分的时间与帮助，是这种过渡顺利的保障。

3. 哺育子女

当婚姻中的两个人角色转换到位，家庭生活达到新的和谐后，可以考虑生育。否则会因孩子的出现，使家庭关系复杂化，矛盾增多，家庭气氛不好会直接影响到孩子身心发育。妻子的怀孕，身体会有不适，心理会有担心，这种担心包括对孩子是否发育正常，包括对自己形体、对自己工作位置的保持，可能还会包括对夫妻性生活影响以及丈夫的性满足等。此时，丈夫需要理解妻子，帮助妻子解除心里疑惑，减轻身体反应，适当营养，尽可能保持正常工作和生活秩序等。性生活在妻子怀孕的第4~6个月可以采用性器官交合的方式，其他月份不要让妻子太兴奋、避免早期的流产和后期的早产。妻子可以用手帮助丈夫达到满足。孩子出生后，妻子在孩子生活照顾上付出会多于丈夫，丈夫在物质准备和孩子眼界开阔、体能锻炼等方面可能更具有优势。因此，分工合作更是此期婚姻生活的主要相处方式，同时对对方的辛苦表示理解和慰问是增进感情的方式。

4. 赡养老人

在婚姻中，始终有如何对待双方父母的问题。从人性善良的角度，中国人信奉的是：万事孝为先。自己的父母自己爱，对方对自己父母的态度直接影响着夫妻感情，因此自己对对方的父母也要以同样的爱心去对待，这不仅是一个人人格品质的体现，更是婚姻基础——情感酝酿的重要来源。尤其当父母遇到困难需要帮助时，从社会伦理道德讲，首先应该付出帮助的自然是子女，从夫妻情感上，当然希望是自己和自己最爱的人，从婚姻基础上讲，是增进婚姻亲和力的契机。

5. 空巢

这是婚姻中子女长大，进入社会，父母离世，重新回到两人世界的时候。经历了半生的风风雨雨、起起落落，两个人都深深知道自己和对方需要什么，以及自己和对方能给予什么，弥补缺憾，完美人生是此时婚姻的主旋律，对对方的惦念，依赖是此时的心理特征。不满、争吵依然会有，重新选择婚姻生活以对得起自己的人生也会有，似乎又回到可以选择的青年时代，但情况却复杂得多。从人性上讲，我们应该尊重他们的选择，子女永远有责任照顾好任何状态下的父母，包括在婚、离婚、再婚。

6. 衰老

有幸携手走到老年的婚姻，双方对对方的了解应该是比较透彻了，而由于双方身体的衰弱，心理会发生一些脆弱性的变化，认知、情感和意志都会退化，自我化、行为表现与成年期形成一定反差。有人说的好：人每衰老十年，心智就会从儿童向幼儿退化一年。如果说七十岁像六岁，八十岁像五岁，八十五岁像四岁，九十岁就像三岁了。但他们与儿童不同的是，不但身体脆弱得多，而心理上更脆弱，既不能像对幼儿那样教训，也不能像对成年人那样较真，是一种以尊重呵护为先的细心有耐心的交流、照顾。婚姻双方都要这样对待对方，子女更是这样。

获得一生婚姻的幸福是每个人的心意，操作起来有一定难度，就像有调查发现的：中国婚姻当事双方真正感到幸福的不足10%。初衷、尝试、努力都做了，为什么难以得到期望的幸福呢？婚姻幸福的关键在哪里？

五、婚姻幸福的关键

幸福婚姻需要平时的用心维护。关键几步包括：找对人，乐于付出，机智调试, 耐心等待等。

1. 找对人

以往的社会, 婚姻的长久维持除内在因素外, 外在的社会伦理、习俗、舆论也起了很大作用。人们以婚姻不和睦为羞, 以离婚为耻, 甚至剥夺女性的经济权利, 使其离开初始的婚姻无法生活, 强迫女性忍受各种状态的婚姻, 维护社会表面的稳定。而现在女性经济独立了, 社会舆论变得自由了, 因此, 婚姻的稳定因素主要来自它的内部。那么作为婚姻主体的两个人是否合适自然是稳定因素的第一个来源。前面我们用了很多篇幅谈择偶, 就是要在这第一来源上做好文章, 避免后来的不幸, 其中很关键的是: 当我们自己成熟到知道自己需要什么样的婚姻家庭时, 再作出决定。

2. 乐于付出

一旦进入婚姻, 就是两个人如何相处的问题。婚姻中的两个人不是平行运动的两个个体, 是共同运行的一个整体。快乐、稳定、牢固地结合方式, 一定要镶嵌, 即各有所长和所短, 而长短镶嵌, 会牢不可破。这里的长和短, 未必真的是夫妻双方的人格强弱, 而是因社会、婚姻、家庭需要作出的心甘情愿的选择, 这就意味着获得与失去、成功与失落。对于一个婚姻和家庭来讲, 这就是牺牲, 这就是奉献, 这就是婚姻中的幸福与快乐。这种品质对婚姻来讲是至关重要的。

3. 机智调试

心甘情愿的付出也总有失落, 精心呵护也会有疏漏, 为家庭改善尽力工作还会有对家庭的忽略。总之, 离开蜜月生活后, 两人的关注点从对方身上逐渐转移到工作、事业、友情、家人等多方面, 对上述的不满足, 一方会有忍耐、压抑、爆发的情绪过程, 此时如何调整, 理顺相关的家庭人际关系和解决好遇到的冲突, 是婚姻生活中非常重要的能力——婚姻智慧。它包括: 个人魅力的不断增长, 使对方感到自己的付出值得; 体察对方的合理需求, 恰当的给予关爱和满足; 冲突时自己冷静倾听, 避免正面冲突伤害感情; 发挥性别魅力，以柔克刚、以刚护柔来化解尖锐矛盾；保持各自的心理和行为空间，感受对方的充分信任等。这种婚姻智慧像杠杆的支点，可以使夫妻用最小的力量，达到最佳效果。方法可以向婚姻经营成功的夫妻学习，可以自己总结，可以夫妻交流，可以向专家请教，可以看有关的书籍。

4. 耐心等待

两个成年人，因为吸引、感情而希望不分开，因为对未来生活主要想法的一致走到了一起。但两个人不可能时时处处相同，也不可能永远心甘情愿地服从，现代社会提倡个性张扬，使得再相爱的夫妻也会有坚持自己意愿的时候，也会有口服心不服的情绪。大家有不同的成长经历，形成不同的看问题角度，爱情可以使人在非原则问题上包容，但其认为原则性的问题是不会让步的。例如，很多男人认为家务事就是妻子的事，家里没有收拾好就责怪妻子，对此，妻子都很反感，结果往往是生闷气，最多与丈夫理论理论，说家务事是两人共同的事情，一般不会生出太大冲突。但当丈夫经济开支过大，尤其是用在妻子认为没有必要的交友或双方大家庭支助方面而影响小家庭生活时，她会很生气，甚至会升级为高级别的冲突。此时争执的夫妻，都需要耐心地考虑对方的初衷，耐心的体验对方理由带来的结果，最终明白对方的心意，自然会改变态度，双方又会达到一致。很多时候，因两个人生活经历的不同，对问题看法、对事情结果的期望、对方式效果的预计都会有差异，当对方不能接受自己意见时，耐心等待不失为一种方法。

六、常见问题及对策

虽然目前教育部允许在校符合婚姻法规定年龄的大学生结婚，但真正走入婚姻的很少，而走入婚姻很快离异的倒很常见。这其中最常遇到的问题有：大学生在校生结婚的利弊；女性的最佳结婚年龄；试婚的利弊。

1. 在校大学生结婚的利弊

从前面的讨论中不难看出，婚姻的目的是使两个能够稳定地生活在一起的人，发展为利于几个层面人生的家庭。因此，这两个人要有能力形成一个稳固的核心，至少对年幼的孩子和失去生活能力的父母具有保障能力。而这个稳固的核心，需要心理能力、社会生存能力、获得需要你供养人必要物品的能力，在你的监护人需要你帮助时能给予心理慰藉的能力，等等。显然，绝大多数大学生还处在需要父母保护、供养的状态，上述责任难以尽到，有人会说：我们不生孩子，父母还年轻，不用我们管，我们只管好自己就行了，上述弊端都会避免了。当然有这种情况，两个弊端都被排除了。那么我们来看看大学生婚姻的利，两个性生理成熟的异性，可以随时解决性冲动问题，解除了性压抑；理性的性行为也可以避免意外妊娠；爱情的力量可以督促对方不断进取，互相帮助高质量地完成大学学业，建筑社会生活的良好起点；对于性别魅力高的人，及早名花有主，省去了因众多追求者带来的烦扰，可以专心于未来更有益的事情。再看看还有什么弊端，两个人长时间的亲密接触，会让其他善意同学远离，进而婚姻中的两个人会失去与周围随时交流、开阔眼界的机会。大学阶段对于不少人都是第一次离开家，接触到复杂的世界，随着在校时间的延长，其思维、观念、态度也不断发生改变，回过头来看自己的婚姻选择会有肯定和否定。大学的婚姻简单，没有烦琐的家务劳动，复杂的亲属关系，缺少角色转变和解决婚姻难题的锻炼。更重要的是，大学阶段很多人的人生观和价值观没有固定形成，没有经历社会生活的历练，一旦离开学校的环境能经得起风雨吗？有人又会说：到时不行就离婚吧，人可以在离婚中成熟，学会建立幸福婚姻。这话说得容易，代价高啊！

2. 女性的最佳结婚年龄

从生育年龄上讲，24~28岁是最佳年龄，35岁以上是高危孕龄。因此，从生育角度考虑婚姻，一定要在35岁以前，为怀孕留有余地，最好不要晚于32岁。如果决定不生育，当然可以随意。

3. 试婚的利弊

试婚和同居是不同的概念，它们有不同的出发点和目标。试婚是以婚姻为目的，进入比热恋更细腻的家庭生活尝试、磨合，包括生活习惯和心理接受度的体验。试婚过程中如果确有生理或心理的不可接受性，也可婚姻不成做朋友，而多数是顺利走进了婚姻。同居却不同，很多人是为回避婚姻的责任，而选择可进可退的生活模式。目前很多人认为，婚前有一段试婚是对今后婚姻稳定幸福的保证。以往之所以没有试婚，是人们把初次性交看得很重，女性把它看成全身心奉献给自己心爱而可以托付终身的男人的表现，因此要在郑重的仪式后完成；男性也把它看成全身心接受自己心爱女人的开始。从此，一日夫妻百日恩，相互负有爱护、帮助的责任。当然这里也有男权社会，对女性贞洁特别重视和需要检验的不平等思想。抱有这样观点的人认为，相恋男女，不办理结婚法律手续，不能生活在一起，避免冲动造成"一失足成千古恨"，也有失婚姻的庄严和理性。现实生活中，有些婚后生活中确实出现了难以解决的生理问题，造成了继续婚姻是两个人甚至两个家族的不幸，分离开又造成很多现实问题的两难局面。因此，以往的离婚案例中，人们往往以感情不和为由，实际是遇到婚前无法发现、婚后无法解决的问题。正是针对此类问题，有人提出：婚前试婚可以解决这个问题。很多土著民族，也在婚前让青少年男女进行性交训练，据说，提高了婚后夫妻生活质量和生育保证。那么，在文明的人类生活社会，试婚除解决了上述问题外，又会带来什么弊端，①试婚目的不纯者，会造成人们对试婚的误解和担心；②未来是不可预知的，试婚能否达到男女双方的预想，同时，感情极深，愿意终生相守的男女，是准备共同一起克服困难的，包括面对死亡。他们会在乎婚后遇到的曾经意想不到的困难吗？那么爱情誓言中的生死不离不弃，还有什么意义？

　　总之，在婚姻观念多元化、强调个性的今天，可以说婚姻是两性关系中最重要的一种，尽管不少人婚后发现很多问题，应该说，只要选择是成熟的、理性的，恋爱是慎重而务实的，用耐心和智慧去面对，会掌握幸福婚姻的经营秘诀，并成为年轻人走向成功婚姻的"定心丸"，融入社会幸福婚姻的主流！

第十一章　生殖、避孕与优生

第一节　受孕、妊娠与分娩

生殖（reproduction）是生物界普遍存在的一种生理现象，是生命得以延续并完成进化过程的根本保证，也是种族得以繁衍的基本途径，生命的初始是卵子与精子的结合，结合后的受精卵就由母亲子宫的孕育发育成新的个体，人类生殖的全过程包括受孕、妊娠和分娩 3 个阶段。

一、受孕

（一）受精过程

卵子从卵巢排出后，会在输卵管壶腹部停留 2~3 d，精子进入阴道后，离开精液经宫颈管及宫腔，最后到达输卵管壶腹部与卵子相遇。首先进入输卵管的精子，同管道中的各种酶发生化学反应，使其表面的特异性蛋白——抗菌素显露出来，这个过程称为精子的获能。获能后的精子，顶体脱落（即顶体反应），释放各种酸性水解酶，用以分解包围卵细胞的透明带及放射冠，促使精卵膜接触，一旦透明带被溶解，精子便进入卵子。然后吸收卵细胞质，体积增大，变为球形，恢复正常细胞核的形状。卵原核与精原核相互接近，最后融为一体，形成一个受精卵。当第一个精子进入卵子之后，卵子便分泌一种化学物质，覆盖在卵膜的表面，并立即发生透明带反应，形成一层坚硬的保护膜，致使其他精子无法穿越，避免了双精受精。只有一个精子进入卵子内而形成受精卵，这就是受精（fertilization）。它是两性生殖细胞相互融合，相互激活的过程，是生命的起点。

（二）胚泡形成

受精卵形成后在向子宫运行的同时即开始进行有丝分裂，称为卵裂。受精 12~36 h 为双细胞阶段，以后平均每 12 h 分裂一次，在 72 h 后发育成 12~16 个细胞组成的实心球体，称为桑葚胚。受精后 3~4 d，桑葚胚到达子宫腔，宫腔中分泌液渗入桑葚胚，形成一些小的腔隙，随后合并成一个大腔。整个幼胚为囊状，称为胚泡（blastocyst）。在胚泡腔的一端，有一团大而形状不规则的内细胞群，内细胞群周围是滋养层，以后将发育为胚胎和部分胎膜。

二、妊娠

（一）胚泡的着床

胚泡埋入子宫的过程称为植入，又称着床（nidation）。胚泡着床是极为复杂的生理过程，涉及胚胎及母体间的相适应性变化。胚泡的发育应与子宫内膜发育同步，胚泡过早或过晚到达子宫腔，都会影响着床。子宫腔正常的内环境也是正常着床所必需的条件。大多数的着床部位是在子宫的前壁或后壁的中上部，偶尔在子宫腔的侧方。如果在子宫颈的附近着床则很可能形成前置胎盘，着床是胚泡和子宫内膜相互识别、相互黏附和相互容纳的过程，受多种因素的调控和影响，主要受雌激素和孕激素的精细调节。如果这两种激素调节紊乱着床就不能完成。

(二) 怀孕的征象

1. 月经过期

生育年龄的女性，平素月经规律，有正常性生活，一旦月经过期 10d 以上首先应想到可能怀孕了，此时要追忆最后一次月经的第一天的日期，以此作为妊娠时间的开始。

2. 早孕反应

约半数女性在停经 6 周左右有头晕、乏力、畏寒、嗜睡、食欲不振、不同程度的恶心和偏食发生。例如，喜酸物和厌油腻等特殊气味；重者可出现呕吐，一般多发生在清晨，上述这些现象，称之为早孕反应。一般在妊娠 12 周以后自行消失。

3. 乳房变化

怀孕 6~7 周以后，孕妇常感到乳房有轻微的胀痛，并逐渐增大，乳房表面可见明显的血管，乳头也变大且十分敏感，乳头和乳头周围的皮肤常变为深褐色。

4. 小腹发胀

在怀孕最初的一二个月里，由于子宫的增大，孕妇常会有小腹发胀的感觉。

5. 尿频

孕早期，增大的前位子宫在盆腔内压迫膀胱，可引起排尿次数增多，孕 12 周后，子宫体进入腹腔不再压迫膀胱时，症状自然消失。

6. 皮肤色素沉着

除乳头和乳晕颜色较深之外，如果在面颊上出现对称的棕色斑纹，在脐下腹部显现一条条纵行的色素沉着线，那无疑是妊娠的现象，前者称为妊娠斑，后者称为妊娠线。

（三）早孕的确定

1. 妇科检查

怀孕 6 周后进行阴道窥镜检查时，如果发现阴道壁和子宫颈充血、变软、呈紫蓝色；子宫颈和子宫体交界处软化厉害，子宫变软、增大、前后径增宽而变为球形，并且触摸子宫可引起收缩，则早孕诊断可以确立。

2. 基础体温的测定

每天早晨醒后卧床测量体温，这时测得的体温称为基础体温。一般排卵前体温在 36.5℃ 以下，排卵后孕激素升高并作用于体温中枢，使体温上升 0.3~0.5℃。若卵子未能受精，孕激素约一周后下降，体温恢复正常；若已妊娠，则孕激素保持高水平不变，使体温亦保持高水平。基础体温中的高温曲线现象持续 18 d 以上，一般可以肯定早期妊娠。

3. 妊娠试验

早期妊娠有一种绒毛膜促性腺激素，它是由胚胎的绒毛细胞产生的一种内分泌素，能够进入孕妇的血液中去，并随尿液排出，所以通过对尿液中有无绒毛膜促性腺激素的测定，可以基本确定是否妊娠。

4. B 型超声检查

最早在妊娠第 5 周，及月经过期一周，在 B 型超声波屏上就可显示出子宫内有圆形的光环，环内的暗区为羊水，其中可见有节律的胎心搏动。

三、分娩

（一）预产期的测算

预产期（calculated date of confinement，CDC）就是预测的分娩日期。预产期的简单计算方法是：从末次月经的第一天算起，平均孕期为 280 d，若以 28 d 为一个妊娠月，那么孕期一般为 10 个妊娠月，即通常所说的"十月怀胎"。从末次月经第一天算起，月份+9（如月份为 5、6、7 月等，亦可月份减 3），日子数加 7（农历加 15）即为预产期。

例如，一女子末次月经第一天是 5 月 12 日，则预产期是：

（5−3）月（12+7）日=第 2 年 2 月 19 日

需要指明，预产期只是对分娩日期的粗测，它只能作为一个参考，具体的分娩日期还受其他因素的影响，如个体经期长短、营养状况等。

（二）分娩初期的表现

1. 假临产

一般在分娩前 2~3 周，子宫即会有不规律的收缩，收缩强度不增加，常在夜间出现而清晨消失，宫缩只引起孕妇轻微胀痛且局限于下腹部。这种宫缩可以持续 3~4 天，虽然不能使宫颈口扩张，但可使宫颈软化，逐渐成熟，为扩张做准备。

2. 胎儿下降感

初产孕妇在分娩前二周左右，由于胎先露下降进入骨盆入口处，子宫底部下降，产妇会有腹部轻松感。产妇常感觉上腹部比以前舒适，呼吸轻快，食量增加。但是由于胎先露进入骨盆入口压迫了膀胱，常伴有尿频症状。

3. 见红

分娩开始前 24~48 h，由于子宫不规律的收缩，子宫下段和子宫颈发生改变，致使宫颈口附近的胎膜与子宫壁分离，毛细血管破裂出血，并与子宫颈管的黏液混合经阴道排出，称见红。血量一般很少，如出血量较多，超出月经量，则应考虑为病理现象，如前置胎盘。

（三）正常分娩的过程

从临产开始至胎儿、胎盘完全娩出为止的全部时间，称为总产程。总产程包括以下 3 个阶段。

1. 第一产程（宫颈扩张期）

第一产程从规律性子宫收缩开始到子宫颈口开全为止。初产妇子宫颈较紧，需要 12~16 h；经产妇子宫颈极容易扩张，需 6~8 h。这一时期最主要的变化是在子宫收缩的作用下，宫颈口因被拉起而逐渐张开，最后充分打开，达到直径 10 cm 左右，以保证胎头通过。当宫颈口扩大到最大限度时，第一产程宣告结束。此时由于子宫口附近的胎膜和子宫壁分离，常有血液流出，胎膜也往往破裂，流出约 50 mL 温暖而清亮的液体，称为"破水"。

2. 第二产程（胎儿娩出期）

第二产程指宫口开全到胎儿娩出，这一阶段比第一产程短得多，初产妇约 12h，经产妇约一小时或仅几分钟。宫缩比第一产程更强更频，当宫缩时子宫坚硬。

3. 第三产程（胎盘娩出期）

从胎儿娩出后到胎盘排出为止，一般需 5~15 min，不应超过 30 min。在胎儿娩出后，子宫又一次收缩，使胎盘从子宫壁上剥落下来，随之排出体外。

第二节　避孕与不孕不育

一、避孕与节育

所谓避孕（contraception），就是用科学的方法来阻止和破坏正常受孕过程中的某些环节，以避免怀孕，防止生育。

（一）避孕的原理

正常的受孕条件包括：有成熟健康的卵子和足够数量健康的精子；生殖道通畅；需在女性的排卵期；受精后有适合受精卵生长发育的子宫内膜环境等。因此，用科学的方法来阻止和破坏正常受孕过程中的某些环节，就可以达到避免怀孕，防止生育的目的。

1. 抑制卵巢排卵

卵细胞的发育和成熟受下丘脑和脑垂体的影响，通过应用性激素可以抑制下丘脑和脑垂体的功能，继而阻止卵细胞发育，从而达到避孕目的。目前广泛应用的有各种短效、长效避孕药，避孕针以及皮下埋植避孕剂等，另外女性在哺乳期也能抑制卵巢排卵，所以哺乳期也能避孕，但有一定风险。

2. 抑制精子的正常发育

目前国内常用的药物棉酚，主要是直接作用于睾丸的生精上皮，从而抑制精子的生成。另外，某些物理方法如微波、超声、温热等可干扰阴囊的温度调节，使之温度升高，而不利于精子的生成。但这些方法都有明显的缺陷，故尚未广泛推广使用。精子在睾丸内生成，在附睾内成熟，某些药物可干扰精子在附睾内成熟，故也可达到抗生精的作用。

3. 阻止精子和卵子结合

这类避孕方法较多，通过阻止精子和卵子相遇，使精子和卵子失去结合的机会，以达到避孕的目的，如安全套、阴道隔膜、外用避孕药、男女绝育手术、体外排精和会阴部尿道压迫避孕法等。

4. 阻止受精卵着床

子宫是孕育胎儿的地方，如果设法干扰子宫的内部环境，就会不利于受精卵的生长发育，如在子宫内放置宫内节育器，可使子宫内膜发生变化，阻止受精卵着床和发育。着床的关键在于胚泡的发育和子宫内膜的同步性变化，干扰或破坏其同步变化的进程，即可达到抗着床的目的。受精卵进入宫腔要靠输卵管的蠕动运送，某些避孕药如探亲避孕药能改变受精卵在输卵管内正常运行速度，使受精卵提前到达宫腔，而此时子宫内膜尚未具备着床能力，即干扰了受精卵和子宫内膜的同步变化，从而干扰受精卵着床。

5. 错开排卵期避孕

就是在安全期避孕，即利用月经周期推算法、基础体温量法及宫颈黏液观察法等，掌握女性的排卵规律，避开排卵期性交，使精子和卵子错过相逢的机会。

6. 抗早孕

如果以上各种方法使用不及时或不恰当，使受精卵已经在子宫内着床和发育，那么最后的补救方法就是通过人工的方法把胚泡或胚胎从子宫强力清除，即所谓的人工流产。

(二) 常用避孕方法

目前所采用的避孕方法很多，各种方法都有各自的优缺点和适用对象，应根据不同避孕原理及环节，因人及其不同需要而选择最佳的避孕措施，必要时还可合并或交替应用不同的避孕方法，以达到最佳的避孕效果，并避免其不良反应。

1. 工具避孕法

（1）安全套（condom）：又称阴茎套，是目前应用最为普遍的一种男用避孕工具，是一种用优质天然乳胶制成的圆筒状薄膜套，长度为 19 cm，前端有一个 3 cm 长的小囊称为储精囊，是性交时储存精液的地方；近端开口部（套口）有一个略有松紧的橡皮圈，将其套在阴茎上具有紧束阴茎的作用，规格按开口部直径大小可分为大、中、小和特小等 4 种型号，直径分别为 35 mm、33 mm、31 mm 和 29 mm。

安全套是阻隔式避孕工具，男子将其套在阴茎上进行性交，精液只能排在安全套内而不能进入女子的阴道内，这样就阻断了精子和卵子相遇的机会，使卵子不能受精，从而达到避孕目的。

安全套的正确使用方法是：①选择型号合适的安全套，避免过大或过小，然后用吹气法检查安全套有破损，如发现漏气就不能用，安全套检查以后仍按原来那样卷好；②戴安全套之前要将前端的小囊捏扁，把囊里的空气挤掉，然后把它放在已经勃起的阴茎头上，将安全套的转折部分向阴茎根部边推边套，一直推到阴茎根部为止；③在阴茎头部及安全套外面涂一些避孕药膏，可以提高避孕效果，还可以润滑阴道减少不适感，但在阴茎头部不要涂得太多，否则容易使安全套脱落；④射精后不要将阴茎长时间留在阴道内，应在阴茎未软缩之前，用手按住套口，使阴茎连同安全套一起从阴道内抽出，以防阴茎软缩后安全套脱落在阴道内或精液从安全套口溢入阴道，致使避孕失败；⑤性交结束后，还需检查安全套有无破裂，如有破裂应及时采取补救措施。

安全套是一种简便有效的避孕工具，只要正确地使用安全套，其避孕效果可达到97%，但如果使用不当则容易造成避孕失败。

（2）女用安全套（female condom）：女用安全套由聚氨酯制成，放在阴道内壁，在性交时收集男性精液，阻止精液流入子宫内，来达到避孕效果。女用安全套的末端有一个内环用来放入人体内，而外环在性爱过程中一直置于阴道进口处的外阴部。

假如首次使用女用安全套，最好先练习一下怎样把它放进体内。首先选择一种你认为舒适的姿势，沿包装袋的切口撕开，取出护套，用拇指、食指和中指挤着内环的下半部，以另一只手将阴道口分开，将挤压着的内环尽量推进阴道内，然后把手指伸进护套内，直至触摸到内环位置，再继续把内环推进阴道内。当内环刚好越过耻骨，护套便安放妥当了。这时外环和护套的少部分还会露于阴道外，这是正常现象，无须担心。若每次性交前都正确使用女用安全套，其避孕效果可达88%~97%。

（3）阴道避孕海绵（vaginal contraceptive sponge）：阴道避孕海绵呈圆形，其直径约为5.5 cm，厚度约为2.5 cm，一面凹陷可以盖住宫颈口，一面有环状带子可在房事后拉出海绵。避孕海绵内浸满杀精子剂，在性交前将避孕海绵放入阴道，海绵可释放杀精剂杀死精子或影响精子的活动，同时海绵的屏障作用可阻止精子进入宫腔，从而达到避孕的目的。一般避孕海绵作用持续的时间在 24 h 内，性交后 6 h 可将海绵拿出。平均避孕成功率为 85%。

2. 宫内节育器（intrauterine device IUD）

宫内节育器是一种放置于子宫腔内的器具，自 20 世纪 60 年代起在我国被广泛推广使用，但是直到目前为止，其作用机制尚未完全阐明。宫内节育器的种类很多，国内常用的有金属单环、麻花环、混合环、节育环、T 型环等，但以金属单环为最多，医生可根据每个人子宫的情况选择适当的子宫环。不带药的节育器称惰性宫内节育器；如宫内节育器加上孕激素或铜，可提高避孕效果，称之为带药或活性宫内节育器，是目前推崇的节育器械种类。宫内节育器的优点是长效安全，一经放入可连续使用 5 年以上。可逆性强，取出节育器后又能立即恢复生育功能。对性生活无影响，不影响哺乳，避孕效果好，避孕率可达 95%~98%。价格低廉，经济实惠，但其也有不足之处，如需有医务工作者在无菌条件下放置和取出，可能会发生脱落，导致避孕失败或带器妊娠。国外有资料报道，宫内节育器携带者有 5%~20% 出现脱落现象。

3. 药物避孕法

凡能起到避孕作用的药物都称为避孕药。到目前为止，避孕药的种类已非常多，可分女用和男用两大类，但常用的几乎全部为女用避孕药，其中的原理主要是抑制排卵、阻碍受精，抗受精卵着床及影响子宫和胎盘的功能。

（1）口服避孕药：目前广泛应用的女性口服避孕药是人工合成的甾体内类激素，主要是雌激素和孕激素。激素是通过抑制排卵，改变宫颈黏液的稠度，阻止精子穿过，使子宫内膜出现非典型分泌相，不利于孕卵着床，从而达到避孕目的。雌激素和孕激素常合并使用是一种比较安全、效果可靠、受欢迎的避孕方法。按规定服用，避孕率高达 99% 以上。口服避孕药有三大类：①睾酮类衍生物，如炔诺酮，炔诺孕酮；②黄体酮类衍生物，如甲地孕酮；③雌激素类衍生物，如炔雌醇。我国目前女性口服的避孕药以雌激素孕激素复合避孕药为主，这些药物比较安全，不良反应少，效果可靠。

（2）避孕针：是以孕激素为主，配少量雌激素的长效避孕针剂。它可制成脂溶性或水混悬液，肌肉注射后药物贮存于局部，然后慢慢释放，以发挥长效避孕的作用。其避孕原理为抑制排卵或改变子宫内膜及宫颈黏液，使其不利于受精卵着床而达到避孕的目的。

（3）外用避孕药：是放入阴道内，以杀死精子来达到避孕目的的药物，常用的外用避孕药有外用避孕药膜、外用避孕药片、避孕栓和避孕膏等4种。它的优点是使用方便，不影响内分泌和月经，如使用正确，效果也很好。它的缺点是避孕效果维持的时间短，一般是一到数个小时，另外要求在性交前将药物放入阴道的深处，待三五分钟后药物溶化后才能性交，如果掌握不当会影响避孕效果。

（4）皮下埋植剂：这是一种新型的避孕方法，目前已在全世界推广使用。这种避孕方法是将一定剂量的孕激素放在硅胶囊管中，然后将此管埋藏于皮下，使其缓慢地释放少量的孕激素，从而起到避孕作用。此法具有下列优点：①避孕效果好，避孕有效率达99%以上；②避孕时间长，一次埋植可避孕5年；③药物反应小；④具有可复性，将硅胶囊管取出后，可以很快恢复生育能力。缺点主要为约有20%的妇女在使用初期，出现经期不准、经期延长和经血量增多等月经失调现象，个别妇女还有闭经。上述这些现象多数在半年后可逐渐好转。

4. 永久避孕法

绝育是永久性的避孕方法，因而效果较其他避孕方法都可靠，包括男性绝育手术和女性绝育手术两种措施。

（1）女性输卵管绝育术：女性绝育术是通过手术把输卵管切断，结扎以后，使精子和卵子不能相遇，达到永久避孕的目的。这种手术简单，刀口只有1~2 cm长，整个手术过程只需要15~20 min，手术过程没有什么痛苦。复通手术的成功率高，要求复孕妇女行输卵管吻合术的成功率达80%以上，出血、感染，脏器损伤及麻醉意外等并发症发生率极低。即便如此，男性绝育的输精管结扎术更为简便、安全。

（2）男性输精管绝育术：这是一种男性的永久性节育措施，通过输精管切断结扎或采用电凝、栓堵及化学药物等闭塞输精管，从而阻断了精子的输出而达到避孕的目的。输精管位置表浅，手术不需开腹，操作简单安全，是一种可在门诊施行的小手术。手术仅是闭塞输精管，对生精或身体健康均无影响。输精管结扎的失败率很低，目前仅为1%左右。此法堪称是节育效果最佳的方法之一。全球大部分地区以女性绝育手术应用较多，这与人们存在的很多不正确的想法有关。如一些人认为，输精管结扎后可能会影响男性的性征、性欲和性生活，其实这些想法都是缺乏依据的，输精管结扎对身体没有任何伤害。

5. 自然避孕法

（1）安全期避孕法：正常生理期的女性每月排卵一次，排卵日大多在下次月经前14 d左右，卵子自卵巢排出后，在输卵管内能生存1~2 d，以等待受精。男子的精子在女子的生殖道内可维持2~3 d受精能力，故在卵子排出的前后几天里，性交容易受孕。为了保险起见，我们将排卵日的前5 d和后4 d连同排卵日在内共10 d，称为排卵期，又称为易受孕期或危险期。除此之外，即为安全期。安全期避孕法的关键是精确预测出排卵的日期，测定排卵日期的方法很多，而女性能够自己掌握的方法有：根据月经周期推算、测量基础体温以及观测宫颈黏液分泌等。但是，由于精子能在宫颈内存活一定时间，加之性交又有诱发排卵的可能性，以及月经周期长短不等的影响，安全期避孕法失败率达20%，因而一般不提倡使用。

（2）体外排精避孕法：体外排精法又称性交中断避孕法，即性交过程中，在即将射精时将阴茎从阴道中抽出，将精液射在体外。此法常常需要夫妻双方配合，特别是男方的严格自控。排精法方便、简易，如果运用正确可以起到避孕作用，但有些男子在正式射精前分泌的液体中，有少量精子排出。精子随射精前少量精液进入阴道，这有可能造成避孕失败，避孕效果不可靠。另外这种避孕方法引起双方精神紧张影响快感，因此不宜长期使用。

（3）会阴尿道压迫避孕法：压迫尿道避孕法就是在性交过程中，男方将要射精时，用食指和中指向耻骨联合方向紧紧压迫会阴部，使尿道暂时关闭，从而迫使射出的精液流入膀胱而达到避孕的目的。该法应做到压迫要完全，部位要准确,使精液不能流入阴道,否则就会导致避孕失败。压迫尿道避孕法操作简便,但要求较多,多数人难以掌握,并且在使用时,双方处于紧张状态,可能影响满足感。另外流入膀胱的精液对后尿道和膀胱颈有刺激作用,如反复应用可造成局部充血,并在性生活后出现尿频、尿痛及尿道内灼烧感,甚至会发生炎症,故不提倡使用。

(4)哺乳避孕法:孕妇分娩后,脑垂体分泌大量的催乳素,促进乳房分泌乳汁,由于体内催乳素增高,卵巢对促性腺激素反应较差,卵泡停止发育因而不排卵也没有月经。另外,产后婴儿经常吮吸乳头也能刺激脑垂体分泌催乳素,从而抑制卵巢排卵,并持续数月之久。有些可长达一年或一年以上。所以,哺乳具有避孕作用。国外一项研究资料表明,在产后 6 个月内,母亲完全或接近完全哺乳(指偶尔给婴儿补充食物)和月经尚未恢复的妇女,避孕率高于 98%,产后满 6 个月后,由于婴儿逐渐添加辅食,哺乳减少,催乳素的分泌也减少,有些妇女卵泡就开始发育,这时虽然还在哺乳期,但是如不采用避孕措施很容易怀孕。目前就我国广大哺乳期妇女来说,一般难于做到哺乳避孕的各项要求,所以,不宜采用哺乳避孕。

6. 紧急避孕法

系指无保护性交后,女性用以预防妊娠的方法,是一种补救方法。非意愿妊娠对女性是一种威胁,常见非意愿妊娠的主要原因是没有采取避孕措施或者方法不当而造成避孕失败,如安全套破损或滑脱,避孕药漏服等。紧急避孕应在性交后短期内(最好在 72h 内)实施,最常用方法为口服米非司酮 25 mg,对预防意外妊娠效果很好。其作用机制是米非司酮通过阻断孕酮受体,干扰妊娠发生、发展的几个阶段,从而产生紧急避孕效果。但这种方法只能在紧急情况下使用,不宜作为常规避孕方法。

7. 人工流产(artificial abortion)

在妊娠 28 周以前,采用人工方法,把已经发育的还没有成熟的胚胎和胎盘从子宫里取出来,以达到结束妊娠的目的,称为人工流产。人工流产适用于因母体患有某些严重疾病或妊娠并发症,不适宜继续妊娠者以及避孕失败者，人工流产按妊娠月份大小可分为早期人工流产和中期引产。妊娠 14 周前做人工流产称为早期人工流产，妊娠 14~28 周做人工流产称为中期引产。

（1）早期人工流产：根据技术方法的差别，早期人工流产可分为药物流产和手术流产。手术流产主要有吸宫术和钳刮术两种。

①药物流产法：应用药物使妊娠终止，是近 20 年来的最新发展。目前常用的药物是米非司酮和前列腺素联合应用，前者使子宫膜变性坏死、宫颈软化，后者使子宫收缩，促使胚胎排出。药物流产简便、有效、无创伤，避免了手术流产可能造成的并发症。目前用于终止 49~56 d 以内的妊娠，完全流产率达到 90%~95%。

②吸宫术：又称负压吸引术，适用于妊娠十周以内者，是用吸管伸入宫腔，以负压将胚胎组织吸出而终止妊娠。由于妊娠十周以内子宫不太大，胎儿和胎盘尚未形成，一般不需要扩张子宫颈即可很容易将胎块组织吸出，手术反应轻，出血少，手术时间短，术后休息 1~2 h 就可以回家，恢复也很快，对身体影响小。

③钳刮术：妊娠 10~14 周时，胎儿较大，骨骼较硬，此时胎儿不易通过负压吸引管吸出，需辅以钳刮术来终止妊娠。为保证手术顺利进行，应先做扩张宫颈准备，该手术难度大，出血多，恢复也比较慢，对身体有一定影响。

（2）中期引产：是在妊娠 14~28 周才使用的人工流产办法，将胎儿及其附属物排出体外，使妊娠终止的一种方法。这一时期的特点是胎盘已经形成，胎儿较大，骨骼变硬，娩出时需要充分扩张子宫颈，另外由于子宫增大，子宫壁充血变软，手术时容易损伤子宫壁，因此比钳刮术的操作更为复杂，危险性更大。常用的引产手术有水囊引产和药物引产。使用药物以依沙丫啶为主，其他有天花粉、前列腺素、高渗盐水等。用药后一段时间，可引起子宫阵缩而迫使宫颈扩张，排出胎儿及胎盘。

二、不孕不育

（一）不孕与不育的概念

人们常常将"不孕症"和"不育症"混为一谈，其实两者在医学上的定义是有区别的。育龄夫妇同居 2 年（美国妇产科教材和不孕学会把时间定为 1 年），有正常性生活从未采取任何避孕措施而未能受孕的称为不孕症。虽可受孕，但因种种原因导致流产，不能获得存活婴儿的称为不育症。

受精、怀孕是夫妇双方的事，不孕不育的原因可能是女方的问题，也可能是男方的问题，有的也可能是男女双方均有问题。在不孕不育症中，女性正常男性不正常的占 30%~40%，男性正常女性不正常的占 35%~45%，男女双方均不正常的占 10%~15%，原因不明的占 10%，当然，随着医学的进步，原因不明者的比例会越来越小。

（二）女性不孕不育

引起女性不孕不育的原因主要有以下几个方面：

1. 外阴、阴道因素

无孔处女膜、阴道横隔、先天性无阴道等畸形可妨碍性生活；或是患有严重的阴道炎，大量的病原微生物以及白细胞吞噬精子可导致不孕。

2. 子宫颈因素

排卵期的子宫颈口由月经之后的 1 mm 直径开大开至 3 mm，宫颈黏液清亮透明，pH 为 7.0~8.2，中和了阴道的酸性，有利于精子通过。若患有慢性子宫颈炎或雌激素水平低落，可以使宫颈黏液含有大量的白细胞或是质地黏稠而影响受孕。患子宫颈息肉时因息肉阻挡精子通过也可引起不孕。

3. 子宫因素

正常的子宫呈前倾前屈位，子宫颈口向后，性交射精以后，子宫颈口浸泡在精液池中而有利于受孕。若子宫呈后倾后屈位，使得子宫颈口向前向上，能够影响精子进入子宫腔而导致不孕。患子宫内膜炎时有碍孕卵着床也可导致不孕。

4. 输卵管因素

输卵管阻塞一向是女性不孕的主要原因。输卵管发炎时，黏液分泌减少，管腔粘连，整个输卵管蠕动减弱，不仅能够导致不孕，而且还可以诱发异位妊娠。患盆腔子宫内膜异位症时，也可以使输卵管粘连扭曲而不孕。

5. 卵巢因素

先天性无卵巢、幼稚卵巢、多囊卵巢或是卵巢功能早衰、卵巢炎等，均可影响卵巢排卵而致不孕。

6. 免疫因素

有少数夫妇，不孕是由于妇女血清中的抗精子抗体引起的。若是这种情况，戴安全套性交 3~6 个月后可望治愈。

(三) 男性不育

（1）性功能障碍。包括阳痿、早泄、遗精和不射精等。

（2）精液质量异常。包括少精症、无精症、死精症、弱精症、多精症、精量过少及精液不液化等。其中，少精症占男性不育原因的 15.4%。

（3）精索静脉曲张。引起的男性不育占 12%。

（4）免疫学因素。指男性血清或精浆中存在抗精子抗体，产生自身抗精子免疫反应，导致免疫性不育。

（5）生殖道感染、先天性异常、全身性疾病及不明原因引起的不育。

第三节 优 生

一、优生学的概念及意义

优生学（eugenics）是研究如何改良人的遗传素质，产生优秀后代的学科。其理论基础是人类遗传学和发育生物学。任务和目的是在社会、经济及道德观念等的制约下，全面研究人类的基本生物学特征，限制和消除进化过程中可能出现的各种不利于人类生存的遗传基因，改善和维护具有积极意义的遗传素质，使后代在体能上、智力上都得到不断增强，从而使整个人类的生物特性日臻完善，健康繁衍。现代优生学的范围，已经不只限于在遗传学上考虑下一代的生物素质，而且还要以防止各种非遗传性的先天性疾病、产伤疾病和新生儿疾病等，来保证下一代人的生物素质，也可以说优生学就是防止出生缺陷，提高新生儿素质的科学。优生学具有广泛的自然科学和社会科学基础，它涉及人类学、遗传学、医学、分子生物学、胚胎学、精神病学、社会学、法学、伦理学、人口学等多门学科。要靠这些多学科的综合协作和研究以及社会各部门的密切合作，才能达到实现优生的目的。

"优生学"一词以及这门学科是英国博物学家高尔顿（Golton）于1883年首次提出来的，本意是"生好的"。高尔顿在达尔文进化论的启发下，结合当时的人类学、统计学等学科，对人类的遗传进行了研究，将优生学概念定义为"研究对于社会控制下，能够从体力或智力上等方面改善或损害后代的种族素质的各种动因的科学"。对优生学的研究必须有一个正确的观点，因为优生行为必然会受到宗教信仰、伦理、道德、风俗习惯等社会因素的制约和影响。20世纪初德国的优生学者提出了种族卫生学，宣传北欧人优秀人种，防止优秀的雅利安人血统被劣等民族污染等主张，后来发展到与纳粹的排犹种族主义同流合污，为希特勒在20世纪40年代初实行种族歧视和种族灭绝政策提供了舆论准备和理论根据。所以，必须是以整个人类为基点的行为才属于真正的优生学范畴，任何从某一个人或某一部分人的利益出发的行为都是不可取的。

二、优生学的基本内容

优生学的基本内容包括两个方面：一是降低不良遗传素质；二是增加优良遗传素质。因此，优生学从它诞生之日起就自然地分为两大类，即消极优生学（负优生学）和积极优生学（正优生学），也可称为预防性优生学、演进性优生学。

(一) 消极优生学

消极优生学主要着眼于采取有效的措施来降低人类群体中不利基因的频率，以减少遗传病的发生。通过消极优生学的措施，可以早期发现不良个体的产生，并及时加以干预，防止有害的遗传基因在人群中扩散，就目前的情况而言预防性优生的主要内容有：优生法规、婚前咨询、婚前检查、孕前咨询、孕期指导、产前诊断、选择性人工流产、围产期保健和胎教等。

(二) 积极优生学

积极优生学着眼采取长期积极的措施增加人群中产生有利表型基因的频率。目前在世界范围内，除了某些国家已经在优生法中规定了鼓励在体格和智力上优秀的个体生育更多的后代外，主要是使用一些优生工程，包括人工授精、体外授精、试管婴儿、基因工程和克隆等。事实上，积极优生最初的目的是为了治疗不孕和不育。优生工程无论在理论上和技术长都已取得很大的成功，为解决不孕不育起到了一定的作用。基因工程的发展，亦将使人们按预定设计方案组装人类的基因和染色体，创造更健康、更有智慧、更长寿的人类变为现实。但积极优生学在研究和付诸实施方面还存在着若干困难，要大力发展还需克服一系列的社会伦理学等方面的问题，如伦理意识、风俗习惯、道德感情和法律行为等。随着社会的发展，这些问题必将逐渐得到解决。因此目前多数人主张应把优生的注意力集中在减少或消除那些有严重遗传病及先天性疾病的个体降生的措施上。

(三) 优生学的分支

1. 临床优生学

临床优生学是对优生相关的各种医疗措施的研究。其中包括优生手术、婚前检查、围产期保健、产前诊断、遗传咨询、选择性人工流产及分娩监护等内容。

2. 基础优生学

主要是从生物科学和基础医学方面对优生理论与技术开展基础研究。基础优生研究的范围很广，诸如人类遗传学、分子生物学、毒理学、畸胎学、医学遗传学、遗传病流行病学、出生缺陷流行病学等有关研究都属基础优生学范畴。

3. 社会优生学

就是从社会科学的角度，把优生作为一项社会运动，进而研究人类实现优生的社会措施，其内容包括优生立法、优生政策、优生运动、优生宣传、优生教育及优生的社会预测等，进而使优生工作群众化、社会化，以便达到改善人口素质、实现民族优生的社会目标。

4. 环境优生学

环境优生学是研究后天环境因素对人体智力和体力各方面影响的一门新型边缘学科。环境优生学的主要研究内容是消除不良环境因素的影响，防止各种有害物质对母体、胎儿和整个人类健康的损害等。它涉及的学科有人类生态学、教育学、心理学、营养学及环境科学等。

三、影响优生的因素

（一）遗传与优生

遗传和变异是生物界普遍存在的极其复杂的生命现象，俗话说"种瓜得瓜种豆得豆"，意思是一个物种的个体只能产生同一物种的后代，每一物种的后代个体都继承前代的各种基本特征，父母（亲代）通过生育过程把遗传物质（基因）传给子女（子代），使子代和亲代之间在形态构造或生理功能等特征上表现出相似或雷同的现象，也就是"亲子相似"的现象，称为遗传。由于遗传性，儿女很像父母。但我们可曾见到过谁家的孩子长得同他/她的爸爸（或妈妈）完全一模一样呢？这正是"一娘生九子，连娘十个样"。即使是一卵双生的双胞胎兄弟，外人几乎看不出他们有多大不同，但是他们的父母却能辨别出他们各自的细微特征。这种生物个体之间的不一样性或人类子代与亲代、子代与子代之间的个体差异称为变异。遗传是保持物种稳定性的特性，通过遗传使物种生生不息、世代相传；而变异则是改变物种（生物进化）的特性，通过变异使生物能够不断地进化和发展。但变异如超过了个体本身的忍受能力，打破了机体原有的平衡，就会导致疾病发生或致残致死。由遗传物质变异引起的疾病，可以在家族中代代或隔代相传下去。

遗传病是指某种疾病的发生需要有一定的遗传基础，通过这种遗传基础，按一定的方式传给后代。按其病因通常可将遗传病分为三种类型：单基因病、染色体病和多基因病，人群中有 0.5%~1% 的人患染色体病，有 4%~8% 的人受单基因病所累，有 15%~20% 的人受多基因病所累。总的来看，人群中约有 1/4 以上的人受遗传病所累。遗传病多具有先天性、终生性和遗传性的特点。到目前为止，只有少数遗传病能进行有效的治疗，大多数遗传病的治疗还在探索研究阶段，因此采取各种预防措施防止遗传病的发生和疾病基因在人群中的流行就显得十分重要，目前预防遗传病发生的方法主要有以下几种：①实行婚前检查，检出携带者；②避免近亲结婚；③注意孕期保健，实施产前诊断。

（二）环境与优生

除了遗传之外，环境对优生的影响也很大，现代医学研究的结果更科学地表明，在妊娠前 3 个月，胚胎器官正处于迅速分化的阶段，这时对环境因素最敏感，有人称之为"胚胎危险期"。环境中的有害因素会影响胎儿器官的正常发育，诱发畸形，严重的会引起流产、早产。

环境中的有害因素有：

1. 物理因素

包括温度、湿度、气流、紫外线、红外线、X 射线、电离辐射、噪声、震动、超声波、微波和高气压等。其中，紫外线和 X 射线，会对胎儿造成严重影响。在妊娠早期反复接触 X 射线，可造成胎儿小头畸形，智力低下及神经系统的缺陷等。

2. 化学因素

包括工农业生产中的许多有害物质，药物、食品营养成分、食品添加剂、烟、酒和咖啡因等，是迄今研究致畸、致癌和致突变作用最广的因素。现已发现有上百种药物可引起胎儿神经、四肢和五官的畸形；还有不少药物甚至可造成流产、死胎的危险；有的可造成胎儿先天性代谢疾病。因此，孕妇应在医生指导下服用药物。

3. 生物因素

包括病毒、细菌和寄生虫等。已知多种病毒可引起宫内感染致胎儿先天缺陷，如风疹病毒和单纯疱疹病毒，可致胎儿患白内障、中枢神经系统和心脏病变等。流感病毒、巨细胞病毒、乙型肝炎病毒及水痘病毒等，都能影响胎儿发育，如果在妊娠期前 3 个月，尤其是在受精后的 15 ~ 60 d 被上述病毒感染，对胎儿的影响更大，约有 50% 可能会发生胎儿小头畸形、无脑畸形、内脏畸形、脑积水和先天性聋哑等。

四、优生的措施

优生学是研究如何改善人类遗传物质、控制人口数量，造福于人类的一门学科，其思想和措施自古以来即已存在。古希腊哲学家柏拉图在他的《理想国》一书中曾指出择偶和生理年龄对后代的健康有一定的影响，他的学生亚里士多德在《政治学》一书中更增加了妊期卫生一项。古斯巴达人甚至实行过严格的选择后代的措施。我国古籍《左传》中也有"男女同姓，其生不蕃"的记载，自西周以来，便禁止同姓为婚。唐代对同姓为婚处两年徒刑。明清律规定：同姓为婚者，各杖六十、离异。清末，将禁止同姓结婚改为禁止同宗结婚。这些都反映了有关优生学的早期思想和措施。为实现优生而采取的措施主要有优生咨询、产前诊断、选择性流产和生殖工程。

（一）优生咨询

优生咨询是为希望生个聪明健康孩子的咨询对象提供优生指导的服务。工作咨询对象向医生提出问题，并征求其对婚育的意见。医生根据所提出的问题，应用医学知识、优生学知识适合遗传学基础知识，进行科学的分析，提出婚育指导。它是优生工作的重要组成部分。

优生咨询主要包括婚前、孕前和孕期咨询等方面内容。

1. 婚前优生咨询

婚前优生咨询是优生的基础，是通过咨询了解咨询对象双方的生活条件或时机是否适合结婚。婚前咨询应包括：①了解未婚男女双方是否属于近亲；本人、父母、祖父母及外祖父母三代直系亲属的病史（包括遗传病）；②男女双方三代旁系亲属有无遗传病史（包括精神病史）；③男女双方的健康状况；④家族中有无异常生育史；⑤身体重要器官、生殖器官及神经功能情况，有无生理缺陷。了解双方的情况是否适合结婚、生育，然后给予婚前指导。

我国现行婚姻法明确规定："直系血亲和三代以内的旁系血亲禁止结婚。"这里所说的直系血亲是指相互之间有直接血缘关系的人，包括生育自己和自己所生育的上下各代亲属，如父母和子女，祖父母和孙子女，外祖父母与外孙子女。而三代以内旁系血亲是指从本身这一代算起，向上、向下、向父系、向母系都推三代的亲属，如兄弟姐妹、堂兄弟姐妹、表兄弟姐妹、叔、伯、舅、姑、姨、甥、侄等。从现代科学角度看，禁止近亲结婚是完全必要的，人体内的遗传物质基因来自父母双方。父母的遗传基因一代一代向下传递，如果父母一方或双方带有某些疾病的遗传基因，也同样可以代代相传。常染色体隐性遗传病，必须两个相同的致病基因相遇才能发病。非近亲结婚的人群中，他们都携带同一疾病基因的机会极少，因此他们发生这种常染色体隐性遗传病的概率也很小。而近亲结婚由于他们携带相同致病基因的机会多，故发病率显著提高。两个人血缘关系越近，携带相同致病基因的机会越多。例如，一种常染色体隐性遗传病，在一般人群中每 100 个人中有 1 个携带其致病基因。如果这样的携带者在随机婚配（即是非血缘关系的男女通婚）的情况下，夫妻都是该基因携带者的机会应该是 $1/100 \times 1/100 = 1/10000$。由于携带者间婚配所生的子女有 $1/4$ 发病，那么生出一个常染色体隐性遗传病患儿的风险率应该是 $1/10000 \times 1/4 = 1/40000$，即为该常染色体隐性遗传病实际群体发病率。但是如果是表兄妹近亲结婚，表兄妹之间基因相同的可能性是 $1/8$，所以其子女出现这一常染色体隐性遗传病的风险率就是 $1/100 \times 1/8 \times 1/4 = 1/3200$。以此可见，表兄妹结婚与随机婚配相比，生常染色体隐性遗传病患儿的风险增大了 12.5 倍。近代人类遗传学者认为，如果完全禁止表（堂）兄妹结婚，可以使先天性聋哑发生率降低 20%，色素性干皮症降低 50%，白化病降低 35%。此外，近亲结婚所生的下一代，婴儿死亡率是非近亲结婚的 3 倍多，流产率也高。

婚前检查有利于实现优生。通过婚前检查，可以了解男女双方的健康状况、精神状态及有关个人和家族先天性疾病、遗传病的基本情况，从而根据发现的问题进行针对性的医学指导。对极少数遗传病患者，则根据病情及遗传规律进行指导，使有可能生育遗传病儿的男女预先知道如何处理，或按规定提出不能结婚或不能生育的建议，以阻断遗传病的延续。对患有较严重疾病者，提出不应结婚和不宜生育的建议。通过检测血液，可以了解男女双方的血型能否匹配，以减少子代血液病的发生。婚前检查还可以发现男女双方一些重要器官的疾病或严重的传染病，如受孕可以传给胎儿和影响胎儿健康发育，需治愈后再妊娠，以确保生一个健康、聪明的孩子。通过婚前检查还可以进行有关性知识教育、计划生育安排、避孕方法的选择和指导。

2. 孕前优生咨询

孕前夫妇就应到医院进行咨询，安排好合适的受孕时间，保证母子健康。

（1）最佳生育年龄：最佳的生育年龄应从有益于母子健康、优生、计划生育、家庭生活、工作和学习等诸多方面考虑。过早生育（如 20 岁以前），孕产妇的难产率及孕产期并发症的发生率均相应增加，而且流产、早产和胎儿畸形率也高。但过晚生育也不好，女性最好不要超过 35 周岁，超过 35 周岁生育的即为高龄产妇，生育能力明显减退，难产率明显提高，对母婴均不利，容易影响新生儿质量。生育年龄越大，受孕后胎儿畸形率越高，痴呆症发生率也随母亲生育年龄增高而增加。同样，男性也是如此。因此，女性25岁左右（24~29岁）为最佳生育年龄，因为这个年龄段的年轻女性，身体发育成熟，精力充沛，激素分泌旺盛，身体条件最佳。男性略大于女性，26~30岁为最佳。

（2）最佳受孕季节：季节本身与妊娠和胎儿的生长发育并无直接的关系，但不同季节的气候、环境及饮食情况等因素对妊娠有重要的影响，一般考虑在温度适宜、环境稳定、各种疾病发病率低、营养丰富充足的季节怀孕较佳。由此看来，夏季或秋季为受孕的良好季节。此时，孕妇可多在室外散步，呼吸新鲜空气，若在秋季，还有丰富的新鲜蔬菜和水果上市，孕妇可以充分地补充营养。

（3）最佳孕前准备。

①最佳的身心状态：有关专家认为，各种传染病及其他疾病的急性期和恢复期，均不宜受孕；夫妇任何一方因某种疾病正在服药期间，不应受孕；口服避孕药者，应在停药后3~6个月，再考虑受孕，因为许多药物能使生殖细胞中的染色体或基因发生突变，而导致胎儿畸形；工作过度疲劳、体力消耗较大、精神创伤或受刺激太大时，都不是受孕良机；大量饮酒后受孕，胎儿畸形、智力低下的较多，因此受孕前应戒酒。新婚夫妇也不宜马上受孕，因为此时新郎新娘为操办婚事而消耗巨大体力、精力，身体比较疲劳，且新婚期间饮酒量多，吸烟也不少（包括被动吸烟），这些对精子、卵子的质量均有较大影响。总之，从生理、心理角度上看，必须选择男女双方身体健康、精力充沛、心情愉快、休息充分及营养状况良好时，作为最佳受孕时间。

②最佳受孕日：排卵前应有计划减少同房次数，以保证精子的数量和质量。在排卵期时，综合各方面条件，选择最理想的受孕日，一般应安排在妇女月经来潮前14 d左右，17 d以后同房受孕流产率较高。

③最佳性生活：首先要掌握女性的排卵期，在排卵期前后这几天中过性生活比较容易受孕。在性交前丈夫要给妻子充分的温柔爱抚，待妻子阴道湿润、阴道口有分泌液并有主动交合的欲望时，再进行性交。充分的准备可使阴道内的酸性环境减弱，适合于精子的运动，容易使双方同步达到性高潮，双方均感满意，处于最佳心理状态。射精后，妻子的臀部可适当垫高，保持

平卧至少 1 h，这样有利于保持精液的浓度，易于受精。

3. 孕期优生咨询

孕期优生咨询应从早孕开始，做好孕期保健，使胎儿健康地孕育成长。孕期既要注意营养又要注意卫生；不应偏食、饮酒；努力避免不必要的用药，必须用药时应在医生指导下，权衡利弊，选择危险性小、相对安全的药物，并力求避开可导致胎儿畸形的敏感期来用药。孕妇在工作中应避免接触有害环境，如放射线、微波、高温、低温、噪声或有毒化学物质等。劳动和运动要适当，并注意心理卫生，避免各种精神刺激，保持心情舒畅。从孕早期开始即定期进行保健检查，以便及时发现问题，及时处理。

(二) 产前诊断

产前诊断又称宫内诊断，指在妊娠期间，对一些胎儿可能患遗传病或先天性畸形的孕妇进行诊断，从而判断胚胎或胎儿是否正常，诊断异常者应及时终止妊娠，以避免患病儿的出生。产前诊断是实现优生的有效措施。

正常妊娠妇女在孕期只需要定期进行产前检查，监测胎儿生长发育情况，做好孕期母胎保健及预防并发症发生就可以了。如有以下情形之一，则需要进行产前诊断：①孕妇年龄大于 35 岁（或丈夫年龄大于 39 岁）；②孕早/中期血清筛查呈阳性的孕妇；③夫妇一方为染色体异常者，或曾生育过染色体病患儿的夫妇；④生育过先天畸形儿者；⑤生育过智力低下患儿者；⑥有不良生育史者（包括多次流产史，有死胎、死产史等）；⑦B 超检查发现异常者（如羊水过多、羊水过少等）；⑧疑为宫内感染的胎儿（如弓形体、巨细胞病毒、风疹病毒、单纯疱疹病毒感染等）；⑨生育过水肿胎或贫血患儿或夫妇双方均为地中海贫血携带者。

产前诊断方法，主要包括羊膜腔穿刺、绒毛取样、脐血取样、胎儿镜、胚胎活检、超声波检查、母体外周血清标志物测定和胎儿细胞检测等。目前主要采用的是羊膜穿刺和绒毛取样技术。

(三) 选择性人工流产

从优生学的角度来讲，并不是发现胎儿发育不正常就一定要流产。由于目前优生检查的手段还不够多，因而需要经过遗传咨询、产前优生诊断和综合分析病情后，对确实患有严重的先天性疾病和严重遗传病的胎儿，应用人工方法终止妊娠，称之为选择性人工流产。

（四）生殖工程

人类生殖工程，是指不经过两性性生活，而借助以人工方法促进精子和卵子结合，产生新一代个体的生殖技术。此技术原来用于解决不孕症夫妇的生育问题，现在则被推广到利用其方法，运用优质雌雄配子，在人工条件下进行结合，经基因诊断后筛选优质胚胎植入母体子宫，以达到优生的目的。现阶段人类生殖过程主要包括人工授精和试管婴儿两个方面，二者的成功带来了新的技术革命，同时也必然会给社会带来许多伦理和法律问题。

1. 人工授精

人工授精就是把丈夫或供精者的精子，采用人工注射的方法，注入女性的生殖道内，以达到受孕目的的一种技术。使用丈夫精子进行的人工授精称作夫精人工授精，而使用供精者进行的称作供精人工授精。前者适用于丈夫患有性功能障碍者（如阳痿、尿道下裂、阴茎硬结症），或妻子的子宫颈管狭窄，宫颈黏液过分黏稠或含有抗精子抗体者。后者适用于丈夫为无精症者，或患有显性常染色体病，或男女双方均是同一常染色体隐性杂合体，或夫妇间特殊血型（如女性为 Rh（−），男性为 Rh（＋），并多次发生新生儿溶血死亡），供精人工授精必须履行法律手续。

2. 试管婴儿

试管婴儿实质为体外受精及胚胎移植，是在精确研究人的生殖生理的基础上发展起来的生殖工程技术。具体的做法是，先用药物促使双侧卵巢多生长出一些卵子，待其成熟后取出，放入模拟人体内环境的培养液中，再加入经过处理的精液，培养一段时间后，精子卵子即可融合成受精卵并分裂 4~8 个细胞，然后挑出 2~3 个发育最好的胚胎，将其放回宫腔内继续生长发育。

第十二章 同 性 爱

第一节 概 述

20 世纪 20 年代英文 homosexuality 最初译为中文是即为同性爱，见于有关学校性教育的著作。虽然后来同性恋一词风行，但同性爱一词一直存在于中文世界，特别是专业著作中，并自 20 世纪 80 年代起再度见于我国（大陆）医学专著和权威性科学译著。同性爱是人类性取向的一种。性取向（性倾向、性定向、性欲指向，sexual orientation）指人类或个体或群体的性欲完全或主要持续地指向何方。科学界（学界）对人际间性取向归类方法不一。心理学/精神病学等与自然科学联系密切的学界，通常将其分成同性爱、双性爱和异性爱（同/双/异性爱）三类，分别是性欲完全或主要指向同性、相似地来自两性、完全或主要指向异性。他们分别被命名为同性爱者

（homosexual）、双性爱者（bisexual）或异性爱者。人际间性取向是一个"连续体"，现实中还有许多人处于同/双/异性爱这"三点"间位置。社会科学界常笼统地把显然偏爱或也偏爱同性的人，均归类为同性爱者。心理学/精神病学界等则常更进一步分类，如把性欲只指向同性者定位为素质性同性爱者等。个体性取向还同时对自身性别的认定密切关联。如同性爱者与接受变性手术前的变性欲者（易性症者）虽都倾向于发生同性性关系，但前者认同自己的生物学性别，后者却把自身认定为异性，因此实际上是异性爱者。

　　社会对同性爱现象经历了漫长的认识历程。如在欧洲中世纪，它被看成妖魔附体；而后至18世纪，它被视为严重道德堕落，这种认识在其后相当时间内影响了民众和学界。

一、对同性爱的基本认识

　　19世纪末的性学主要创建者都认识到，偏爱同性是不应当受到惩罚的。其后多位性学大师指出它与道德无关，属于少数人的正常现象；部分学者并确认，这种现象也存在于多种哺乳动物，特别是灵长类动物，并伴有依恋行为。当代动物学家发现，至少在1500种动物中能观察到同性性行为。事实上，除那些没有性行为的动物物种外，尚没有任何一种动物被证明是完全不存在同性性行为，而且，动物的同性性行为不仅限于性满足，已发现雄性企鹅伴侣会一起筑巢终生相伴，甚至会把石头当作企鹅蛋来照料。然而西方学界主流观点曾长期强调同性爱是"倒错"或"变态"（即心理疾病或心理障碍、精神障碍），完全由环境因素引发。20世纪40年代以来的大量研究确认，偏爱同性属于少数人的自然现象，而非疾病；同/异性爱者的判断力、稳定程度、可信赖性、一般社会能力和职业能力、智商等诸多方面并无区别；同性爱者一般能与异性性交，4/5男同性爱者（简称男同）能够与女性性交（其余1/5此时不能勃起），而解剖学特点决定了女同性爱者（简称女同）几乎都能与男性性交，关键是同性爱者缺乏与异性性交的本能的主观愿望，且异性性交时会使之产生强烈的被强迫感，这样带来的反应与要求或强迫异性爱者与同性性交的感受相同。基于大量研究成果，1974年美国精神病学会首先在

《精神疾病诊断与统计手册》中，把同性爱从疾病范畴删除；1975 年美国心理学学会发表声明，呼吁民众消除把同性爱视同病态（变态）的认识和歧视；1992 年世界卫生组织在《国际疾病与相关问题统计分类（第 10 版）》（ICD-10）中把同性爱等从心理障碍中删除。

2007 年出版的 ICD-10 把同/双/异性爱定位于平等状态，认为有关的心理障碍可细分成三种：①性成熟障碍：个体无法确认其性取向，并因此焦虑和抑郁，常发生在青少年无法确认其性取向时，或个体很长时间认同自己是某种性取向（常已经历了与他人的长期关系）却突然发现性取向发生变化时；②性偏好障碍：个体对自身性别和性取向认同，但因心理或行为障碍，希望成为另一种性别或性取向并寻求治疗；③性关系障碍：由于性别定位和性取向问题，不能与性伴侣形成或维持关系。换言之，同/双/异性爱都不是疾病，只是在无法良好地认识和接纳自我并建立良好的性交往关系时，才被认定为心理疾病。

2001 年，中华医学会精神科学分会在《中国精神疾病分类与诊断标准》（第 3 版）中，确认良好认同自我的同/双性爱者不再归入精神障碍（该书废弃了"性变态"一词）。

有关同性爱的健康教育与健康促进，分别面向小众和大众两个人群，小众主要指同/双性爱者，大众指一般人。教育侧重点对不同受众有所不同，但都涉及一些重要问题，如"谁"是同性爱者，同性爱与道德、疾病的关系，他们有多少人，为什么出现这种人，他们具体存在哪些健康问题以及问题原因等。

二、同性爱者人口数量

处于不同历史阶段的不同政体、经济、文化及风习的各国，均存在同性爱现象。同/双性爱者在性成熟期（性学上通常指 15 岁及以上）人口所占比例一直受到关注。欧洲，少数国家自 20 世纪初最先开始这类调查（因早期调查方法不同，结果差异很大）。20 世纪 80 年代以来，许多国家的学界开始重视这一现象，尤其是关注男同/双性爱者数量。

（一） 国外情况

现代性学奠基性调查报告《金赛报告》（1948 年）指出，美国 4.0% 男性终身只有同性性接触。20 世纪 70 年代权威学者对金赛等的数据深入分析后估测，4.0% 的男性和 1.0% 的女性有同性爱倾向，平均比例为 2.5%。这个数值与 20 世纪初荷兰、德国的调查结果相似。

1994 年美国大样本随机抽样调查发现，2.8% 男性和 1.4% 女性自认为同/双性爱者，总计 6.0% 男性能感受到同性性引力，9.0% 男性青春期后有过同性性接触。法国权威调查（1993 年）发现，4.1% 男性曾有同性性伴侣，与该国"性解放"浪潮之前情况基本相同。众多调查结果显示，他们占成年总人口的比例相对恒定，无论社会背景如何，成年男性中通常 2%~5% 是同/双性爱者。

对女同占人口比例的研究明显少见，学界曾认为，男女同性爱者占男女比例相同。但多项现代研究显示，不同文化中女同/双性爱占人口比例约为男同比例的一半。

（二） 我国情况

刘达临等（1992 年）调查发现，我国约 0.5% 城市已婚男性、2.3% 农村已婚男性和 7.5% 男大学生有同性性接触经历。刘达临指出，绝大多数男同性爱者迫于社会压力拒绝承认自己的同性性史，实际数字要比估测大得多。中华医学会精神科分会负责人陈彦方（2001 年）认为同性爱者占我国总人口的 2.0%。张北川等（2002 年）根据我国 2001 年人口统计公报给出的 15~60 岁男性人口数量和多项国外调查结果认为，该年龄组有 1018 万~2545 万人，平均约 1782 万是男同/双性爱者，估测女同人口约 900 万。潘绥铭等（2004 年）随机抽样调查发现，2.0% 男性和 0.7% 女性是同/双性爱者；大学期间男生新发生同性性接触者占学生总数的 6.0%，男生中既有同性恋倾向又有行为者占 4.3%。同年中国疾病预防控制中心（疾控中心）等公布报告表明，我国 15~49 岁男性中有 500 万至 1000 万性活跃的男同性爱者，约占性活跃期男性人口的 2.0%~4.0%。刘达临和李银河等根据多项调查估测，我国目前同性爱者总数不少于 3000 万。

虽然同性爱者数量不因社会态度是"宽纵"或"严惩"而改变，但他们公开其性取向和参与同性性活动状况却受社会态度影响巨大。如在残酷惩处同性爱者的社会，他们为保护自己，同性性活动通常很少，甚至只通过性幻想维持心理平衡。但宽松环境中，他们不仅通过同性性活动达到生理满足，而且同异性爱者一样以丰富的情感生活表达正常的需求。

第二节　同性爱现象的成因

西方曾把同性爱预设为疾病或与道德有关的疾病，并出于改变它的目的，通过一般调查和有惩处特点的"治疗"等方法探索其成因。20 世纪中晚期，特别是艾滋病在男同性爱者中的流行推动了有关研究。随着生物学、心理学和社会科学研究发展，对同性爱成因的证据不断出现。像解释许多人类现象一样，学界目前普遍把它看作基于生物学的多因素综合作用的结果，其中先天因素起到非常重要作用，部分人完全取决于先天因素，还有部分人是先天基础上受到环境因素"激发"的结果。

一、生物学因素

（一）遗传因素

果蝇、蠕虫和实验鼠由于基因部分或整体与人类的相似性，所以是研究人类遗传的重要动物模型。果蝇有关脑神经的基因与人类控制大脑发育的基因极相似，特别是 21 世纪以来，有数项以果蝇为模型的性取向研究报告发表于权威科学杂志。研究发现，特定基因和某些化学物质可以使雄果蝇出现只偏好或也偏好同性的性行为。激活雌性蠕虫有关神经元内雄性蠕虫发育的"基因开关"后，其身体仍为雌性，却会出现向雌性求偶的行为。除去雄鼠有关基因的主要片段，会导致雄鼠出现同性性行为。学界认为，动物模型为人类性取向形成提供了客观依据。

20 世纪 90 年代对人类男性同性爱取向遗传的研究，提示与遗传同长臂 X 染色体（连锁 Xq28）有关，多个基因对性取向的形成产生影响。国际有关单卵双胎和非单卵双胎兄弟的研究获得了有力的证据，研究一致发现，兄弟中如一人是同性爱者，另一人也是同性爱的概率：单卵双胎>双卵双胎>被领养兄弟。

对男同亲族性取向的研究也印证了性取向与遗传的关系。对有男同性爱者家庭的家系调查发现，男同性爱者具有家族性聚集的特点，其亲族同性爱性取向在母系亲族的发生率显著高于无男同性爱者的家系，而父系亲族则无此现象。母系和性取向的相关性揭示出母亲为有关基因携带者，性取向在人类中存在性联遗传的可能性。

（二）性激素因素

性取向与性别密切相关，而性激素（性内分泌）对性别形成和发育有关键作用。20 世纪 60 年代至晚近，内分泌领域多组学者通过实验证明，性激素对胎儿期脑性别分化有重要作用，并可能影响胎儿未来的性取向。向怀孕母鼠子宫内注射性激素能改变子代未来的性取向行为，接受雄性激素会使高比例的雄性子代未来出现同性性行为。研究者因此强调，如果雄性（男性）胎儿得不到适当浓度睾丸激素的影响，而主要受到来自母体卵巢中雌性激素的影响，胎儿大脑会雌性化并成为同性爱类型。

对 5000 多例子女是青年同性爱者的母亲的调查发现，妊娠早期服用甲状腺素、减肥药，会使未来子代中女同性爱者出现的比例远远高于一般母亲。此外，指尖皮嵴形成于胎儿期并终生不变，对男同/异性爱者皮纹差异的研究也提示生物因素在产前就已决定了个体性取向。

（三）其他生物学因素

多项调查确认，男同性爱者比一般男子有更多兄长，但前者性取向与姐妹和弟弟数目无关。据认为这一现象与在孕育后来成为男同性爱者的儿子时，母体内产生的抗 H-Y 抗原（抗体）有关，是这种抗体影响了胎儿未来的性取向，这种情况符合有关的免疫学说。

20世纪90年代，研究者对生前已确认性取向的男同/异性爱者和一般女性大脑性中枢内与行为有关的神经元进行了研究，发现男同性爱者有关神经元更近似于女性。还有研究发现，只偏好同性性活动的公山羊（约占公山羊中的6%）的大脑有关结构和一般公山羊同样存在明显不同。

二、心理-环境因素

由于生物学研究仍待深入，性取向在人类习惯上被首先认定是心理现象，而心理受到环境（社会）的巨大影响，所以学界还提出心理-环境因素解释（社会建构论）。其中所谓环境，特指个体在幼年接受的抚养方式和幼、少年阶段遭遇的与心理发育有关的特殊事件。这类学说弥补了用先天因素单一解释的不足。不过，许多发现对单纯强调环境因素的认识提出了重大质疑，因为没有一个发现自己是同性爱者的十几岁男孩感觉自己是从父母那里"学会"这种性取向的，而且即使是社交面非常狭窄的人，也都有接触许多异性的可能，他们同样还接触到许多喜欢异性的同性朋友。

（一）家庭环境与特殊抚养方式

多项研究表明，出生后18~36个月是性取向形成的关键时段，已发现少数幼儿在此阶段的性别自我认定不同于大众对其性别的认定，他们成年后高比例的人成为同性爱者，个别人成为变性欲者和嗜好异性服装者。心理动力学研究指出，同性爱与个体性别认同紊乱有关，并受到同伴关系异常的影响，或与恋母情结发展和性取向形成过程中处于不合适环境有关。不过1990年以来一些学者通过对男同/异性爱者的严格对比研究发现，同性爱者小时并未更多地被溺爱，也没有同母亲的过度亲密关系。

（二）少年期特殊性经历的影响

一些学者认为，少儿期及其后偶然际遇的影响，特别是少儿期被成人伤害或"诱惑"（即儿童期性虐待，childhood sexual abuse）有可能是同性爱成因之一，这也是许多同性爱者自我解释的成因。21 世纪以来，对这一问题有多项结论相似的科研。一项对 900 多位男女同性爱者的调查发现，超过 1/3 男同性爱者儿童期遭受过性骚扰，比例是一般男性的 5 倍；女同儿童期受到性骚扰者的比例更远高于一般女性。

第三节　同性爱者的社会交往和性交往

我国同性爱者的社会交往和性交往，在历史渊源和社会文化基础上，与某些国家，特别是文化差异很大的欧美国家、中东（这些国家的文化深受宗教影响）有所不同。相比而言，女同性爱社区的发展和进程均迟于男同性爱社区。

一、男同性爱者的社会交往和性交往

（一）与男性间的交往

1989 年，丹麦成为第一个立法认可同性结合并允许同性伴侣进行登记的国家，但当时该国的立法不允许同性伴侣领养子女和举行宗教婚姻仪式。2001 年，荷兰成为第一个通过法律认可同性婚姻的国家，规定同性婚姻家庭享有传统婚姻家庭所享有的一切待遇。至 2006 年已有部分西北欧国家、加拿大、南非立法承认同性婚姻。在我国，根据民政部对 2003 年开始实施的新婚姻法的解释，禁止同性结婚。

由于通常没有法律、婚姻的支持与制约，以及社会存在对同性爱者的歧视等，包括我国在内的许多国家的同性爱者，他们的同性伴侣关系一般处于隐蔽状态，通常短暂而不稳定，并导致绝大多数同性爱者因找不到合适的同性伴侣而频繁更换性伴侣或同时拥有多个性伴侣。

1. 现实社区

男同性爱社区通常被人群称"同志"社区或"gay"社区，目前泛指有亚

文化特点的男同性爱者的多种社会交往网络。社区的出现，为大量同性爱者提供了心理和现实的支持，使得部分同性爱者能够进行很好的交流。我国男同性爱者的交往方式，随着男同性爱社区等不同活动场所的出现有所不同。这种社区活动，其萌芽出现于20世纪70年代后期的少数大城市，如北京。最初是隐秘的户外场所如公厕、街头、不收费公园等为约定俗成的活动场所。至20世纪90年代，随着我国社会开放经济发展和多元化消费市场出现，多数大中城市出现了同性爱酒吧，茶吧、演艺吧、迪厅及浴池等消费场所。20世纪90年代后期在一些大、中城市，有相似的经济文化和社会地位背景的男同性爱者建立了自己的"小圈子"。在圈内举行小型聚会，如一同打牌、外出游乐或开展体育活动等，同时交流有关社区的信息。

目前，一些城市的男同性爱者经常利用节假日，组织纯粹文化娱乐活动和一般社会性交往，发展丰富有情感的人际关系。

2. 互联网社区

互联网的地域性和全球性，使同性爱者中的网民更易于与同性爱者，尤其是其他无法直接结识的异地同性爱者建立联系，乃至性交往关系。同时，互联网及聊天室等的虚拟性和所提供的信息对同性爱社区文化建设起到了重大积极作用，有效地促进了同性爱者的良好自我认同和群体内的交流，而且为同性爱者的健康教育提供了较理想的平台。

Elford 等（2000）对英国伦敦等地743位男同性爱者进行了调查，发现其中80.9%上网，上网者中34.4%通过互联网寻找性伴侣。Benotsch 等（2002）对亚特兰大的609位男同性爱者的调查发现，其中75.0%访问过同性爱网站，34.0%通过互联网寻找性伴侣，通过互联网寻找性伴侣的男同性爱者中高比例的人使用甲基苯丙胺（一种中枢兴奋药），高比例的人有无保护性被动肛交和主动肛交。Ross 等（2003）调查了716位未曾上网的男男性接触者和678位上网的男男性接触者，发现前者有1/4后者有1/3希望通过网络咨询有关艾滋病的信息。Lau 等（2003）对香港地区283位在过去6个月内曾有过同性性行为的男男性接触者的调查，发现其中17.7%在过去6个月内曾通过互联网寻找性伴侣。张北川等（2006）对2250位男性性接触者调查发现，受调查者 72.3% 登录过同性爱网站及有关聊天室，其中 52.0% 近 1 年内通过以上途径寻找同性伴侣。

(二) 与女性间的交往

由于东西方社会文化的不同，不同国家男同性爱者在与女性性关系方面存在很大差异。发达国家仅有少数男同性爱者与女性间有性行为，与女性结婚者更少。瑞典 1993 年的一项大样本调查发现，约有 10.0% 男同性爱者与女性发生过性行为，仅 3.0% 与女性配偶一同生活。Kumar 和 Ross（1991）对印度和澳大利亚男同性爱者的跨文化比较研究发现，印度男同性爱者结婚的比例明显为高。

我国传统文化崇尚生育，经济落后使得大众普遍把养育子女作为晚年生活的保障。男同性爱者普遍存在与女性的性关系，多数同性爱者随着年龄的增长，迫于父母和社会要求他们结婚的压力，以及自己不愿意保持单身成为社会舆论非议的对象，绝大多数最终选择结婚。刘达临等（2005）等报告指出，我国男同性爱者中 90.0% 以上最终会结婚。张北川等（2006）调查发现，平均约 30 岁的男同性爱者中，42.9% 已婚（含再婚），57.1% 未婚。未婚者中 19.9% 目前有固定女性性伴侣，26.4% 未来准备结婚，39.4% 还没有确定是否结婚，只有 30.5% 确定未来独身。对其中已婚者的调查发现，他们结婚最重要的原因依次是满足父母愿望（53.3%），证明自己是"正常人"（13.5%），孤独需要有家庭的温暖作为支持（6.9%），有女性喜欢并追求自己（6.1%），希望老年时有依靠（5.4%），希望通过婚姻改变自己（3.4%）等。

(三) 其他

在社会严重歧视同性爱的地区有大量男同性爱者从不或基本不去同性爱活动场所。其中社会地位高、有良好职业的同性爱者，为保护自己的个人隐私和免受伤害，更注意掩饰其性取向，并力求表面上与"主流"生活方式一致，因此往往生活在孤独之中，常通过性幻想得到低质量的性心理平衡。

二、女同性爱者的社会交往和性交往

我国女同性爱者的社会交往，最初常与男同性爱者的社区活动结合在一起，出现在20世纪90年代北京的酒吧，以娱乐性聚会为主要表现形式。21世纪初我国少数大城市出现了由女同性爱者经营的主要向该人群提供服务的酒吧。个别大城市目前形成女同性爱社区网络，所进行的活动主要是娱乐性交往，其次是有组织的讨论该人群所面临的生活问题，通过交流经验，彼此提供心理支持。

由于受我国传统文化影响，女性与亲长的联系更为密切。社会要求女性具有温柔、贤惠的品质，使女同性爱者倾向于比男同性爱者更多地进入传统婚姻。仅少数经济上独立且收入较高、生活在大城市及父母对女儿的婚姻采取不干涉态度的女同性爱者与同性伴侣一起过着相对理想的生活。此外，在大城市有少数女同性爱者与社会地位相近或情趣相投的男同性爱者为了减缓家庭要求自己结婚的压力或满足亲长的愿望彼此结合成无性婚姻，这种婚姻常被称为"形式婚姻"或"互助婚姻"。

第四节　同性爱者的健康

同性爱者的健康与前所述及的社会环境、性交往及性行为方式等密切相关，具体表现如下。

一、心理卫生方面

大量同性爱者经历过不知所措、焦虑、痛苦、抑郁，重者出现自杀念头乃至行为。同性爱者与性取向相关的心理卫生问题较普遍，这类心理问题有时能引发严重后果。

最近国外一项对近1300位同性爱者的心理与社会行为健康评估发现，其中43.0%有心理障碍，31.0%曾尝试自杀，分析提示，心理障碍的高发生率可能与受歧视有关。同期另一项对美国3城市近1000位拉丁裔男同性爱者的调查发现，遭受社会歧视和经济困难的人更倾向于有心理问题和高危性行为。而对亚太岛国近200位男同性爱者的调查发现，该人群抑郁症发生率高达45.0%，艾滋病高危行为发生率亦很高。

国内精神卫生专家20世纪90年代一项对1000位男女同性恋者的调查发现，其中40.5%曾有自杀企图；另一项小样本调查发现，男女同性爱者中33.0%有过自杀（未遂）行为。一项1998—2001年每年一次对男同性爱者的大样本调查发现，其中近3/5曾因其性取向感到很痛苦，并因此严重影响生活工作。约3/5感到很孤独，3/5感到很压抑。30.0%～35.0%曾有强烈的自杀念头，另有9.0%～13.0%有过自杀行为。引发他们出现心理卫生问题的主要原因包括：不能科学地认识和接纳自我，浪漫的同性伴侣关系破裂，与异性结婚或维持传统婚姻的压力，遭遇突然伤害和社会歧视压力等。最近国内对200多位男同性心理卫生调查发现，其中45.5%有焦虑症状，57.5%有抑郁症状。

国内调查显示，88.1%男同性爱者（曾）很希望与固定专一、互有感情的同性共同生活。一项对2000多位男同/双性爱者的调查发现，39.4%过去、18.5%现在因性取向感到很痛苦并严重影响生活和学习或工作，其中69.3%主要是因家人和大众的不理解和歧视造成的；19.5%有过强烈的自杀念头和（或）自杀行为，9.9%曾有自杀行为；自杀未遂者自杀的原因包括，固定的同性伴侣关系破裂，难以接受自己的性取向，婚后无法适应，找不到性伴侣，被强迫要求与女性结婚，性取向暴露等。

国际研究发现，同性爱者物质依赖（包括烟、酒、毒品等）等发生率高于异性爱人群，一项对1987—2000年关于男女同/双性爱者吸烟情况的所有英语语种研究成果的汇总分析发现，年轻男女同/双性爱者吸烟率为38.0%～59.0%，同一时段一般年轻人这一比例为28.0%。此外男女同性爱者中约39%有酗酒问题，而一般异性爱者约10%有酗酒问题。国内最近一项对2000多位男同/双性爱者的调查发现，其中7.9%曾用过"软毒品"或海洛因，每日饮酒者达10.5%。

国际社会认为对女同性爱者的健康威胁最大的 10 种情况包括乳腺癌、抑郁症、焦虑症、一般妇科癌症、肥胖症、药物依赖、烟草依赖、酗酒、家庭暴力、骨质疏松及心脏疾病。发生这些情况的主要原因包括，某些女同性爱者缺乏对自身的认同并由此排斥各类妇科检查，她们承受了比一般女性更大的压力，并因此借助烟酒和药物等错误方式释放压力；外部环境不友善造成就医意愿低落，没有相应的法律或社会福利系统保护女同性恋者免于家庭暴力等。由于承受来自多方面压力且较男同性爱者更缺乏相应的理论帮助，身份为大学生的女同性爱者较之男同性爱者更倾向于吸毒、试图自杀及采取其他冒险行动。虽然女同性爱者较少因相关的心理卫生问题寻求帮助，但其中很多人内心痛苦，对未来生活缺乏信心，常常压抑或释放自己。最近国内一项在某大城市女同性爱者酒吧的调查发现，约 100 位女性几乎都有烟酒嗜好，普遍明显自卑，对传统婚姻感到畏惧，一些人结婚后曾遭遇家庭暴力。

二、男男性接触者与性有关的器质性疾病

像一般男女间的性接触（性行为）可能导致多种器质性疾病（如性病）一样，同性性接触亦如此。凡有同性性接触的人可按性取向分四类：①同性爱；②异性爱；③双性爱；④无性爱。其中在同/双性爱者中，前者是同性性活动中的核心人群。其他包括少数尚未接受变性术的变性欲者，特别是大量因为好奇心或环境原因参与此种活动的异性爱者。始于 20 世纪 80 年代的艾滋病在世界的流行，使学界在 90 年代创立了男男性接触者（男男性行为者，men who have sex with men）这一人类行为学概念，后来又出现了把女性包括在内的同性性接触者（people with same sex sexual behavior）概念。90 年代联合国有关机构对多国的调查发现，与男女均有过性接触的男性占男性总人口比例分别为：泰国 6.0%~16.0%，挪威 3.0%，博茨瓦纳和秘鲁 15.0%，墨西哥 0.5%~3.0%，美国 10.0%~14.0%，巴西 5.0%。

国内学者对我国男男性接触者占男性人口的比例进行了估测。调查发现，约半数男同/双性爱者与自认为是"异性爱"的男性发生过性行为，所有参与调查者与之发生过性行为的异性爱男性的数量稳定，人均 4~5 人；以男同性

爱者占男性人口的 2.0%~3.0% 的 4 倍计算，男男性接触者总计占男性成年人口的 10.0%~15.0%。

同性性接触者的器质性疾病分传染性和非传染性病两大类，其中以男同性爱者中流行艾滋病及一般性病（梅毒等）尤其突出。

（一）男男性接触者与传染病

1. 艾滋病

同性爱不等于艾滋病（或性病），是否感染或易感染艾滋病（病毒）主要取决于性伴侣数量多少、具体性行为方式和安全措施，不取决于性取向。性伴数目越多，感染概率越大；不同性行为方式中艾滋病传播的概率为肛交＞阴道交＞口交；正确使用安全套能显著减少感染概率（使艾滋病感染概率下降约 85%，性病感染概率下降约 50%）。男男性接触者是艾滋病感染的主要高危行为人群之一。

1980 年艾滋病首先由临床医学界在美国报告发生于一组男同性爱者，1981 年美国疾控中心通报了同样的病例。其后发达国家普遍发现男同性爱者/男男性接触者是艾滋病侵袭的主要人群之一。现在全球至少 5.0%~10.0% 艾滋病感染者是男男性接触者，北美等发达国家属于该人群感染者占全部感染者的约 1/5 至近 1/2。

我国 1989 年发现的首例经性传播的艾滋病感染者是男男性接触者。1997 年我国官方和联合国有关机构联合公布的《中国艾滋病防治联合评估报告》指出，估测未来大城市的艾滋病感染者中 20.0%~30.0% 是男同性者，2007 年末公布的《中国艾滋病防治联合评估报告》指出，2007 年与 2005 年相比，中国经异性性接触的艾滋病感染者增加近 5 万人，经男性传播的艾滋病感染者增加近 3 万人，男男性接触者在 2007 年全国新感染的 5 万人中占 12.2%。同期官方公开指出我国艾滋病传播渠道发生两大变化：①性传播成为主要传播渠道；②男男性接触者呈快速增长趋势；70% 男男性接触者最近 6 个月与多个性伴侣发生性行为，只有 30% 坚持使用安全套，在与男性进行商业性行为时坚持使用安全套者的比例约为 50%。一些专项调查发现，一些城市男男性接触者的艾滋病病毒感染率达 2.5%~6.5%，不止一个大城市男男性接触者概率已不低于 10.0%；在浴池发生性行为的男男性接触者感染率明显高于 10.0%。

艾滋病的具体临床表现、诊断、治疗和预防见第 15 章。需注意的是，临床工作中遇到男男性接触者时，一些疾病（包括性病等）常被医生忽略。由于歧视，多数男同性爱者就医时隐瞒其性活动状况。最近国内一项调查发现，他们因性病就医时，只有 21.9% 遇到医生询问是否曾与同性性交，只有 26.4% 就医时向医生讲到同性性接触史。因此医生在临床工作中必须遵守尊重与不评判原则，深入了解病史，并积极排除艾滋病感染。

2. 其他传染病

美国疾病控制中心要求男同性爱者/男男性接触者应当每年进行有关艾滋病、梅毒、淋病及沙眼衣原体检测，性活跃且未认真采取预防措施者应每 3~6 个月做一次相关检测。已经注意到发达国家由于艾滋病的流行，男同性爱者等普遍忽视了同样可能有致命后果的梅毒的防治。据我国性病控制中心报告，男同性爱者中梅毒感染率高达 10.6%~18.7%。多项调查发现，梅毒、淋病及非淋菌性尿道炎、尖锐湿疣是男同性爱者最常罹患的疾病，患跟人群有关的传染性疾病还包括念珠菌感染、肛门直肠及咽部的性病感染等。此外，病毒性肝炎中的甲型肝炎和乙型肝炎（简称甲肝、乙肝）能够通过性传播造成流行。其中男同性爱者中的甲肝流行主要与吻肛行为有关，发达国家男同性爱者中有多次甲肝暴发流行，乙肝感染率也明显高于一般人群。

（二）男男接触者与性有关的创伤性疾病

肛门出血是肛交过程中或其后的常见症状之一，疼痛性出血常表明肛门内肛管撕裂伤。使用毒品能使被插入者肛门感觉迟钝，不容易感觉到疼痛，且会削弱判断力，增加受伤的风险。一项对习惯于被动肛交者的调查发现，25.0% 出现过大便失禁，失禁发生概率与性伴侣数目成正比。用拳或特大号性器具插入肛门直肠造成大便失禁的危险性更大。

三、女女性接触者与性有关的器质性疾病

以女同性爱者为核心的女女性接触者面临的器质性疾病问题，国际的研究明显为少，国内研究则近乎空白。由于女女间性行为体液交换量非常少，女同性爱者是艾滋病及性病发生率最低的人群之一。然而这并不代表女同性爱者，尤其女双性爱者就此与艾滋病绝缘。最近国际报道，只有7%女同性爱者从未和男性有过性接触，很多女同性爱者与男同性爱者/双性爱者发生性交，一生中比其他女伴有更多性伴。另一项科研发现，260多位女性中，近3个月内都至少与异性发生过一次性行为；38%至少与同性有过一次性关系；不少曾发生女女性行为者承认在近3个月中接受过药物治疗、有多个异性伙伴、性伴曾与女性性工作者有染、较早发生性行为并遭遇非自愿性接触。

除艾滋病外，人们还一直普遍认为女同性爱者罹患性病的可能性较小。澳大利亚一项对1400余名女同性爱者和1400余名女异性爱者的性病病史和性行为的研究显示，两个人群都有可能罹患病毒性肝炎、生殖器疱疹等性病，其中女同性爱者细菌性阴道炎、丙肝和艾滋病感染的发病率较高。这些研究提示，应该更多地关注女同性爱者的性健康。

第五节 对同性爱者的健康教育和健康促进

面向同性爱者的健康工作是依靠人为手段（即不同的干预方法）提高个体或群体的身心健康水平。它主要包括提供心理支持以提高该人群心理健康水平和社会适应能力，通过宣传教育，特别是同伴教育（同性爱者间相互教育），减少易感染和传播疾病的高危行为等不利于健康的行为，通过医疗服务控制相关疾病，尤其是通过面向大众有关的反歧视教育和法律的改变，改善不利于同性爱群体的社会环境等。

一、健康教育和健康促进

（一）国际有关工作

部分国家对同性爱者的健康工作，涉及对全民的有关科学教育立法保障其权益，同时由卫生（医学）界等处理该人群遇到的具体问题，由有关非政府组织直接展开对该人群艾滋病等常见流行病的教育和干预等。

面向同性爱群体的健康教育和促进或者干预，包括个体层面和群体层面的教育和干预。这种活动应当以被干预对象为中心，有社区及干预对象的参与并有可持续性。个体层面的教育和干预可通过热线及互联网咨询（由专业人员或经过培训的社区志愿人士任咨询员）、面对面咨询、同伴教育等"一对一"的方式进行。"一对一"方式的人际交流方式，优势在于不必担心涉及敏感和私密问题，在互信环境中提供信息进行较充分的讨论，所以有较好效果。这一方法有利于给予心理支持和对个人而言的针对性很强的信息，适用于某些心理问题的解决和对具体问题的解答，缺点是覆盖面小导致工作成本大。群体层面的工作覆盖面较大且形式灵活多样。它可以是通过专门面向同性爱群体的规模不一的专题培训和座谈，专门策划设计的富有社区文化特点的文艺演出、社区联谊活动等，也可以以特制的小型媒介（包括宣传卡片、折页、宣传画及画册、面向社区的杂志、标语、广告、互联网网页、特制录像片及电影、书籍）和外展服务为载体，提供信息。

亚太地区主要用健康信念模式和行为理论等指导展开工作，但对其个人、家庭及社区的支持环境建设的重视程度明显不足。一些发展中国家在艾滋病流行初期关注男同性爱者，艾滋病大流行后对该人群不再关注。如泰国最早发现的艾滋病感染者是男同性爱者，但 20 世纪 90 年代开始忽视这一人群，以致曼谷男同性爱者艾滋病感染率从 2003 年的 17%上升至 2005 年的 28%。

（二）我国有关工作

20 世纪 80 年代以来，关于性取向的当代科学知识开始进入我国，特别是艾滋病流行有力地推动了社会对同性爱现象的关注，促进了学界、卫生专业机构和同性爱群体介入工作。

我国由陈秉中等开创的对男同性爱者的健康工作始于 20 世纪 90 年代，具体形式包括对该人群发放健康宣传品及用品（如安全套），开办专门热线，组织这一人群参加讨论会等。干预内容以艾滋病控制为主，并辅以心理支持。一个有男同性爱者参与的干预项目开展 2 年后的调查发现，在男同性爱者受众中 75.3%认为它对自己的生活质量有很大/较大帮助；51.8%认为对自己的社会适应能力有很大/较大帮助；62.3%认为在增强自信心方面有很大/较大帮助；92.0%的人增强了把自己视作社会平等成员的认识；84.4%增加了抵御歧视的信心；59.2%更关注艾滋病、性病；19.1%的人减少了性伴侣数量；67.0%停止或减少了肛交；63.5%把同性间插入性性行为更多地改为非插入性性行为。

2005 年我国以官方文件形式，要求各疾病控制部门成立"（艾滋病）高危人群行为干预队"，并开展面向男同性爱者的工作，这个工作通常与同性爱民间组织合作进行。同时主要城市的疾病控制部门、艾滋病协会等机构开设有关咨询热线和健康教育网站，部分男男性接触者利用此类途径进行艾滋病性病咨询和查询健康教育信息。有关机构开设了大量艾滋病自愿咨询检测门诊。这个门诊是县级以上疾控机构为高危行为人群提供健康干预的重要窗口。

社区参与为主的工作目前已成为男同性爱者艾滋病控制的主要方法之一。其中外展服务及培训是健康教育和促进的主要手段。外展服务是由经过培训的同性爱志愿者或专业人员在同性爱聚集场所（如酒吧、公园、互联网聊天室等），通过交谈、讨论、辅导、发放有关资料（宣传品）等方式直接与受众接触并提供信息；服务的内容还包括转介，即向有深入需求的个体介绍专业部门，由专业人员提供更详尽深入的帮助。

二、社会干预

所谓社会干预，实质是干预社会（大众），引导社会有关领域的进步和发展。人类的健康受到生物学因素和社会环境因素两大因素影响，这两大因素确定了个人的心理和行为，进而衍生出种种健康问题，因此健康教育和促进必须涉及影响同性爱者生活环境的诸多方面。从全社会角度看，由于异性爱者数量占绝大多数，所以应该强调以弘扬科学的方法干预社会，改变大众落后认识。性科学创建于欧洲，一个多世纪的社会进步和科学浸淫，使得同性爱者在一些国家已初步或基本获得与异性爱者平等的权利，从而该社区的健康问题已不是突出问题，但我国国情决定了在这一健康教育方面还有待进步。

　　社会工作分为对特定人群和最广大民众的教育。特定人群包括决策者群体和专业部门（人员），一般民众包括在校学生和一般大众。此种教育，根据受众不同方式有所不同。有关科学及科普专著是经典的教育媒介。《中国公共卫生与健康新思维》（人民出版社，2006 年）是专门面向决策者群体的《资政文库》中的一部，由国内最权威的出版社出版，书中专辟一章"男男性接触者与公共卫生"，全面介绍了有关的当代科学信息，包括应当尊重和保障同性爱群体人权的内容；对专业人士，《艾滋病防治工具书：男男性接触人群干预》（人民出版社，2005 年）详细介绍了有关艾滋病的干预方法，该书主编和部分副主编、参编人员是同性爱者；对中学生，由于受众年龄小，《初中生性健康教育》（首都师范大学出版社，2005 年）只是简明地写入反对嘲笑和歧视同性爱者；对大学生等则有《同性恋健康教育》（复旦大学出版社，2006 年），该书包括专家讲座、同性爱者主导的讲座等。至于面向一般民众的宣传教育工作，通常利用电视、广播、报纸、互联网、科普杂志和通俗杂志上的科普专栏、电影等文学艺术作品进行。这类媒介可以较迅速地传播有关知识和信息并发生较持续的影响，引发关注、讨论和思考，从行动上面发生改变，进而创建有益于提高同性爱者生活质量的环境空间。

　　在各种干预手段中，决策者及社会名人的示范作用尤其重要。如 2006 年一同性爱大学生因为对艾滋病的恐惧给我国领导人写信求助，国家领导人批示后具体负责该项目工作的卫生部副部长给该学生打电话，提供心理支持，并于其后安排地方卫生部门在严格保护隐私的前提下，为他进行体检。2007 年卫生部负责人在新闻发布会上介绍这一事情，由权威报纸将此事披露，同时专家通过多种媒介介绍，引起良好的正面影响。又如 2007 年在有全国数十个城市同性爱民间防艾组织负责人参加的会议上，负责我国艾滋病防治工作的高层官员在正式发言中明确指出同性爱者是正常人群，并在感染艾滋病的同性爱者发言后主动走上讲台拥抱对方等，都起到相当积极有力的示范作用。

需要说明的是，当今中国对同性爱的认识和对策正在迅速进步之中。健康问题涉及人（个体与群体）的生命权利，健康权是人权的重要组成之一，因此，近年来人权理念已引入有关主体中。为保障同性爱者的健康，包括医学界在内的学界已经越来越多地把人权理念作为支持该人群疾病防治工作的重要伦理基础。学界已经通过学术杂志等提出必须维护同性爱者的恋爱自由权利（2000 年），应立法承认同性婚姻（2001 年）；应立法保护公开的同性爱者社团和立法保障同性爱群体人权（2003 年）；应在生存权、财产权、发展权、知情权、隐私权、平等权、接受公平审判权等具体人权方面维护同性爱者权利（2004 年）；同性爱者获得公平对待的公正权、获得帮助权、不受专横干涉的自由权及诚实对待权应得到尊重（2008 年）。中国性学会则以学会名义提出《中国公民性文明公约（讨论意见稿）》（2006 年），明确指出：拥有不同性取向的人享有平等权利；倡导多元、平等的性观念；性权利是人类的基本权利。大学教材《性医学》（卫生部"十一五"规划教材，人民卫生出版社，2007 年；教育部"十一五"规划教材，广东教育出版社，2008 年）均提出应全面维护同性爱者人权，而且考虑到我国传统文化对爱的尊重和更好地传递新理念，引入了同性爱一词。学界认为，应呼吁建立"歧视＝耻辱"的观念，应充分认识到保障少数群体人权是保障多数人人权的密不可分的组成部分。

在 20 世纪的东方和西方，都发生过由于重大历史事件或政治思潮，社会对性、性健康教育与同性爱现象的认识、态度出现急剧"质变"的阶段。20 世纪 80 年代我国开始的改革开放和进入全球化进程，使得性健康教育继 20 年代的短暂引入后重新出现。在当今中国走向民主法制和人权建设的路途中，公平正义、自由平等、公民意识的理念已被提出。当代中国正处在又一次思想解放大潮的过程中，涉及千万人身心健康的性健康教育也将必然地受到这一新思潮的巨大正面影响。在这一大背景下，有关同性爱的性健康教育将继续持续深入，直至解决我国面对的性取向问题。

第十三章 性 审 美

第一节 性的审美本体

性是高尚的、美丽的，要肯定性有花之美、珍珠之美，首先就应澄清性的审美的概念，揭示出性的审美的本质，对性的审美（aesthetic）的内蕴进行必要的阐释，这是性审美学的基本出发点。

一、性的审美本质

（一）性的审美结构

在性结构中，性是基础，是躯壳。没有性，就没有爱。爱是内容，是灵魂。爱是性的升华，爱又必然要过渡到肉体结合，回归于性。真正意义上的性，是既有性又有爱。有了性的男女，两性的爱情之火会燃烧得更加炽热。由于有性，爱情才能给人带来完美感、充实感。性，使爱成为生动具体的客观存在；爱，是性的净化与升华。爱源于性，又高于性；爱基于性，但又不仅仅是性。爱，使人类性行为成为高级生命活动，使性快感升华至性美感；性，如果有爱作保证，就会闪耀无限的光辉。爱，是约束和保护性关系的工具；性与爱的分离与结合，是人性与动物性的标尺。人的文明程度越高，性与爱的结合就越紧密。总之，性并不代表生命的一切，而脱离性去实现浪漫爱情也是虚幻的。性只有升华为美，才能使美在性生活中荡漾。

（二）性的审美源泉

人类生存的根本是生育，它使人类得以存在，得以发展。性活动可以使自己感觉到生命的存在。人类的性本能起初并不是为了生育，而是要得到某种快感，但性的结合最终将导致生育。两性的结合就孕育着诞生新生命的可能，这是不可违反的生物自然规律。生命的美，常受到艺术地赞颂。植物为生殖的欲求而开放花朵，动物为生殖的欲求而舞出诱惑的美姿，人类为生殖的欲求而展现最强的能力。所以，爱的生命创造脱离不开美。现代人类的性活动目的已摆脱了纯功利的、自然繁殖的束缚，而能够使人充分享受其乐趣。因此，性审美感受是性行为目的升华所形成的体验。性行为目的的变化，使人生乐趣大大增加。性生育是一次性的，性美感享受则是无穷的。性的审美，是对人类养育之艰难的一种补偿，是对延续种族而馈赠给人的一种本能的快乐。

（三）性的审美动力

性的审美发生，性欲是一种内驱动力。性欲除在生理层面之外，也可在心理层面上进行活动，表象和观念带来的心理刺激有时更为重要。性行为的目标是为了追求性高潮，获取性满足。获得满足，就仿佛置身于幸福的巅峰；反之，则仿佛濒于崩溃。就表达的情形而言，它的力量最强烈。对性欲任何地、过渡地嫌弃或放纵，就不可能产生性的审美；对性欲的禁绝与放纵，都不是正确对待性欲的态度。关紧性欲大门，就堵塞了通往性的审美之路；沉迷于肉体快感，会使身体溃败和分崩离析。正常的性欲要驱动性的审美的发生，就需要引导与升华。如果没有爱与美的引导，就会沦落或泛滥，成为淫欲。

（四）性的审美升华

性虽然以性欲为动力及自然前提，但单纯的性欲是不能获得性的审美的，它需要升华。当性欲升华为情爱，就成为一种灵与肉的统一，表现出人的情感欲望的社会化。性欲的升华代表着一种由生理的冲动转变为心理力量的过程，象征着性的完美化、文明化，这种升华是由性欲与情爱的区别所必然决定的。它主要表现为以下几方面：①性欲只是出于本能的冲动，是单纯的自然要求；情爱则是在本能的基础上，是复杂的精神要求。②性欲对对象并无选择，需要一旦满足，欲望随即消失；情爱则专注于特定的对象，情感温柔而炽热，持续长久。③性欲只听从生理规律的支配，不受观念与理性的支配；情爱受理性的支配。④性欲没有排他性，情爱充满着嫉妒与烦恼。⑤性欲带来的是性快感，情爱带来的则是性美感。情爱与性欲二者又有着密不可分的联系。情爱虽然是人的高级精神活动，但它仍以性欲为重要前提，情爱积极地参与和改造性生活，提高性的水平。从男女两性上看，女性的情爱，是从心灵开始继而发展到肉体，而男性的性欲热情则是从身体开始。但无论如何，由情引性，由性促情，才能获得真正的性的审美。

（五）性的审美本质

从美与爱的关系上说，美与爱有着内在的、必然的联系。凡是美的东西，都能引起人们的爱慕；而可爱的又总是美的。感觉越美的，爱得越深。美的事物，人们会珍爱它。爱的情感，是一种美妙的情感，会给人带来无限的美好感；美的情感，又有着类似爱的性质。以美学的眼光来审视性，就可以得出这样的结论：性是美的。那么，性的审美的本质内涵是什么呢？性活动，是人类最基本的生命活动，它是人体深层的生命冲动、炽烈的生命活力的充分展现，是人的生命本质力量的体现。人所进行的性活动是对人的本质力量的证实。马克思的观点十分清楚：情欲是人强烈追求自己对象的本质力量。性活动之所以是美的，就在于男女双方通过完美的性结合，既完成了实现自我，又完成了对方的实现，双方都通过对方来表现和完善自己的本质力量，同时又体现出两性结合的新的本质力量。它使人能深切地感受到人的本质、生命的本质，直观到人的本质力量的活生生的形象，享受到由此产生的生命乐趣，真诚地体验到生命之美。所以，性的审美是人的生命本质力量的对象化。

二、性的审美内蕴

（一）纯洁之美

性的纯洁性是人类灵魂的一面镜子。纯洁并不意味着无性，就内容而言，不能有一点渣滓；它应是至善至纯的，是真挚、诚实、专一的体现。就动机而言，毫无自私自利的目的和打算，甘愿给心爱的人奉献一切。不以庸俗浅薄的私利来交换爱情，不为权利而委身，不为金钱而成婚。凡是政治交易式的性、主奴式的性、市侩式的性、实惠式的性，都是对纯洁的性的世俗玷污。这些掺混在性中的杂质，有时是本能、有时是疯狂、有时是虚荣心、有时是支配欲，驱使着人们行动。所以，两性相爱，若只是因为金钱的诱惑、情势的逼迫、色相的喜好、感情的冲动……那这种性就是与纯洁性背道而驰。虚假、欺骗，是性纯洁之美的最大敌人。贞洁与纯洁是有所区别的，贞洁既是一种女性自我保护措施，也是男女当事双方的一种契约。在现代性文明中，它仍不失为应自觉遵守的关系准则。但我们也不能因女性的失贞而贬损她的人格，剥夺她的生存价值。现代社会中的男性应自觉地承担起维护女性贞洁的责任。

（二）朦胧之美

两性之间在某些方面越是不同，就越能形成强烈的反差，而产生朦胧的审美效应。这种模糊性，是两性之间的一定距离造成的。它激起探索对方的好奇心，增强追求对方的愿望。性的朦胧美，可分为内在魅力和外在魅力两类。内在魅力指性对象在思想、学识、人品、修养等方面对性主体具有强大的吸引力，造成一种无穷的魅力感，内在魅力是性关系持久的决定因素；外在魅力指性对象体貌、姿态、神情所具有的诱惑力。含蓄深情的动作表情，若隐若现的衣着装扮，都能产生朦胧美。性有了朦胧美，就有了隽永、深沉、醇香之味，就有了迷幻的色彩。实际上，性之美，就在于真与幻、虚与实的几分朦胧之间。一览无遗，只能令人兴味索然。朦胧美的体验，又全在性主体的妙悟。

（三）文明之美

美与文明相伴随，粗鲁、愚钝与美相背离。性的审美是人类性文明的产物。性的文明之美，首先表现在性行为上。性行为的发生，应在双方自愿的情况下进行，不能违背对方意愿而实行强迫。其次表现在性语言上。性语言应优美、文明。尤其是男性，更需要用文明语言，温柔地向女性示爱。文明的性，要求男女双方初恋时，要理智、互相尊重，在相互交往中，要自制有度，大方得体，言行慎重；在热恋时，文明节制，不忘乎所以，越轨而行，始终保持性生活的纯洁洁白；在失恋时，不得鲁莽行事，伤及对方，殃及自身。这些准则可以保证性朝向审美化发展，行进于文明之轨上。

（四）和谐之美

从性审美学上说，肉体与精神的和谐一致是性美的最高境界。和谐性生活的标志是：性需求适度，性动机基本端正，对象性或指向性正确，操作比较科学，基本获得满足，各环节之间的衔接比较自然通畅而无挫折和中断，丝丝入扣、如胶似漆、难舍难分。性的和谐是双方能否享受到快乐的基础。肉体负载精神，精神不能超越肉体，生理上的协调是精神协调的前提。性生活是一种艺术，它需要异性双方的互相配合、调整、适应，寻找和谐点。生理上越是紧密融合，感情上越会增加亲昵、爱恋。和谐的精神生活是性的审美的关键，没有心灵上的息息相通，幸福就不可思议。精神上缺乏共同性，性就会变得枯燥无味，性的享受只流于肉欲的宣泄。精神的交融就能将两性推上性的合欢之巅。性之和谐，给人以肉体的快感；精神的和谐，给人以心理上的美感。肉体与精神完美结合的性，才是最具有审美价值的。

第二节　性审美观念与特性

一、性的审美观念

人类的性观念，并非都是审美的，反而有许多与美对立的观念。

（一）性的非美学观

性，原本是自然、健康的东西，但在社会发展过程中，性的观念却走入歧途。在西方性文化中，这种意识主要源于基督教。基督教认为，人是亚当与夏娃的子孙，生来就有罪，罪源于性器官。人类始祖因发生性交且遗罪于后代的根本罪恶，便是原罪。他们发出这样的警告："让男人控制自己的性欲冲动吧，千万不要轻率地陷入性诱惑的泥潭。"即使夫妻之间的拥抱，内心也充满了负罪感。

无独有偶，东方的佛教也是性罪恶观与禁欲观。《涅槃经》把性罪恶都归咎于性欲，主要有"六欲"：色欲（对美的颜色起欲）；语言音声欲（对悦耳的声音起欲）；细滑欲（对细软光滑的肌肤起欲）；人相欲（对女性的整体形象起欲）等。对这些欲望，应该用最丑恶的"九想"去破灭它们。所谓"九想"是："青瘀想"（遗体青瘀的想象）；"血途想"（血肉模糊的想象）；"脓烂想"（脓烂腐臭的想象）；"膨胀想"（尸体膨胀的想象）；"腐败想"（尸体狼藉散乱的想象）；"骨想"（一堆白骨的想象）；"烧想"（焚烧尸体成骨灰的想象）等。佛教用"九想"破"六欲"的手段，让性主体通过最丑恶的联想来否定最美好的形象。从以上可见，西方人的罪感文化与东方人的耻辱感文化，均把两性相悦与性生活视为不可告人的可耻行径，因而性行为与美感之间的联系被种种偏见阻断与否定。与性罪恶观关系最密切的就是性丑恶观，认为性是污秽的、淫荡的、肮脏的。中国的"国骂"多与性有关，"厕所文化"秽气逼人。从生理角度看，性器官本身兼有排泄功能，容易转化为心理上的"不洁"。人的性行为中确有较为低级肮脏的一类，这些个体偏执行为往往被人为地在观念上扩大为普遍行为。

李大钊说："两性相爱，是人生中最重要的部分。应该保持它的自由、神圣、纯洁，不可强制它，侮辱、污蔑它、屈抑它，使它在人间社会丧失了优美的价值。"我们希望性观念不再被乌云笼罩，而永远沐浴在明媚的阳光下。

（二）性的审美观

性中确实存在着愉快的体验、感受，这是任何性主体都不得不承认的。

1. 性的追求是美的

人类对性的追求，就是对异性美的一种崇拜，是对异性美的向往。在对美的对象的追求中，性主体会不知不觉地进行自我改造，向美靠拢。男人为了取悦女人，就要努力提高自己的情操和文化修养，变得聪明而道德。性主体在追求中，会使自我趋于完善和完美，并对自己会有一种更全面的认识。性从某种意义上讲是一位伟大的导师，它教我们在追求爱情时，怎样做一个美好的人。

2. 性的体验是美的

性的审美的体验是一个由表及里，由浅入深，从形体到心灵不断深化的审美过程。它由对异性的外在美的感知开始，伴随双方感情升华，双方各自通过自己的审美想象，把从对方身上所获得的审美表象系统化为一个整体，得出对异性的美的理性审美认识。凡是真诚相爱的男女，就都会领受到那热恋中的无限美妙的柔情蜜意，诸如幸福、狂喜、陶醉、沉迷、甜蜜等。这体验是令人难忘的，也是美丽的。正由于它的美，才有了表现其美的爱情诗篇。那些娓娓动人的爱语令人心醉的情话，不正是来自于诗人自身的美的体验吗？

3. 性的效应是美的

性的审美能产生一种心理上的满足，它给人以希望与欢乐，它是幸福和智慧之根。它可以激发人的热情，培养人的美德。性的成功可以使人摆脱生活中的痛苦、愁闷、惆怅和孤寂，从而心情舒畅。有了爱的生活，才变得阳光明媚；有了爱的生活，才变得花红柳绿。人在爱情的拥抱下，个性会得到和谐发展，人格会产生质的飞跃。这一切，怎么能说性不含有美的因素呢。有了美，性变得高尚；有了性，美变得充实。美与性相互作用，美培养着性，性也创造着美。美是爱的孩子，爱是美的动力，美与爱是不可分离的伴侣。

二、性的审美特性

性是一种强烈的生理和情感行为，性具有自己独特的审美特性。

（一）理性与非理性的统一

性在人类情感中，是一种最猛烈、最持久的快乐情感。它的非理性成分和不理智成分表现得十分突出。卢梭说："我一生中，在我所爱的人身边，曾不止一次地被丧失理智的情欲所引诱，从而变得视而不见、听而不闻，兴奋得全身战栗……"凡是被甜蜜的小爱神射中的情人们，往往迷醉于爱情中，不辨方向，不计利害，不顾后果。真正的性是有理性的性，理性是人的最宝贵的东西，理性的原则是人的原则。只有在理性的指导下控制自己猛烈的性情感，人才能成为自己情感的主人。性欲一旦无度，必然贻害无穷。别林斯基曾经说过："爱情之所以需要理性内容，犹如燃烧需要油脂。"对性主体来说，应是一个既理智又动情，既细心又谨慎，既热烈又清醒的人。

（二）理想与现实的统一

对性对象的追求，即是对理想客体的追求。这种理想化身存在于每个人的心里，它是爱的偶像。然而理想与现实总是存在着差距，如果不把理想的完美对象从虚幻中解脱出来，就必然导致情感的偏离。因此，男女两性在寻求爱的对象时，就要走出爱的乌托邦，在现实中寻找最接近理想的异性。眈眈于心中的偶像，是很难找到称心如意的对象的。我们应明白，男子不可能娶米洛的维纳斯为妻，女子不可能嫁给伯拉克西特列斯的赫尔墨斯雕像。在性的实际选择中，应对现实的人进行现实的审视与判断。理想与现实差距越大，性的审美就越不易产生。而当二者接近统一时，美之情就油然而生。

（三）主体与客体的互悦统一

性活动的人是审美主体，又同时是审美客体。性的审美的产生，必须建立在性主客体互为欣赏、互为倾慕、互为赞美的基础上。在互悦中，双方人格得到提升，心灵得到净化，情感得到交流，美的观念得到加强。性主客体互悦的内容主要有两方面：形体上的与精神上的。形体的互悦，可以提高性欲的水平，激发性的本能冲动；精神的互悦，可以激发心灵之间的呼唤与应答、求得心有灵犀一点通似的和谐共振。这种心心相印而产生的精神上的互悦美感，能补偿形体的欠缺。两性互悦，就是对男女双方的生理美与心理美的特质的审美观照和审美认识。

（四）心灵与肉体的统一

性的最高要求，就是实现灵与肉的统一。达到美境的性活动，是一种水乳交融、情洽意美的审美感受，心灵得到慰藉，肉体得到畅遂。任何灵与肉的分离，都导致性的异化。如果两性的结合是肉体的交欢而没有心灵的和谐相伴随，那这种纯粹的生理性享受，会大大贬抑性的审美意义。肉体引起的性欲并非是性的审美的唯一源泉，精神并不会无意义地窒息本能欲望，也不会减弱生命的活力，如果性欲中又产生爱欲，那精神就能最有效地催发生命的活力。性需要肉体的结合，更需要心灵的默契，需要灵魂的交融。当灵与肉和谐交融时，生物的人就变成了审美的人。

第三节 性的审美享受

性美感心灵形态微妙而复杂，性的美感（beauty）构成来自人的各种感官的反映。

一、性快感、性美感、性感

（一）性快感

性快感是与异性生理接触而产生的性冲动之后的性放松、消解而带来的整个身体的舒适与满足。它是由性对象引起的生理感官上的快适，具有如下特点：①生理性。生理性是性快感的属性，它引起一系列生理现象，如血液循环加快、呼吸急促、身体起伏、眼睛沉醉、面色红润等。②短暂性。性快感是较为短暂的，它伴随着性刺激而兴起，伴随着性欲释放而消失。③个别性。性快感只属于个人，它受个人生理需要急缓强弱程度的影响。④功利性。性快感必须是性主体实际占有时才能发生，性欲本身就带有强烈的占有欲。性快感靠人的心理作用，也可以升华为性美感。享受性快感的性器官，受到性刺激可以反映到大脑，经过对审美意识的追求而完成审美功能。所以，性快感提升至性美感的关键是性主体主观上对精神愉悦的追求。

（二）性美感

没有美的引导和美的升华，性就会永远停留于生理享受的层面上。性的愉悦是一种复杂的感受，它既包括性生理的基本感觉，也包括性审美情感。生理快感是美感的引发机制，没有性快感作为激发因素，性的审美感就成为无源之水。所以，性美感高于性快感，但又基于性快感。性刺激作用于视觉、听觉、触觉，在获得感官愉悦的同时，也最容易发现对方的人体美，如强壮、娇嫩、柔软、弹性、曲线等，以及其他形式美因素，如和谐、比例、对称、对比等，产生精神上的享受。当然，绝不是所有性快感都能转化为性美感的。性美感使人强烈地直接体验到生命的价值与自我价值，激励或安慰人的生存，所以，性美感是人生幸福的内容和体现。

（三）性感

当性对象具有突出的性征时，就会引起观赏者的性联想，乃至产生性器官与腺体的变化，性感（sexy）就是性对象激发性联想，使人产生生理与心理的感受。它也是特征与内在的精神品质结合所显露出来的感觉。性感是性爱美不可缺少的内容，性感主要集中于性审美对象的性征方面，因此常常是性审美的起点，而不是性审美的终结。性对象的性度值越高，越易使人产生性感。由于性审美的个体差异，使得性对象没有绝对的标准。富于性幻想、多愁善感的人，易于成为性感主体。不同的年龄有不同的性感，不同的人有不同的性感特质，人应该根据自己的特点表现自己独有的性感，错位的性感往往是不适当的性感，如女中学生表现成熟的性感、老妪表现天真的性感等，大学生的性感应该是青春的、睿智的、活力的、美丽的。性感的表现方式不同，有含蓄隐约，有直接暴露。不同国家的文化不同，性感的表现不同。中国人的性感适宜于采取含蓄式表现，而过于露乳、袒腹，反而失去联想、回味，与中国的文化精神相违背。恰当的性感表现为美，不恰当的性感表现为丑。

二、性的审美感特点

对于性来说，真正的快乐享受是生理快感与精神愉悦的完美的结合，它是身心交融无间的统一。其特点主要表现在以下几方面。

（一）合一感

从双方来说，男女互相结合才能构成一个完整的整体。而这种结合的真正意义是灵与肉的统一，他们互相爱慕，互相亲昵，如胶似漆，最大的渴望是与对方融成一片，永不分离。从对方身上，各自感到自我。这种合一是相对统一，是辩证统一。彼此有独立的人格，独立的自我，独立的自由，又在一个融洽宽松的统一体中共处，这才是性合一的内涵。可以说，当两颗心能一同领受一种心境，能一起体悟一种情绪，能够为同一种梦想、情境而激动、兴奋，那么这就是爱的永恒。

（二）满足感

满足是检验性快乐享受的标尺，它意味着性欲望的完满实现。人类青壮年时期的性满足感应该是最明显的。满足的程度取决于最大限度的男女双方意向吻合，索取与给予的意向愈是合一，满足愈是深刻和持久；反之，意向相背，就会导致不满。满足感还取决于对性行为的态度，如果男女双方都把性行为看作是一种愉悦兴奋的行为，在欢愉的时刻，就不会有任何不安与愧疚。在对满足感的重视程度上，男性比女性要高，而女性对满足感的期望值要相对低一些。由于女性的性觉醒，现代的女性越来越多地认识到，她在性满足享受中应该是平等共享的伙伴，丈夫有责任使妻子达到性满足。总之，性满足不仅仅是肉体的享乐，它还是审美的、道德的、心理和生理的完整享受。

（三）幸福感

性的幸福感体验是多方面的，情侣两情缱绻，拥抱偎依，心中就会涌起幸福感；新婚燕尔，水乳交融，幸福之泉更是奔腾咆哮。性的幸福感，主要来自性要求和愿望的满足程度，强烈的性要求获得极大的满足后的伴随心理就是幸福感。所以，幸福的程度取决于对满足感的要求和获得满足的能力的强度。这种幸福感，不仅仅是性欲的释放，它还体现在男女双方的精神、心理关系的一致之中。精神世界卑下的人，绝不会为对方的幸福而作出自我牺牲；而精神境界高尚的人，他会在性中更多地考虑奉献，而不是索取，会将对方的幸福视之为最大的幸福。所以，性的幸福感首先来自蕴藏在男女之间内心深处的珍贵情感，来自男女双方心灵的息息相通。性的幸福感的基础是肉体的快乐，而核心是心灵的愉悦。

（四）爱恋感

当性主体感受到性对象身上美的光芒闪烁时，自觉地由赞美转化为爱恋，由欣赏转化为喜欢。爱恋感充满着柔情，它可以表现为轻轻地抚摸、微笑、亲吻、拥抱、温存的目光等。爱恋使男女双方都沐浴在爱的空气中，它不仅包含着性中本能的柔和，而且也包含着美感、精神陶醉的丰富性。有了爱恋，性的审美就有了一层保护网。爱恋感是性主体对性对象的珍重与爱护的表现。缺乏爱恋，性享受就会遭到粗暴无礼的破坏。爱恋感产生自然的心理亲和，双方都感到已被对方承认其审美价值，它往往表示一种相互的赞赏、相互的依赖。尤其在获得性审美享受之后，爱恋之情格外显著。它是一种美的永存的希冀，幸福的永恒的盼望，爱恋是深厚的爱情泛起的心理浪花。

三、性的审美感心理形态

性的审美感，是性主体进行性活动时所产生的动情的积极的综合心理反应。由于性主体各种心理因素的作用，就形成了丰富多彩的性的审美感形态。

（一）性的审美直觉心理

性是两颗心的碰撞，是双方情感共融的审美直觉。性的审美直觉（aesthetic intuition）即是第一印象的美。首先是外在的感觉，主要是通过与审美对象的感官接触，直观地感受到对方的美的魅力；其次是内在的感觉，主要是通过与性的审美对象的接触，直接地感受到性的审美的内在美。它的特点：①快速性。性的审美对象的魅力，是我们通过感觉直接得到的。②非推理性。性的审美的直觉感受，不存在理性的、逻辑的推理自动进行。③陶然性。性审美直觉是相互倾慕双方外表的美和内在的气质美，它表现为陶醉与迷恋。④不确切性。性审美直觉主要是凭第一印象，带有一定的非确切性，容易产生性审美错觉，即为首因效应。性的审美直觉，可以加速性的种子生长，是敲开爱的心扉的一种强大的心力。

（二）性的审美错觉心理

性审美错觉（aesthetic illusion）现象的典型表现即为"情人眼里出西施"，他们能从对方的身上看出西施的美貌、赵飞燕的轻盈、杨贵妃的妩媚。这就是"晕轮效应"，它使性对象幻化、神化、美化，优点被夸大，缺点被忽视。如果她皮肤黝黑，就称她为"黑珍珠"；如果有黑痣，它就被称为"美人痣"；如果她骨瘦如柴，就说她"苗条优美"；如果她身材矮小，就说她"娇小玲珑"；如果身材肥胖，就说她"丰满健壮"。莎士比亚有一首十四行诗是这样写的："我情妇的眼睛一点不像太阳；珊瑚比她的嘴唇还要红得多；雪若算白，她的胸就暗褐无光；发若是铁丝，她头上铁丝婆娑。我见过红白的玫瑰，轻纱一般，她颊上却找不到这样的玫瑰；有许多芳香非常逗引人喜欢，我情妇的呼吸并没有这香味。我爱听她谈话，可是我很清楚，音乐的悦耳远胜于她的嗓子；我从没有见过女神走路，我情妇走路的时候却脚踏实地；可是，我敢指天发誓，我的爱侣，胜似任何被捧作天仙的美女。"性审美错觉有时会严重地妨碍人们的观察力，使其曲解现实，不能彻底地了解他人。所以，热恋的情人们应该警惕性审美错觉。

（三）性的审美想象心理

性的审美中，男女双方情深意浓，就特别富于想象。当情人不在眼前，性主体脑海中就会浮想联翩，性对象的容貌、笑语、举止、性情等都会再现出来，而且往往是其身上最吸引的东西，意中人仿佛悄然而至，这很大程度是由于相思造成的。明代薛论道在《沉醉东风·相思》中将相思之想象刻画得更有深度："这相思越添越有，这相思无了无休，这相思有鬼缠，这相思无人救，这相思晓夜缠头。"莎士比亚说过这样一句话："情人和诗人都是满脑子想象。"正是由于爱的想象，一个人对另一个人才具有性美感魅力。想象力不仅构造了性理想，而且也正是想象力发现了理想的性客体。性的这种审美想象（aesthetic imagination）是在双方相互肯定的基础上实现的，如果是单方面的自作多情，这种单相思的想象是难以梦想成真的。

四、性的审美感构成

性之美感，是离不开人的各种感觉体验的。性的美感主要是由视觉、听觉、触觉、嗅觉构成。

（一）视觉

人主要通过视觉来发现异性之美，性刺激信息60%以上是从视觉获得的。普希金曾为女人秀足的美妙而激动，莎士比亚独爱哀愁的眼睛，波德莱尔喜欢吻女人的浓密卷发。无论怎样，性对象是以其外表性征来吸引性主体注意的，细腻的皮肤、窈窕的腰肢、修长的玉腿、纤纤的手指，都会通过视觉感受而激发性。男女两性的第二性征，主要功能就在于视觉的启迪作用。另外，对方的表情、动作，也能带动性感觉。当然，对视觉性刺激最大的就是异性的裸体。所以，视觉上的秀色可餐、赏心悦目是性的审美感所不可缺少的。视觉获得的美感可以排除心里的疑惑，担忧、顾虑、不安全感、不真实感等等杂念和障碍，它获得的美感是最实在的心理感受。

（二）听觉

性审美里的听觉重要性仅次于视觉。有的人一听到异性的声音，立刻就会产生好感，一"听"钟情。如胶似漆的情人们之间的话语，往往是甜蜜的、温馨的，充满了热烈的情和意。当男女双方窃窃私语、互诉衷情时，双方的情感就会逐渐加深，心理距离越来越近。对性主体来说，性对象的话语富有特殊意义。寥寥数语，会令对方热血沸腾。听觉使其所钟情的异性语言，获得音乐般悦耳的魅力。乔叟的一首情歌说道："因你的和蔼之声轻轻传进我耳，使我满心充斥着幸福与欢欣。"对女性来说，男性的低沉浑厚的声音最悦耳；对男性来说，女性轻柔文雅的声音最动听。听觉中有直觉、有联想、有想象，还有理解。它使性主体颤抖着的心，沉醉于愉快的、充满恬静的、令人销魂的爱的幸福之中。

（三）触觉

触觉主要是通过皮肤的敏感性来接受刺激，它是性生活中最重要的感觉。男性与女性的敏感部位是不同的，女性的皮肤敏感区占全身大部分，尤其是胸、颈、胯、唇。性器官是最敏感的性感部位，普通触觉情况下，人的皮肤与外界事物接触，如摸、压、拿等，不会引起性的感觉。但是在男女双方接触中，触摸部位、触摸方式，都会引起不同的性反应效果。性接触，是男女双方生理与心理的正常要求，是情感相容的最高标志。在男女两性性唤起方面，男性比女性更易被视觉所唤起，女性被唤起的主要方式则是通过触觉。男女双方肉体接触的方式主要有触摸、拥抱、接吻、性交。触摸也是最常用的性兴奋技术，它是人类热烈的性行为之一。拥抱是渴望性结合的必然过渡，是初步的肉体接触；接吻是性感发展的强化，是心与心的契印、融汇，是定情的标志；性交则是性的最高表现，它把生理性感推向最高峰，推向美感顶点，它是最敏感的性感受部位参与接触活动所致的、性器官的皮肤触动最为敏感、最为强烈、骤然的激动，使男女双方心理、肉体产生极度的快乐与满足。

（四）嗅觉

嗅觉可以直接为性选择服务，刺激性功能，在寻偶、交配中，起着决定性的作用。在热恋的情人之间，嗅觉对气味感受，常演化为条件反射联系。体香可以增加好感，体臭则会减弱对方的吸引力。人类散发的性香味可分为两大类：一种是男性香味，一种是女性香味。男性所分泌的性香味要比女子多，女性为幽香型，男性为外香型。平时人的性香味发放是极弱的，但在性生活中双方处于极度兴奋状态时，就会发散出较强的性香味。在不同种族中，这种体香的丰富程度不同。黑种人居首位，白种人次之，黄种人最少。在接受性刺激气味方面，男性与女性存在着比较明显的差异。一般来说，女性比男性嗅觉灵敏，因此，女性较男性更易分辨出气味的不同，而决定喜欢与否。有些女性，对于自己爱慕的男人身上的汗腺味不但不讨厌，反而十分喜欢，喜欢闻男性头发和汗毛上的体味。男性则对女性沐浴完毕后的清新气味十分欣赏，它往往是香水、洗发香波等的混合气味。我国古代的香妃也正是靠她的诱惑人的气息而使龙心大悦。莎士比亚在谈到埃及艳后克莉奥佩特拉时说，"她身上散发着如此的芳香，以致风都得了相思病。"很难想象，一个满身是怪味、臭味的人，会博得心上人的欢心。爱情越强烈，感官越敏锐。爱要求强烈的感觉，各种感觉加深了爱。

第四节　性审美评价与标准

一、性审美标准的基元

现代心理学研究发现，美的脸是大众化的脸。靓女是额头饱满、性感丰满、腭骨短小、下巴尖细；俊男是腭骨宽大、下巴较宽和眉毛粗浓。女性脸庞以窄为美，男性则以宽为美。人们所遵循的性审美标准（aesthetic standards）的基本元素应是相同的。

（一）和谐匀称

人体之美在于它有惊人的和谐匀称之感。从结构上看，人体处处是均衡与不平衡的对称；两眼、两耳、两乳、两臂、两腿。虽有一鼻，左右鼻孔是对称的；虽有一口，上下唇齿是对称的。头是圆形，双脚并拢成方形。虽有五指，却能分能合。人的肚脐出于正中，心脏则位于身高的黄金分割处。从动作上看，也充满了动态的对称与平衡。人站起来像一座山，躺下来像一条河。伸开像个"大"，占空间最多；蜷曲像球，占空间最少。上肢肘向后，便于前曲；下肢膝向前，便于后曲。新陈代谢，依照生物钟的频率；呼吸心跳，遵循生理场的节奏。人体的摆动、屈伸、跳跃、滚动、旋转等运动中所展示的功能、节奏和韵律，扑出和谐有致的交响。这些动作的敏捷与优美，正是人体自然匀称发展的标志。"人体的美就是构成相互间关系以及对整体关系的各部分之间的对称。"如果人体由于疾病造成的畸形，或过胖或过瘦，过高或过矮，都可以视为是对和谐匀称的违背，而失去审美价值。

（二）比例适度

比例是衡量人体美的一个重要尺度。西方美学家从古希腊开始，就一直在寻找、研究人体的神圣比例。根据实验测量而得出的黄金分割律是比较科学的人体比例。如果人把手臂垂直，从头到中指尖为较大部分，中指尖至脚为较小部分，那么较大部分与较小部分之比为1∶0.618，即符合黄金分割率，就为美的人体。关于人体美的比例，中国虽没有西方黄金分割率那样严格的规范，但却流行着这样一个带有程式性的口诀：三庭、五眼、三匀、站七、坐五、盘三半。三庭，指脸的长度比例。由发际至印堂为上庭；由眉至鼻的下端为中庭；由鼻的下端至下颌为下庭。这三庭基本相等，人的脸长即为此三庭之和。五眼，指脸的宽度有五个眼宽。两眼之间的宽度为一个眼的宽度，两眼左右各加一眼宽，共五眼。三匀，左右面颊各约一个嘴的宽度，谓之三匀，站七，人站立时的全长有七个头高。坐五，人坐时有五个头高。这一点从侧面暗示出由臀至膝盖为二个头长。盘三半，即人盘膝而坐时为三个半头高。

（三）　健康完整

苏联诗人马雅可夫斯基说："世界上没有任何一种衣衫，能比健康的皮肤、发达的肌肉更美丽。"健康是人体宝贵的品质，是肉体的天赋，是大自然的恩赐。很多健康的人并不美，但美的人没有不健康的。健美的形体包括强壮的体魄、匀称的体态和良好的体姿，而宁静的心态是俊美的基础。健美是体魄、体态和心态的完美统一。肌肉结实、健壮有力、反应敏捷、动作灵活、身体强悍、充满活力等等，这些是构成健美人体美的先决条件。健是美的基础，美是健的完善。健美是身心健康的外部表现和高尚情操的自然流露，真正的健美是化妆品修饰打扮不出来的。

二、性审美标准的性差

性的审美标准主要是以自然生理美标准为基础的，如基本性信号（宽阔的男性肩膀、圆润的女性臀部等）；年轻的标志（精力旺盛、有曲线、光滑的皮肤等）；健康的标志（无疾病、身体健康等）；对称的特征。性别的视角是对男女两性审美评价的最主要的差异因素，对两性美的衡量标准主要是以异性的审美眼光作为标准的。男性选出来的性感美女大多有着天使般的容貌、突出的三围、魔鬼般的身材，是男性构建了美女的标准，那些标准女性是以男性为中心的主流社会价值观所期盼的形象；同样女性认为的性感男士的标准也是从女性的角度审视的，虎背熊腰、高大结实、魁梧雄健，符合着女性审美理想的尺度。

（一）　女性美标准

健美专家经过充分研究后，提出下列 10 项标准来衡量女性形体是否达到健美。这 10 项健美标准是：①骨骼发育正常，身体各部分之间匀称；②体态丰满而无肥胖臃肿之感；③眼大有神，五官端正并与头部配合协调；④双肩对称且浑圆，微显下削，无耸肩或垂肩之感；⑤脊柱背视成直线，侧视具有正常的生理曲度，肩胛骨无翼状隆起和上翻之感；⑥乳房丰满而不下垂，侧视有明显的女性线条特点；⑦腰细而有力，微呈圆柱形，腹部呈扁平，腰围比胸围约细1/3；⑧臀部圆满，不显下坠；⑨下肢修长，无头重脚轻之感，大腿线条柔和，小腿长而腓肠肌位置较高并稍突出，足弓高，两腿并拢时正视和侧视均无屈曲感；⑩整体感无粗笨、虚胖或纤细、重心不稳、比例失调、形态异常的感觉。

（二）男性美标准

就男性方面说，男性美应是健、力、美三者的结合与统一，它包含了生长发育健康而又完善的机体，发达有力的肌肉，优美的人体外形和健康向上的精神气质。我国体育美学研究人员根据中国的实际情况提出了如下男性人体美的标准：①骨骼发育正常，关节不显粗大突出；②肌肉均匀发达，皮下脂肪适当；③五官端正，与头部配合协调；④双肩对称，脊柱正视垂直，侧看曲度正常；⑤胸廓隆起，正背面略呈 V 形，腹部有腹肌垒块隐现；⑥臀部圆满适度；⑦腿修长，大腿线条柔和，小腿腓部稍突出，足弓高。

三、性审美标准的特性

性的审美标准会随着时代、民族等的审美标准改变而改变。

（一）时效性

性的审美标准是随着人类社会的发展变化而变化的。不同时期，社会的政治、经济、文化等环境不同，人们的社会生活方式和节奏不同，都会不同程度地影响性审美判断的客观标准。生殖和生产的标准是上古母系氏族社会里性审美的标准，新石器时代女神像的造型特点展现的就是粗壮结实。在先秦时代以硕大健壮为美。春秋战国时期盛行"精致细腻"的审美意识。两汉时期，秀外慧中的女性受到青睐。汉朝女性妆容是"面如凝脂"、"樱桃小口",而身体表现出轻盈飘逸的纤秀型审美倾向。魏晋时期瘦骨清相成为当时的人体美审美标准。唐代丰腴肉感、艳丽多姿,成为女性美的模式,体现了"盛唐气象"。宋人开始对美女的要求渐渐倾向文弱清秀:削肩、平胸、柳腰、纤足。"三寸金莲"成为明清以后对女性美的基本要求。随着资本主义的萌芽,人们审美情趣开始随潮流转变。新中国成立后,女性以革命化的精神面貌出现,外在形象上也自然是以简朴清新为主。到了"文革"时代,女性是短发,皮肤黝黑,结实而强壮。20世纪70年代以后,对西方国家女性形象的学习和模仿成了中国当时的时髦。今天,人们则把苗条修长、胸臀丰满、腰肢纤细、眉清目秀等素质当作女性美的条件。

就西方历史而言,美女的风格和审美标准一直以来也是不停地变化的。16世纪,人们喜欢有勇气的女英雄;17世纪美女标准是面颊柔滑、双下巴、红头发;20世纪20年代,简朴、纯真与端庄受到推崇;50年代之后,梦露等性感明星嘴唇丰满以及漏斗型身材成了美的标准,审美趣味则偏向于性感、健美;60~70年代,由于女权运动,对女性的苛求完全放开;到了80~90年代,麦当娜等性感明星成为新一代美女。可以看到,一百年来人们的审美标准在发生变化。战乱、挫败、富足、和平等不同的时代遭遇会衍生出不同的时代情绪,从而决定了当时美女的特征。

(二) 民族性

不同民族由于不同的自然环境、历史文化、生产方式、生活方式而有不同的审美需要和审美标准,是完全正常的,也理应受到尊重。所谓民族,"是人们在历史上形成的一个有共同语言、共同地域、共同经济生活以及表现在共同文化上的共同心理素质的稳定的共同体。"这个定义中所说的"共同心理素质"是包含着审美观在内的。由于受周围不同的社会习惯和文化的影响,每个社会的性吸引力的判断有各不相同的性的审美标准,一种文化喜欢苗条的身材,另一种则会喜欢丰腴的体态。拿女性形体美来说,各民族、国家与地区都有自己的审美标准,真可谓千奇百怪。非洲尼日利亚的伊博族妇女以胖为美;非洲埃塞俄比亚南部的史尔玛族妇女以大唇为美;南太平洋马拉库勒岛的南巴人把缺少一颗牙齿的妇女看作是美的,为了美观,妇女们只好忍痛敲掉门牙。在印第安人看来,脸庞扁平宽阔,小眼睛、高颧骨,乳房又大又宽下垂到腰部的女人是最美的。中国男人喜欢皮肤白皙、红霞纷飞、五官精致玲珑、胸部丰满有弹性、双腿纤长有力度的美女。每一个民族在性对象的交往、选择上,有着延续种族的考虑,所以,常常选择本民族的人作为性对象是最受欢迎的。

(三) 文化性

不同内容的文化观念的创造及交流,会形成不同的文化观念积累,从而会使人们对客观事物形成不同的审美标准。很多族群惯用各式瘢疤装饰身体,就是一种特殊的审美文化,苏丹努巴族的突起式刻疤和西非希卢克女子的传统额部刻疤即是一例。在台湾泰雅人的纹面礼俗中,无论男女,在十五岁左右必须完成这件象征"生命"与"荣誉"的大事。人对性对象的文化性美感,属于人的文化型主观感觉的范畴。人们的观念文化活动,能够改变性对象的有形形态,并且还能够相对统一地确认客观事物的客观形态所具有的功利价值。如缠足、在嘴唇或鼻子上穿上金属环、用金属环把脖子撑得很长、用人工材料把乳房撑得很大、在光滑的脸上烙出许多麻子,还有文身等等。这些都是不同时期的人们为了追求形体的美感而刻意改变自己形体的文化实践,并且女人们的这些形体特征所表现出的美感被人们一致确认。各国的文化差异、审美情趣的差异导致性的审美标准的不同,各地区不同人种眼里有着各自不同的美貌标准,美女是没有什么绝对固定的标准的。政治剧变、社会公义、种族平等等,也在催生着不同典型的偶像。现在任何一种单一种族特征的美丽都已经是明日黄花。

四、性审美标准的主客观尺度

(一) 客观尺度

一个社会对性的审美对象往往具有一定的客观标准。它是被普遍认同的指标,是人类群体的标准,是一种社会的性的审美标准,现在男女两性的人体美的标准主要根据社会的性审美规范与要求以及对人体的科学测量而定。

现在通用的女性尺度主要有"三围"标准：胸围＝身高×0.51；腰围＝身高×0.34；臀围＝身高×0.542。身材计算法是胸围＋腰围－身高，其得数在＋20～－15之间，属婀娜多姿型；20以上属臃肿肥胖型；负15以下即为苗条型。除"三围"标准外，身体的各部位还有其他参数。人体比例通常是毕达哥拉斯提出的黄金分割率（比值为0.618）为依据，即以肚脐为分界点，上半身与下半身之比应是0.618，或者说近似于5：8。人的上身长度（从头顶到耻骨联合上边缘的距离）与下身长度（从耻骨联合上缘至足底的距离）比例应大致相等。人的身高与脸长的比例大约为8：1。乳头至脐的距离与脸长的比例为1：1。腋中线至第一腰椎的距离与脸长的比例为1：1。双额嵴连线与脸长（头顶至颏下点）的比例为1：2。在美女的美貌标准中，面部之美又占有重要的评估要素，其标准为：眼的宽度为面宽的3/10；下颏的长度为脸长的1/5；眼中心到眉毛的距离为脸长的1/10；正面可见的眼球纵向长度为脸长的1/14；鼻的面积占整个面部面积的5%以下；嘴宽度占面部宽度的一半。这些"参数"如果具体化，那么一个美人的面部器官布局及大小应当是：大眼睛、小鼻子、小下巴、面颊显得略微丰满，带有微笑。世界各国的评美专家们就是根据以上种种客观标准，从参加选美的女郎中评选出世界美女的。这些"世界小姐"、"环球小姐"、"国际小姐"等，她们就是用统一的审美标准衡量出来的美丽产物。

就男性而言，男性最标准体重计算法是身高减去110，如身高160 cm减去110，即为50 kg；美容体重是标准体重再减去2～4，即是48～46 kg。男子理想体重计算公式为（身高厘米数×1.57－130）×0.45＝体重（公斤）。从研究人体美的角度来看，以脂肪所占的比例、肌肉的发达程度，并参照肩宽和臀围的比例，作为划分体型的条件比较合适，这样可将男性体型分成胖型、瘦型和肌型（或运动型）三类。另外，男性俊美容貌＝匀称性＋标准性。身体匀称性好的男性，除了面庞较富吸引力外，其体格也往往强于同龄人，他们的肌肉较发达，运动能力较强，个性较富支配性。体格是否匀称，是女性选择配偶时特别注重的因素之一。许多物种包括人类，更喜欢配偶具有匀称的特点，这经常被认为是健康和良好基因的象征，并会帮助他们提高延续后代的能力。除匀称性之外，许多容貌俊美的人的另一个共同特点是标准性，即他们的身材和容貌特征往往都取人群的平均值。科学家认为，这种现象有生物学上的合理性，因为从遗传学的角度看，这样的特征携带有害突变基因的可能性最小。

（二）主观尺度

性的审美标准的主观尺度主要是性主体的情感态度等主观因素制约性的审美标准。性的审美标准的主观尺度与人的主观审美理想有关，会与客观理想产生差异。像性审美趣味不同也会使得性的审美标准带有强烈的个体主观性。不同性别、不同年龄段、不同身份的人对美的标准是不相同的。每一个体都用自己的审美标准去衡量性对象，指导自己的性选择。例如，有的男生喜欢"杨贵妃型"，有的喜欢"林黛玉型"；有的女性喜欢"高仓健型"，有的喜欢"书生型"。有的人以对方的容貌作为审美评价的重点，有的则以对方的精神作为重点。一个男人希望妻子能够持家，所以贤妻良母是他衡量性的审美对象的标准；一个男人希望妻子能够辅佐其事业，那么他的性的审美标准就是形象出众、擅长交际、精明能干等。可以说，人的主观需求是多样的、变化的，其标准不同。相对于性审美主观尺度而言，性审美客体的美也是多元化的，不同的眼光、不同的出发点看不同的性的审美对象都有不同的美。在我们这个文化日益多元化、大众对娱乐日益宽容的社会，性的审美标准也有更多的诠释。

第五节　性审美情趣

性的审美情趣（aesthetic taste）就是每个人在性审美欣赏上反映出来的爱好差异，即对某些性行为所产生不由自主地喜欢和偏爱，这些喜欢和偏爱就组成了某种视觉习惯、独特的审美定向，并且以直觉的形式出现。

一、性审美情趣的功能与意义

（一）性审美情趣的功能

性的审美情趣是维持性审美主客体性激情的心理源泉动力。人类的性行为需要激情，当一个人在出现性冷落或性饥饿时，他就会渴望性情趣。这种性情趣的渴望是自然的、合理的、无可非议的。性审美主客体在性生活极度单调、乏味，产生审美疲劳时，就需要增加刺激和新鲜感。性的审美情趣是性生活中的点缀内容，可以增加性的更高层次的审美快乐，并且制造爱情的新鲜氧气，点燃性的激情火焰。难怪有人说"最好的春药是爱情"。性的保鲜剂应该赋予其健康、情趣、激情等内涵。在不断变换的审美情趣中所进行的性行为，总是可以使性审美双方产生新奇。它可以成为对性宣泄和性唤起不可缺少的内容，在性行为方式选择起着关键性作用。

（二）性审美情趣的意义

性的审美情趣是一种正常现象，是普遍存在的。它给性生活带来亮色，使性生活变得更加轻松活泼、更有意趣、更自然、更人性。就整个人类的性生活发展而言，性的审美情趣是将性娱乐化、艺术化、游戏化的结果，它把低等动物的性交行为进化和发展为性的艺术，丰富和提升了性行为的艺术性。当人类把低等动物的性交行为进化和发展为性的艺术时，性活动就开始变得丰富多彩和花样繁多了。人类性行为的最大悲剧就是夫妻性生活的内容过于狭窄，当夫妻的性以生育为唯一功能，除此之外的任何目的及一切活动都是"淫荡"和"不道德"时，夫妻双方是享受不到性快乐的，也不会为性生活增加审美情趣。

二、性审美情趣的表现

（一）视觉

有的人喜欢通过文字、影像等提供的性刺激信息来提高性情趣，获得快感。文字可将作者的情感和对性的复杂的体验传达出来，给人以联想和想象的空间。影像所传达的性体验，表现了人类本能和性欲浪漫，更为直接、更为刺激，更加容易激起性兴奋。这些可以有效促进了情感上的默契以及行动上步调的一致，充分感受到一种特别的微妙享受，同时可以进行相应的暗示表达，从而可以避免尴尬场面的出现。

（二）听觉

性爱是一个特别需要声音的地方。男性爱听撒娇的情话，也爱听没有确切词语的呻吟。言语所进行的感官刺激，实现的是一种精神意义上的性情趣化。它具有特定情调与含义，可以使性升华。性的语言是调整夫妻性高潮同步的口哨，高质量的性生活是双方共同培养起来的。喃喃细语倾诉着潜意识的感受和程度，浓浓柔情告知对方自身的感受和需求。这时的语言是一种行为的导向，能引导着双方在爱的圣地同步攀登；这时的语言是一种心理暗示，都觉得自己欣赏和被欣赏，爱和被爱在这种语言密码中不断调试自己感情频率，达到性中的高度和谐。

（三）嗅觉

身体气味的性诱惑，可以引起性快感。男女双方的气味中，女性的气味更招人喜欢。女性的嗅觉比男性灵敏，在性生活开始时，对气味的感觉能力十分强。某些女性可由于嗅到某种气味而引起性兴奋。有时，她们会由于幻想或回忆起情人的身体气味而如痴如醉。香水在男女两性之间的交流具有催化作用，它使一个人散发最性感的异性气息。以促进性活动为目的的香水有三方面的作用：掩饰和减弱令人反感的身体气味；增强或刺激令人愉快的身体气味；激起性欲。香水还分为男性香水和女性香水。前者的作用是增强男性气味，以激起女性的性欲；后者的作用是增强女性的芳香，以吸引和刺激男性。麝香是公认的最具有性作用的香料，因为它提供典型的男性气味；而薰衣草则是祛除女性身上难闻气味的理想香料。香薰也是一个好选择，最能激发男性情欲的香薰，是树根与薄荷气味。干花也是天然催情剂，无论是薰衣草、玫瑰，还是辛香类花草都会激发情欲。

（四）工具

有的人偏好使用某些工具来激发性的审美情趣。如在杜蕾斯全球性调查中，中国大陆地区人当中，最常用的用来增加性情趣的方式为：润滑剂、色情文学、情趣避孕套、性文学作品，均为15%。参与杜蕾斯全球性调查的中国大陆地区人当中，有16%的女性喜欢用性文学或色情文学来增加性生活情趣，约有16%的男性喜欢用色情文学和润滑剂来增加性生活情趣。最常用的助性工具前三项分别是色情录像（41%）、按摩油（31%）和润滑剂（30%）。1/3的女性（33%）使用按摩油来增加情趣，男性则更喜欢看色情录像（49%）。半遮半掩的情趣内衣也是激发性情趣的辅助性工具。女性情趣内衣可以撩起对方的心，激起对方的情。它强调的是视觉感官的刺激性，具有营造氛围和改变形象的作用，可以营造出一种性刺激和诱惑，所以其对性情趣产生具有不可忽视的作用。

三、性审美情趣的特点

性审美情趣是与真正高质量性生活有密切联系的指标。没有性的审美情趣的生活，那就不是高质量的性生活，也就等于得不到充分的性生活审美享受和调节。性的审美情趣有其特点，它主要表现为以下几方面。

（一）多元性与一致性

性的审美情趣既具有多元性也具有一致性。性审美情趣的多元发展和我们所接受的性审美信息相关。当社会生活提供给我们较多不同的性行为选择时，新的性的审美情趣会比较有机会滋生、发展出来。一方面增强性审美主体在性活动的进取态度；另一方面也可增加各式各样的性幻想。性的审美情趣的一致性是因为人在内在方面具有一致的自然本性，它是普遍具有的，源于人的性感觉的敏锐能力。它一方面体现了性审美主体对性的审美对象的选择性及欣赏的行为指向；另一方面，它又反映了主体性审美行为中所显露出来的爱好。

（二）正常表现与异常表现

性的审美情趣既有正常表现又有异常表现。正常的性心理和性偏好总是把性看作是美好生活的一部分，努力使双方得到满足。异常性的审美情趣偏好必须透过某些异于一般性的作为才能满足其性欲。异常性的审美情趣偏好的人有不同的行为表现。轻者造成被骚扰者的惊吓，重者造成社会治安的隐忧。这些人性欲十分离奇，性心理呈病态表现。有些人把性对象象征化，如把异性身体的某一部分或异性的衣物作为性对象，以这些目标替代了完整的异性个体，如恋物症。他们往往表现出其目的不是指向异性完整个体和正常性行为，而是替代的性满足方式，表现出性对象的异常和性行为方式的异常。还有些人把求偶行为目的化，比如把表达对异性爱慕之情的求偶行为作为发泄性欲的目的，他们的特点在于正常性的审美情趣行为的缺乏。这种把性对象象征化或把性行为目的化的人就属于性心理障碍偏好障碍，或称性欲倒错，实质是其性心理不成熟发育的表现。

（三）变异性与稳定性

性行为审美情趣既具有变异性又具有稳定性。性行为审美情趣容易改变，但是在一个人的性行为审美情趣里毕竟有相当的稳定因素，有一定的规范性。在性行为审美情趣上，主要有两种类型：保守性和开放性。具有保守型特征的人，往往会恪守旧有的性行为的审美情趣格局，较少变异倾向；具有开放型特征的人，则希望打破原有的性行为审美期待视界，表现出强烈的好奇心与学习精神，能够较快地接受新的审美行为。

（四）内在生理、心理因素与外在复杂的环境、认知

性行为审美情趣既受到人的内在生理因素的影响又受到外在复杂环境、认知的影响。由于人在生理、性格、兴趣等方面的差别，必然会对性的审美对象产生特殊的主观爱好、个性的差异。包括基因和天生的荷尔蒙，对性的审美情趣的形成也是十分重要的。就性格而言，具有乖戾性格的人，性行为审美情趣主要偏于在虐待中获得快感；性格温和的人，性行为审美情趣会偏

于温柔、保守的模式；具有冒险性格的人，喜欢以各种尝试来换取狂喜的滋味。生活经验丰富的人，性行为审美情趣比较广泛，较会尝试新的性行为审美情趣；文化教育程度高的人，性行为审美情趣比较端正、高雅；具有活泼、天真心理的人，喜欢以游戏的心情进行性的活动。可以说，性的审美情趣是性审美主体在由生活经历中的特殊经验里逐渐地建立起来的，是其成长经验的沉淀累积，并且不断地重复、欣赏、品味，形成某种个人的特有的性的审美情趣。但是这并不是说性的审美情趣完全决定于内在固有因素，性的审美情趣也是环境、体验、认知、学习的产物。偏见越少，趣味就越纯正；学习越多，趣味就越丰富。

（五）男性与女性

性的审美情趣存在于男女双方，并且趣味各不相同。毫无疑问，这种差异并不是来源于生理遗传，而是来源于社会、文化。社会、文化造就了男女两性的普遍的、规范性的审美情趣。男女在性的审美情趣上的差异就是双方潜在的互相斗争。男女双方可以顺从对方的性喜好，把它当作给自己所爱的人以快乐的一种方式。其实，只要双方善于协调和妥协，能够学会互相磨合，共同培养性的审美情趣，大多数男女都是能够在自己的身心两个方面获得满足的。男女双方潜意识里希望对方能懂得性的审美情趣，能懂得制造性的审美情趣，同时能进行性的审美情趣的互动，实现情感交流和精神享受，这将从很大程度上利于身心健康和性生活质量的保证。男女都需要性行为的审美情趣，但是男女性情趣要求不一样。男性往往用直接的生理刺激来增加其性行为的审美情趣，女性往往祈求浪漫的、富有诗情画意的氛围来增加性行为的审美情趣。另外，男女在不同年龄阶段对边缘性性行为、过程性性行为、目的性性行为这三种性行为类型的喜欢程度有所不同，年轻女性更"钟情"于边缘性性行为，青年男性则常常以目的性性行为为主要目的；中年男性多偏好于边缘性性行为，中年女性对目的性性行为则较为喜好。

第六节　表现性审美的艺术

表现性审美的艺术作品，丰富了性爱的艺术美。艺术地表现性爱，将人类的性文明提高到一个新的高度，是人类性生活和性文明的审美对象化，也是人类对自身性生活的自我欣赏、自我认识、自我反思。

一、性审美与文学

文学是以语言塑造形象来反映社会生活的一种社会意识形态，它必然要涉及人类生活的最隐秘的方面——性。在文学作品里，有些主要表现在性压抑与性心理。如郁达夫的《沉沦》表现性的要求与灵肉的冲突。张贤亮的《男人的一半是女人》的性心理的描写成为作家传达这个创作目的的媒介，通过性这个角度刻画人的立体心态和人格。有些文学作品在对性爱的描写中，用客观展览的姿态，专门突出其间的"性"，描写扭曲的、畸形的、变态的性爱故事，并且在具体的描写中严重失度和失控。性描写更趋近于自然主义，性不再是传达人的生命本质意义的媒介，而成为单纯的自然行为。这些作品只能引起人们丑恶的感受，挑起邪恶的淫欲，产生了消极的、负面的社会影响，如《金瓶梅》、木子美《遗情书》等。如何使文学的性爱描写符合艺术化和审美化的追求，是性爱描写的审美原则。

在世界范围内，最早的有关性爱的文学所体现的性爱观是相通的。无论是中国性文学作品滥觞的《诗经·国风》中的部分篇章，还是古罗马人奥维德的《爱经》，抑或是古印度的《欲经》，这些书中有关性爱的描述都是爱的自然表达，是爱的一部分。当然，相通并不意味着相同，不同的文明形成不同的文化，不同的文化也有不同的表达方式。孔夫子说过："诗三百，一言以蔽之，曰：'思无邪'。"《诗经·国风》中的性爱描写相对隐晦朦胧，而《爱经》和《欲经》中的表达就相对奔放直白。这些文学作品中的性爱表达直接影响着各种文明的性爱观念。

在中国，《诗经·国风》中的部分诗歌篇章是中国性文学的滥觞。《国风》的内容实际上是采编自当时各个地方的民歌，它们是当时人民情感的自由表达，而对情爱的歌唱无疑是其中最具活力的篇章。但无论是《召南·野有死麕》中描述的青年男女野外媾和，还是《郑风·草虫》表现的女子对情爱的渴望，这些诗歌读起来都十分自然清新。整体而言，《诗经》对性爱的表述很隐晦。在《诗经》成为儒家经典以后，讳言情欲，这些有关性爱的诗歌被完全曲解了，"性爱"也成为一个负面词语，很少出现在文学作品之中，到后来程朱理学甚至提出了"存天理，灭人欲"的理论。但人性是压抑不住的，到了一定时候就会喷薄而出。明中晚期，好几位皇帝以荒淫好色而闻名，他们炼制春药，放纵性欲。所谓上梁不正下梁歪，这种风气也弥散到民间。有需求，就会有产出，性爱小说、春宫图等与性爱有关的作品应运而生。明中晚期至清初可以说是中国古代艳情文学的高潮期，《金瓶梅》《肉蒲团》《绣榻野史》《痴婆子传》等性爱文学作品大行其道，统治者的禁锢并没有让这些小说销声匿迹，它们反而顽强地活了下来。"色欲"二字，任何时候都有市场。尽管这一时期的性爱文学大肆描写性爱，作者却是打着"劝世"的旗号进行创作的。比如《金瓶梅》和《肉蒲团》，作者在书中明确"劝诫世人行善止淫"，可惜世人凡夫多看到淫，真正悟的没有多少。"文革"期间，带有性爱的文字或者反映性爱思想的作品被认为是毒草，受到严厉批判。那时的爱情与性爱无关，单纯的无性的爱情才是纯洁的。改革开放以后，一些作家的创作开始涉及性爱描写，这些性爱描写成为刻画人物形象的必要手段，比如《白鹿原》与《丰乳肥臀》，其中的性爱描写被赋予耕读文字层面以外的意义。到现在，性爱描写在文学作品中成了常态，甚至成为某些作品的卖点。有情的地方一定有性，没有爱情也能有性。随着文学传播媒介的创新，网络小说大量出现，很多小说因性爱描写大受欢迎，性爱描写充斥于网络文学作品中。其中也有一部分作品因贴近生活而保留了文学的批判性，性爱成为作者对现代社会以及当代人性进行批判的工具。

欧美文化中的性爱观念与中国和亚洲的不同，从各自最初的文学作品中就已经产生。《荷马史诗》中关于诸神复杂情爱关系的叙述，对后世欧美文学产生了重要的影响。奥维德在《爱经》一书中也大量引用诸神之间的情爱故事来阐释自己的观点。《爱经》是一部爱情宝典，书中描述了大量的情爱技巧，其中一些观念直接影响到现今欧美世界，最具代表性的一点就是人们有追求性爱的自由。随着中世纪漫漫长夜的到来，天主教禁欲思想统治了整个欧洲大陆。亚当夏娃因偷食禁果而被逐出伊甸园，教会将性爱看成人类灵魂的堕落。文艺复兴时期，曙光再现，薄伽丘《十日谈》的横空出世是对中世纪禁欲思想的讽刺与反抗。书中描述了一系列妻子、修女偷情的故事，这意味着中世纪以前追求个体自由的性爱观念被重新唤醒。20世纪以来，欧美国家与个体自由相关的社会思潮深深影响了文学创作，比如受女权主义思潮的影响，出现了大量以描述女性追求人格平等为主要内容的作品，一些作品具有深刻的思想。米兰·昆德拉在《生命中不能承受之轻》一书中的性爱描写更是上升到对个人灵魂与肉体的哲学思考。当代世界范围内的性爱文学在某一方面具有相通性，通过性爱描写反映了物质丰富与精神空虚之间的矛盾。

日本性爱文学有自身的特质。从紫式部的《源氏物语》开始，日本文学作品中的性往往带有一定的哲学意味，与性有关的经常是对生命、对死亡的思考，笼罩着一层淡淡的哀伤，因此显得与众不同。《失乐园》讲述的是婚外情，最后主人公双双殉情，《挪威的森林》中女主角直子最后也自杀身亡，除此之外书中还提到了其他人的死亡。生与死，性与爱，是日本性爱文学阐述的永恒主题。

性是人类的本能，文学是人类表达自身情感的重要工具。也许从文学产生的那一刻起，性爱就成为一个无法回避或者不可或缺的部分。全球文明各异，文化不同，但以文学阐述性爱却有着一致性。

二、性审美与舞蹈

舞蹈的起源含有性爱因素。舞蹈起源的因素之一，就有本能的爱的追求与倾诉。因为舞蹈具有尽情地表现人的内心感情的功能，所以，舞蹈在性爱的表达中具有意义。许多野蛮的民族中，舞蹈是性选择的一个很重要的方法。原始人类利用舞蹈来追求异性，在兴奋时利用舞蹈来表现、发泄。历史的遗存证明，性爱舞蹈促进了人类自身的生产，如土家族"毛古斯舞"，就有一系列性媾的动作。性爱舞蹈在人类进入文明社会之前与之后明显地呈现出质的不同,之前重在表现"性"的本能活动;之后重在向异性表述爱的情感,情爱舞蹈散发着被异性拨动了心弦的感情信号。

舞蹈具有性爱的属性,舞蹈那不可否认的肉体特征,或许会带上某种性爱的潜能。埃及的肚皮舞,以腰部的裸露、臀部的摆动为主要动作,刺激人的性欲。它以后逐渐发展为神秘的阿拉伯文化艺苑里的一朵奇葩。19世纪出现的康康舞,是人的情感的疯狂的发泄。红磨坊舞厅的舞者尽可能地高踢大腿和尽可能多地露出肉体,是十分性感、具有诱惑力的舞蹈。

舞蹈本身就是以人体美为主要内容的艺术,所以更表现人的性美感。浪漫的芭蕾短裙和脚尖鞋,突出了大腿和由肉体捕捉住的梦幻。而现代舞则从未回避用肉体的手段表现最为激情荡漾的人类经验。西方的现代舞,有的以裸体进行舞蹈实验。舞蹈应该是人类性活动、性交往的最优雅的表现。

三、性审美与雕塑

从古到今,人体都是雕塑艺术的永恒主题。雕塑,特别是裸体雕塑,不仅能表现人的情感、性爱以及人体美,而且还能给人以更多的精神启迪,达到对自由人性的把握。

西方的原始裸体形象都在极力赞颂女性的生理特征,寄托着原始人类呼唤生命的强烈愿望和为实现巫术愿望而产生的性爱的意念。这些雕像深刻反映了当时所特有的对于女性的崇拜,是母系社会精神文化的重要特征。在父系社会,带着炫耀的自豪,出现了男子裸像,表现力量、勇敢、无畏,体现男性地位上升。在古希腊,性崇拜在当时特定的大文化背景下,理所当然地演变为对于人体美的迷恋和创造,使人体艺术得以发展和繁荣;古希腊艺术家大量创作裸体雕像,与他们高度重视肉体本身的审美价值不无关系。灵与肉的和谐平衡,诞生了纯美人体,她们是爱与美的象征,是美与欲的统一体。人类的原欲化为审美追求。中世纪的性的压抑,使人体被诅咒,公开的禁欲取代了健康的审美。文艺复兴是人体艺术的复兴,艺术人体多姿多彩,以后人体得到了充分表现,并被用以表达各种丰富的内容。我国的原始雕塑表现有男根崇拜，说明先人对性尚处于迷茫与朦胧状态，以后如意成为男根的衍化物。在佛教的欢喜佛里，性爱被神化、宗教化、永恒化。

四、性审美与绘画

在表现性爱美方面，绘画重视性的人体美与精神美的结合。西方非常注重人体形式美的塑造，并力图通过人的形体美去显现人的内在美。我国的原始岩画充分说明了我国原始先民对于性交的崇拜。那夸大的女性特征，雄壮的男根，无疑是对理想人体的向往，对超自然力的追求。他们怀着对性的崇拜，也充满了对生殖过程的神秘感，更流露出对其中无穷乐趣的依恋，去再现自身的生活、创造理想的生活蓝图。明清两代，春宫画泛滥，明代著名画家仇英与唐伯虎就绘有这类画。

各国都有自己的闺房指南，中国的春宫图和日本的浮世绘显露出一种混合了艺术之唯美和春梦之欢愉的特征。春宫图描绘的闺房之事不仅有教育作用，甚至还具备性唤醒的医疗效果。浮世绘也带有类似的特征，记录了日本古代社会的性之百态。

许多艺术名家也都有过一些含有性内容的作品。天鹅是维纳斯的坐骑之一，带着浓厚的性意味，而神话中"丽达与天鹅"的故事则被艺术家竞相描绘，其中达·芬奇的《丽达与天鹅》从众多作品中脱颖而出，因为其画中，故事的隐喻获得了从性爱到生育的升华。戈雅的两幅名作《着衣的玛哈》和《裸体的玛哈》则用"裸露"反映了西班牙社会风气的变化。马奈站在古典主义和印象派的交界，用一幅被时人批为"伤风败俗"的《草地上的午餐》对传统进行了革新，为现代主义绘画开拓了道路。现代派绘画大师毕加索更是以个人历史做线索，每位女眷与他的爱恨情仇都能拉扯出一条情爱画廊。性艺术到了具象派巨匠巴尔蒂斯，表达出性主题中最纯真的一面——少女的裸体，可谓极臻唯美。

人体艺术绘画与色情画有别。人体艺术是性欲升华而非性欲强化，它不是刺激人的感官，而是净化人的性欲，色情画则相反。人体艺术是赞颂而非侮辱损毁，它是从正面的、审美的角度去表现人体，色情画则是从生物角度表现人的生理特点。

五、性审美与电影

性，在生活中向来被视为敏感而禁忌的元素，大家小心翼翼不敢触及，但在电影里，却是时常探讨的热门话题。因为性所涉及的多个层面：爱与欲、婚姻与伦理、压抑与解放、性之美与罪等，都存在着深刻的冲突和模糊地带。电影大师们正好大做文章，从生活深处着手，加上自己的见解与思考，用特定的手法，对这些衍生的永恒的话题进行呈现。

表现性审美的电影主要有情色电影与色情电影两种。从字面上讲，情色电影就是情为主，色为辅；而色情电影则是色为主，情为辅。美国分成两类：hardcore 和 softcore，即色情电影与情色电影。纯粹的情色电影以情色作为主要内容来揭示深刻的人生、人性、生命、环境等。自我矛盾题材的影片应该例外。好的情色电影对人类应该是一种彻心彻骨的警醒和震撼。好的情色电影是阳春白雪；而色情电影则是极其低级的文艺垃圾，是一种精神鸦片，与艺术无关。

有人认为，色情电影是一种"性教育"，这是对社会大众性心理、性行为的错误导向。首先，色情电影不是性生活科教片，它的不少内容夸大或扭曲了美好的性行为，是错误的性信息，很可能让人对性生活产生恐惧感。其次，色情电影往往剥夺了性爱中的语言交流、情感交流。忽视或淡忘了双方的感情交流，把伴侣仅仅视为性交对象，是对爱情的最严重破坏。另外，色情电影会误导人的性偏好。性爱可以温柔，也可以激情，每人都可能有自己的偏爱。忽略了感情因素而盲目效仿，只会让对方反感。

有位导演说起都市里的情与欲时，说人对性的压抑可以变成一只臭鸡蛋，好臭好臭，但人们还把它当成一个咸鸭蛋，吃得很有味。有个比喻说什么是欲望和爱情，就像理发店地上剪了很多头发丝，你能分得清哪些是你的哪些是别人的吗？可见欲望和爱情的分界如此艰难。就像《色·戒》所反映的，男女之间关系的征服与被征服，很难说易先生早已像蛇一样钻进王佳芝的身体，钻进她的心，还是王佳芝先用色征服了易先生，再用爱俘虏了他。而此中，爱与欲望的分割，男女主人公自己也分不清楚。《漂流欲室》对此也有很精彩的描述。哑女和警察互为鱼饵、互相咬钩的占有与被占有的生活关系，让他们迷失在各自的欲望里找不到出路。尤其影片的结尾意味深长，人对于逃出男女欲望的迫切，却又无可奈何。

再说婚姻与伦理。婚姻中会出现这样那样的问题，是因为我们要面对倦怠期，要面对出轨，要面对中年危机。为了应对，有的出外寻找新鲜与刺激，有的说谎话与大话掩饰情欲，有的尝试突破常规，必然与传统的道德伦理相冲突。《性、谎言与录像带》可谓经典，丈夫与情人鬼混隐瞒妻子，妻子强装"性福"隐瞒众人，两人保持着婚姻的外壳，只能对着冰冷的镜头展现真相，让人不得不思考婚姻的真谛到底在哪里？《美国丽人》也很真实，步入不惑之年的男人，重复着琐碎的家庭生活，事业困顿不前，在一片低潮中，对于眼前闪现的青春鲜活的身体，怎能不引起内心的无比骚动与躁动？《情迷干洗店》中，为了突破年复一年的沉闷的夫妻关系，一对传统老实的中产夫妻甚至走向了迷情的边缘。情欲与道德，诱惑和伦理，就像锅贴的两面让人备受煎熬。

但从现实角度出发，女性才是更加压抑的群体。这跟父权社会有关，男人是主导，女人说"我要"那是大逆不道的。在与性有关的影片中，很多出于传统视角，也大多数谈论着男人的欲望，女人居于从属地位配合男人的角色。随着女性社会地位的提高，女性意识抬头，她们开始积极关注自身的需要和满足，在性的观念和地位追求上发生变化，导演们开始用镜头去探索女性情欲。

法国电影《罗曼史》是争议性导演凯瑟琳·布雷亚的代表作。她站在女性主义的立场，通过大胆的性元素，重在从女性角度直接传达她们的个人经验。女人不再只甘心受男人摆布，不再妥协与忍受，而是主动寻求性的快感，挖掘内在感受。有人把她视作第一个真正从女性视角出发来思考男女关系的导演。此影片对于唤起女性的自主意识有积极推动作用，但如果像女主人公那样为了追寻性自主而遭受强暴，那就是一条危险之路了。

《本能》中，最具诱惑性的镜头是莎朗·斯通在警察局受审时，大展性感地坐着交换了一下她的修长长腿。这可以看作女人情欲上对于男人的挑战。

而影片中也时时展露她要与男性争夺性爱上的主动权，每当男性高潮时，她会从床下拿出一杆冰锥刺死对方，女性情欲到达另一种极致。

《欲望都市》则表达了一种自如的境界，女性们热爱性，享受性，追求着爱与性的统一，诠释了女性对自己性生活的理解和选择。

另外一个值得关注的群体是同性恋者。他们因为性取向的不同，长期受到主流社会的排挤，处于社会的边缘，生存状态和情感生活受到导演们的关注。从张元的《东宫西宫》到王家卫的《春光乍泄》，再到李安的《断背山》等，一再突破主流社会的文化与价值观，展现"同志"的艰难处境、纠缠的爱欲、不为世俗接受的真挚感情，在世界范围内引起广泛关注，也让人们对这个群体多了一份了解与理解。

以上种种关系、各类人群在达到冲突的顶点时，一旦失控，就可能走向犯罪的极端。性是美的，所以才吸引那么多人前赴后继，但性又是带着原罪的，在本能的驱使下，欲罢不能，从而容易走向毁灭的深渊。《巴黎的最后一夜》《漂流欲室》《本能》《撒玛利亚女孩》等都给我们带来警示。

社会发展到今天，曾经避开的领域，比如女性情欲和同性恋题材都有所表现，并在世界级电影节上拿奖，这不得不说是社会的进步。而回想过往，从《庐山恋》惊世骇俗的一吻，到充满原始性能量的《红高粱》，到《阳光灿烂的日子》的青春性启蒙，都是掀开蒙娜丽莎神秘微笑的起始点。时代在推动电影内容更新，电影又在倡导思索新的时代内容。众所周知，在拍摄与性有关的电影里，日本先行，占据着主导地位，甚至拍出许多挑战感官极限的电影，凌驾于欧美影片之上。但现在，韩国和泰国等亚洲国家电影的崛起，拍出不少佳片，也开始占据一席之地。

所以，性的元素会更加多元化地反映在电影中。对欲望的沉重表达，快乐至死的变态情欲，让人震惊的"性情节"或"性场面"描绘，包罗万象，也必定招来争议和抨击。但实际生活中，太多太多的命题，本身就没有答案。电影只能作为一种桥梁，无论从题材还是表达手法上，让"性"具备更大的发挥和思索空间。

布雷亚说："我唯一的目的就是通过制作'大胆的电影'，激起人们寻找真理和真实的精神。"这种意识渗透在很多经典电影里，有一种清醒而痛苦的反思，触及人们的深层心理、精神层面和社会文明化进度。苍井空说："我脱光衣服在镜头前是为了生存，而有些人穿着衣服在镜头前只是为了私欲和欺骗。"这话可谓一针见血。经典电影就算脱得干净利落，也能表达严肃的主题。

说到底，一切色相皆为空。不管如何情感纠葛，欲说还休，保有那份对生活的思考和清醒，才能更自如坦然地面对。经典电影的情色艺术，也是我们生活的艺术。

第十四章　影响性功能的常见疾病

　　正常的性行为有赖于机体各个系统的功能正常和精密协调，并且与健康的体质密不可分。当机体出现某个系统或器官功能降低、体质明显下降时，将不可避免地对性功能产生不良影响。疾病对性功能的影响多是短暂和可逆的，当疾病治愈，体质恢复后，受影响的性功能多会恢复正常；但也确有不少疾病对性功能有着严重和长期的影响，这些疾病以慢性病居多。一般而言，内科慢性疾病多可降低患者的性欲，影响男性勃起和女性性唤起，因为射精系统基本正常，所以通常不影响男性射精功能。一些治疗药物可影响与性功能有关的神经系统和内分泌系统，进一步加重对患者性功能的损害，这种情况在心血管疾病、神经系统疾病和内分泌疾病患者中更为常见。因为手术损伤生殖器以及有关的血管和神经，常出现男性勃起功能障碍、射精障碍和女性性高潮障碍，但性欲多不受影响。疾病往往从以下几个方面影响性功能：①疾病本身直接造成器质性性功能障碍；②对疾病的治疗（如药物或手术等）影响了正常的性功能；③疾病触发的精神心理反应导致性功能受到影响。在诊治和疾病相关的性功能障碍时，要注意鉴别器质性性功能障碍和心因性性功能障碍，并采取相应的治疗措施。

第一节　心、脑血管疾病与性功能

一、高血压病与性功能改变

高血压病是以循环动脉压增高为主要表现的临床综合征。根据其发病原因可分为原发性高血压和继发性高血压两大类。超过95%的患者病因不明，称之为原发性高血压（高血压病）。而对于5%的患者，高血压是继发于肾脏疾病、内分泌疾病、血管病变、颅脑病变等基础疾病，称为继发性高血压。长期的血压增高可成为多种心血管疾病的重要危险因素，并影响重要脏器，如心、脑、肾的功能，最终导致这些重要脏器的功能衰竭。目前我国采用国际上统一的标准，即收缩压≥140 mmHg 和（或）舒张压≥90 mmHg 即可诊断为高血压病。根据血压升高的程度，高血压分为1、2、3 三级；结合患者心血管疾病危险因素以及靶器官损害情况，又可分为低、中、高和极高危险组四组。集体的分类标准可参考有关内科学书籍。

（一）高血压病对性功能的影响

很早人们就发现高血压病患者性功能障碍的发生率要高于同龄的非高血压病患者，接受抗高血压药物治疗者，性功能障碍的发生率更高。研究提示，在接受药物治疗期间，很多男性高血压病患者存在一种或数种程度不同的性功能障碍，主要表现为性欲下降、性交次数减少、勃起功能障碍、射精异常等；年龄超过60岁的女性患者，在长期药物治疗过程中，约一半以上存在难以达到性高潮、阴道干燥、性欲下降等性功能障碍。出于对这方面的顾虑，一些高血压病患者放弃了药物治疗，结果导致病情恶化。

（二）高血压病影响性功能的机制

1. 血管性因素

阴茎的勃起有赖于动脉血流量增加、静脉血回流量减少，尤其是与血压和灌注压密切相关。高血压可以引起阴茎海绵体血管纤维化，阴茎血管顺应性下降，阴茎血流灌注减少，导致患者勃起困难，且病变程度会随着动脉血压的升高而加重。降压治疗在降低系统血压的同时，也降低了阴茎动脉的血压，进一步减少阴茎动脉的血液灌注，从而可能加重勃起障碍。

2. 降压药对性功能的影响

不同种类的抗高血压药物所诱发的性功能障碍表现不尽相同，例如螺内酯（安体舒通）具有抗雄激素作用，从而导致性欲降低；抗交感药物可引发患者射精异常和性欲下降等，在各类抗血压药物中血管紧张素转换酶抑制药一般不存在影响性功能的副作用，已有研究证实血压紧张素Ⅱ受体拮抗药可以改善性功能。

3. 心理因素

有研究显示，在正常血压组、高血压未治疗组和高血压治疗组三组人群中，勃起功能障碍、勃起硬度下降以及不射精的患病率依次增高；未治疗组加用降压药物治疗后，性功能障碍的发生率并没有明显改变；正常血压者被诊断为高血压病后，尽管未接受药物治疗，勃起功能障碍的发生率也明显升高。以上研究结果提示心理因素对患者性功能障碍有确切的影响，原因是高血压病为一类无法根治、需要终身服药控制的疾病，并有可能出现重要脏器功能衰竭的并发症，甚至会有生命危险。当得知这一诊断后，一些患者会有焦虑、抑郁的心情，激动或剧烈的活动会加重病情，他们有可能会有意无意的避免发生性行为，这些心理上的因素必然会对性功能产生不良影响。

（三）高血压病患者性生活注意事项

高血压患者的血压高于正常水平，性交又可使血压进一步升高。对于高危患者，存在发生心肌梗死、脑卒中猝死等意外的可能。因此，高血压患者的性行为应注意以下几个方面：

（1）根据病情安排性生活，对于轻度血压升高，不存在心、脑、肾等脏器并发症的患者，可以像正常人一样过性生活。若患者有轻度并发症，应在药物治疗的前提下，有节制地发生性行为，次数不宜过多，情绪不可过于激动，性交动作不宜剧烈，性交时间不宜太久，避免餐后、酒后性交。有心、脑、肾等脏器严重并发症的高危患者应该暂时停止性生活。

（2）如果性行为中出现头痛、头晕、胸痛、呼吸困难的症状，应该立即停止性交，测量血压、脉搏，并向医务人员咨询以获得帮助。

（3）如果在服用降压药物期间出现性功能障碍，需要先排除心理因素的可能，然后再在医生的建议下撤换药物，切忌擅自停药，以免加重高血压病情。

（4）医生要重视对高血压患者的性生活指导及咨询，使患者明白控制血压于正常水平，有利于保护患者性功能，使性生活正常进行。将用药后可能产生性功能障碍的副作用告诉患者，可能对患者产生积极的影响，也可能带来负面的作用，所以是否告知真情应依据具体情况定。一般来说，与患者进行坦率的交流，讨论并注意正确的引导。

二、冠状动脉粥样硬化性心脏病与性功能改变

冠状动脉粥样硬化性心脏病（简称冠心病），又称为缺血性心脏病，是由于冠状动脉功能性改变（痉挛）或粥样硬化，导致心肌缺血、缺氧而引起的一系列临床表现。最常见的类型为心绞痛性冠心病，症状为发作性、胸骨后压榨性疼痛，患者可伴有濒死感，一般数分钟后自行缓解或用药后缓解，心肌严重而持久的缺血，可发展成为缺血性坏死，及心肌梗死性冠心病，表现为持久的胸骨后剧烈疼痛、发热、心律失常、休克或心力衰竭等。

（一）冠状动脉粥样硬化性心脏病对性功能的影响

已有多项研究显示，将近一半的冠心病患者在发病后出现性功能下降，

常见的表现为性欲降低、勃起功能障碍和性交次数减少甚至在发病后几年都是如此。曾有调查结果显示：心肌梗死后 1~2 年，超过一半的患者有明显的性欲降低，22.2% 的患者出现勃起功能障碍，只有 18.6% 的患者性功能正常。关于女性患者的调查相对较少，调查结果显示情况与男性类似，但无一人有性高潮障碍。

（二）冠状动脉粥样硬化性心脏病影响性功能的机制

冠心病患者发病后性功能下降的主要原因不是器质性的，因药物治疗或因活动加重胸痛而造成性功能下降只占很少一部分，多数是由于患者和其配偶的种种顾虑引起的精神负担所致，并且这种情况还因为缺乏医务人员的针对性指导可能变得更加严重。

对于大多数冠心病患者及其家属来说，第一次发病时的濒死感以及病后身体状况的明显变差，对他们的心理冲击是非常大的。当发作缓解，或经及时处理，脱离生命危险后，出于对未来的担心，许多患者会出现严重的抑郁，或对未来的生活和工作失去信心。患者和家属不可避免地会对过去的生活方式进行反省，并计划对将来的生活方式进行一定的改变，他们认为会诱发冠心病发作的一些行为和习惯会被有意地避免。由于性交时会出现血压升高、心率加快以及体力消耗增加，性交会被许多患者及家属划归到应当避免发生的行为中。出于害羞，患者和家属很少会主动向医务人员咨询有关冠心病患者性行为的注意事项，同时也因为大部分医务人员对这方面内容也确实了解不多，因此在向患者及家属进行康复指导时会有意无意地回避谈论此类问题，这有可能会使患者误认为"既然医生没有讲可以过性生活，那么性行为就可能是对我恢复不利的，是应该被禁止的"。

（三）性生活对冠心病患者生命体征的影响

事实上，性交时心脏血流动力学的改变并不像想象中那么明显。有关研究显示：在家与熟悉的性伴侣发生性行为性高潮时收缩压增加 30~80 mmHg，舒张压增加 20~50 mmHg，心率可增加到 140~180 次/分，呼吸频率可达 40 次/分以上，每分钟消耗的能量为 4.8~6kCal，耗氧量仅相当于爬一两层楼梯而已。对冠心病恢复期患者的 24 h 动态心电图和血压监测显示，作为判断心肌缺血证据的心电图，ST-T 段在性交时的变化并不比日常工作时更明显，异常心率的发生情况也与日常工作时监测的结果相似。患者的性欲和血压在性交时，有短时间的升高，但均没有达到监测所显示的每天最高数值。在对 5559 例猝死病例的研究结果显示，由性交引起的猝死共 34 例（占 0.6%），其中仅 18 例死于心脏病发作，并且大部分是户外性交后，分析原因可能是因为这类户外性行为的情感波动大、刺激强烈，且多发生于饱食后。以上资料表明，多数冠心病患者如没有心力衰竭或心律失常等并发症存在，可以放心地恢复性生活。

（四）冠心病患者性生活注意事项

（1）已经发生心肌梗死的患者，在发病后最初的 4~8 周内应该禁止性交。这是因为心脏病变尚处于可逆的变化之中，性交有可能使病情恶化。

（2）心肌梗死患者应该在严密监测下，通过适当的体育锻炼，逐步恢复日常活动，这样能够增强患者的自信心，也有利于性功能的恢复。平时进行适度的体育锻炼可增强心功能，明显降低性交时心率和血压升高的程度。在患者恢复性行为之前，最好先对患者进行心脏耐力检查，如果患者在踏车试验中能达到 5~6km/h 的速度，或者在 Master 二阶梯运动试验中，没有出现心绞痛、心电图异常改变或血压异常升高的情况，那么患者的心脏完全能够承受性交的活动量。

（3）医务人员也应对患者及其家属进行详细的解释和指导，并告知患者性交时需注意以下方面：选择便于放松的体位，避免用力过猛和延长性交时间，避免在饱食后立即性交，因为此时大量血液转移到消化道，容易诱发心肌缺血；酒精能降低冠心病患者的性功能，增加心绞痛或心肌梗死发生的危险性，因此要严格避免酒后性交；如果在性交时出现胸痛、呼吸困难等不适，应该立刻减慢或中止性交，尽快采取缓解心绞痛的措施，必须寻求医务人员的帮助。

（4）心绞痛型冠心病患者在性交前半小时服用长效硝酸酯类药物，或者每天常规服用 β_2 受体阻滞药，能有效防止心绞痛的发作，也有观点不主张在性生活前服用药物来避免在性生活时发生心绞痛，因为假如性生活需要药才能不出现症状，表明患者运动量还差，就不宜进行性生活，应使性交活动所消耗的能量限定在体力所能耐受的范围之内。

（5）如果患者平时服用硝酸酯类药物，在性交前禁用西地那非等扩血管的药物治疗勃起功能障碍，以免发生严重低血压而危及生命。

三、急性脑血管病与性功能障碍

急性脑血管病又称为脑卒中，是指由于脑血液循环障碍，导致局部神经或肢体功能缺失为表现的一类疾病。通常分为缺血性急性脑血管病和出血性脑血管病两大类，前者占急性脑血管病发病率的80%，包括短暂性脑缺血发作、脑血栓形成、脑栓塞；后者占发病率的20%，常见的有脑出血和蛛网膜下腔出血。短暂性脑缺血发作多为非完全性缺血，常在30 min 内缓解，通常不留下后遗症。大面积脑梗死及脑出血，在病程初期出现的颅内压升高常可危及患者生命，危险期后也常有智力下降、口齿不清、情绪改变、肢体感觉运动功能障碍等后遗症，不同程度地丧失劳动能力和生活能力。随着生活水平的提高以及人均寿命的延长，我国脑卒中的发病率逐年上升，目前达到120/10 万~180/10 万，病死率为 60/10 万~120/10 万。在北方很多城市，脑卒中的病死率已跃升为死亡病因的第一位。

（一）急性脑血管病对性功能的影响

急性脑血管病，对患者的性功能可能产生明显的影响，最常见的表现为对性行为满意程度下降，性交次数减少。男性可有勃起功能障碍、射精障碍，女性出现阴道干涩和性高潮障碍，也可出现性欲降低。

（二）急性脑血管病影响性功能的机制

（1）患者血中雄激素、泌乳素、促卵泡素（follicle-stimulating hormone，FSH）、促黄体素（luteotropic hormone. LH）、人绒毛膜促性腺激素（human chorionic gonadotropin，hCG）等性激素水平多无明显改变，提示性功能改变与

内分泌无明显关系。

（2）有资料显示患者的性功能异常与病变部位有关，例如右侧偏瘫患者，较左侧偏瘫患者更容易出现性欲降低，可能是因为大脑优势半球受到损伤的缘故，额叶和颞叶受损的患者中，有些出现性功能下降，也有部分患者会出现性欲亢进，性自控能力下降、性心理及性行为异常等现象。

（3）患者及家属心理方面的因素对患者性行为改变也具有重要影响。脑血管病患者在急性期过去后，一方面常为自己活动不便的现状感到悲哀，担心自己无法康复，认为自己成为家庭负担，担心家人对自己的态度发生改变，所以常有抑郁的情绪存在，丧失对性生活的乐趣；另一方面担心性交会加重病情或再次诱发脑卒中发生，患者及家属往往会刻意避免性生活。

（4）由脑血管意外导致的肢体运动和感觉障碍，体力下降等也是影响性功能的重要因素。

（三）急性脑血管病患者性生活注意事项

对于急性脑血管病患者何时以及如何恢复性行为，目前尚无统一意见，相对于缺血性脑病患者，脑出血患者在性交过程中更容易引起血压升高，存在再次出血的可能，因此恢复期需要在密切观察下谨慎地恢复性行为，如果患者及其配偶对性生活确实不感兴趣，医务人员则没必要过分强调恢复性行为的问题，以顺其自然为好，或者鼓励他们的性行为应该侧重于爱抚和交流。

第二节　内分泌疾病与性功能

一、糖尿病与性功能

糖尿病是由于机体胰岛素分泌和（或）作用的缺陷，引起的一系列包括糖类、脂肪、蛋白质代谢异常的症候群，以慢性高血糖为其特征，可累及神经、血管、心脏、眼、足等多种组织器官，临床表现为三多一少，即多饮、多食、多尿、体重减轻。

　　据统计将近90%的糖尿病患者存在不同程度的性功能障碍，主要表现为勃起功能障碍、性高潮障碍、性欲低下、射精延时、性交疼痛等。勃起功能障碍是男性糖尿病患者最常见的性功能异常，发生率为40%~60%。勃起功能障碍的发生与糖尿病的病程并不平行，有些患者在糖尿病发病前一两年即可出现勃起不坚，完全不能勃起，而有些患者则在确诊糖尿病数年后才出现上述症状。性高潮障碍最常见于女性糖尿病患者，将近1/3的女性患者会感到阴道干燥，性高潮的次数和程度下降，需要更广泛更强烈的刺激才能诱发性高潮。

（一）糖尿病诱发性功能障碍的机制

1. 血管神经因素

　　糖尿病患者阴茎或阴道的血液供应及神经生理均会出现异常。糖尿病引起的神经及血管病变是造成性功能障碍的主要原因。糖尿病代谢紊乱，可导致神经末梢出现脱髓鞘、崩解等一系列改变，与性功能有关的感觉神经和运动神经受到损伤，影响阴茎和阴道的感觉。糖尿病性小动脉壁硬化，一方面可造成神经营养供应障碍，另一方面可导致勃起组织血液供应减少，导致勃起功能障碍（erectile dysfunction，ED）的发生。

2. 心理因素

　　糖尿病患者的性激素水平，尤其是雄激素水平不会出现明显变化，因此对性欲不产生明显影响。但是确有部分患者出现性欲低下，其实除器质性因素外，心理因素也是导致糖尿病患者性功能障碍的主要原因。糖尿病与其他慢性病一样，可以对患者及其家属造成焦虑，抑郁等不良心理反应，如果进一步发生了器质性性功能障碍，患者对此的忧虑和担心又会使症状进一步加重。

3. 局部感染

　　糖尿病患者抗感染能力下降，容易反复发生泌尿和生殖道感染，感染后可致性交疼痛，引起性欲低下。这种现象在女性患者中更常见。

（二）糖尿病患者性功能障碍的诊治

对于糖尿病所致的性功能障碍，可通过询问病史、相应的血清学检查、神经肌电检查和夜间阴茎勃起测定等方法进行诊断和分类。良好的血糖控制和心理治疗，对心理因素占主导因素的性功能障碍有较好的疗效。遗憾的是，严格控制血糖对器质性性功能障碍并无明显疗效，对于坚持要求保持性交能力的患者，男性可以口服磷酸二酯酶抑制药等局部扩张血管药物改善勃起状况；女性可视情况应用雌激素或局部润滑剂改善阴道干燥症状；以性高潮障碍为主要症状的患者，要对性行为加以详细指导，或者对夫妻双方共同进行指导。

二、肾上腺皮质激素异常导致的性功能异常

肾上腺皮质可产生糖皮质激素，盐皮质激素（醛固酮）和性激素。在下丘脑-垂体-肾上腺轴、下丘脑-垂体-性腺轴等内分泌系统精密调控下，三种激素在体内保持着相对稳定。任何一种激素分泌发生异常，均会对其他激素的分泌发生影响，导致体内激素水平异常，并会对患者性功能产生不利的影响。

（一）糖皮质激素增多症与性功能的改变

糖皮质激素增多症又称为库欣综合征（Cushing syndrome），为各种病因造成肾上腺分泌过多糖皮质激素（主要是皮质醇）所致病症的总称，其中最常见的病因为垂体促肾上腺皮质激素分泌亢进，称为库欣病。库欣综合征常有面部和躯干脂肪堆积（向心性肥胖）、皮肤变薄、肌肉萎缩、血糖升高、低血钾、高血压、对感染抵抗力降低等临床表现。

库欣综合征患者的肾上腺除分泌过多的糖皮质激素外，也分泌较多的雄激素，因此大约2/3的女性患者，有雄性激素过多的症状，表现为轻度到中度男性化、多毛、乳房萎缩、喉结增大、阴蒂肥大、声音低沉等，此类患者性欲的改变成多样化，大多数患者的性欲正常，少数患者性欲明显增强或减

弱，大约 3% 女性库欣综合征患者无性高潮，几乎全部女性患者都有月经减少和月经周期紊乱。

几乎所有男性库欣综合征患者都有性欲减退或（和）勃起功能障碍，原因是肾上腺过量分泌糖皮质激素负反馈抑制了垂体功能，导致垂体分泌促性腺激素功能下降，引起睾丸萎缩和睾酮分泌减少。部分患者经药物或手术治疗后，性功能可得到恢复。如果库欣综合征出现类固醇性糖尿病，且血糖未得到控制的话，其勃起功能障碍往往不能得到改善。

（二）慢性肾上腺皮质功能减退症与性功能改变

慢性肾上腺皮质功能减退症，分为原发性和继发性两类。原发性肾上腺皮质功能减退症，又称为艾迪生病（Addison disease），是由于自身免疫、结核、真菌等感染或肿瘤、白血病等原因破坏双侧肾上腺，引起肾上腺皮质激素分泌不足所致，继发性肾上腺皮质功能减退症是由于腺垂体功能减退，肾上腺皮质激素分泌减少，进而引起肾上腺皮质功能减退。

女性艾迪生病患者因为肾上腺皮质雄性激素产生显著减少，体内雄激素水平下降，此患者的性欲会有明显下降，30%~40% 女性艾迪生病患者会出现高潮减弱或消失。这些患者经补充皮质激素治疗后，只有部分患者的性功能可得到恢复；无效者给予低剂量的雄激素，常可使性功能得以恢复。由于女性患者的卵巢和促性腺激素水平正常，所以月经周期以及阴道润滑作用不会发生明显改变。

男性艾迪生病患者常有性欲下降，大约有 35% 会发生勃起功能障碍，引起性功能下降的原因与女性患者性功能下降的机制不同。这些男性患者睾丸分泌睾酮的功能仍是正常的，血液中睾酮水平并未明显降低，因此有可能是由于肾上腺病变引起的体质虚弱和精神萎靡所致，继发性肾上腺皮质功能不足的男性患者，因常常伴有促性腺激素分泌降低，引起睾酮合成和精子生成明显减少，性欲低下和勃起功能障碍的发生率远高于原发性艾迪生病患者，可高达 80%，这类患者在治疗时必须同时加用雄激素，否则性功能下降的症状不会得到明显缓解。

（三）醛固酮增多症与性功能改变

醛固酮增多症分为继发性和原发性两大类。原发性醛固酮增多症是由于肾上腺皮质肿瘤或增生导致醛固酮分泌过多，因为体液容量扩张会出现体内肾素-血管紧张素系统受到抑制；继发性醛固酮增多症则是因为体内其他原因引起血浆肾素水平过高，激发了肾素-血管紧张素-醛固酮系统，导致醛固酮分泌增多而引起一系列临床症状。醛固酮增多症的主要表现为乏力、夜尿增多、高血压、周期性瘫痪、低血钾、尿钾升高等。

有关醛固酮增多症患者性功能改变的研究相对较少，而且现有的研究结果也并不一致，有学者认为原发性患者的性功能无明显改变，另有学者认为不论男性或女性患者，性欲都可以减退，而且有 30%~40% 男性患者发生勃起功能障碍，20% 的女性患者缺乏性高潮。继发性醛固酮增多症的患者中，如出现性功能障碍，则大多数是由原发病引起的。在治疗醛固酮增多症时，应用的保甲利尿药和降压药会抑制患者性功能，这一点已得到认可。

三、甲状腺疾病与性功能改变

（一）甲状腺功能亢进症与性功能改变

甲状腺功能亢进症简称甲亢，是指由多种病因导致甲状腺激素分泌过多引起的临床综合征。患者常出现甲状腺肿大、突眼、高代谢，神经兴奋性增高等症状，具体表现为怕热、多汗、多食、消瘦、神经过敏、易躁易怒、心悸，胸闷等。

甲亢会产生各种形式的性功能和性行为改变，有 10%~20% 的患者有性欲亢进的表现，轻度甲亢的患者常因为性行为亢进而被误认为神经系统疾病，实际上，此时性行为的改变可能是此病最早期的症状。约 5% 的患者性欲无改变，30%~40% 的患者出现性欲减退。近一半的男性甲亢患者出现勃起功能障碍，其发病机制尚不清楚。甲亢患者常伴有其他系统的病变，如心脏疾患、肝脏损害、肌肉萎缩等，这些均有可能继发性功能障碍。甲亢患者经过药物，放射性碘或手术治疗后，性功能改变可以得到恢复，但若过度治疗发生甲状腺功能减退症，有可能导致性功能减退。

（二）甲状腺功能减退症与性功能

甲状腺功能减退症，简称为甲减，是多种原因引起的甲状腺激素合成、内分泌或生物效应不足所致的一种内分泌疾病。按起病年龄分为三型，起病于胎儿者为呆小病，起病于儿童者为幼年型甲减，起病于成年者为成年型甲减。呆小病及幼年型甲减患儿均有发育障碍，如体格和智力发育迟缓、性器官发育延迟等。轻症成年型甲减者可仅有血液中甲状腺激素水平降低而无临床症状，严重者全身各个系统都会受到明显影响。表现为全身代谢过程缓慢，基础代谢率降低，耗氧和产热量均减少。其特征性症状包括衰弱、皮肤干燥、畏寒、表情淡漠、智力和记忆力减退，心跳缓慢、心脏扩大、腹胀、便秘、肠麻痹、颜面水肿等。

由于患者能量代谢降低、神经和精神处于抑制状态，加之甲减可诱发机体泌乳素分泌增加、睾丸和肾上腺皮质合成的睾酮减少，引起体内性激素紊乱，因此甲减患者发生性功能紊乱的比例较高，大约80%的男性甲减患者会有性欲减退，近一半男性患者伴有不同程度的勃起功能障碍。大部分女性患者会出现性唤起障碍，约35%的女性患者有月经过多的症状，10%的患者出现闭经，有的患者还可伴有抑郁症。这些变化在甲状腺功能恢复后能迅速得到改善。未经治疗的甲减患者，因为生长和发育迟滞，有可能失去生育能力，这在男性患者表现为精子生成受到抑制，女性患者表现为怀孕后流产机会较大。

第三节　盆腔、会阴部手术对性功能的影响

盆腔内血管、神经与直肠、膀胱、前列腺、尿道与子宫解剖关系密切，因此涉及盆腔及会阴部的手术常可引起术后的性功能障碍。因调查对象不同，现有报道盆腔会阴术后性功能障碍发生率为15%~100%，虽然波动范围较大，

但仍可看出手术对性功能的影响是巨大的。

一、直肠手术对性功能的影响

（一）直肠手术后性功能障碍常见类型

直肠手术后男性患者常见的性功能障碍类型是不射精和勃起功能障碍，女性患者性功能障碍的发生率低于男性，主要以阴道干燥、性交疼痛和不易达到性高潮为主。有部分患者会出现性欲下降。

（二）直肠手术引起性功能障碍的机制

（1）术中损伤盆腔自主神经和有关血管。盆腔对于性功能有关的神经是交感神经系统的骶前神经（射精神经）、副交感神经系统的盆神经（勃起神经）和躯体神经系统的阴部神经（感觉神经）。由于骶前神经位居中央并且行程较长，因此术中清扫腹主动脉及髂血管周围脂肪、淋巴最易受到损伤，引起射精障碍。副交感神经纤维随盆丛沿直肠两侧行走，在术中牵拉切断直肠及其侧韧带过程中容易受损导致勃起障碍。手术中会减少出血常结扎双侧髂骨动脉，或者因损伤坐骨直肠窝的阴部内动脉，减少了勃起组织的动脉血液供应，导致术后出现动脉性勃起功能障碍、阴道干燥等。

（2）心理因素。对手术的不了解、对各种造瘘生活习性改变的不适应，或对自己身体外形改变和异味的不满意，都会使患者夫妻双方产生心理负担，导致性功能障碍的发生。

（3）病变类型和手术方式。因良性病变单纯行直肠切除手术，性功能障碍的发生率远低于因直肠癌行根治性切除者。同为根治性切除术，腹部会阴联合切除术后性功能障碍的发生率高于单纯经腹部切除。

（4）年龄因素。直肠癌根治术后性功能障碍的发生率也随着患者年龄的增加而升高，尤其是勃起障碍发生率更是如此，这种现象与老年人性功能自然衰退有关。年龄在35岁以下患者很少发生，即使出现，其性功能障碍多为部分性的或者暂时性的。

（三）直肠手术后性功能障碍的防治

（1）在直肠癌根治中，损伤与性功能有关的神经的分支是不可避免的，但若不伤及其主要的分支一般不会引起性功能障碍，至少不会引起完全性性功能障碍。近年来，国内外学者倡导保留盆腔内脏神经的直肠癌根治术取得了较好的效果，术中仔细辨认并保护腹下神经、盆神经丛即阴部神经，渴望能较好地保护患者的性功能。对年龄在50岁以上患者，术中尤其要注意对有关神经和血管的保护。

（2）手术前后与患者双方进行充分的交流，使他们对手术方式及可能出现的结果有充分的了解和心理准备，对降低术后性功能障碍的发生有重要作用。但是要注意交谈技巧，避免加重患者夫妻双方的心理障碍。

（3）对于手术后出现的性功能障碍，经一段时间观察和应用神经营养药治疗后仍不见缓解，可根据主要症状和治疗目的行相应处理。例如，出现不射精症，可用电刺激诱导射精收集精液，辅以人工授精解决生育问题；因手术恐慌、误解造成心理性勃起功能障碍，应予以心理治疗；因手术出现的器质性勃起功能障碍，如果阴茎组织的血液循环未受到影响，可通过口服局部血管扩张药（如磷酸二酯酶抑制药等）、阴茎海绵体内自我注射疗法等进行治疗；如果阴茎血液供应也受到影响，可考虑使用真空勃起仪，效果仍不佳，可选择阴茎假体植入手术。

二、膀胱、前列腺术后性功能障碍

（一）发生机制

膀胱癌根治术和前列腺癌根治术后性功能障碍的类型和发生机制与直肠癌根治术相似，但发生率远高于后者，达50%以上。其原因在于手术更容易损伤与性功能有关的神经和血管。膀胱、前列腺位于直肠前方，直肠两侧的盆丛神经向前内方向发出分支，与阴部内动脉共同组成的勃起有关的血管神经束总行于前列腺后外侧，并于前列腺尖部两侧穿过尿生殖膈进入阴茎中。

即便术中注意保护前列腺两侧的血管神经束，术后仍会有 1/3 患者出现勃起功能障碍。

相对于肿瘤根治手术，肿瘤局部切除和单纯性前列腺增生切除术后勃起功能障碍发生率较低。占 10% 左右。这与手术中损伤相关血管、神经概率较小有关。另外，由于切除了增生的前列腺组织，前列腺增生症患者膀胱颈的关闭功能受到损伤，术后绝大部分患者会发生逆行射精，不过这并不影响患者射精时的快感。

前列腺手术后的性功能障碍并非都由手术本身引起，对手术和逆行射精的误解、对性生活失去兴趣等心理因素也是造成术后性功能障碍的重要原因。

（二）术后性功能障碍的防治

手术前后与患者双方进行充分的交流、术中防止损伤与性功能有关的神经和血管，对降低术后性功能障碍的发生具有重要作用。对于出现逆行射精的患者，给予详细解释以消除患者思想顾虑，若患者坚持要求治疗，可考虑给予 α 受体激动药类药物进行治疗，但效果不肯定，并且要注意血压升高的副作用。

三、尿道及会阴外伤、手术对男性性功能的影响

以尿生殖膈为界，男性尿道分为远端的前尿道（球部尿道）和近端的后尿道（膈部尿道、前列腺部尿道）。骑跨伤容易造成前尿道的损伤，由于后尿道与韧带与耻骨相连，骨盆骨折时容易发生后尿道的撕裂或断裂。

前尿道的损伤和手术，对阴茎勃起组织和相应的神经血管影响较小，因此较少发生性功能障碍。已发生的勃起功能障碍，多半与心理因素有关。

骨盆骨折伴发的后尿道损伤，将近一半患者会出现性功能障碍，这是因为骨折的剪力在造成后尿道损伤的同时，也损伤了行走于后尿道两侧的阴部内动脉和勃起神经。后尿道损伤后勃起障碍的发生率与损伤因素、手术处理方式以及年龄、伤后恢复时间等因素有关。耻骨双骨折、耻骨联合分离等损

伤较重的骨盆骨折容易出现勃起功能障碍。经会阴部手术切除狭窄闭锁的后尿道时，向直肠前驱过多分离，可进一步损伤与勃起有关的神经血管束，增加术后勃起功能障碍的发生率。

随着时间推移，部分患者勃起功能障碍可得到恢复，除心理因素外，也与侧支循环和神经末梢重新建立有关。未成年患者术后勃起功能障碍发生率较成年人较低，是因为它们更易形成丰富的侧支循环和神经末梢，代偿受损的血管神经，并且较少有心理负担。

尿道及会阴外伤、手术所致男性性功能障碍的治疗：通过相应的检查，对外伤和手术后出现的 ED 进行分类，并根据 ED 的类型和程度，行相应的心理治疗、口服药物、阴茎海绵体内自我注射法、安置阴茎假体等治疗方案，具体方案可参考"勃起功能障碍"章节内容。

四、睾丸手术与性功能

双侧睾丸切除对性功能有较大影响。青春期前切除双侧睾丸可导致永久性的性功能障碍，这是由于机体缺乏雄激素，无法发育到性成熟，也不会有正常性生理反应。成年人的双侧睾丸缺失会因为体内雄激素水平下降而出现性欲下降，但是因为肾上腺仍能产生一定量的雄激素代偿，所以部分患者性欲可不发生明显变化。患者出现的勃起功能障碍与睾丸切除无关，因为阴茎勃起只有相应的血管和神经有关，并不受睾丸支配，只要神经系统和阴茎的勃起组织正常，患者仍会有勃起。

一侧睾丸切除后，由于对侧睾丸的代偿，生育能力和男性功能不存在明显改变。而一些患者因为失去一侧睾丸而对自己性能力持怀疑态度，出现心理障碍，有可能影响性功能。

一侧睾丸缺失的性功能障碍患者，因为另一侧睾丸功能正常，体内雄激素水平也都维持在正常范围，因此不需要再额外补充雄激素，治疗上以心理治疗为主。双侧睾丸缺失的患者，可考虑小剂量补充雄激素与治疗性功能障碍，治疗要对患者前列腺情况进行评估，避免诱发或加重前列腺癌。

五、输精管结扎术对性功能的影响

输精管结扎术作为我国男性节育的主要手段，已经应用多年，该手术具有费用低、节育效果好、操作简单等优点，并存在再吻合的可能性。

结扎后受术者的性功能改变与心理因素有很大关系。例如，手术后，因为排除了对再孕的担心，可使夫妇双方配合良好，性交和性高潮更为满意；相反，由于宗教、文化，也有人对结扎存在种种误解和顾虑，性交过程中心理紧张，使性功能受到影响，出现勃起不坚、不能控制射精、性欲减退等现象。输精管结扎手术本身对性功能是否有影响存在不同的意见。过去多认为，如果术后没有出现痛性结节等并发症，输精管结扎手术一般不会引起性功能障碍，但现有研究和调查显示：结扎半年后，受术者血清中睾酮水平有明显下降，1 年后方得以恢复，有可能对受术者性功能产生一定影响。由于长期的精子、睾丸液、附睾液瘀滞于局部，可导致睾丸和附睾出现无菌性炎症反应，睾丸间质细胞以及生精小管发生不可逆改变。以上病理改变是否会影响男性性功能还有待于进一步研究。

第四节　女性相关疾病与性功能改变

一、女性生殖器肿瘤与性功能改变

女性生殖器肿瘤是妇女常见疾病，严重影响妇女身心健康。某些妇科肿瘤的发病与性生活有一定关系。如宫颈癌好发于有多个性伴侣者，无性生活史的女子极少发生。妇科肿瘤患者的性功能障碍中性欲低下、无性欲以及性高潮障碍较常见。

(一) 卵巢切除对女性性功能的影响

卵巢是维持女性内分泌活动的主要器官，与女性正常的性功能关系密切。

卵巢功能衰退，除影响到性功能外，还可能造成雌激素水平不同程度的降低，带来各种症状及并发症，如血管舒缩功能紊乱、骨质疏松、脂代谢紊乱和心血管疾病的发生率增高，以及性器官萎缩等，因此，在妇科手术中对卵巢功能的保护尤为重要。

不同年龄、不同病种、不同术式，对卵巢的保护措施不尽相同。因子宫良性疾患（如子宫肌瘤）行子宫切除术时，健康的卵巢应予保留，不主张为避免将来发生卵巢肿瘤而预防性切除正常卵巢。恶性子宫疾患手术，目前多主张行次广泛子宫切除术，但年轻患者应保留一侧卵巢，术中可将病灶所在侧或卵巢静脉较为充盈的一侧卵巢切除，而保留对侧。良性卵巢肿瘤手术，对青少年及性成熟期妇女，宜行肿瘤切除（或剜除）术，并尽可能多的保留正常卵巢组织，并注意不要损伤卵巢血管。临床上常常会遇到保留的健侧卵巢再发生良性肿瘤的情况，因此若先前已经施行了对侧卵巢切除术，此次在手术时保留卵巢会有较大难度。卵巢恶性肿瘤原则上行全子宫及双侧附件切除术，年轻（尤其是要求保留生育功能的）患者，若瘤细胞分化良好，术中对侧卵巢活检未发现肿瘤，术后有条件接受严密随访，可酌情保留健侧卵巢。绝经后卵巢内的始基卵泡在一定时期内仍能分泌激素，因而绝经后妇女的卵巢仍然是有作用的，同样不应该盲目切除。

（二）子宫切除对女性性功能的影响

子宫对女性性高潮的形成有着重要作用，许多子宫切除术后的患者出现不同程度的性功能改变，如性欲缺乏、性唤起障碍、性快感下降等。其原因在于，由子宫动脉发出的卵巢动脉分支供应着卵巢40%~70%的血液，子宫切除术时结扎相应血管、术后由于粘连等因素导致卵巢血液瘀滞，可影响患者卵巢功能，进而影响患者术后的性功能；子宫在部分女性的性反应高潮中是重要的性敏感器官，切除子宫后，对性反应存在一定的影响。

也有许多切除子宫的患者性功能并无明显改变，性交中仍然可以出现满意的性高潮，这是因为子宫外的性敏感区，如阴蒂、阴道、会阴处的感觉功能仍正常，并且以往的性体验在大脑皮质中，已形成条件反射，当性敏感区受到刺激后人可诱发性高潮。

手术后阴道顶端瘢痕可引起双方性交不适，这种不适感随着时间的推移逐渐消失。通常术后 3 个月瘢痕会出现软化，可逐渐恢复性生活，术后 4 个月左右即可恢复至术前的性生活状态。子宫次全切除术后妇女，因为保留了宫颈，且子宫骶骨韧带、主韧带完整，阴道穹窿部保持在正常状态，在性高潮中宫颈抬高、阴道膨胀扩张等性反应正常，所以不会明显影响性快感，手术后可较早恢复性生活。

(三) 外阴手术对患者性功能的影响

作为最重要的性感受器，阴蒂在女性性反应中起着重要作用。外阴肿瘤及单纯外阴切除术后阴蒂丧失，在性反应的兴奋期没有阴蒂海绵体的充血与勃起，不能接受达到心中所必需的性刺激，从而影响性高潮出现的频率和强度。近年来随着医学观念的更新和治疗技术的提高，缩小手术范围已成为趋势，有效地减少了术后性功能障碍的发生率。

(四) 术后放疗、化疗对患者性功能的影响

放疗、化疗是妇科癌症治疗的重要补充手段。关于放疗、化疗后的性功能变化，受到普遍关注。放、化疗后性功能减退的常见原因有：①对骨髓的抑制、肝肾功能损害、消化道不适等不良反应，使患者身体状况明显下降，导致性欲、性唤起及性兴奋均受到全面抑制；②卵巢功能受到破坏，体内激素水平发生紊乱；③生殖道萎缩，阴道狭窄、变形、弹性消失，以及小血管闭塞导致润滑作用下降，阴道容易损伤及感染；④患者因脱发、容颜改变产生自卑感，与配偶接触亦产生顾虑，严重抑制性功能。

(五) 心理因素对患者性功能障碍的影响

许多患者对肿瘤存在着误解，例如认为肿瘤具有传染性，担心性交会对康复不利，错误地认为切除卵巢、子宫会丧失女性的部分性征，认为自己不是完整的女人，不再具有性能力等，会使患者存在过重的精神压力，难以产生性兴趣。肿瘤及包块引起的性交出血和疼痛，又加重了这种心理负担。

所有接受妇科手术的患者都不同程度地关心手术对女性性功能的影响，

也是患者拒绝手术治疗的主要顾虑之一。因此手术前后的心理指导，对于解除患者思想顾虑、术后仍有满意的性生活、性生活质量不发生明显降低具有重要意义。即使是性器官本身或支配性器官的神经、血管在手术中受到实质性的损伤，心理治疗仍然可以使患者的性生活质量得到改善。

丈夫对治疗方案的态度也是决定日后性生活质量的一个重要因素，因此手术前后的解释和指导要针对夫妻双方同时进行。

二、乳腺癌手术与性功能改变

乳房是女性最重要的第二性征。除了哺育功能外，它还具有吸引异性、激发异性性兴奋和感受性刺激的作用。乳头和乳房也是女性重要的性敏感区之一，部分女性甚至仅仅通过抚摸、刺激乳房就能达到性高潮，获得性享受。女性乳房对于增强双方的性感受具有重要作用，如果手术切除乳房，将会不可避免地对对方心理和性行为产生重要影响。

（一）乳腺癌手术方式的演变

女性乳房切除最常见的原因是患有乳腺癌。乳腺癌是女性常见的恶性肿瘤，在发达国家，其发病率和死亡率已达到女性恶性肿瘤的第一位，近年来我国的发病率也显著上升。目前认为乳腺癌最有效的治疗方式仍然以手术切除为主。乳腺癌的手术治疗经历了单纯全乳切除术、根治性乳癌切除术、保留乳房配合术后放化疗 3 个阶段。Halsted 创建的根治性乳癌切除术以及由此发展而来的扩大根治术和改良根治术，建立在肿瘤是经过淋巴系统由近及远逐步转移的理论基础上，相对于单纯全乳切除明显降低了术后复发率，提高了长期生存率，但切除范围广泛，患者体型改变明显。随着对乳腺癌发病机制和转移方式的认识逐步深入，目前发现乳腺癌还具有经血液循环转移的途径，并且存在跳跃性转移的现象，因此对乳腺癌的治疗已进入综合治疗阶段。目前乳腺癌的手术治疗已趋向缩小手术范围并兼顾术后美观及患者心理，在有可能的条件下保留乳房，配合术后进行局部放疗和全身化疗，已成为现在的治疗趋势。多项大规模的临床研究和流行病学调查显示，综合性的保乳手术术后长期生存率和复发率与根治性切除相比并无明显差别。但对于已失去保乳手术机会或无条件行相应放化疗的患者或地区，根治性切除仍是主要的治疗方法。

（二）乳腺癌手术对患者性功能的影响

尽管乳房是重要的性敏感区，但并非性反应所必需的器官，从理论上讲，乳腺癌手术对患者性反应的是很小的。由于手术会明显改变患者的外观，因此对患者及其丈夫的性心理产生明显影响，甚至影响到他们的性行为方式，这种现象在年龄较轻、知识层次高、对自己形象尤为注意的患者中更明显。术后妇女在性交时不愿意完全裸体，她们不愿接受对残留乳房的刺激，或者是因为她的们的配偶不愿意接触残余的乳房，所以用刺激乳房的方法引起性兴奋的次数也明显减少。一半左右的乳腺癌患者术后会出现长时间的性功能障碍，包括性欲减退、性唤起障碍、性交疼痛以及性高潮障碍等，性交的次数和性交主动性与术前相比也明显降低。

接受根治性和保留乳房两种手术方式的患者，术后在社会适应性和重新恢复工作能力等方面差别不大，但根治性乳房切除术的患者性生活完全停止的发生率要高于后者。相对于根治性切除，采用保乳手术加放化疗可以更好地保持身体形象，术后乳房对刺激的感觉变化相对较小，因此性功能较少受到影响，可更快的恢复有质量的性生活。需要注意的是，保乳术后的放化疗对患者的性功能也有一定的影响，可导致绝经前妇女的卵泡破坏，引起阴道黏膜萎缩、阴道干燥、性交疼痛，化疗还存在恶心、疲劳、脱毛和体重增加等副作用，这些变化可能是暂时的，也有可能是持久的。

（三）乳腺癌术后性功能障碍的处理

乳腺癌患者术后性功能障碍的处理包括心理治疗和药物治疗等多方面，其中心理治疗为主要治疗。医务人员要通过详细和耐心的解释使患者从抑郁状态中解脱出来，使患者逐步认识到进行的乳腺癌手术并不意味着就失去了性功能，术后性行为的方式可能会有所改变，但可以尝试一些新的方式以达到满意的结果。必要时可应用抗抑郁药配合治疗。在心理治疗中，对配偶的指导尤为重要，已经认识到丈夫对乳房切除的态度对患者术后心理上的调整和恢复有重要作用。若丈夫能很好地适应妻子乳房切除术带来的变化，患者术后性功能障碍的发生率和发生程度要低于那些不能适应的夫妻。

化疗导致的雌激素缺乏可导致患者阴道干燥和性交疼痛，由于补充雌激素是乳腺癌治疗禁忌，因此使用时阴道润滑剂以改善症状更为合适。

需要强调的是，若无明显并发症出现，且患者身体状况良好，在术后康复阶段即可恢复性行为。但具体何时恢复性行为，最好由患者及配偶自己决定，因为医务人员过于积极的催促患者双方恢复性行为，有时反倒会加重患者的思想顾虑，产生不良的影响。

三、女性生殖道损伤性疾病对性功能的影响

女性生殖道损伤主要发生于外阴、阴道及子宫体。损伤后如果未经手术及时修补，或者手术修补效果不理想，则正常的解剖关系受到破坏，引起外阴阴道畸形愈合，会直接影响女性性功能。

（一）外阴损伤对性功能影响

外阴损伤包括处女膜、阴蒂、大小阴唇以及会阴体损伤。其常见病因是产伤引起的会阴撕裂伤。根据撕裂程度由轻到重分为Ⅰ°、Ⅱ°、Ⅲ°裂伤。Ⅲ°裂伤伴有会阴、肛门括约肌撕裂，在性交过程中阴道对阴茎无紧握作用，不能产生强烈刺激，使配偶缺乏性满足感，患者本身亦难以出现性高潮。由于肛门括约肌损伤，伴有大便失禁，污染衣物，生活十分不便，患者会产生极大的自卑心理，性欲受到抑制。外阴损伤后，畸形愈合，可以引起阴道狭窄，严重者性交疼痛及性交困难。

分娩时保护会阴、阴道口侧切对于预防外阴损伤有重要作用。若已经出现裂伤，应及时修补缝合。陈旧性裂伤影响排尿排便或性功能者，需行外阴整形术，松解瘢痕，尽量重建正常解剖关系，以解除痛苦，使恢复较为正常的性生活。

（二）阴道损伤对性功能影响

阴道是女性生殖器官的重要组成部分，是女性性交的主要器官，阴道损伤会直接影响性功能。阴道损伤最常见的原因是产伤，常给患者带来生活不便及极大精神痛苦。阴道瘘分为膀胱阴道瘘、尿道阴道瘘、输尿管阴道瘘以及直肠阴道瘘等。此外，妇科手术损伤及子宫颈放疗后亦可发生。阴道瘘主要症状为尿液自瘘口不自主流出。

因长期尿液刺激，患者外阴部、大腿内侧及臀部出现皮肤发红、增厚、皮疹，或浅表溃疡等炎症反应，并多伴有外阴瘙痒、灼痛及泌尿系统感染，有强烈的异味。阴道瘘患者身心健康受到影响，自卑心理严重，对性生活失去兴趣，导致性欲低下、性高潮障碍。

阴道瘘以手术治疗为主，成功修补瘘孔后，患者身心健康状况可迅速好转，性生活恢复正常。

（三）子宫脱垂、阴道壁脱垂对性功能影响

维持子宫在盆腔内的正常位置，有赖于盆地肌肉、筋膜以及子宫韧带功能和位置正常。当各种原因使盆底肌肉、筋膜以及子宫韧带受到损伤或张力降低，支持功能减弱时，子宫及其相邻的膀胱和直肠均可发生下垂或膨出，临床上分别称子宫脱垂、阴道前壁脱垂及阴道后壁脱垂（直接膨出）。子宫及阴道壁脱垂表现为子宫颈或阴道壁自阴道口脱出，可伴有局部感染、行动不便、排尿不畅或尿失禁。

阴道在女性性功能及性反应中具有重要作用，阴道前壁对性刺激的感觉比阴道后壁更为敏感。当阴道壁松弛、下垂时，会导致阴道壁对性刺激的感觉下降，性交的快感减弱或消失。

阴道壁修补术不可避免地会损伤阴道局部的神经末梢，术后局部的瘢痕也可降低阴道壁对性刺激的敏感度。随着时间推移和周围神经末梢代偿，这种负面的影响会逐渐降低。若同时修补阴道前后壁，在改善肛提肌功能后，能增强性交过程中的性刺激，改善和加强性功能，明显提高性生活质量。经阴道子宫切除术是治疗重度子宫脱垂的主要方法之一，但术后盆腔相对空虚，

盆底缺乏支持结构，容易诱发膀胱、直肠膨出，影响性功能的改善。

四、子宫内膜异位症对性功能的影响

子宫内膜异位症（endometriosis，EMT）是指具有生长功能的子宫内膜组织异位到子宫腔内膜以外。其主要病理变化为异位种植的子宫内膜受卵巢激素的变化而发生周期性出血，病灶周围组织产生类似炎症性的反应，纤维组织增生、粘连及瘢痕形成。多发生于育龄妇女，以进行性加重的慢性盆腔疼痛和不孕为其主要临床特征。

异位的子宫内膜可在子宫骶骨韧带形成多发性、质硬的结节，触痛明显，引起严重的性交疼痛。月经来潮前盆腔充血，加重性交疼痛。长期而严重的患者因疼痛可出现恐惧及回避性生活等心理障碍，导致性欲低下，性高潮出现频率减少，性生活不和谐。年轻患者因不孕而又盼子心切，出现不孕症焦虑等不良性心理，加重性功能障碍。

侧卧式性交体位可减少或避免对子宫耻骨韧带的冲撞和牵拉，减轻性交疼痛，从而使双方得到一定程度的性满足。症状严重者可考虑手术治疗。

第五节　精神疾病与性功能

一、抑郁症

抑郁症患者常表现为持续的情绪低落、精神抑郁。患者终日忧心忡忡、唉声叹气、兴趣索然。

抑郁症患者的性欲和性交能力明显减退，表现为性要求减少或无性要求，对配偶的性刺激不产生反应，在性行为中完全处于被动地位，甚至拒绝性交。由于性反应机制是正常的，所以尽管绝大部分抑郁症患者有性欲减退，但只有不到1/3的患者存在勃起功能障碍或阴道干燥，并且只有小部分患者有性

高潮障碍。有些抑郁患者虽然同配偶没有性行为，但在抑郁心情支配下，有可能是以过度自慰的方式追求精神上的放松和解脱。少数患者性行为可发生变化，如出现露阴症、性取向异常等。也有部分患者的性功能没有任何变化，少数人反而出现性欲增强。

患者中枢系统中儿茶酚胺递质减少，对患者的性功能存在一定影响，但是因为大多数患者与性反应有关的血管、神经和内分泌是正常的，故意抑郁症患者性功能下降主要是由抑郁的心情所致。

经过抗抑郁治疗，随着症状好转，患者的性功能也会有明显改善。由于一些抗抑郁药本身也会引起患者的性功能障碍，因此医务工作者在临床工作中必须注意区分是疾病本身还是药物的副作用导致了性功能障碍，并给予相应处理。

二、狂躁症

狂躁症是与抑郁症截然相反的一种情感性精神病，以情感高涨、思维活动加速和言语动作增多为典型症状。患狂躁症的患者不论男女都有性活动亢进的趋向，如好接近异性，好装饰打扮自己吸引异性注意，有的患者甚至当众裸体和过度手淫。另外，狂躁症患者中性交活跃和非婚怀孕的现象比较多，有些人还存在性妄想；极少数狂躁症患者出现性欲减退或者勃起功能障碍。由于治疗狂躁症的碳酸锂可使血中睾酮含量降低，因此用药期间，不少患者会出现性欲较治疗前降低。

三、精神分裂症

精神分裂症是一种常见的严重精神病，表现为认知过程、情感过程、意志行为和个性特征等各方面统一性的失调，如情感淡漠、行为怪异、意识活动减退或缺乏等。

精神分裂症患者在完成性交的能力方面是正常的。在精神分裂症的早期，患者常有性欲增强的表现，如频繁的手淫、性交等，性交次数增加被认为是发病的早期特征之一。在病情严重阶段，常有性欲亢进的情况发生，如对异性表现出极大的兴趣，常有纠缠异性、言行不当等表现。晚期精神分裂症患者性要求减少、性反应降低。

急性期阶段或慢性精神患者急性发作阶段，应该限制性行为，在病情稳定时期，完全可以同正常人一样过性生活。值得注意的是，许多用于治疗精神分裂症的药物对性功能有影响，在临床工作中要注意区分并采取相应的处理措施。

第六节　其他影响性功能的疾病

一、病毒性肝炎

病毒性肝炎是由多种肝炎病毒引起的常见传染病，包括通常所说的甲、乙、丙、丁、戊、己、庚型肝炎。我国是个肝炎大国，病毒性肝炎发病居传染病的第一位。据资料统计，即乙型肝炎病毒的携带者就占总人群的 9.75%，约 1.2 亿人长期携带乙型肝炎病毒。

（一）病毒性肝炎引起性功能障碍的原因

（1）患者及其配偶的性回避。由于担心传染，又缺乏相应的防护知识，因而会有意无意地减少或限制性生活。

（2）疾病本身引起的体质和精神改变。病毒性肝炎急性期由于肝细胞破坏，会有乏力、食欲减退、恶心、呕吐等肝功能损害表现，部分患者还伴有黄疸和发热。患者除生理上的反应外，心理上、情绪上的变化也很明显，容易出现悲观、沮丧、易怒等不良情绪，这些均可导致性欲降低。

（3）肝脏疾病导致激素水平改变。慢性肝病特别是肝硬化患者，体内雄激素减少，雌激素含量增高，雌激素与雄激素的比例失调，可引起 ED、早泄等性功能障碍。

（二）病毒性肝炎患者在性生活方面注意事项

（1）在肝炎患者精液或阴道分泌物中带有肝炎病毒，但如果性伴侣注射乙肝疫苗和使用质地优良的避孕套，基本可以防止疾病的传播。

（2）肝炎急性期，谷丙转氨酶显著升高，全身乏力、黄疸等症状明显时，应多休息以利康复，最好不要过性生活。

（3）慢性肝炎患者如果一般情况良好，肝功能各项指标基本正常，或虽有异常但不显著者，仍可以进行性生活。

二、脊髓损伤患者的性问题

（一）脊髓损伤后的男性性功能改变

颈、胸段的脊髓损伤为高位损伤，腰、骶段的损伤为低位损伤。脊髓中存在与性反射有关的低级神经中枢，$T_{10} \sim L_2$ 和 $S_2 \sim S_4$ 是控制阴茎勃起的脊神经中枢，其中 $T_{10} \sim L_2$ 与神经性勃起关系密切，$S_2 \sim S_4$ 与反射性勃起相关，$L_1 \sim L_3$ 是支配射精的脊神经中枢。脊髓损伤的程度及部位与性功能的改变密切相关。

不完全脊髓损伤比脊髓横断伤对性功能的影响小，而高位脊髓损伤比低位损伤对性功能的影响小。脊髓损伤患者勃起功能障碍的症状随伤后时间、脊髓损伤平面及其严重程度的不同而不同。脊髓休克期度过后，若损伤平面低于 S_2，精神性勃起仍可发生，但此种勃起不充分，阴茎虽增大但不硬；平面高于 T_{12} 时，精神性勃起受到损害，而反射性勃起可存在，但因为尿道海绵体受胸腰髓交感神经支配，此类勃起没有尿道海绵体参与，所以也是不完全性的阴茎勃起，并且勃起持续时间短，不能完成性交；损伤平面在 T_{12} 和 S_2 之间的脊髓损伤患者，勃起较少受到影响。对许多脊髓损伤的男性患者来说，即使通过相当时间的训练和实践，也只有一小部分患者获得足以进行性交的勃起能力，且这些男性的性交次数较病前明显减少，射精能力也有明显下降。

需要注意的是，T_4 以上脊髓损伤的男性患者，在性冲动时因自主神经系统过度活动，患者会出现血压突然升高、剧烈头痛、潮红、出汗、心律不齐等症状，严重时会危及患者生命，因此性生活时要密切观察患者的生命体征。

（二）脊髓损伤后女性的性功能

关于女性脊髓损伤患者性功能的研究比男性患者相对少得多。一定数量的脊髓损伤妇女，因性交和性唤起时阴道的润滑作用和盆腔的充血程度减少可丧失性高潮，但也有不少的伤残妇女对性交感到满意，在性交时仍有高潮。使用阴道润滑剂可改善阴道干燥的症状。

虽然受伤后患者外生殖器及周围皮肤的感觉有可能丧失，但不少患者身体其他部位的性敏感区感觉明显增强，刺激他们的口唇、舌、颈，特别是乳房和乳头，患者能获得一定程度的性快感，甚至达到高潮。

三、肥胖症与性功能

肥胖症是指体内脂肪积聚过多或者脂肪组织与其他软组织的比例过高的代谢性疾病。目前对肥胖症的病因和发病机制尚不十分清楚，可能与饮食、遗传、神经、内分泌其社会环境等因素有关。轻度肥胖（超过标准体重30%以下）者可无症状；中度肥胖（超过标准体重30%~50%）及重度肥胖（超过标准体重50%以上）者，轻则出现劳动时心悸、多汗、气促，重则行动不便，生活自理困难，以至于长时间坐卧不动。

轻度肥胖一般不影响性交，中、重度肥胖者可有性欲减退或性功能改变。男性肥胖者血液中的睾酮水平较正常人有所降低，可导致男性性功能下降。女性肥胖症患者常因体内游离雄激素水平升高，表现出多毛症、月经稀少、闭经等症状，给肥胖者心理造成很大的压力，容易导致性欲下降，甚至性厌恶。

肥胖者由于脂肪组织过多、血脂升高、肾上腺皮质功能亢进，因此与糖尿病、高血压病、高脂血症、冠心病、脑血管病等都有密切关系，这些疾病本身可影响性功能，易导致性欲减退和勃起功能障碍。治疗上述疾病的药物也会引起程度不同的性功能下降。

　　心理因素在肥胖者性功能下降中占有重要地位。因为体型原因，在个人社交、恋爱、结婚等诸多方面不太顺利，容易丧失自信心，加上所接触的一些人对肥胖者的好奇、取笑和捉弄，更增添了肥胖者的自卑感和心理压力，转而对自己的性功能也会产生怀疑态度，导致性欲降低和其他性功能障碍。

　　过度肥胖者，在性交时行动不便，加上超重引起的增生性关节炎，在选择合适的性交体位时会发生困难。由于臀部、大腿及腹壁脂肪增多，性交时阴茎不能顺利插入阴道。如果夫妻均肥胖，这种情况更加明显。经历几次性交失败后可能导致对性的冷淡。

　　随着肥胖程度的减轻，患者对性的自信心、社交及工作效率可明显改善。对于肥胖症夫妻，双方应相互理解、体贴，消除性误解，注意性交中的协调配合，采取适合双方的体位，尽可能使双方达到性高潮，并获得美满的性生活。

第十五章　性传播疾病

　　性传播疾病（sexually transmitted disease，STD）是一组主要由性行为接触或类似性行为接触为主要传播途径的危害人群身心健康的传染性疾病，简称为性病。而以往性病（venereal disease，VD）通常只包括梅毒、淋病、软下疳、性病淋巴肉芽肿和腹股沟肉芽肿等 5 种，亦称为"经典性病"。

　　现代性传播疾病的概念与经典性病的概念有明显区别：①病种大大增加，由原来 5 种扩展为 20 多种疾病，如尖锐湿疣、生殖器疱疹、白色念珠菌病、滴虫病、艾滋病、肝炎、传染性软疣、阴虱、疥疮等疾患；②感染范围扩大，不局限于生殖器部位；③传播方式改变，口-生殖器和肛门-生殖器也为常见途径。因此，1975 年世界卫生组织（WHO）开始正式采用性传播疾病（STD）这一概念。

　　由于被引起性传播疾病的病原体感染后，多数感染者并没有症状，故人群中存在一部分性病病原携带者，但这种带菌或亚临床状态仍有传染性，或者仍可能对机体造成潜在危害。因此，最近又提出了性传播感染（sexually transmitted infection，STI）这一概念。性传播感染是指主要由性行为接触或类似性行为传播为主要传播途径的危害人群身心健康的传染性感染。由于性传播疾病和性传播感染读起来比较麻烦，在我国，一般将之均简称为性病。

性传播疾病种类多，发病率高，危害大，已成为世界性的严重社会问题和公共卫生问题之一，被认为是当今危害人群健康的主要疾病。近十几年来，中国性病发病率每年以 20%~30% 的速度增加，呈逐年上升趋势。据 2005 年中国官方统计，中国感染性病人数 70 万人，性病已成为中国五大传染病之一。性病感染者主要集中在三类人群：性工作者、同性恋者及嫖娼者。

第一节 梅 毒

梅毒（syphilis）临床表现复杂，危害极大。既可侵犯全身各组织器官，造成多器官的损害，也可长期潜伏。梅毒还可通过胎盘传给下一代，引起流产、早产、死产和胎传梅毒。

一、病因

梅毒是由梅毒螺旋体所引起的一种慢性性传播疾病。梅毒螺旋体又称苍白密螺旋体（Treponema pallidum，TP），长 5~20 μm，宽<0.2 μm；有 8~14 个整齐而规则、透明且遮光性强的螺旋。其运动缓慢而有规律，有 3 种特征性的运动方式：旋转、蛇行、伸缩。梅毒螺旋体系厌氧微生物，离开人体不易生存。它对理化因素十分敏感，100℃立即死亡，干燥 1~2 h 可死亡。但耐寒力强，在冰点环境中可存活 48 h，-78℃数年仍具有传染性。

二、流行病学

（一）流行情况

2007 年 1 月 13 日，中国疾病预防控制中心性病控制中心研究人员和美国

449

北卡大学科恩（Myron Cohen）等人在著名医学杂志《柳叶刀》上发表论文指出，中国的梅毒发病率迅速攀升，1993 年每 10 万人的全部梅毒发病数不足 0.2 例，而 2005 年每 10 万人中仅一期和二期梅毒发病数就达到了 5.7 例。由于存在漏报的情况，实际发病率还会高很多。梅毒发病率最高的是上海、浙江、福建、北京、广东等经济发达省市。其中，2005 年上海报告的每 10 万人发病数就达到 55.3 例，约为全国平均水平的 10 倍。

（二）传染源

梅毒螺旋体只感染人类，因而人是梅毒的唯一传染源。

（三）传播途径

（1）性接触传染。占 95%。未经治疗的患者在感染 1 年内最具传染性，病期超过 4 年者，基本无传染性。

（2）间接接触传染。日常用品及未经消毒或消毒不彻底的外科器械，均可作为间接传染的媒介。输血也可受染致病。

（3）母婴垂直传播。梅毒螺旋体通过胎盘传染给胎儿，属于先天梅毒。胎儿出生时在经过母亲产道时接触被感染，以及出生后哺乳被感染，属于后天获得性梅毒。

三、梅毒的分期

根据传染途径分为后天梅毒（获得性梅毒）及先天梅毒（胎传梅毒）；依据感染时间的长短、临床表现及有无传染性分为早期梅毒和晚期梅毒。

（一）后天梅毒

（1）早期梅毒。病程在两年以内，包括一期梅毒、二期梅毒和早期潜伏梅毒。

（2）晚期梅毒。即三期梅毒。病程在两年以上，包括良性梅毒（皮肤、黏膜、骨、眼等）、内脏梅毒（心血管、肝脏等）、神经梅毒、晚期潜伏梅毒。

（二）先天梅毒

（1）早期先天性梅毒年龄小于 2 岁。

（2）晚期先天性梅毒年龄大于 2 岁。

四、临床表现

（一）后天梅毒

1. 一期梅毒

（1）硬下疳，又叫梅毒初疮，一期梅毒的主要症状是梅毒螺旋体侵入部位发生无痛性炎症反应，无全身症状和发热。潜伏期 2~4 周。常发生于龟头、包皮、冠状沟、系带、大小阴唇、子宫颈或肛门直肠，90% 发生在外生殖器。硬下疳还有下列特点：①损害多为单个；②触诊时有软骨样硬度；③无疼痛感与压痛；④损害处表面清洁，有时有少量浆液性渗出物，含有大量梅毒螺旋体，传染性很强；⑤硬下疳约经三四周不治而愈。

（2）硬化性淋巴结炎，又称无痛横痃。硬下疳出现 1~2 周后，腹股沟淋巴结肿大，特点为单侧、数个、大小不等、质硬、不粘连、不破溃、无疼痛。穿刺淋巴结检查有大量梅毒螺旋体。1~2 个月愈合。

（3）一期梅毒的诊断证据证据。

①病史：不洁性交史或配偶感染史，潜伏期三周；

②硬下疳的特征性临床表现；

③实验室检查有以下其中之一即可诊断：a. 在硬下疳处取材检查出梅毒螺旋体（暗视野镜检、镀银染色、吉姆萨染色等）；b. 梅毒血清试验阳性。感染 4 周后复查血清反应，包括非梅毒螺旋体抗原血清试验和特异性梅毒血清试验。

非梅毒螺旋体抗原血清试验为筛选实验。常用的方法有：a. 性病研究实验室试验（VDRL）；b. 不加热血清反应素试验（USR）；c. 快速血浆反应素试验（RPR）；d. 甲苯胺红不需加热血清试验（TRUST）。

特异性梅毒血清试验为证实实验。用活的或死的螺旋体或其成分来检验螺旋体抗体。包括：a. 荧光梅毒螺旋体抗体吸收试验（FTA-ABS）；b. 梅毒螺旋体血凝试验（TPHA）；c. 梅毒螺旋体制动试验（YPI）。

2. 二期梅毒

一期梅毒未经治疗或治疗不彻底，螺旋体由淋巴系统进入血液循环形成螺旋体菌血症，引起皮肤、黏膜、骨骼、内脏、心血管及神经损害，称为二期梅毒。二期梅毒传染性强。

（1）全身症状：常见全身乏力、发热、咽痛、头痛、食欲缺乏、关节痛、骨痛、头痛等。实验室检查可发生贫血、白细胞增加、血沉快的表现。只有二期梅毒有明显的全身症状。

（2）皮肤黏膜损害：80%~90%的患者可发生二期梅毒疹，梅毒疹是二期梅毒的主要表现和症状。临床表现为皮疹、扁平湿疣、梅毒性脱发、黏膜损害、病毒型白斑等。

①皮疹：皮疹种类甚多。二期梅毒的皮肤损害可分为斑疹、丘疹、斑丘疹及脓疱疹。皮疹泛发，对称分布，好发于掌跖部，皮疹和分泌物含大量螺旋体，且多无自觉症状，破坏性小，传染性强。

②扁平湿疣：好发于肛门、外阴。表面多光滑湿润，基底宽而无蒂，扁平或分叶的疣状伤害，周围有暗红色浸润。自觉灼热，瘙痒。表面覆有炎性渗出物，内含大量螺旋体，传染性极强。

③梅毒性脱发：TP 侵犯毛囊引起毛发区供血不足所致。局限性或弥漫性脱发，成虫柱状，头发稀疏，长短不齐。治疗后可再生。

（3）骨关节损害，表现为骨膜炎及关节炎。

（4）眼梅毒，虹膜炎、虹膜睫状体炎、脉络膜炎、视神经炎和视网膜炎等。

（5）神经梅毒。

（6）二期梅毒的诊断证据。

①病史：有不洁性交、硬下疳史，并且在 2 年内；

②典型的临床表现：皮疹表现有各种类型，虫蛀样脱发，外阴、肛门可发生扁平湿疣或丘疹，浅表淋巴结可肿大及全身轻度不适；

③实验室检查：a. 暗视野镜检、直接免疫荧光或其他方法在黏膜损害处检查出梅毒螺旋体；b. 梅毒血清试验强阳性。

3. 三期梅毒

三期梅毒即晚期梅毒。30%~40%的未经抗梅毒治疗的患者可发生晚期活动性梅毒，包括：皮肤黏膜梅毒、骨梅毒、内脏梅毒、心血管及神经系统梅毒。部分患者只是梅毒血清反应持续阳性，称为晚期潜伏梅毒。

（1）皮肤黏膜损害，感染后 3~10 年内发生，可出现结节性梅毒疹、树胶肿、近关节结节等。

①结节性梅毒疹：在三期梅毒皮肤、黏膜损害中最多见，好发于头、额、肩及肩胛部、背部、四肢伸侧、少见发生于黏膜，包括直肠黏膜。此疹初发时，为一个或数个，亦可多达 20~30 个，直径为 0.5 cm 左右的皮下结节；红铜色或紫红色，质坚硬，有浸润，高出皮肤黏膜表面；排列成环形、多环形或其他形状，与周围皮肤黏膜界限清楚。进展缓慢，可维持数月到 2~3 年。有中间愈合向周围发展的倾向。结节形成后，一部分患者可以自愈，结节消失，表面覆鳞屑或色素沉着。另一些患者的损害继续发展；密集的结节中央部分发生坏死，表面结痂，痂下为深溃疡；溃疡向周围发展，边缘为堤状隆起，对溃疡的一面形成如峭壁样的外观，溃疡周围有褐红色浸润。愈合时，由周围向中心进行，形成萎缩性瘢痕。

②树胶肿：也称作梅毒瘤，为三期梅毒的典型症状。好发于额、头皮、四肢伸侧及生殖器。出现时间较结节性梅毒疹晚，一般单发，皮损为深达皮下的硬结。初见多为单个皮下结节，直径 0.5~3cm，与皮肤黏膜不粘连，可移动，皮肤黏膜颜色无改变，亦无自觉症状。逐渐增大，软化，表面暗红或紫红色，最后破溃，流出少量黄褐色或乳黄色胶样分泌物，形成特异性圆形、椭圆形或马蹄形溃疡。溃疡较深，境界明显，边缘锐利，周围浸润。树胶肿病程长达数月至数年，愈合后形成萎缩性瘢痕。

（2）骨梅毒，表现为骨膜炎、骨髓炎、骨炎、骨树胶肿、关节炎等。

（3）眼梅毒炎及角膜炎等。

（4）晚期心血管梅毒，可发生单纯性主动脉炎，主动脉缩病不全与主动脉瘤。严重影响患者的健康，甚至危及其生命。

（5）其他晚期内脏梅毒，少见。

（6）晚期神经梅毒，多在感染后 3~20 年发病，可分为无症状神经梅毒、脑膜血管梅毒、脑实质梅毒。

（7）三期梅毒的特点。

①损害数目少，分布不对称，破坏性大，愈后留有萎缩性瘢痕。

②自觉症状很轻，但客观症状严重。

③损害中含梅毒螺旋体少，传染性弱或无传染性。

④梅毒血清阳性率低。为病程缓慢，传染性弱或无传染性，皮肤损害数目较少，分布不对称，极难查到螺旋体。但破坏力强，可造成严重的组织缺损或器官损害。三期梅毒非螺旋体抗原血清试验，阳性率为 80% 左右。

（8）三期梅毒的诊断证据。

①病史：2 年前有一期或二期梅毒感染史。

②典型的临床表现：结节性皮疹或皮肤、黏膜、骨骼树胶肿。在晚期心血管系统易受侵犯。

③实验室检查：包括：a. 梅毒血清试验，非特异性实验大多阳性，特异性试验为阳性；b. 脑脊液检查，白细胞与蛋白量增加，VDRL 实验阳性。

（二）先天梅毒

先天梅毒亦称胎传梅毒，经过与后天梅毒相似，特点是不发生硬下疳（一期损害）。

1. 早期先天梅毒

（1）皮肤黏膜损害，斑疹、丘疹、扁平湿疣、放射状瘢痕。

（2）早期先天骨梅毒、内脏梅毒、神经梅毒。

2. 晚期先天梅毒

损害基本同成人三期梅毒，可发生树胶肿、上颚穿孔及鞍状鼻等。晚期先天梅毒常有：实质性角膜炎、神经性耳聋及 Hutchinson 齿（即门齿下缘呈半月形缺损），这三种特征合称为 Hutchinson 三征。

先天梅毒的诊断：

（1）生母为梅毒患者；

（2）典型的临床表现；

（3）早期皮肤损害，鼻黏膜分泌物及胎盘、脐带刮片可查见梅毒螺旋体，梅毒血清试验阳性。

（三）潜伏梅毒

凡有梅毒感染史，无临床症状或临床症状已消失，除梅毒血清阳性外，无任何阳性体征称为潜伏梅毒（latent syphilis）。潜伏梅毒的孕妇可感染子宫内的胎儿。

五、治疗

（一）治疗原则

（1）诊断明确及早治疗，早期梅毒要彻底治愈，晚期梅毒要控制症状，保护器官功能，延长寿命。

（2）治疗必须正规，足程足量。

（3）治疗后严格定期随访，追踪观察。

（4）性伴侣同治。

（二）治疗方案的选择

治疗首选青霉素。

1. 早期梅毒

苄星青霉素（长效西林）240 万 U，分两侧臀部肌注，每周 1 次，共 2~3 次。或者普鲁卡因青霉素 G80 万 U，肌肉注射，每日 1 次，用 10~25

日，总量800万~1200万U。青霉素过敏者可选用多西环素（强力霉素）或红霉素。

2. 晚期梅毒及二期复发梅毒

苄星青霉素240万U，每周1次，共3次，或普鲁卡因青霉素G80万U，肌肉注射，每日1次，共20日。

3. 心血管梅毒

应住院治疗，从小剂量开始注射青霉素。普鲁卡因青霉素G80万U，肌肉注射，每日1次，共15日，共两个疗程，疗程间停药2周。

4. 神经梅毒

应住院治疗，治疗方案：

（1）水剂青霉素G1800万~2400万U，静脉注射，每日1次，共10~14日。

（2）普鲁卡因青霉素G240万U，肌肉注射，每日1次；同时口服丙磺舒0.5g，每日4次，共10~14日。其后加用苄星青霉素240万U，肌肉注射，每日1次，共3周。

5. 先天梅毒

（1）早期先天梅毒：水剂青霉素G5万U/kg，分2次肌注或静滴，共10日，或普鲁卡因青霉素G5万U/kg，肌肉注射，每日1次，共10日。

（2）晚期先天梅毒：普鲁卡因青霉素G5万U/kg，肌肉注射，每日1次，共10日，或红霉素7.5~12.5mg/kg，每日1次，分4次口服，共30日。

六、预后

梅毒患者治疗后需定期复查，方能判断是否痊愈。前3个月每个月查1次血清反应，以后每3个月查1次，共查4次。血清反应以往为阳性，以后数次复查均为阴性，无症状复发，为治愈。如临床及血清检查证实为复发，应重复治疗，药量加倍。

七、预防

（1）加强对梅毒防治知识的宣传；

（2）坚持婚前、产前检查，常规做梅毒血清实验；

（3）重点发现一期梅毒，及早彻底治疗，防治散播；

（4）夫妻双方同治，治疗期禁止性生活；

（5）检查和治疗感染孕妇，避免传染给新生儿；

（6）严格挑选血源，供血者一律做梅毒血清实验；

（7）提倡使用安全套；

（8）注意个人卫生，坚持安全性行为，避免接触感染，是预防的主要措施。

第二节 淋 病

一、病原体

淋病的病原体是淋球菌，为革兰阴性需氧双球菌，肾形或卵圆形，成双排列，大小为 $0.6\sim0.8\mu m$，常存在于中性粒细胞中。适宜生长温度为 $35\sim36℃$，pH7.4，喜潮湿、怕干燥，在完全干燥环境中仅存活 $1\sim2$ h，脓液及潮湿器具中可存活数天。淋球菌抵抗力弱，对热很敏感，50℃ 存活 5 min，100℃ 立即死亡。一般消毒剂易将其杀死，0.25% 硝酸银溶液 7 min 死亡，1% 苯酚液 $1\sim3$ min 死亡，0.1% 升汞溶液迅速死亡。人类对淋菌有易感性，也是该菌的唯一天然宿主。

二、流行病学

淋病在世界范围内广为流行。据 WHO 估计，每年约有 2 亿人患淋病。淋病也是我国 STD 中发病率最高的 STD 之一。

1. 传染源

淋病的传染源是淋病患者及带菌者。

2. 传播途径

（1）性接触传染，为主要传播途径，占 99% 以上；

（2）间接接触传染，可通过带菌的衣服、毛巾、被褥、便桶、浴盆而间接传染，包括输血传染；

（3）母婴垂直传播，分娩过程中可通过产道传染胎儿，引起新生儿淋菌性结膜炎。

三、临床表现

1. 无并发症性淋病

（1）潜伏期 1~10 d，平均 3~5 d。临床上有 5%~20% 的男性、60% 的女性患者无明显症状。

（2）男性主要表现为尿道炎症状。

（3）女性常表现为：a. 尿道炎及尿道旁腺炎；b. 宫颈炎，这是最常见的症状；c. 前庭大腺炎，可形成脓肿。

2. 有并发症淋病

（1）男性，炎症蔓延可引起后尿道炎、急性或慢性前列腺炎、精囊炎、附睾炎、尿道球腺炎、海绵体炎，严重者可导致尿道狭窄等。

（2）女性，女性淋病的主要并发症是盆腔炎，可造成不孕症或异位妊娠。

3. 其他部位淋病

（1）新生儿淋菌性眼炎，出生后 2~3d 发生淋菌性结膜炎，多为双侧性，可发展为角膜炎，严重者角膜溃疡、穿孔，导致失明。

（2）淋菌性咽炎，多见于口交者，一般症状轻微。

（3）淋菌性直肠炎，主要见于男同性恋者，症状轻微。

（4）散播性淋菌感染，少见，占淋病患者的 1%~3%。由于菌血症而导致全身症状和皮肤症状。可有高热、寒战、全身不适等症状，并出现淋菌性关节炎、淋菌性皮炎，甚至淋菌性心内膜炎、淋菌性脑膜炎、淋菌性肝炎等。

四、诊断与鉴别诊断

1. 诊断

（1）不洁性交史。

（2）典型临床表现。

（3）细菌学检查，包括涂片、培养检查淋球菌。在中性粒细胞内找到典型肾形的革兰阴性双球菌 6 对以上，可确诊。

2. 鉴别诊断

应与非淋菌性尿道炎、念珠菌性外阴阴道炎、滴虫性阴道炎及细菌性阴道病等疾病相鉴别。

五、治疗及治愈标准

1. 治疗原则

（1）早期诊断、早期治疗。

（2）及时、足量、规范用药。

（3）性伴侣如有感染应同时接受治疗。

（4）治疗后应进行随访。

（5）注意多重病原体感染，即是否伴其他 STD 感染，因为淋病患者常同时患其他性病，如"非淋"、梅毒、尖锐湿疣、阴虱、滴虫等。

2. 治疗方案

（1）淋菌性尿道炎、宫颈炎、直肠炎。

①推荐方案：头孢曲松 250 mg，一次肌肉注射，或头孢克肟 400 mg，一次口服，或环丙沙星 500 mg，一次口服，或氧氟沙星 400 mg，一次口服。

为防止可能的衣原体感染可加上阿奇霉素 1g。1 次口服，或多西环素 100 mg，每日 2 次，共 7 d。

②替代方案：大观霉素适用于对头孢菌素和氟喹诺酮类药物不能耐受的患者。大观霉素 2 g（女性 4 g），一次肌肉注射，或头孢噻肟 1 g，一次肌肉注射。

（2）淋菌性咽炎，头孢曲松 250 mg，1 次肌肉注射，或环丙沙星 500 mg，一次口服，或氧氟沙星 400 mg，1 次口服。

（3）淋菌性结膜炎，①成人：头孢曲松 1 g，1 次肌肉注射；②新生儿：头孢曲松 25~50 mg/kg，一次肌肉注射。

（4）有并发症淋病（盆腔炎、附睾炎），头孢曲松 250 mg，每日一次，共 10 d。

（5）播散性淋球菌感染，头孢曲松 1 g。每 1 h 一次，静脉注射，共 5 d，之后 250 mg 肌肉注射，每日一次，共 7 d，或头孢噻肟 1.0 g，每 8 h 一次，静脉注射。共 5 d，后改为 1 g，每日一次，肌肉注射，共 7 d。

3. 治愈标准

治疗结束后 2 周内，在无性病接触史的情况下，符合以下标准可判为治愈：

（1）临床症状及体征全部消失；

（2）尿液常规检查正常；

（3）治疗结束后第 4~7 d 从尿道（宫颈）取前列腺液或宫颈分泌物，涂片及培养连续 2 次均阴性，可判断为治愈。

六、预防

（1）宣传教育，提倡高尚的性道德；

（2）提倡使用安全套；

（3）患者注意个人卫生与隔离；

（4）同时治疗性伴侣；

（5）检出和治疗感染孕妇，避免传染给新生儿；

（6）执行新生儿硝酸银溶液或其他抗生素液滴眼的制度，防止发生细菌性眼炎。

第三节 非淋菌性尿道炎

非淋菌性尿道炎（nongonococcal urethritis，NGU）是由性接触传染、有明显尿道炎症，而尿道分泌物中查不到淋菌的一组感染性疾病。病原体多为沙眼衣原体、解脲支原体、滴虫、疱疹病毒、念珠菌，而沙眼衣原体、解脲支原体感染占 80% 以上。非淋菌性尿道炎已成为当今国内外最常见的 STD。

一、病因

沙眼衣原体是寄生于腺上皮细胞细胞质内的微生物。呈球形，大小为 0.3~0.4 μm，有特殊的生长周期。每个生长周期有两种发育型，其中始体不治病，原体治病。沙眼衣原体至少有 15 个血清型，其中 D、E、F、G、H、I、J、K8 种血清型与 NGU 有关。衣原体不耐热，55℃ 30 min 即死，一般消毒剂就可杀死。

解脲支原体是一种原核微生物。无细胞壁，有可塑性，在形态上呈多形性，能产生尿素分解酶分解尿素。解脲支原体大小约 200 μm，常寄生于人的尿道上皮，对外抵抗力弱，45℃ 15 min 即死，一般消毒剂就可杀死。

10%~20%的非淋菌性尿道炎由滴虫、白念珠菌、疱疹病毒、大肠杆菌、链球菌、人类乳头瘤病毒等引起。

二、传播途径

（1）性接触传染。

（2）间接接触传染

（3）垂直传播，新生儿由母亲生殖道分娩时感染。另外在胎膜完整的情况下，从羊水、胎盘和胎儿血液中可分离出支原体，因而证明胎儿也可发生宫内感染。

三、临床表现

（1）潜伏期，1~3周。

（2）症状，男性非淋菌性尿道炎症状与淋菌性尿道炎相似，但程度较轻，起病不如淋病急，症状时轻时重。有尿道刺痒，伴中度尿急、尿痛、排尿困难。尿道分泌物少，稀薄，黏液性或黏膜脓性。晨起有"糊口"现象（指痂膜封住尿道口）或内裤被污染，亦有无症状者。

女性非淋菌性尿道炎的特点是症状不明显或无任何症状。约有 50% 有尿频、尿道灼热感或排尿困难，尿道口可发现有少许浆液样或黏液脓性分泌物。有时宫颈也有炎症，白带增多。

新生儿通过感染的产道可发生结膜炎和肺炎。

（1）常见并发症，男性患者多为附睾炎、前列腺炎、精囊炎；女性患者多为宫颈炎、前庭大腺炎、阴道炎、盆腔炎、异位妊娠、不育症、流产、死胎。

（2）常与淋病同时感染，首先出现淋病症状，经抗淋病治疗后，淋球菌被青霉素杀灭，而衣原体、支原体依然存在。在感染 1~3 周后发病。临床上很易被误认为疾病未治愈或复发。

四、诊断与鉴别诊断

1. 诊断

非淋菌性尿道炎四条诊断标准如下：

（1）除外淋菌尿道炎，尿道分泌物涂片革兰染色未见白细胞内外革兰阳性双球菌，培养无淋菌生长。

（2）病史，有尿道分泌物及排尿困难史。

（3）体格检查，有脓性、黏液脓性或白色尿道分泌物。

（4）实验室检查，尿道分泌物革兰染色，多形核白细胞数 ≥5 个/1000×视野。

至少符合以上四项标准中的三条。有条件可做衣原体抗原检测或培养、支原体血清检查及培养等。

2. 鉴别诊断

主要与淋菌性尿道炎相鉴别（下表）。此外，要注意排除念珠菌或滴虫感染。

非淋菌性尿道类与淋菌性尿道炎鉴别要点

	非淋菌性尿道炎	淋菌性尿道炎
潜伏期	1~3 周	2~5d
发病	缓慢	突然
尿路刺激症	轻或无	多见
全身症状	无	偶见
尿道分泌物	少或无，黏液性或浆液性稀薄	常见，量多呈脓性
无症状带菌者	很多	有，但不多

	非淋菌性尿道炎	淋菌性尿道炎
白细胞 G⁻双球菌	（－）	（＋）
病原菌培养	沙眼衣原体或解脲支原体	淋球菌

五、治疗及治愈标准

1. 治疗非淋菌性尿道炎的常用药物

（1）米诺环素（美满霉素，二甲胺四环素），100 mg，每日 2 次，共 7 ~ 10 d。部分患者服用后有头晕、心慌、恶心、呕吐等不良反应。

（2）多西环素，100 mg，每日 2 次，共 7~10 d。

（3）阿奇霉素，250 mg，每日 1 次，共 5 d。或 1g，一次顿服。

2. 治愈标准

治疗结束一周应随访复查。治愈标准为：

（1）临床症状消失一周以上，尿道无分泌物，或分泌物中白细胞≤4 个/100 倍显微镜。

（2）尿液澄清，沉渣镜检阴性。

（3）荧光免疫法尿道（宫颈）标本衣原体、支原体检查阴性（有条件时）。

第四节　尖锐湿疣

一、病因

尖锐湿疣（condyloma acuminatum，CA）又称性病疣、肛门生殖器疣，是由人类乳头瘤病毒（human papillomavirus，HPV）感染所致，常发生在肛门和外生殖器等部位。以人为唯一宿主的人类乳头瘤病毒分为 100 多种亚型，在生殖道 HPV 感染中，最主要的是 HPV6、11、16 与 18 型等。部分亚型与皮肤肿瘤、生殖器癌、肛门癌的发生有关。如宫颈癌、皮肤鳞状细胞癌及鲍温样丘疹病等。

二、流行病学

尖锐湿疣发病率高，是欧美国家最常见的性传播疾病之一，其发病率仅次于非淋菌性尿道炎和淋病居第三位。尖锐湿疣在我国也是最主要的性病之一。

1. 危险因素

（1）多个性伴侣及性生活开始年龄小。

（2）人体免疫功能降低或身体衰弱，如肾移植后使用免疫抑制药。

（3）HIV 感染，致病 HPV 感染患病概率增加。

（4）年龄、妊娠，20~40 岁妊娠期间 HPV 检出率高，产后 HPV 检出率有下降趋势。

2. 传播途径

（1）直接性接触传染，为主要传播途径。在患病 3 个半月时传染性最强。

（2）间接接触传染。

（3）母婴垂直传播，主要是在分娩过程中，胎儿经过感染 HPV 的阴道，或在出生后与患病母亲密切接触而感染。

三、临床表现

（1）潜伏期，1~8 个月，平均 3 个月。

（2）症状，大小不一的赘生物，呈乳头样、鸡冠状或菜花样突起，表面凹凸不平，湿润柔软。可伴瘙痒、灼痛和白带增多，但约 70% 患者无任何症状。

（3）好发部位，常见于外阴湿润处，也可发生于肛周、直肠、口腔和乳房等部位。

（4）亚临床感染，通常指临床上肉眼不能辨认的病变，当有 3%～5% 醋酸液局部外涂或湿敷后，感染区域发白，即所谓的"醋酸白现象"（acetowhitening phenomenon）。

四、诊断与鉴别诊断

（1）病史和临床症状。

（2）阴道镜检查，单独使用或与醋酸方法相结合。

（3）醋酸白试验。

（4）组织病理检查，可确诊，在表皮浅层或浅中层可见有特征性的典型病理改变—空泡细胞（凹空细胞）。

（5）组织化学检查，切片经特异性抗 HPV 抗体染色，检测病损中特异抗原。

（6）HPV 检测。

（7）鉴别诊断，应该与扁平湿疣、鲍温样丘疹病、龟头珍珠样丘疹、绒毛状小阴唇和生殖器癌相鉴别。

五、治疗

目前尚无根除 HPV 的方法，局部治疗，去除外生性疣为主。复发率高。

1. 局部药物治疗

（1）局部药物治疗，5% 5-氟尿嘧啶霜（5-FU）、0.5% 足叶草毒素酊、10%～25% 足叶草酯酊、50% 三氯醋酸溶液、5% 咪喹莫特霜局部外擦等药物治疗。

（2）物理治疗，有冷冻疗法、激光治疗及电烧灼等。

（3）手术切除，适用于较大带蒂的疣体，手术切除后可配合其他治疗以防止复发。

2. 全身治疗

内服抗病毒药物。

六、预防

（1）加强宣传教育，坚持安全性行为。

（2）及时治疗，防止继续传染他人。

（3）预防间接传染。

第五节　生殖器疱疹

一、病因

生殖器疱疹（genital herpes）是由单纯疱疹病毒（herpes simplex virus, HSV）感染引起的一种慢性、复发性、难根治的性传播疾病。单纯疱疹病毒有两个血清型 HSV-1 和 HSV-2，90％的患者由 HSV-2 型引起。原发性生殖器疱疹消退后，残留的病毒长期潜存于骶神经节。当机体抵抗力降低，或在某些诱发因素作用下，潜存的病毒可被激活而复发。人类是 HSV 的唯一寄生宿主。该病毒抵抗力弱，一般消毒剂均可灭活。

二、流行病学

1. 发病情况及危害

本病发病率高，在西方发达国家，生殖器疱疹是最常见的性传播疾病之一，并已成为许多国家地区生殖器溃疡的首位病因。而且感染是一种全身性的疾病，几乎所有内脏和黏膜的表皮内都可分离到 HSV。生殖器疱疹可引起散播性 HSV 感染、散发性脑炎、盆腔炎的并发症，孕妇受感染还可发生流产、死产、胎儿畸形、新生儿疱疹。此外，HSV 增加了 HIV 感染的危险性，并能相互促进病情发展，引起严重的局部和播散性感染。女性生殖器疱疹还与宫颈癌发生有密切关系。

2. 传染源

患者及无症状的病毒携带者均为传染源。

3. 传播途径

（1）性接触传染，为主要途径。
（2）母婴传播，可经胎盘、分娩过程或产后哺乳而感染。

三、临床表现

1. 原发性生殖器疱疹

即首次感染生殖器疱疹病毒。潜伏期 2～14 d。局部病损通常为一个或多个小水疱，表面破损后形成浅溃疡，自觉疼痛，后结痂愈合。常伴有发热、头痛、乏力和肌痛以及腹股沟淋巴结炎等症状。

2. 复发性生殖器疱疹

在原发疱疹消退后常有再发倾向，往往 1～4 个月以内于原部位复发。有些患者受到某些因素的影响，如发热、月经、日晒、寒冷、某些病毒感染等而复发。

3. 亚临床型生殖器疱疹

即无症状型。实际是皮疹不典型而被忽略。成为无症状的 HSV 携带者。

四、诊断与鉴别诊断

具有接触史和临床表现就可以报告病例，若分离出病毒，或检测出病毒抗原即可确诊。一般感染后一周内血清中出现 IgM，2~4 周出现 IgG。主要与外阴溃疡性疾病相鉴别。

五、治疗

迄今尚无有效治疗生殖器疱疹的特效药。生殖器疱疹易复发但预后好。

（1）全身性抗病毒治疗，如阿昔洛韦、万乃洛韦、泛昔洛韦等。

（2）局部治疗，外搽抗病毒药。

第六节　艾　滋　病

艾滋病（acquired immunodeficiency syndrome，AIDS）是由人体免疫缺陷病毒感染引起的一种致死性的性传播疾病。其特点是辅助性 T 细胞免疫功能被 HIV 严重破坏，使患者不断发生各种机会性感染或肿瘤而死亡。艾滋病传播迅速，是病毒性性病中最严重的一种，艾滋病的病死率高，目前尚无有效的疫苗及治愈方法。

到目前为止，艾滋病病毒已造成全球 3500 多万人死亡。2016 年，全球有 100 万人死于艾滋病病毒相关病症。而我国艾滋病死亡人数为 14091 人，较上一年增长 10.5%，艾滋病死亡率为 1.028/10 万。2016 年，全国（不含港澳台）共报告艾滋病发病人数 54360 例，较上一年增长 8.0%，艾滋病发病率为 3.9656/10 万。近十年来，中国艾滋病发病数和死亡人数总体呈上升趋势，2016 年艾滋病发病数是 2005 年的 9.7 倍，死亡数是 10.7 倍。

国家疾控中心的数据显示：十年间，中国艾滋病病毒的传播途径发生了明显变化：2005 年，中国艾滋病病毒传播主要经由注射毒品、血液传播、异性传播三种途径，而到了 2015 年，异性传播、同性传播、注射毒品成为主要传播途径。血液传播已不再是艾滋病病毒传播主要途径，而同性传播则由 2005 年的 0.3%升至 2015 年的 27.6%，异性传播从 11.3%上升为 66.5%，防控形势不容乐观。

　　虽然目前没有针对艾滋病毒感染的治愈方法，但通过有效的抗逆转录病毒药物，病毒是可以得到控制的。截至 2017 年，全球有 2090 万艾滋病毒感染者获得抗逆转录病毒药物治疗，全球艾滋病相关死亡减少了 1/3。艾滋病毒感染者中有 54%的老人和 43%的儿童在终生接受抗逆转录病毒药物治疗。

　　近年来，我国艾滋病防治工作取得了显著成效。全国总体艾滋病疫情处于低流行水平，基本阻断了艾滋病经输血传播，有效控制了经注射吸毒和母婴传播。艾滋病抗病毒治疗人数明显增加，病死率显著降低。全国目前已形成检测治疗服务网络，基本实现了艾滋病检测不出乡、抗病毒治疗不出县。我国在防治艾滋病方面的成就受到联合国有关官员的赞赏与肯定。联合国副秘书长、联合国艾滋病规划署执行主任米歇尔·西迪贝表示，中国通过快速果断的行动，阻止了艾滋病成为重大公共卫生威胁。

一、病原体

　　艾滋病病毒（HIV）属反转录病毒科，由薄膜和核心两个部分组成。包膜蛋白质包括外包膜糖蛋白（gp120）和跨膜蛋白（gp41），核心部分由 RNA、核壳蛋白和酶类组成。目前已发现有 HIV-Ⅰ 和 HIV-Ⅱ 两种类型，全球流行的主要是 HIV-Ⅰ，如在中非、美国、西欧、非洲等地，HIV-Ⅱ 主要发生在西非。HIV 对外界环境的抵抗力很弱，在常温下只存活数小时至数天，56℃30min 即灭活，乙肝病毒的消毒剂对 HIV 也有灭活作用。

二、传播途径

　　艾滋病患者及 HIV 感染者是本病的传染源，HIV 经性接触传播（同性之间或异性之间的性接触），经血液传播（输入污染了 HIV 的血液及血液制品，使用污染的针头和注射器，移植或接受 HIV 感染者或高危人群的器官、组织或精液），母婴垂直传播（通过胎盘、产道、哺乳等途径）。而不会通过日常工作和生活中与 HIV 感染者和 AIDS 患者的一般接触传播，也不会经咳嗽、打喷嚏、蚊虫叮咬而传播。

三、临床表现

分为急性期、无症状期、艾滋病前期、艾滋病期四个时期。

1. 急性 HIV 感染期

HIV 感染 2~4 周后，出现短暂的病毒血症，50%~70% 的患者表现出程度不等的低热、夜汗、乏力、体重下降、颈项强直和关节疼痛等流感样症状。血清 HIV 抗体阴性。通常讲从 HIV 侵入机体到机体出现 HIV 抗体的这段时期称为"窗口期"，窗口期为 2 周~3 个月，窗口期感染者已具有传染性。

2. 无症状 HIV 感染期

1~2 周后，上述症状可消退。血清 HIV 抗体阳性，$CD4^+$ T 淋巴细胞正常。此期可持续数年之久。

3. 艾滋病前期

又称艾滋病相关综合征（AIDS related complex，ARC）。患者发热，腹泻，体重下降，全身浅表淋巴结肿大。血清 HIV 抗体阳性，$CD4^+$ T 淋巴细胞下降。

4. 艾滋病期

血清 HIV 抗体阳性。机体出现免疫缺陷，$CD4^+$ T 淋巴细胞低于 $0.2×10^9/L$，导致各种条件性感染或肿瘤侵害，如卡氏肺囊虫肺炎、卡波济氏肉瘤、真菌或其他条件致病菌感染、活动性肺结核、亚急性脑炎等。此期患者生存期约 6 个月~2 年。

四、诊断

1. 急性 HIV 感染

初筛试验（酶联免疫实验、凝胶颗粒凝集试验、免疫荧光法、免疫酶法、乳胶凝集试验等）阳性，确认实验（蛋白质印迹法）阳性。

2. 艾滋病患者

（1）已确认血清 HIV 抗体阳性，凡符合以下其中一项可确诊艾滋病患者：

①近期内（3~6 个月）体重减轻 10% 以上，且持续发热 38℃ 1 个月以上；

②近期内（3~6 个月）体重减轻 10% 以上，且持续腹泻（每日达 3~5 次）一个月以上；

③卡氏肺囊虫肺炎（PCP）；

④卡波西肉瘤（KS）；

⑤明显的真菌或其他条件致病菌感染。

（2）若 HIV 抗体阳性者体重减轻、发热、腹泻接近上述第一项标准，且具有以下其中一项可实验确诊艾滋病患者：

①$CD4^+/CD8^+ < 1$，$CD4^+$ T 淋巴细胞总数 $< 0.2 \times 10^9/L$（200/mm^3）或（0.2~0.5）$\times 10^9/L$（200~500/mm^3）；

②持续原因不明的全身淋巴结肿大；

③明显的中枢神经系统占位性病变的症状和体征，或出现痴呆。

五、治疗

目前尚无有效治疗方法，治疗可分为 3 个方面：a. 针对病因的抗病毒化疗；b. 恢复机体免疫功能的免疫调节治疗；c. 治疗 AIDS 相关的并发症。

1. 抗 HIV 治疗

阻止病毒的进一步复制。

（1）核苷类反转录酶抑制药（NRTIs），代表药物有齐多夫定（ZDV 或 AZT），拉米夫定（3TC）等。

（2）非核苷类反转录酶抑制药（NNRTIs），代表药物有奈韦拉平、依非韦伦、地拉夫定等。

（3）蛋白酶抑制药（PIs），临床应用的主要有沙奎那韦、英地那韦、利托那韦。

目前抗病毒治疗方案多采用鸡尾酒疗法，即同时使用 3 种或以上药物治疗，又称 HAART 疗法。推荐最适方案：a. 2 种核苷类反转录酶抑制药+1 种蛋白酶抑制药；b. 2 种核苷类反转录酶抑制药+1 种非核苷类反转录酶抑制药。

2. 免疫调节治疗

有 α-干扰素 IL-2、丙种球蛋白、粒细胞-巨噬细胞集落刺激因子及粒细胞集落刺激因子等。

3. 并发症的治疗

对症治疗条件性感染和肿瘤。

4. 中医药的治疗

近年来，发现多种中草药对 HIV 有抑制作用。

六、预防

（1）开展健康教育，实行健康咨询。

（2）预防经血液传播，鼓励无偿献血，严格检测血液和血液制品；不吸毒或静脉注射毒品；不共用注射器、牙刷、剃须刀等用具。

（3）预防经性传播，遵守性道德，自觉抵制不安全性行为，提倡使用安全套。

（4）预防母婴传播，艾滋病患者或 HIV 感染者，应劝其暂缓结婚。已婚感染妇女应避免妊娠，所生婴儿应避免母乳喂养。

参 考 文 献

江剑平．大学生性健康教育［M］．第 2 版．北京：科学出版社，2011.

王滨有．大学生性健康教育［M］．北京：人民卫生出版社，2009.

王滨有．性健康教育学［M］．北京：人民卫生出版社，2008.

王应雄．生殖健康学［M］．北京：人民卫生出版社，2007.

Havelock Ellis．性心理学［M］．潘光旦译注．上海：上海三联书店，2006.

王临虹．生殖健康［M］．北京：中国协和医科大学出版社，2006.

江开达．精神病学［M］．北京：人民卫生出版社，2005.

魏莎莉，杨戎．性医学［M］．重庆：重庆出版社，2005.

马晓年．现代性医学［M］．第 2 版．北京：人民军医出版社，2004.

马晓年．性的学习［M］．北京：中国人口出版社，2004.

胡佩诚．性的解析［M］．北京：中国人口出版社，2004.

刘继红，熊承良．性功能障碍学［M］．北京：中国医药科技出版社，2004.

张学军．皮肤性病学［M］．第6版．北京：人民卫生出版社，2004.

郑和义．皮肤性病学［M］．北京：协和医科大学出版社，2004.

靳培英．皮肤病药物治疗学［M］．北京：人民卫生出版社，2004.

彭晓辉．大学生性教育读本［M］．长春：北方妇女儿童出版社，2003.

陈灏珠．实用内科版［M］．第11版．北京：人民卫生出版社，2002.

叶任高．内科学［M］．第5版．北京：人民卫生出版社，2002.

沈渔邨．精神病学［M］．第4版．北京：人民卫生出版社，2002.

吴志华．现代性病学［M］．第3版．广州：广东科技出版社，2002.

赵辩．临床皮肤病学［M］．南京：江苏科学技术出版社，2001.

车文博．心理咨询大百科全书［M］．杭州：浙江科学技术出版社，2001.

江鱼，姚德鸿．性医学［M］．上海：上海科技教育出版社，2000.

许毅．性的奥秘［M］．北京：人民卫生出版社，2000.

李心天．医学心理学［M］．北京：北京医科大学中国协和医科大学联合出版社，1998.

顾世光，高尔生，赵鹏飞．生殖健康［M］．北京：人民卫生出版社，2000.

王经纶，张德玮，高锦声．性与生殖健康［M］．沈阳：辽宁科学技术出版社，2000.

吴阶平等主译．性医学［M］．北京：科学技术文献出版社，1998.

金西，人类男性性行为——金西报告．潘绥铭，译［M］北京：光明日报出版社，1989.

金西，女性性行为——金西报告续篇．潘绥铭，译［M］北京：光明日报出版社，1989.

刘继红，熊承良．性功能障碍学［M］．北京：中国医药科技出版社，2004．

Hunter J A A, Savin J A, Dahl M V. Clinical dermatology ［M］. 3rd ed. Oxford：Blackwell Science，2002.